心脏康复护理与实践

Cardiac Rehabilitation Nursing and Practice

主　审　徐亚伟　赵　璇

主　编　陈　媛　陆芸岚　侯桂华

副主编　吴林静　高学琴　安淑君　胡　柳
刘　姝　刘伟静　李　颐　游桂英

北京大学医学出版社

XINZANG KANGFU HULI YU SHIJIAN

图书在版编目（CIP）数据

心脏康复护理与实践 / 陈媛，陆芸岚，侯桂华主编. 北京 ：北京大学医学出版社，2024. 12. -- ISBN 978-7-5659-3336-3

Ⅰ. R541.09；R473.5

中国国家版本馆 CIP 数据核字第 2025X5L146 号

心脏康复护理与实践

主　　编：陈　媛　陆芸岚　侯桂华
出版发行：北京大学医学出版社
地　　址：（100191）北京市海淀区学院路 38 号　北京大学医学部院内
电　　话：发行部 010-82802230；图书邮购 010-82802495
网　　址：http://www.pumpress.com.cn
E-mail：booksale@bjmu.edu.cn
印　　刷：北京信彩瑞禾印刷厂
经　　销：新华书店
责任编辑：董　梁　　**责任校对：**靳新强　　**责任印制：**李　啸
开　　本：889 mm×1194 mm　1/16　　**印张：**20.75　　**字数：**608 千字
版　　次：2024 年 12 月第 1 版　2024 年 12 月第 1 次印刷
书　　号：ISBN 978-7-5659-3336-3
定　　价：90.00 元

编者名单

主　审　徐亚伟（同济大学附属第十人民医院）
赵　璇（美国约翰·霍普金斯医院）

主　编　陈　媛（厦门大学附属心血管病医院）
陆芸岚（同济大学附属第十人民医院）
侯桂华（北京大学第一医院）

副主编　吴林静（厦门大学附属心血管病医院）
高学琴（哈尔滨医科大学附属第二医院）
安淑君（郑州市心血管病医院）
胡　柳（武汉亚洲心脏病医院）
刘　姝（河南中医药大学第一附属医院）
刘伟静（同济大学附属第十人民医院）
李　颐（南昌大学第二附属医院）
游桂英（四川大学华西医院）

编　者（按姓氏笔画排序）
丁艳丽（河南中医药大学第一附属医院）
于　水（吉林大学第一医院）
万苗苗（武汉亚洲心脏病医院）
山莉静（河南中医药大学第一附属医院）
卫彬彬（南昌大学第二附属医院）
王　娇（四川大学华西医院）
王　琴（南京医科大学第一附属医院）
王　璇（辽宁省人民医院）
王莉莉（辽宁省人民医院）
王海江（天津泰达国际心血管病医院）
叶　祺（中国科学技术大学附属第一医院）
白　璐（中国科学技术大学附属第一医院）
包　芸（四川大学华西医院）
向芮萱（北京大学深圳医院）
刘　静（武汉亚洲心脏病医院）
刘国杰（哈尔滨医科大学附属第二医院）
刘艳萍（河南中医药大学第一附属医院）
刘雪竹（厦门大学附属心血管病医院）
刘雪慧（四川大学华西医院）
闫　微（厦门大学附属心血管病医院）
许　辉（北京大学深圳医院）
孙国珍（南京医科大学第一附属医院）
苏爱静（天津泰达国际心血管病医院）
杨红蕾（河南中医药大学第一附属医院）
杨梦璇（四川大学华西医院）
杨雪梅（四川大学华西医院）
李　曦（四川大学华西医院）
李小芬（苏州九龙医院）
李巧燕（厦门大学附属心血管病医院）
李家华（厦门大学附属心血管病医院）
吴红心（中国科学技术大学附属第一医院）
何　娟（四川大学华西医院）
宋　龄（吉林大学第一医院）
张　丽（十堰市太和医院）
张　俊（武汉亚洲心脏病医院）
张佳虹（厦门大学附属心血管病医院）
张美玲（厦门大学附属心血管病医院）
陈忠兰（四川大学华西医院）
林　芸（武汉亚洲心脏病医院）
罗雯懿（上海交通大学医学院附属上海儿童医学中心）
郑一梅（北京大学第一医院）
郑亚敏（厦门大学附属心血管病医院）
赵巧燕（郑州市心血管病医院）

钟　雯（南昌大学第二附属医院）
施　萍（上海交通大学医学院附属上海儿童医学中心）
贺　莉（四川大学华西医院）
耿　丽（武汉亚洲心脏病医院）
钱益萍（上海交通大学医学院附属仁济医院）
高　杰（郑州市心血管病医院）
桑　莹（天津泰达国际心血管病医院）
黄　静（郑州市心血管病医院）
常晓佳（苏州九龙医院）
韩　冰（河南中医药大学第一附属医院）
韩　琼（厦门大学附属心血管病医院）
喻　丹（武汉亚洲心脏病医院）
喻鹏铭（四川大学华西医院）
曾莹莹（十堰市太和医院）
温　雅（四川大学华西医院）
滕敬华（十堰市太和医院）
薛芬菲（辽宁省人民医院）
薛萌萌（厦门大学附属心血管病医院）

前 言

心血管疾病是全球严重的公共卫生问题，据世界卫生组织的数据，心血管疾病是全球死亡的主要原因，其造成的死亡患者人数约占全球死亡人数的 1/3。在中国，心血管疾病也一直是主要的死因之一。随着生活方式的改变和人口老龄化，心血管疾病的发生率仍在持续上升。

心脏康复已成为现代心血管疾病治疗体系中不可或缺的一环，其目标在于恢复患者的体力，提升运动耐力，为患者重返工作岗位及日常生活活动奠定坚实基础。同时，它旨在减轻症状，优化心血管危险因素的管理，并通过预防心血管疾病进一步恶化及危及生命的事件，从而帮助患者延长寿命，提升生活质量。它涉及多学科的团队管理，需要医师、护士、运动康复师、理疗师、心理治疗师、营养师及志愿者等互相合作，而护士作为团队中不可或缺的重要成员，承担评估者、实施者、教育督导者、协调者等角色。因此心脏康复护士除了掌握心血管疾病的基本理论和技能外，还应掌握康复、运动学、营养学、心理学及伦理学等相关知识。心脏康复护士的知识结构体系体现了心脏康复的护理质量，从而影响患者临床结局和生活质量，但是，我国目前尚无统一的心脏康复护理理论体系和操作规范。为此，中国医院协会心脏康复专业委员会护理学组组织国内心脏康复护理专家共同汇聚编写《心脏康复护理与实践》一书，旨在深入探讨这一领域的前沿理念与实践经验，为本领域提供一本全面、实用的参考书籍供广大临床相关领域护理者学习。

《心脏康复护理与实践》一书，共分为十二章。本书基于临床实践经验和新的研究成果，紧密围绕心脏康复的五大核心要素，同时结合中国传统中医的特色疗法，全面而系统地介绍了心脏康复护理的理论基础、操作流程、评估方法、干预策略及效果评价等。在内容编排上，本书注重理论与实践的紧密结合，既深入剖析了心脏康复护理的理论基础，又通过具体案例和步骤指导，使理论知识能够转化为实际操作技能。同时，本书还特别注重实用性和可操作性，力求为从事心脏康复护理的专业人员提供一本易于理解、便于应用的工具书。无论是对于初学者还是有一定经验的护理人员，本书都能提供有价值的参考和指导。

期待本书的出版能够激发更多同仁的研究兴趣和热情，以科学为舵，以关爱为帆，为心血管疾病患者提供更为全面、科学的康复指导，助力他们踏上康复之路，逐步恢复健康，重新融入并享受美好的生活。同时，也期待它能促进同行间的交流与合作，共同推动心脏康复护理事业的进步。

最后感谢所有参编的专家毫无保留地将长期积累的宝贵经验汇聚，与护理同仁分享。

如遇编写有误之处，望批评指正。

目　录

第一章　绪　论

随着社会的进步和生活方式的改变，人类的健康模式和疾病谱发生了显著变化。据《中国心血管健康与疾病报告 2023》显示，心血管疾病（cardiovascular disease，CVD）是导致全球人类死亡和健康寿命损失的首要原因，居全球疾病负担首位。近年来，其患病率和死亡率呈逐年上升趋势，并已成为流行性慢性疾病。

我国正面临人口老龄化、患病年轻化以及预防基础薄弱等问题，大量医疗资源用于疾病终末期的高成本救治，为家庭、社会和医疗资源带来了巨大的负担。一项对多国心脏康复现状的调查研究中显示，在有 34% 的患者符合参加心脏康复训练的标准情况下，只有 12% 的患者真正付诸行动。因此，心脏康复临床实施不佳，仍需大力推广。尽管近几年我国心脏预防康复事业快速发展，心脏康复中心也迅速增多，但和发展成熟、体系完备的国家相比还存在一定距离，亟须探索出具有中国特色的心脏预防和康复道路。本章阐述了心脏康复及护理的概念、历史、内容、应用效益等，旨在让读者了解心脏康复及护理的发展现况和展望。

第一节　心脏康复

1964 年，世界卫生组织（WHO）首次将心脏康复（cardiac rehabilitation，CR）定义为：保障心血管疾病患者获得最佳的体力、精神及社会状况的活动总称，使患者通过自己的努力能在社会上重新恢复尽可能正常的位置，并能自主生活，其最终目标是最大限度地提高患者获益，提升患者生活质量，延长患者寿命。此后，不同的医疗组织又对该定义进行了各自的延伸和丰富。2020 年 3 月心肺康复专业组织美国心肺康复协会（American Association of Cardiovascular and Pulmonary Rehabilitation，AACVPR）发布《美国心脏康复项目指南（第 6 版）》。将心脏康复概念定义为：是一个采用多学科方法实施 CVD 综合二级预防的医学专业领域。心脏康复促进了 CVD 风险的降低，提高患者建立健康生活行为方式的依从性，并减少残疾的发生。心脏康复的具体组成部分包括医学评估、社会心理评估、运动处方、心脏危险因素干预、患者教育、行为指导和临床结局评估。

现代心脏康复融合心血管医学、运动医学、康复学、营养学、心理学、行为医学和预防医学，形成的可量化、可执行的无创心脏病学临床实践体系，其目的是使患者躯体、心理、社会、职业和情感尽快恢复到健康状态，降低心血管疾病的再次发病率和早死风险。

心脏康复是 CVD 二级预防的重要组成部分，已被广泛证实是最有效且低成本的治疗心脏疾病的可行手段之一。随着更多循证医学证据的出现，心脏康复的概念逐渐被完善和扩展。

一、心脏康复的认知与发展

早期，医生不允许急性冠脉事件的患者进行体力活动，要求患者长时间严格卧床休息。1772 年，Heberden 博士首次记录了心绞痛的感受。1802 年，Heberden 博士观察到森林伐木能治愈患者心绞痛，提出适当的运动对心绞痛患者恢复健康有一定获益，由此开启了心脏康复治疗的探索之路。1912 年，Herrick 医生提出心肌梗死后的患者需绝对卧床 2 个月的理念，这代表了 CVD 康复的传统观念。1940年，Levine试行“椅子疗法”，提出了让心肌梗死患者早期下床活动的理念，结果显示较好的安全性和有效性，标志着突破传统观念的开始，心脏康复概念雏形的初步形成。尽管“椅子疗法”的方案在今天看来不完全准确，但实现了从严格卧床到端坐位的转变，开创了心脏康复治疗先河。从1957年发表的心脏康复研究论文可知，最早开始心脏康复的国家是美国。1964年，WHO成立了心血管疾病康复专家委员会，肯定了心脏康复疗法。1968年，Saltin及合作者开展了“达拉斯卧床休息和训练研究”，丰富了关于锻炼的积极作用和卧床休息对受试者身体状况产生不利影响的早期探索和分析。1973年，Wenger等总结患者住院期间心脏康复方案，首次发表以运动疗法为基础的急性心肌梗死康复程序疗法。他倡导的“早活动，早出院”，对于促进冠心病患者早日回归社会意义重大，得到了美国心脏学会的肯定，被认为是心血管医学发展的里程碑。

20世纪80—90年代，以运动为核心的心脏康复疗法得以迅速发展，逐渐形成体系，同时人们对它的认识不再局限于单纯运动，社会、心理、职业等综合因素逐渐被人们重视。1993年，WHO完善了心脏康复的概念，新增了“心脏康复不能仅被看做是治疗的一个阶段，它必须与二级预防相结合”。2004年更新的《美国心脏康复和二级预防项目指南（第4版）》指出，心脏康复的治疗方案扩展为包括运动疗法、营养和行为因素干预等多方面的综合服务。心脏康复体系的发展经历了由否定、质疑到普遍接受的过程。经过十几年的探索，心脏康复已从最初只关注改善患者心功能和体能恢复的运动治疗，逐渐发展为关注患者身心健康和社会价值的多学科协同、多方面合作、多维度展开，集预防和治疗于一体的综合整体医疗康复模式。近50年是心脏康复快速发展、走向成熟的历史阶段，心脏康复已成为一个蓬勃发展的学科，其适用人群和病种也不断扩大。

在欧美等大多数国家，心脏康复已进入发展成熟期，心脏康复已经成为心血管疾病治疗的重要组成部分。美国、欧洲各国与日本等发达国家的心脏康复已有逐步完善的实践指南以及与之相配套的医保支付等支持政策，并且还在不断创新项目和持续扩充技术以及发挥其最大的临床收益作用，医疗保险支付心脏康复和强化心脏康复服务项目，旨在寻求以更低的成本提供有效的治疗，同时保证质量。医疗保险支付机制鼓励甚至强制患者在CVD急性期后参与心脏康复治疗。美国心肺康复协会已经第6次更新了心脏康复指南，欧洲及日本也有相应的指南或指导建议出台，极大地推动了CVD心脏康复的发展。

心脏康复研究论文量位居前三的国家分别是美国、加拿大、英国。心脏康复研究热点，从宏观角度显示1970—2020年半个世纪的心脏康复研究始终围绕着慢性心力衰竭、冠心病急性心肌梗死、接受冠状动脉旁路移植术等CVD患者开展基于运动疗法为主的心脏康复计划。2010—2020年大多数研究仍集中于心脏康复的运动疗法和身体技能或运动能力方面，同时远程康复（tele-rehabilitation）和社会心理因素（psychosocial factors）等方面的研究越来越受到重视。

二、心脏康复的现况

目前，心脏康复在世界范围内覆盖率仍较低，全球范围仅54.7%的国家或地区开展实施心脏康复，而在高、中、低收入国家中，有心脏康复机构的国家分别占68%、28.2%和8.3%。在发达国家，心脏康复机构体系相对成熟，但研究成果并未完全转化到实践中去，患者的参与度并不高。在美国，心脏康复参与率为20%～34%，开展心脏康复较好的个别机构参与率可达60%。为此，由美国疾病控制与预防中心、医疗保险和医疗补助中心共同发起了“百万心脏计划”，实现美国心脏康复参与率由20%提高到70%，5年内降低100万例心血管事件，以更好地挽救生命，减少医疗费用。不同疾病的心脏康复参与情况也存在差异。一篇综述显示ST段抬高型心肌梗死的心脏康复参与率在部分西方国家为25%～35%，日本为21%，意大利仅有15%。而心力衰竭患者出院后参与心脏康复的比例仅为10%。分析其特点和原因，患者因素包括年龄、性别、学历、医疗保险、社会经济地位、交通情况、疾病类型和严重程度、焦虑抑郁情绪和对心脏康复的认知。专科医生因素包括因不了解心脏康复、过度担心安全问题而未向患者建议，或与患者缺乏沟通等。此外，心脏康复计划是否合适和便利也将影响患者的依从性。为了提高心脏康复的覆盖率，各种心脏康复模式正在完善。比如，研发一些数字化工具［如EXPERT（the Exercise Prescription in Everyday practice & Rehabilitative Training）］帮助医生量体裁衣地制订个体化的心脏康复计划或慢病管理方案；利用手机、可穿戴式设备通过互联网进行远程监控，实现以家庭或社区为中心的心脏康复模式；利用互联网创建心脏康复共享平台，包括医疗共享、科研共享、健康管理等。

目前，国际上心脏康复研究热点和内涵与康复模式的转变相一致，表现为单一的运动疗法向综合康复模式转变和以中心为基础的康复模式向以家庭为基础的康复模式转变的特征。

三、心脏康复的实践模式

我国心脏康复起步较晚，始于20世纪80年代，目前心脏康复体系已初步形成，并具有典型的中国特色。

我国心脏康复最早追溯到《黄帝内经》。《素问·上古天真论》中建议“终其天年”，则养生需。作为中华文化的瑰宝，中医康复医学历史悠久，实践经验丰富。中医康复理论遵循自然规律，“法于阴阳，合于术数，食饮有节，起居有常，不妄作劳”，使精神和形体协调一致。“养神”和“养形”是中医心脏康复两大内容。《尔雅·释诂》中记载“康，安也”，《尔雅·释言》中记载“复，返也”，故康复即人体由疾病恢复到健康的状态。早在1000年前，中国晋代名医许逊提出运动治疗心脏病。传统康复医学强调整体观和辨证观，结合了气血阴阳、脏腑经络等学说，提出形式多样的康复方法。这些方法在社会发展和临床事件中被赋予新的内涵，在预防疾病、治疗疾病和病后康复方面依然发挥着积极作用。

20世纪80年代，我国的心血管病学专家充分认识到心脏康复在CVD防治过程中具有不可替代的作用，充分学习借鉴发达国家开展心脏康复的经验，探索符合中国国情并有中国特色的心脏预防、康复和慢病防控模式。1981年，吴英恺教授强调我国医疗发展需重视心血管疾病康复相关研究工作。1982年，曲镭教授创建心脏康复中心开始专注于急性心肌梗死（AMI）等患者的康复。1985年，首次报道25例无并发症AMI康复。1992—1995年，20多家医院相继开展心脏康复项目，然而相继夭折；至2012年，全国开展心脏康复的医院不足10家。

2016年习近平总书记在全国卫生与健康大会上提出，要把人民健康放在优先发展的战略地位。2019年，国家发布的健康中国行动（2019—2030年）中指出：促进优质医疗资源扩容和区域均衡布局，坚持预防为主，加强重大慢性病健康管理，提高健康管理能力；持续深化医药卫生体制改革，不断完善卫生健康体系，从“以治病为中心”向“以人民健康为中心”转变，努力全方位、全周期保障人民健康。下面几点可看到心血管康复发展迎来了新挑战和良好契机。

（1）心脏康复模式已由传统的医院心脏中心康复模式发展为医院心脏中心康复模式、医院-家庭心脏康复模式、家庭心脏康复模式3种模式。

（2）为打通心脏疾病管理“最后一公里”，我国全面开启心脏康复中心化建设项目，推动CVD全程、全面的一体化管理。

（3）各级心脏康复专业委员会成立，并颁布了多部指导我国心脏康复实践的指南。

（4）中医特色治疗广泛应用于心脏康复的临床实践中，与现代心脏康复的精髓相得益彰，优势互补，初步形成了中西医结合心脏康复的特色项目。

（5）借助网络科技、智能手机、可穿戴设备等技术，基于家庭或非医疗机构内的心脏康复项目应运而生，有效提高心脏康复服务的普及性和依从性。

（6）在心理、药物、运动、戒烟、营养等领域发布了心脏康复相关的指南。这些指南的发布完善极大地推动了我国心脏康复的科普及开展，也标志着大家越来越重视心脏康复，同时心脏康复也越来越规范。

四、心脏康复的内容

心脏康复涉及心血管医学、康复医学、运动医学、营养学、心理学等多个学科，主要围绕适量运动、合理营养、心理疏导、调整药物、加强疾病教育等展开，其中运动康复在其中占有重要地位。

心脏康复已被多个CVD防治指南列入Ⅰ类推荐。

根据2018年心脏康复与二级预防指南，心脏康复/二级预防的具体内容包括：①系统评估：初始评估、阶段评估和结局评估是实施心脏康复的前提和基础；②循证用药：控制心血管危险因素；③改变不健康生活方式：主要包括戒烟、合理饮食和科学运动；④情绪和睡眠管理：关注精神心理状态和睡眠质量对生活质量和心血管预后的不良影响；⑤健康教育行为改变：指导患者学会自我管理是心脏康复的终极目标；⑥提高生活质量、回归社会、恢复职业。

康复指南中还涉及许多方面的联合干预：营养管理、体重管理、心理关怀、社会支持、职业康复等。应结合患者自身情况，制订个体化的康复方案，包括运动方式、运动强度及运动注意事项等。

1. 分期

各国和WHO都将心脏康复的康复阶段分为3期。Ⅰ期康复为急性院内康复期，适用于住院患者，目的是促进患者运动能力恢复及早日出院，在此期间全面收集资料，以制订下一阶段康复计划。Ⅱ期康复为院外早期康复或门诊康复期，一般在患者出院后1～6个月内开始，运动训练需心电、血压监护，至少需要3个月。行PCI术、CABG术的患者于术后2周开始进行。Ⅱ期康复为患者进行风险评估、帮助其制订相应的运动处方和改善生活方式等，其目的是帮助患者科学实施运动处方并促进其回归生活。Ⅲ期康复为社区/院外长期康复期，也叫家庭康复期，于出院后1年后开始，适用于所有症状稳定的冠心病患者，可终身持续进行，是维持已形成的健康生活方式和运动习惯，以减少心血管风险。日本的3期康复阶段命名略有不同，为急性期、亚急性期和慢性期。

2. 分类

（1）按照心脏康复开展的场所，可分为以医疗机构为中心的心脏康复和家庭心脏康复。不同的场所开展心脏康复，患者获益相似。在我国，家庭心脏康复尚处于初步发展阶段，以医疗机构为中心的心脏康复仍占主导。

（2）我国目前学术界对心脏康复的内涵定义有两种：一种是中国康复医学会心血管疾病预防与康复专业委员会根据心脏康复的内涵，提炼出五大康复处方概念，包括运动处方、营养处方、心理处方、戒烟处方和药物处方。同时，五大处方也是CVD一级预防的重要内容；另一种结合中西医特点及国际心脏康复的成熟体系，提出了“九久方案”，即运动康复、营养支持、二级预防用药依从性、呼吸锻炼、心理干预、疼痛管理、睡眠管理、中医理疗、戒烟关注。

3. 综合评估

（1）临床资料评估
（2）危险因素评估
（3）营养状态评估
（4）精神心理评估
（5）睡眠评估
（6）运动能力评估

4. 生命九个关键要素

（1）饮食
（2）身体活动
（3）吸烟（尼古丁暴露）
（4）睡眠时间
（5）体重指数（BMI）
（6）血脂
（7）血糖
（8）血压
（9）心理健康

5. 运动模式

欧洲心脏病学会、美国心脏协会、日本循环学会指南和中国心血管病专家共识推荐的标准运动模式为中等强度有氧运动训练（moderate intensity aerobic training，MIAT）和抗阻运动训练。近年来，研究较热门的运动模式包括高强度间歇运动（high intensity interval training，HIIT）和生理性缺血训练（physical ischemic training，PIT）。研究显示，中医特色运动疗法如太极拳、易筋经等也是有效、易行的运动方式，可以广泛应用于心脏康复。

6. 健康教育

住院期间是触发患者改变不良生活方法的重要阶段，建议向患者提供相关科普信息和知识。对于吸烟的患者，在此阶段强烈建议其戒烟，提供吸烟的危害和戒烟的获益相关信息，并提供戒烟方法，以助于提高患者的戒烟成功率。出院后应持续开展冠心病健康教育，结合冠心病二级预防指南进行戒烟、药物、运动、饮食、睡眠、心理全面指导，既要强调控制冠心病危险因素，又要强调冠心病运动康复，并对患者及家属普及急救知识。

五、心脏康复的意义

大量数据表明，心脏康复是一种经济有效的CVD防治方法。以运动为基础的心脏康复，通过调节脂质代谢、改善血管内皮功能和减轻机体炎症反应等综合途径降低CVD风险、发病率、再入院率及病死率，对提高患者生活质量具有很大意义。

1. 医学意义

国内外大量文献证实了以运动为基础的心脏康复可以有效控制病情发展，提高运动耐力和心肺功能，减少心血管危险因素（控制血脂、血糖、血压、体重，戒烟），缩短住院时间，提高依从性，降低发病率、再住院率，病死率下降30%，改善心理状况，防止身体长期不活动引起的失调现象。健康教育可以增强患者对威胁人类健康的CVD危险因素的认识。患者通过改变对其健康有害的生活方式，促进其健康生活方式的建立，提高生活质量。对于康复形式的选择，则基于危险水平的精准评估。低中危患者首选家庭康复、社区康复；高危患者选择医院机构进行康复。我国未来心脏康复的发展方向，是推广家庭康复、社区康复以及远程康复。如今在欧洲、北美等地区均已证实，远程康复效果不劣于医疗机构康复，并有助于患者克服依从性障碍。因此应该积极改善心脏康复策略，基于电子病历自动转诊，实现患者医生和医疗系统的有效互动，推进多学科联合整合医学的发展。

2. 经济学意义

（1）减轻个人、家庭经济负担：CVD极易增加患者失去劳动能力的风险，使患者与社会脱节，不仅严重威胁到个体的身心健康，也是一个严重影响国民经济的社会问题。有效的康复医疗可以减少危险因素，缩短住院周期，减少药品使用，降低疾病复发率，从而实现费用降低。2017发表的一项研究显示，心脏康复可缩短住院时间，减少住院费用。世界“有氧运动之父”Kenneth H. Cooper曾提出：“相比失去健康后再去恢复，预防疾病不仅更为有效，而且要廉价得多。”心脏康复通过患者的自我干预及家庭、社会的支持使患者建立良好的生活方式，提高患者生活质量，既节省患者住院费用，又大大减少被动治疗所需花费的巨额开支，提高花费/效益比，不但节省个人、单位的经费开销，也是对社会的重大贡献。

（2）提升医院运营效率：通过康复医疗，提高医疗水平，缩短住院周期，提升床位周转率。为后期DRG/DIP的实施做好成本管控。

（3）减轻国家保障体系负担，提升经济效益：我国每年用于治疗CVD和减低心血管风险的费用极大增加了社会的医疗负担。一项包括北京市共37家三级医院的调查显示，冠心病患者平均住院费用超过2.5万元，CVD的住院费用年均增长速度百分比远超我国国民经济生产总值的增长速度。我国人口老龄化问题不断深化，劳动力占比下降；同时，CVD患病率提升，居民的医疗需求和花费不断增加，社会保障体系负荷再次升级。国家将应对老龄化升级至国家战略水平，需要进一步促进全民健康，注重预防、治疗、康复三者的结合，减少医保基金的支出。据世界银行估算，2010—2040年，中国仅通过将心脑血管疾病的死亡率降低1%，即可产生10.7万亿美元的经济效益。因此心脏康复的开展具有深远意义。

3. 社会意义

心脏康复提高了患者的生活质量，对生存的诠释不再是单纯的生命延长或苟延残喘地活着，而是通过降低残障率，使患者继续工作，创造价值，实现自我的心理满足，精神世界得到豁然解放。同时它符合WHO提出的“2000年人人享有初级健康权利”的宗旨。此外心脏康复还是一个“温暖工程”，是重塑人类伦理、道德的“精神工程”。因为健康不仅是躯体的，也是心理的、精神的，而这些又依赖于人们之间相互融洽、和谐、温存。实际上在实施心脏康复的过程中人们不仅通过各种医疗行为转化为可见的疗效，还通过语言、心灵的相互交融，传达了仁爱、怜悯的情感。

六、心脏康复的机遇与挑战

心脏病是目前世界范围内造成人群死亡的首

要疾病。截至2022年，我国心脏病患病人数即高达3.3亿，而随着亚健康生活方式和社会低出生率和人口老龄化交织深刻而持续的影响，我国心脏病发生率和死亡率呈显著上升趋势，大约每5个成年人中就有1例心脏病患者，每5 min就有1例心肌梗死发生，严重危害人民群众生命健康。心脏病患者得到医院及时有效救治后，绝大多数都可以顺利出院，但冠状动脉介入治疗和冠状动脉旁路移植术（又称冠状动脉搭桥术）等均不能治愈疾病（不能改善患者的绝对死亡率等），许多患者认为自己成功接受心脏手术治疗后就万事大吉了，将医生的嘱托置之脑后，忽视了心脏康复的重要性和长期性，这是非常错误且危险的做法。为了帮助心脏病患者早日回归社会，减少心脏病的复发概率，让患者拥有健康、长程、愉快的日常生活，我们要有心脏康复的意识和行动指引。

虽然近年来我国心脏康复得到了迅速发展，但参与率和普及率仍然很低，呈现开展比例低、覆盖率低、发展极不平衡、质量控制体系不完善以及缺乏相应的医疗保险支付政策支持等诸多问题。分析其阻碍因素如下。

1. 现有的医疗体系更加注重急性期的临床诊疗和管理，没有相应的急性期后给予患者转诊至门诊或康复机构进行心脏康复和二级预防的质量管理标准和绩效评价指标，缺少有效的转诊机制。我国冠心病恢复期患者心脏康复参与率仅有13.04%，而农村较城市、老年人较中年人，心脏康复的转诊率和参与率更低。尽管国家在2016年推出的《“健康中国2030”规划纲要》中明确指出，“全面建成成熟完善的分级诊疗度”“健全治疗—康复—长期护理服务链”和“提高服务体系整体绩效”，但目前尚未有明确的指导路径和遵循条例，行业组织的实践指南和专家建议尚未形成对国家政策制订的推动。CVD急性期后本应转介到心脏康复部门或由社区实施连续性的心脏康复/二级预防策略，但目前不能完整执行，导致患者在不知情的情况下失去了参与心脏康复的机会。限制心脏康复普及的原因包括缺乏社会集体认知、社会关注度不够、医疗制度不完善、经济条件限制、缺乏家庭支持、患者自身认知不足、交通不便、时间难以分配等。排名前三的因素为是否设有专业康复中心、医院等级及医疗保险情况。

2. 心脏康复缺乏专业技术人才，专业服务能力不足。2016年一项针对中国大型医疗中心的横断面调查显示，几乎所有（90%）的心脏康复小组成员仅包括医生和护士，而包含其他可能在心脏康复项目中更具成本效益的医疗保健专业人员，如运动生理学家、营养师或理疗师等的医院相对较少。同时结果显示：83%的公众不了解心脏康复，仅25%的医生经常实践心脏康复，仅33%的医生给予相对全面的处方建议。多数医生仍认为药物和经皮冠状动脉介入治疗是适合的治疗方式，对于心血管病综合二级预防的理念还有待加强，特别是给予戒烟和心理治疗建议的仅有40%和29%。

1991年我国第一个心脏康复专业学术组织——中国康复医学会心血管病专业委员会正式成立，该学会分别于1997年、1998年、2006年制订、颁布了《心脏分级运动试验结果判定标准（试行稿）》《中国心肌梗死康复程序参考方案》《中国经皮冠状动脉介入治疗后康复程序（试用稿）》，推动了我国心脏康复的发展。2012年全国心脏康复发展现状调查显示，我国开展心脏康复工作的医院仅30余家，意味着全国至少90%的医院并未开展心脏康复。

3. 我国从事心脏康复的医务人员大多没有接受过相关专业的规范培训，没有政府认定的从事心脏康复专业人员资格和准入条件，没有真正形成心脏康复的专业学科设置，没有清晰的管理流程和服务能力来完成CVD心脏康复和二级预防服务。临床实践也缺乏标准规范，先行的心脏康复干预不全面，近1/3未行心血管危险因素干预，1/2医院未对所有患者提供戒烟干预和心理干预。

4. 心脏康复服务标准和医疗支付体系尚不完善。近年来，我国心脏康复正在快速发展中，心脏康复的临床益处已被充分证实，心脏康复中心建设和行业规范标准也在不断推进。目前我国心脏康复项目的医疗保险支付政策与心脏康复的临床效果、循证医学的正性结果和患者康复迫切需求不相适应，也限制了心脏康复学科的进一步有序推进，故建立符合心脏康复治疗特点的医保支付机制和项目迫在眉睫。

第二节 心脏康复护理

一、心脏康复护理的意义

心脏康复护理是指在患者进行康复治疗的过程中，具备心脏康复专科知识的护理人员在确保其相应护理工作能够满足康复目标的前提下，配合康复医师以及相关康复团队开展的完整护理工作。心脏康复护理可以对患者功能恢复与再建过程进行指导与训练。它将“替代护理”变为“自我护理”，可以提高患者心脏康复活动的参与率和依从性，并且按照康复处方，定期开展康复活动，完成康复随访中的护理工作，对患者、家庭和社会都具有重要意义。

1. 心脏康复护理是一种针对心脏疾病患者康复阶段需求实施的专科护理模式，可以帮助患者逐步恢复正常生活和活动水平。通过指导适当的身体锻炼和运动计划，心脏康复有助于增加患者的耐力、延缓冠脉粥样硬化进程；帮助患者了解心脏病的危险因素以及预防措施，患者可以学习到健康的生活方式，包括改变饮食、控制体重、戒烟和管理压力等，从而降低急性心血管事件发生率；提供情绪支持和心理辅导，帮助患者应对心脏病带来的情绪压力和心理困扰，这种支持有助于改善患者抑郁症状；使患者能够更好地参与日常活动，恢复工作和社交功能，提高患者的总体生存率和生活质量；此外，还为患者提供相关的健康知识和技能，使患者能够更好地理解自己的疾病，掌握管理心脏病的方法，促进患者的自我管理。

2. 针对患者心脏康复阶段的病理、生理特征，制订个体化的康复方案，在心脏康复护士的指导下，帮助患者安全度过围手术期，让患者通过教育和自我管理的培训，能够主动参与自己的康复过程，提高治疗效果，缩短平均住院时长和回归社会时间，减轻照顾者负担，减轻家庭经济负担。

3. 随着心血管疾病发病率的逐年上升，患者长期住院治疗并不现实，需要将护理延伸到患者出院后的康复过程中，合理有效地使用心脏康复医疗资源，将有利于减轻医院的卫生服务压力。由社区保健医生和专业人员共同参与患者出院后的延续性护理，使患者更快捷方便地得到正确的指导和护理，使社会医疗得以合理利用，有利于我国社区卫生服务的发展。

二、心脏康复护理内容

护士作为心脏康复过程中的重要纽带，既参与了医疗康复计划的制订，又直接指导、监督患者康复过程的实施，并在整个康复过程中不断进行评估、制订、执行、反馈、修订、再执行的动态循环。由于护理工作的连续性、协调性以及护患之间较多的沟通和互动时间，护士能为患者提供更加个性化的服务计划，主要针对运动康复、营养干预、心理干预、戒烟干预、用药管理、健康宣教等方面对患者进行护理，并产生积极影响。

1. 运动康复

运动康复是心脏康复的核心内容，运动康复分为3期，即急性期的Ⅰ期康复（院内康复期），Ⅱ期康复（门诊康复期），Ⅲ期康复（院外康复期）。Ⅰ期康复主要以住院期间的康复为主，为了减少患者术后并发症，建立患者的康复意识，主要是肢体肌力锻炼和呼吸锻炼。Ⅱ期康复主要以门诊形式开展，从患者病情稳定出院后开始，帮助患者培养健康的生活方式，主要是在心电、血压监护下进行中等强度的运动，包括有氧耐力训练、抗阻力量训练、柔韧性训练和平衡性训练。Ⅲ期康复主要开展于患者的家庭或社区，帮助患者巩固Ⅱ期康复效果，并养成长期健康的生活方式，改善生活质量，提高生活满意度。

2. 营养干预

膳食营养是影响心血管疾病的主要环境因素之一。进行营养指导与干预能改善高患者体质，使患者更好地配合运动、心理等处方的执行，提高患者生活质量，降低患者死亡风险。护士应向患者充分讲解疾病相关知识，使其意识到合理膳食的必要性并积极做出改变，提高患者的自身健康管理能力。

3. 心理干预

消极情绪与紧张状态可刺激交感神经活性，神经递质如儿茶酚胺、去甲肾上腺素、肾上腺素等分泌增加，造成血栓球蛋白、血栓素 A2 等相关因子过度释放，从而导致血小板凝聚异常、血脂异常增高等一系列病理生理变化。对此，采用以下方式进行心理干预：①建立良好的护患信任关系，为患者创造整洁、舒适、安静的治疗环境，使患者的情绪波动降到最低程度；②与患者进行有效的沟通，找出患者应激源和被压抑的潜在意识，帮助患者采取积极应对方式，增加患者对治疗、护理的顺应性；③护理人员鼓励、动员患者亲属探视、陪护，给予患者精神上的关心和生活上照顾；④对患者进行疾病预后及转归的健康宣教，使患者知晓所患疾病及严重程度，对于不确诊的病情，选用合适的方式向患者交代，避免不必要的压力与猜测；⑤其他干预，如指导患者通过运动减轻心理压力负荷和负性情绪，鼓励其回归职业和社会。

4. 戒烟干预

戒烟可降低心血管疾病发病和死亡风险。作为冠心病一级预防和二级预防的最重要措施之一，戒烟具有优良的成本 / 效益比。通过询问吸烟者的吸烟史和使用尼古丁依赖检测量表评估吸烟者尼古丁的依赖水平，确认和评估患者戒烟可行性。目前，戒烟干预主要从心理指导、生活指导和运动指导 3 个方面入手，协助患者制订合适的戒烟行为和治疗方案。

5. 用药管理

有效的药物治疗是心血管疾病治疗的基石，规律正确的用药与生活质量呈正相关，护理人员指导心血管疾病患者遵医嘱长期、规范、合理用药有助于疾病的控制。通过运用健康教育途径、社区医疗护理资源、电话随访等形式对患者进行护理干预，关注患者药物不良反应，并教育、监督、鼓励患者用药，及时发现患者心理、生理和经济问题，适当调整方案，可明显提高患者用药依从性，改善护患关系。

6. 健康宣教

健康宣教是促进患者生活方式改善、增强自我管理能力、提高心脏康复依从性和参与率、实现二级预防的重要手段。心脏康复护士应定期对患者及家属进行健康教育，内容包括心血管疾病危险因素管理、心血管疾病和心脏康复知识及五大处方指导、健康生活方式指导、回归工作指导、危险症状识别与自我救治等。重视对患者健康教育后的知识掌握、生活方式调整、危险因素控制及二级预防措施落实等情况的动态评估和督导，及时优化健康教育计划。此外，应鼓励患者及家属学习心肺复苏术以保障患者家庭心脏康复发生突发事件时能及时救治。通过健康宣教能够培养患者良好的健康生活方式，帮助患者从容面对自身疾患，自主分析判断日常生活中哪些事情可以做、可以做到什么程度等问题，促进其提高生活自理能力、早日回归社会。心脏康复护士对患者进行认知能力评估后，根据患者年龄、文化程度、听力、病情等制订健康教育计划。

三、心脏康复护士职责

心脏康复是一种持续性医疗，根据 3 个阶段的不同特点，我国心脏康复护士的在各阶段工作内容有所不同。

1. Ⅰ期康复

在Ⅰ期康复中为住院时期的患者建立患者档案，在康复过程中逐步完善患者信息，整理病历档案；并提供动态评估病情、早期活动、肺康复、心理干预、营养支持和健康教育等干预内容，执行者以护士为主，康复师为辅。

2. Ⅱ期康复

Ⅱ期康复针对出院 1 年内的患者，通过协助医生进行心脏康复综合评估、危险分层、执行运动处方、围绕“五大处方”健康教育及心理支持等，帮助患者进一步提升运动能力、纠正心血管危险因素、改善生活方式，提升情绪和睡眠管理能力。Ⅱ期康复患者不仅涵盖各类手术后的患者，而且有心血管疾病危险因素（高血压、高血脂、高血糖）的患者也占一定比例。

3. Ⅲ期康复

对于心血管事件发生 1 年后的患者，借助微信平台、智能慢病管理系统等，通过健康教育、随访管理及家庭心脏康复等，帮助患者维持已形成的健康生活方式和运动习惯，继续纠正相关危险因素，提升生活质量。此外，护士在心脏康复护理中应具备应急救援技能，能够迅速处理突发情况和急救事件，确保患者的安全和健康。

四、心脏康复护理的机遇与挑战

众所周知，国内的心脏康复起步较晚，以往一直将重点放在心血管疾病急性发作的救治上，对心血管疾病康复及二级预防重视不够。另外，由于多数患者对康复方案仍不了解、不重视，知识及态度得分处于中下水平；且手术后约半数的患者不遵守饮食及运动建议，心脏康复依从性较差，参与率及中途退出率较高。尽管有证据表明心脏康复的诸多益处和强有力的指南建议，但心脏康复的接受度依然很低。直到21世纪“五大处方”提出之后，心脏康复逐渐为人们所熟知。但是，因受社会环境和政策影响，心脏康复护理服务体系仍不完善。在今后发展中积极推进建立健全医院-社区-家庭心脏康复护理服务体系意义深远。

国内不同区域经济发展不平衡，基于三级医院医疗资源的丰富性，心脏康复的护理工作会随着医疗行为的规范而不断进步。而不同城市及地区间医疗资源及技术水平存在较大的差异，心脏康复的理念和水平也参差不齐。因此，专业护士培训内容应增加康复理论、康复观念和康复技术，充分发挥技术能力强、康复条件好的医疗机构心脏康复的辐射作用，逐渐缩小心血管专业护士在心脏康复领域的技术能力差距，扩大心血管疾病康复的覆盖面，从而做到心脏康复护理同质化。

我国研究者还应积极探索中医对于心脏的积极作用，建立具有中医药特色和中药参与的综合康复方案。中医护理以整体观念、辨证施护、未病先防为整体思想，整合多学科团队，充分挖掘和利用中医护理在心脏康复中的巨大潜力，丰富心脏康复的内容，建立有效的中西医护理结合的心脏康复模式，积极开展临床实践，使更多患者获益。

随着信息化与云技术的发展，远程监测和远程康复成为心脏康复护理的重要发展方向。心脏康复探索中结合远程健康方式，打破时间及空间上的限制，提供便捷康复策略，开发更多的居家康复程序及简易有效的监护设备，例如，虚拟现实和增强现实技术可用于提供模拟运动环境和康复训练，智能健康设备和移动应用程序可用于监测患者的健康状况和提供个性化的康复指导。专业康复计划向照顾者、家庭和社区延伸，使心脏康复护理更加专业化、个性化、精准化。互联网＋护理为心脏康复护理的工作范畴和工作区域提供了新的平台和发展路径。

参考文献

[1] King M，Bittner V，Josephson R，et al. Medical director responsibilities for outpatient cardiac rehabilitation/secondary prevention programs：2012 update：a statement for health care professionals from the American Association of Cardiovascular and Pulmonary Rehabilitation and the American Heart Association. Circulation，2012，126（21）：2535-2543.

[2] Balady GJ，Williams MA，Ades PA，et al. Core components of cardiac rehabilitation/secondary prevention programs：2007 update：a scientific statement from the American Heart Association Exercise，Cardiac Rehabilitation，and Prevention Committee，the Council on Clinical Cardiology；the Councils on Cardiovascular Nursing，Epidemiology and Prevention，and Nutrition，Physical Activity，and Metabolism；and the American Association of Cardiovascular and Pulmonary Rehabilitation. J Cardiopulm Rehabil Prev，2007，27（3）：121-129.

[3] 沈琳，孟晓萍，陈晓明，等.心脏康复护理专家共识.中华护理杂志，2022，57（16）：1937-1941.

[4] 丁荣晶，雷莎.中国心脏康复发展历程、现状及思考.实用心脑肺血管病杂志，2021，29（9）：1-5.

[5] 郭兰，李梅.心脏康复研究新进展.华西医学，2019，34（5）：567-575.

[6] 周明成.心血管疾病心脏康复现状与发展及思考.实用心脑肺血管病杂志.2021，29（9）：6-9.

[7] 吕乾瑜.中西医结合心脏康复方案干预冠心病慢性稳定性心绞痛的随机对照临床研究.北京：中国中医科学院，2022［2023-02-10］.

[8] 车琳，戴翠莲，刘伟静，等.心脏康复分级诊疗中国专家共识.中国介入心脏病学杂志，2022，30（8）：561-572.

[9] 郝云霞，周政，刘庆荣，等.从心血管专科发展看护理在心脏康复中的作用.中华护理杂志，2015，50（6）：645-649.

[10] 吴岳，张辰，杜柳，等.心脏康复护士的角色职能和职业发展研究进展.中华现代护理杂志，2021，27（23）：3192-3197.

[11] Lin SH，Neubeck L，Gallagher R. Educational Preparation，Roles，and Competencies to Guide Career Development for Cardiac Rehabilitation Nurses. J Cardiovasc Nurs，2016，32（3）：244-259.

（陆芸岚 郑一梅 侯桂华）

第二章　心脏康复患者健康教育

心脏康复，教育先行。健康宣教是医护或卫生专业人员向患者传递健康相关知识信息的过程，这些信息将有利于改善患者的健康行为或健康状况，是心脏康复干预中的重要组成部分，也是心脏康复的首要步骤。换言之，促进患者生活行为方式改变，首先必须对患者进行健康教育。

第一节　心脏康复健康宣教的意义

心脏康复宣教的意义在于帮助患者全面了解心脏疾病的相关知识，提高他们对心脏健康重要性的认识。通过宣教，患者可以学习到如何改善生活方式，包括合理膳食、规律运动、戒烟限酒等，以降低心脏疾病复发的风险。同时，宣教还能增强患者的自我管理能力，教会他们如何监测病情变化，及时采取应对措施。

健康宣教的主要目的是通过教育和引导，改善、维持和促进个体及社会的健康状况。其意义在于实现初级卫生保健、节约医疗资源、提高生活质量等方面。

健康宣教通过普及医药科学知识，帮助人们破除迷信，摒弃陋习，积极参加全民健康活动，促进合理营养，养成良好卫生习惯和文明的生活方式，从而培养健康的心理素质，提高健康水平。其任务包括提供卫生信息，协助制订健康策略，建立和促进个人、社会预防疾病和保持健康的责任感，教育全社会关心健康与疾病，关心环境保护和卫生保健，积极参与社区活动，帮助社区分析存在的健康问题，并制订规则。此外，健康宣教还致力于促进社会主义精神文明建设，提倡文明、科学、健康的生活方式和行为习惯，努力提高患者生活质量，健康宣教的意义体现在以下几个方面。

（1）实现初级卫生保健：健康教育是实现初级卫生保健的开路先锋和基础工程，通过有计划、有组织、有系统的社会教育活动，使人们自觉地采纳有益于健康的行为和生活方式，减轻或消除影响健康的危险因素，预防疾病，促进健康，提高生活质量。

（2）节约医疗资源：健康宣教通过预防疾病的发作，帮助人们改变错误的生活习惯，减少普通疾病的发生和入院次数，从而在一定程度上缓解医疗资源的紧张，是节约医疗资源的根本方法。

（3）提高生活质量：健康教育帮助人们了解哪些行为是影响健康的，并使其能自觉地选择有益于健康的行为和生活方式，从而减少或消除影响健康的危险因素，提高生活质量。

综上所述，健康宣教不仅关乎个人健康，还关系到整个社会的健康水平和医疗资源的有效利用。此外，心脏康复宣教还能提供心理支持，帮助患者减轻焦虑、恐惧情绪，树立战胜疾病的信心。总之，心脏康复宣教对于促进患者康复、提高患者生活质量具有重要意义。

一、心脏康复健康宣教

心脏事件发生后，住院期间是对患者进行健康教育的最佳时期。所以我们应努力提高患者对心脏进行康复的意识，针对患者的个体化进行心脏康复，鼓励护理工作者充分发挥自身优势，加强与运动医学或康复医学领域的交流与合作，探索更加恰当的教育方法以促进患者的行为改变，指导心血管疾病患者进行规律的心脏康复锻炼，以提高其生存质量。健康教育是可以促进患者行为改变、降低疾病复发率、达成康复目的的重要手段，同时也是心脏康复重要的核心部分之一。

目前我国83%的公众不熟知心脏康复，64%用药者曾漏服。介入术后的患者心脏康复内容知晓率为10%，急性心肌梗死患者对心脏康复的内容认知仅为1.3%，冠心病患者的平均认知水平为47.31%。虽然患者心脏康复认知水平因样本量或环境因素各有差异，但共同揭露了知识掌握程度不容乐观的现象，凸显了加强健康教育的必要性。

总之，开展心脏康复特别要重视心脏康复的宣教，提高心脏康复的知晓率和普及度，让我国更多的医患积极依从和长程参与到心脏康复的综合管理过程中，通过各级医院与社区的交流互动与交叉融合，形成有效的分层分级诊疗和双向转诊模式，特别是我国区域化的合理布局，最终形成我国优质的心脏病个体化管理网络，以期减轻国家疾病投入的巨大负担，为更多百姓生命健康谋福祉。

二、心脏康复宣教重点

心脏康复宣教的具体内容旨在通过系统的教育和指导，帮助心脏病患者改善生活质量、降低复发风险。重点为以下几方面。

（一）疾病知识宣教

向患者详细介绍心脏病的种类、病因、病理生理过程以及常见症状等。这有助于患者更好地理解自己的病情，认识到控制病情的重要性。

（二）生活方式指导

合理饮食：强调低热量、低脂肪、低胆固醇的“三低”饮食原则，鼓励患者多食用新鲜蔬菜和水果，限制盐和高糖食品的摄入。

适量运动：鼓励患者根据自身情况参加适量的体育活动，如散步、慢跑、游泳等，以增强心脏功能和促进脂肪代谢。但需注意避免过度运动和提重物等可能加重心脏负担的活动。

戒烟限酒：教育患者认识到吸烟和过量饮酒对心脏健康的危害，并鼓励他们积极戒烟限酒。

规律作息：倡导健康的生活作息习惯，保证充足的睡眠时间，避免过度劳累和情绪激动。

（三）药物治疗指导

对于需要长期服药的患者，应详细讲解药物的名称、剂量、用法和注意事项等，确保患者能够正确、按时服药，并了解可能出现的副作用及应对措施。

（四）心理支持

提供心理咨询服务，帮助患者缓解焦虑、恐惧等负面情绪，树立战胜疾病的信心。同时，鼓励患者与家人和朋友保持良好的沟通，以获得更多的情感支持。

（五）心脏康复计划

根据患者的具体情况制订个性化的心脏康复计划，包括运动处方、饮食计划、心理疏导等。通过系统的康复训练和指导，促进患者心脏功能的恢复和生活质量提高。

（六）预防复发教育

教育患者如何预防心脏病的复发，包括定期复查、遵循医嘱、保持良好的生活习惯等。同时，提醒患者注意防寒保暖、避免感染等可能诱发心脏病的因素。

1. 改变生活方式

生活方式的改变是心脏治疗的基础，应指导患者：①合理膳食，宜保持低热量、低脂、低胆固醇、低盐饮食，多食蔬菜、水果和粗纤维食物如芹菜、糙米等，避免暴饮暴食，注意少量多餐；②控制体重，在饮食治疗的基础上，结合运动和行为治疗等综合治疗；③适当运动，运动方式应以有氧运动为主，注意运动的时间和强度因病情和个体差异而不同，必要时需要在监测下进行；④戒烟；⑤减轻精神压力，逐渐改变急躁易怒的性格，保持平和的心态，可采取放松技术或与他人交流的方式缓解压力。

2. 避免诱发因素

告知患者及家属过劳、情绪激动、饱餐、寒冷刺激等都是心绞痛发作的诱因，应注意尽量避免。

3. 病情自我监测指导

教会患者及家属心绞痛发作时的缓解方法，胸痛发作时应立即停止活动或舌下含服硝酸甘油。如服用硝酸甘油不缓解，或心绞痛发作比以往频繁、程度加重、疼痛时间延长，应立即到医院就诊，警惕心肌梗死的发生。不典型心绞痛发作时可能表现为牙痛、上腹痛等，为防止误诊，可先按心绞痛发作处理并及时就医。

4. 用药指导

指导患者出院后遵医嘱服药，不要擅自增减药量，要自我监测药物的不良反应。外出时随身携带硝酸甘油以备急需。硝酸甘油见光易分解，应放在棕色瓶内存放于干燥处，以免潮解失效。药瓶开封后每 6 个月更换 1 次，以确保疗效。

5. 定期复查

告知患者定期复查心电图、血糖、血脂等。

第二节　心脏康复健康宣教内容

一、心脏康复的目标人群与介入时机

1. 冠心病患者

冠状动脉粥样硬化性心脏病，简称冠心病，是指冠状动脉粥样硬化引起血管管腔狭窄或闭塞，导致心肌缺血、缺氧或坏死而出现胸痛、胸闷等不适。冠心病的康复治疗国际上分为三期。

（1）一期：急性心肌梗死或急性冠脉综合征住院期康复，一般为 3～7 天。

（2）二期：患者出院开始至病情完全稳定，一般为 5～6 周。

（3）三期：病情已长期稳定，或二期过程结束的冠心病患者，应持续进行自我康复锻炼，一般为 2～3 个月。

2. 心力衰竭患者

心力衰竭是由各种原因导致心脏泵血功能受损，心排血量不能满足全身组织基本代谢需要的综合征，主要表现为呼吸困难、活动受限、体液潴留等。心力衰竭的康复训练主要是肺功能和呼吸肌的训练。运动康复训练按照循序渐进的原则，开始 5～10 min，每运动 2～4 min 休息 1 min，运动时长可按 1～2 min 逐步增加，直至 30～40 min。

3. 经皮冠状动脉介入治疗（percutaneous coronary intervention，PCI）后患者

患者行 PCI 后可能会出现一系列的术后并发症，主要包括冠状动脉急性闭塞、支架内再狭窄、不稳定型心绞痛、急性心肌梗死和猝死等。早期康复治疗是通过适当的活动，减少绝对卧床休息带来的不利于心脏血管功能的影响。PCI 术后的康复治疗可分为三个阶段。

（1）第一阶段：术后 1 天。康复运动内容可分为主动运动和被动运动，包括：四肢关节的屈伸运动、按摩和远端关节的活动；如果穿刺下肢，应避免下肢大幅度活动；协助患者床旁站立 5～10 min。

（2）第二阶段：术后 2～5 天。康复运动内容以步行为主。在卧床期后，从床边短时间短距离步行开始，从低强度到高强度、短时间到长时间，循序渐进开始训练。步行距离可由 25 m 逐渐增加至 800 m。

（3）第三阶段：术后 5～7 天。仍以步行为主逐渐增加步行的距离和速度，并结合上、下楼梯等训练。

4. 冠状动脉旁路移植术（coronary artery bypass graft，CABG）后患者

冠状动脉旁路移植术通过用其他血管从近端大血管越过冠状动脉有狭窄病变的部位，为血管狭窄远端的心肌组织改善血供，消除症状。CABG 后康复运动能使冠状动脉血流速度增加，流量增大，保持冠状动脉旁路移植后的通畅率，减少血管内血栓形成。CABG 后的康复治疗可分为四个阶段。

（1）第一阶段（ICU 阶段）：生命体征平稳后第二天以主动或被动的上、下肢各关节屈伸运动为主；鼓励患者采用腹式呼吸，以减少呼吸系统的并发症。

（2）第二阶段（病房阶段）：进行简单的自理活动，如自行饮水、进食、床旁大小便等；床边步行，每日 1～2 次，循序渐进，逐渐增加运动时间和距离；术后 1 周，自行如厕，走廊步行每次 50～100 m。

（3）第三阶段：伤口愈合病情稳定后，由康复机构进行康复治疗，包括医疗步行、功率自行车、平板运动等。根据患者的心肺功能，制订个体化的康复治疗方案。

（4）第四阶段：随着心肺功能的逐步恢复，在医生的指导下，可适当增加患者运动时间和运动量，避免过度劳累。

5. 瓣膜手术或心脏移植术后患者

心脏瓣膜置换术是采用合成材料制成的人工机械瓣膜或生物组织制成的人工生物瓣膜替换病变的心脏瓣膜，以解决瓣膜病变导致的循环动力学改变，改善患者生活质量。心脏瓣膜置换术后的康复治疗可分为三个阶段。

（1）第一阶段（ICU阶段）：术后1～3天，应在心电监护下开展康复训练，包括呼吸功能锻炼、上肢功能锻炼、下肢功能锻炼。呼吸功能锻炼以腹式呼吸、有效咳嗽为主，利于肺复张；肢体功能锻炼以主动运动和被动运动为主，包括肢体的屈曲、伸展、内翻、外翻，以及关节、手指的活动。

（2）第二阶段：术后4～14天，继续开展呼吸功能锻炼，适当延长时间和增加次数；肢体功能锻炼在第一阶段的基础上，增加抬、蹬等动作。术后7～9日可下床活动，顺序为：平卧位、脚支持坐位、坐椅、床边站立、床边活动，锻炼时应循序渐进，逐渐增加运动量。

（3）第三阶段：在第二阶段的基础上，逐渐增加运动时间和强度，逐步提高步行的速度和距离。

6. 心脏移植患者

心脏移植主要是针对晚期充血性心力衰竭和严重冠状动脉疾病进行的外科移植手术，是将患者体内病变的心脏取出，将供者心脏缝合到患者胸腔内的手术。心脏移植术后的康复治疗可分为两期。

（1）手术恢复期：术后3～7天，以肢体关节的主动运动和被动运动为主；术后8～14天，完成简单的自主活动，如床上进食、洗漱等；术后3周，以步行为主，从100 m到500 m，逐渐增加运动时间和距离；术后4周，除了步行运动外，增加上下楼梯的练习。

（2）术后康复期：术后2～3个月，可采用医疗步行、功率自行车等增加患者肌肉力量；术后3个月后，需坚持康复训练，如慢跑等，每周3～5次，每次30～60 min。

二、有效控制危险因素

1. 身体活动

身体活动不足是心血管疾病的八个主要危险因素之一，但它经常被忽略。它不仅导致更高的心血管疾病发病率与死亡率，还与再梗死率及卒中初次心血管事件后的其他心血管事件相关。一般定义身体活动的量，包括身体活动的强度、频率和持续时间。这种剂量反应关系呈某种平滑曲线关系，而不是L型曲线关系，不存在某个阈值点。缺乏运动是独立于吸烟、肥胖、糖尿病、血脂异常等其他危险因素的一项冠心病危险因素，因此控制日常体力活动是非常必要的，同时也有利于调节这些危险因素。因此，针对体力活动不足的项目不仅直接减少危险因素，更是以积极的生活方式降低冠心病风险。

对大众的公共健康来说，使大众从缺乏体力活动状态向中低强度体力活动状态转变可以使患病率和死亡率大幅度下降，每周500～1000 kcal的体力活动能量消耗可以使死亡率下降20%～30%。

评估运动强度的方法（表1-2-1）可以单独使用，也可以多项指标联合使用，例如利用评估时观测心率相关的自觉疲劳程度量表（rating of perceived exertion，RPE）和代谢当量（metabolic equivalent，MET）。可以通过调整运动的频率、强度和持续时间达到特定的舒适或健康结果（如体重减轻）。对于开始心血管适应性差的患者，改善功能所需的运动强度水平可能要设定为患者运动能力的50%。但随着体能的改善，为进一步提高心血管适应性，运动强度的阈值也将相应增加。对于一些适应性较低的患者，运动强度也应相对减少，一般设定为运动能力的50%；而对于一些适应性较高的患者可以相应地提高运动强度，一般设定为运动能力的80%甚至更高。

体力活动对于所有年龄人群（从儿童到老人）都是有益处的。正常的活动量可以按年龄来计算时间。比如，儿童与青少年每天至少1 h中等强度以上体力活动；成年人及老年人至少30 min的中等强度以上体力活动，每周5天以上。体力活动量可以一次完成，也可以由不短于10 min的多次体力

表 1-2-1 体力活动评估

运动强度评估方法	详细过程
峰心率（peak heart rate，PHR）	将靶心率描述为运动试验获得的 PHR 的百分比。此法会使耗氧当量值低估 15%（如：70%PHR ＝ 55% 峰 MET）
心率储备（heart rate reserve，HRR）	根据 PHR 和静息心率确定 HRR，根据心率储备计算靶心率，并根据静息心率修正。例如：PHR（150）－静息心率（70）＝储备心率（80）。如果目标是 60% 的最大心率储备，80×0.6 ＝ 48，70（静息心率）＋48 ＝ 118。这种方法计算的结果通常接近于耗氧当量值（如：70%HRR ＝ 70% 的 MET 峰值）
代谢当量（MET）	根据工作负荷或需达到的 MET 值制订运动强度 MET 值。最好在可控环境下或用测力计或运动平板训练时使用，可减少 MET 值的变异
主观疲劳量表（RPE）	对能使用 RPE 量表的患者，RPE 可作为心率指导的很好补充。而且在药物变化影响了心率或患者不能准确测评心率时尤其适用。由于与从运动试验中获得的 RPE 级别略有差异，在运动中使用标准的 RPE 说明和确定 RPE 同样重要

注：PHR%，峰心率（运动时心率达到的最高峰值）百分比；HRR，心率储备；MET，代谢当量，即维持静息代谢所需要的耗氧量；RPE，主观疲劳量表，将人体在运动时的生理机能变化程度通过对强度感觉的心理体验测定反映出来，是一种高效便捷的心理测试量表；中等运动强度，即 70%PHR 或 60%HRR＋静息心率。

活动组合完成。类型可以是日常活动、有计划的锻炼、体育活动或者几项同时包含，保证都能达到正常的运动量即可。

2. 高血压

高血压是指以体循环动脉血压［收缩压和（或）舒张压］增高为主要特征（收缩压≥ 140 mmHg，舒张压≥ 90 mmHg），可伴有心、脑、肾等器官的功能或器质性损害的临床综合征。高血压是最常见的慢性病，也是心脑血管病最主要的危险因素。正常人的血压随内外环境变化在一定范围内波动，通常在一天当中，血压有昼夜节律性的波动，夜间血压低，白天清晨醒后血压呈现持续升高趋势。在整体人群中，血压水平随年龄的升高而逐渐地升高，收缩压更为明显，但 50 岁后的舒张压呈现下降趋势，脉压也随之加大。特别要注意老年人，他们的血压相对更容易升高，从而导致心血管疾病死亡率的大幅度增加。

高血压按照血压水平可以分为 1 级高血压（轻度）、2 级高血压（中度）、3 级高血压（重度）和单纯收缩期高血压 4 类。在国家卫生健康委员会的指导下，我国成人高血压诊断界值（表 1-2-2）被下调为收缩压≥ 130 mmHg 和（或）舒张压≥ 80 mmHg，而理想血压是指收缩压≤ 120 mmHg 并且舒张压≤ 80 mmHg。正常血压和正常高值血压，虽然尚未成为高血压，但是与理想血压相比，其心血管危险度要高，而且发展成高血压的概率也相对更高。

表 1-2-2 成人高血压的分类

分类	收缩压（mmHg）		舒张压（mmHg）
理想血压	120 以下	并且	80 以下
正常血压	130 以下	并且	85 以下
正常高值血压	130～139	或者	85～89
1 级高血压	140～159	或者	90～99
2 级高血压	160～179	或者	100～109
3 级高血压	180 及以上	或者	110 及以上
单纯收缩期高血压	140 及以上	并且	90 及以下

近年来，人们对心血管病多重危险因素的作用以及心、脑、肾靶器官保护的认识不断深入，高血压的诊断标准也在不断调整，因此有了血压分层的概念，即发生心血管病危险度不同的患者，适宜的血压水平应有不同。

心血管风险分层（表 1-2-3）根据血压水平和危险因素进行风险分类，分为低危、中危和高危 3 个层次。合并糖尿病、慢性肾病（chronic kidney disease，CKD）、靶器官损害或心血管病 3 个以上危险因素的患者为风险第三层。在风险第三层即使血压是正常高值（130～139/85～89 mmHg）也将其划分为高危人群。高血压患者的初期治疗方案可以从指导其改善生活方式开始，如果低危人群在 3 个月以内，中危人群在 1 个月以内，血压还未降到正常血压高值以内，建议开始使用降压药，而高危人群可以直接使用降压药。

表 1-2-3　根据血压水平进行的心血管风险分层

风险层级 （血压以外的危险因素）	临界值血压 130～139/ 85～89 mmHg	1 级高血压 140～159/ 90～99 mmHg	2 级高血压 160～179/ 100～109 mmHg	3 级高血压 ≥ 180/ ≥ 100 mmHg
风险第一层 （无危险因素）	无	低危	中危	高危
风险第二层 （糖尿病以外的 1～2 个危险因素，有代谢综合征 *）	中危	中危	高危	高危
风险第三层 （糖尿病、CKD、靶器官损害、心血管疾病，3 个以上危险因素）	高危	高危	高危	高危

注：* 风险第二层中的代谢综合征，从预防的角度出发，作以下定义：血压正常高值以上且腹部肥胖（男性腹围 90 cm 以上，女性腹围 85 cm 以上）、血糖值异常［空腹血糖 6.1～6.9 mmol/L 和（或）未达到糖尿病程度的糖耐量异常］、脂质代谢异常，三者之中有任意一项者。有任意两项者，为风险第三层。无其他危险因素，只是腹部肥胖且脂质代谢异常，血压以外的危险因素有 2 个的情况，与代谢综合征合在一起，不能算作有 3 个危险因素。

针对高血压患者，应定期随访和测量血压，尤其注意清晨血压的管理，积极治疗高血压（药物治疗与生活方式干预并举），减少靶器官损害，预防心脑肾并发症的发生，降低致残率及死亡率。进行血压测量时，建议固定时间、固定体位、固定血压计，在保持安静，避免受到周围环境等因素影响的情况下，测定 3 次，取平均值。注意早晨要在“起床后 1 h 内”“排尿后”“服用降压药前”和“早餐前”几个时段测量，晚上要在“睡觉前”测量。使用血压计时，袖带的位置要与心脏同高。在做好测量的同时也要记录好所有的测量值，以便让医生有根据地诊断与处置血压的情况。

根据年龄、并发症的有无以及测量场所而各不相同，高血压管理的目标值不同（表 1-2-4）。存在并发症会增加心血管疾病发病风险，因此需要实施更加严格的血压控制。

表 1-2-4　降压目标值分类

年龄阶段与高危患者	医院门诊测量的血压	家中测量的血压
青年 / 中年	130/85 mmHg 以下	125/80 mmHg 以下
老年	140/90 mmHg 以下	135/85 mmHg 以下
糖尿病患者	130/80 mmHg 以下	125/75 mmHg 以下
慢性肾病患者	130/80 mmHg 以下	125/75 mmHg 以下
心肌梗死后患者	130/80 mmHg 以下	125/75 mmHg 以下
脑血管障碍患者	140/90 mmHg 以下	135/85 mmHg 以下

3. 血脂异常

胆固醇是动物组织细胞所不可缺少的一种脂类物质。它不但参与形成细胞膜，而且是合成雌激素等固醇类激素以及进行消化吸收时所需要的胆汁酸的原料。其主要包括低密度脂蛋白（low density lipoprotein，LDL）胆固醇和高密度脂蛋白（high density lipoprotein，HDL）胆固醇。LDL 胆固醇是导致动脉硬化的罪魁祸首，因此俗称“坏胆固醇”。相反，HDL 胆固醇能够防止动脉硬化，因此俗称“好胆固醇”。高热量和过量的饱和脂肪（食用油、牛肉、奶油等）的摄入可以促进体内胆固醇的合成，使血液中的胆固醇浓度增加；胆固醇和性激素关系密切，女性在更年期以后胆固醇特别容易升高，因此要特别注意。

近年来，由于饮食生活的西方化，所以饮食方面的脂质比例有所增加，我国居民胆固醇值也呈现逐年增加的趋势。

LDL 胆固醇的控制目标值（表 1-2-5）由脂代谢异常以外的危险因素决定，合并的危险因素越多越要严格控制。对于有冠状动脉疾病史的患者，其 LDL 胆固醇的控制目标值应该低于 2.59 mmol/L。HDL 胆固醇目标值为 1.04 mmol/L 以上。此外，甘油三酯的目标值为 1.7 mmol/L 以下。作为脂质代谢异常的基本治疗方法，首先应该通过运动疗法和饮食疗法改善患者的生活习惯，如果效果不明显，再进行药物的追加治疗。

表 1-2-5　降血脂的控制目标

治疗方针与原则	类别 LDL-C 以外的危险因素	血脂控制的目标（mmol/L）		
		LDL-C	HDL-C	TG
一级预防：首先是生活习惯的改善，然后考虑药物治疗	0	＜ 4.14		
	1～2	＜ 3.62		
	3 以上	＜ 3.11	＞ 1.04	＜ 1.70
二级预防：生活习惯的改善与药物治疗同时进行	有冠状动脉疾病既往史	＜ 2.59		

4. 糖尿病

糖尿病是一种以高血糖为特征的代谢性疾病。高血糖则是由于胰岛素分泌缺陷或其生物作用受损，或两者兼有引起。糖尿病除与遗传因素有关外，更多的是因为饮食过度（尤其是脂肪类食物）、饮酒过量、运动不足、吸烟等不良的生活习惯。

人体内有多种可以升高血糖值的激素，但是可以降低血糖值的激素只有胰岛素一种。因此，如果胰岛素不能正常工作，在各脏器组织内不能利用的葡萄糖将残留在血液中，从而使血糖值升高。高血糖导致的神经病变、视网膜病变、肾病，完全可能治愈，但是一旦病程进展到一定程度，完全治愈的可能性就很小。

空腹血糖≥ 7.0 mmol/L 或口服 75 g 葡萄糖耐量试验（OGTT），服糖后 2 h 内血糖 11.1 mmol/L 将高度怀疑糖尿病。选择其他日期再测定一次，如果结果和前次一样将诊断为“糖尿病”。如果只是偶尔一次检查血糖值达到糖尿病诊断标准（表 1-2-6），但是具有“典型的糖尿病特征”“糖尿病视网膜病”“糖化血红蛋白（HbA1c）6.5% 以上”中任何一项者也可诊断为糖尿病。一些人空腹血糖接近正常值，但是餐后血糖略高出正常值，对于这类情况如果置之不理，其发展成糖尿病的概率很高，我们称之为“糖尿病预备军”。近年“糖尿病＋糖尿病预备军”的人群呈增加趋势。

表 1-2-6　糖尿病诊断标准

诊断标准	静脉血浆葡萄糖或 HbAlc 水平
典型糖尿病症状	
加上随机血糖	≥ 11.1 mmol/L
或加上空腹血糖	≥ 7.0 mmol/L
或加上 OGTT 2 h 血糖	≥ 11.1 mmol/L
或加上 HbAlc	≥ 6.5%
无糖尿病典型症状者，须改日复查确诊	

控制好血糖是预防糖尿病并发症的发病和进展的主要措施。在糖尿病症状较轻的初期开始治疗，可以抑制病程的进展，防止血管并发症的发生，而且治疗效果明显。随着病程的进展，其治疗难度将大大增加，因此糖尿病的治疗关键是早期治疗。作为糖尿病的基本治疗方法，首先应该通过运动疗法和饮食疗法改善患者的生活习惯。如果这些方法和措施仍不能将血糖降到目标值，再进行药物的追加治疗。

5. 吸烟

在中国，吸烟每年导致 159 万余人死亡。吸烟者的平均寿命比不吸烟者缩短至少 10 年，烟草里含有毒质烟碱，也叫尼古丁。1 g 烟碱就能毒死 300 只兔或 500 只老鼠。如果给人注射 50 mg 烟碱，就会致死。

据世界卫生组织调查，工业发达的国家有 1/4 人口为肺癌患者，该群体中吸烟者占比高达 90%；死于支气管炎的，吸烟者占 75%；死于心肌梗死的，吸烟者占 25%。吸烟不但给吸烟者本人带来危害，还会殃及子女。丈夫每天吸烟的数量与胎儿产前的死亡率和先天畸形儿的出生率成正比。父亲不吸烟的，子女先天畸形的发生率为 0.8%；父亲每天吸烟 1～10 支的，子女先天畸形的发生率为 1.4%；父亲每天吸烟 10 支以上的，子女先天畸形的发生率为 2.1%。孕妇本人吸烟数量的多少，也直接影响到婴儿出生前后的死亡率。同时吸烟作为一种成瘾性行为，也有一定导致精神疾病的风险。对于男性，烟草中尼古丁有抑制性激素分泌及杀伤精子的作用。同时烟草尼古丁可阻碍精子和卵子的结合，大大降低妇女受孕机会。研究发现吸烟还会导致勃起功能障碍。对于女性，烟草更易影响生理功能，会出现月经紊乱、流产、绝经提前等症状，并使绝经后的骨质疏松症状更加严重。烟草是有放射性的。香烟中本身已含有大量的致癌物质或有毒物质，已知的至少有 250 种，但现在最值得担心的是钋 210，这是一种具有放射性的物质，如果每天吸烟 1 包半，一年下来，受到的辐射量相当于做了

300 次胸部 X 线检查。

吸烟对呼吸道危害最大，很容易引起喉头炎、气管炎、肺气肿等疾病。人在吃饭以后，胃肠蠕动加强，血液循环加快，人体吸收烟雾的能力进入“最佳状态”，烟中的有毒物质比平时更易进入人体。同时，吸烟也会影响人体脑部神经，也就是杀死“脑细胞”。精神方面，吸烟时人易进入一种亢奋、烦躁的精神状态。而吸完之后，脑部神经会慢慢趋于平稳，使人觉得心境松弛，大为放松。其实这一过程只是人体由主动接受烟气损害到慢慢平复的一个过程，而并非我们听说的“吸烟能放松心情”。

由于吸烟对人体有巨大的危害，所以戒烟是极其重要的。首先根据自己的生活习惯制订具体的戒烟计划和目标，接受戒烟指导，加强运动消耗等。比如，先定下目标，某月某日开始进行吸烟倒计时，减少每日吸烟数量、时间，然后根据计划减少每日吸烟量，最后处理掉吸烟工具，避开容易吸烟的场所。当烟瘾再犯时，采取其他行为方式代替吸烟，例如，咀嚼口香糖，口含磨牙棒等措施，需要下工夫去培养良好的日常生活习惯。实在难以戒烟的患者，可以求助于医疗机构的相关专家，寻求指导意见和帮助。

6. 肥胖

人体主要由糖、蛋白质、脂肪、矿物质等组成，其中脂肪比例呈过多的状态就称为“肥胖”。肥胖常用体重指数（body mass index，BMI）来判定，大多数人 BMI 与身体脂肪的百分含量有明显的相关性，能较好地反映机体的肥胖程度。BMI 计算公式见表 1-2-7。

表 1-2-7 BMI 计算公式：BMI ＝体重 / 身高 ^{2}（kg/m^2）

轻体重 BMI	健康体重 BMI	超重 BMI	肥胖 BMI
BMI ＜ 18.5	18.5 ≤ BMI ＜ 24	24 ≤ BMI ＜ 28	BMI ≥ 28

注：中国人的 BMI 标准。

以体重指数对肥胖程度的分析，国际上通常用世界卫生组织（WHO）制定的体重指数界限值，即体重指数在 25.0～29.9 为超重，大于等于 30 为肥胖。国际生命科学学会中国办事处组织了由多学科专家组成的“中国肥胖问题工作组”，对我国 21 个省市、地区人群体重指数（BMI）、腰围、血压、血糖、血脂等 24 万人的相关数据进行汇总分析，并据此提出了中国人的 BMI 标准，BMI 值 24 kg/m^2 为中国成人超重的界限，BMI 值 28 kg/m^2 为肥胖的界限；男性腰围≥ 85 cm，女性腰围≥ 80 cm 为腹部脂肪蓄积的界限。

肥胖是万恶之源，就目前而言肥胖虽算不上疾病，但是当身体因肥胖而影响健康时，肥胖就被认定为“肥胖症”。肥胖不仅是高血压、糖尿病等生活方式疾病的病因，也是脂代谢异常、高尿酸血症、脂肪肝、月经异常、睡眠呼吸暂停、牙周病、癌症、骨和关节性疾病等的病因。肥胖可以分为皮下脂肪型肥胖和内脏脂肪型肥胖。很多研究结果显示，内脏脂肪型肥胖更容易引发各种疾病。内脏脂肪和腰围（测量与肚脐等高的腰围）成正比，因此腰围被用来判定内脏脂肪型肥胖。男性腰围在 90 cm 以上，女性腰围在 85 cm 以上，可以判定为内脏脂肪型肥胖。

内脏脂肪型肥胖者容易并发脂质代谢异常、高血压、糖尿病等危险因素，合并两项以上危险因素称为“代谢综合征”。它会大大加重缺血性心脏病及脑卒中的发病概率和危险程度。而药物治疗只能改善症状，不解决内脏脂肪型肥胖就不能从根本上治愈代谢综合征。因此，运动和饮食等生活方式的改善对纠正肥胖是非常重要的。

7. 心理因素

许多心脏病患者在心脏康复时表现出明显的社会心理问题，包括抑郁、焦虑、社交孤立、认知障碍等。此外，社会心理问题经常出现在急性心脏事件后或慢性疾病的过程中，从心脏事件中恢复、管理慢性心脏病并适应随后的生活变化，对大多数心脏病患者及其家人来说是一个挑战。应使用筛选工具对抑郁、焦虑、社会孤立和生活质量等关键社会心理问题进行筛查。

8. 环境因素

许多环境因素可以影响心肺系统，研究最广泛的领域包括空气污染，重金属砷、铅、镉，噪声及温度等。空气污染是对公众健康最广泛的环境威胁。最新数据表明，暴露于空气污染是全球全因死亡的第六大危险因素，在空气污染有关的死亡中，绝大部分归因于缺血性心脏病，其次是慢性阻塞性肺疾病，下呼吸道感染和肺癌。暴露于空气污染相关的伤残远高于其他公认的疾病危险因素，如胆固醇水平升高、饮食中钠含量过多等。暴露于空气污染不仅限于户外，还有室内。特别值得关注的是以下6种污染物：颗粒物（PM）、臭氧、二氧化硫、一氧化碳、二氧化氮和铅。在这些污染物中，PM对健康危害最大。

PM由悬浮在空气中的固体和液体颗粒组成。这些颗粒可能会激活局部的感觉感受器，引发炎症和应激反应，这些反应可能会从肺部扩展到心血管系统，然而，更小、更容易溶解的颗粒也可能穿过肺上皮进入循环系统。因此，PM成为心血管疾病的一个独立危险因素。

（1）短期暴露的影响：空气污染的短期升高，特别是PM、NO，和挥发性有机化合物，与心脏病相关发病率和死亡率的增加有关。PM瞬时升高（每增加10 μg/m^3）会使急性ST段抬高型心肌梗死风险增加2.5%，心力衰竭住院或死亡的风险增加（2.1%），缺血性卒中增加（1.1%）。短期暴露足以引起全身性炎症标志物的急性升高，此外空气污染的急性升高会导致心率的快速改变、收缩压升高和视网膜小动脉变窄等。空气污染的急性峰值与先前存在的肺部疾病（包括哮喘、慢性阻塞性肺疾病和囊性纤维化）的恶化之间也存在关联，其主要诱因是臭氧和交通污染物，与长期暴露相比，呼吸系统对空气污染物的短期波动似乎更敏感。

（2）金属污染物：虽然认为空气污染是主要的环境危险因素，但大量流行病学研究和实验也证明了重金属在心血管疾病发病中的作用。金属镉就是其中之一，其主要来源是烟草烟雾，然而砷和铅的环境来源众多，接触人类的可能性很大。例如，土壤、化肥农药、木材防腐剂都含有砷。铅的主要来源包括工业排放、灰尘、土壤、食品、管道、油漆、电池等。

目前研究认为砷和铅等金属是通过共同的生理机制起作用的，而与具体的暴露源无关。氧化应激和炎症的诱导是主要的途径。所以，暴露于这些金属与高血压、心电图异常，如传导延迟（砷）和心率变异性降低（铅）、内皮功能障碍、动脉粥样硬化、外周动脉疾病、血脂异常（铅）、T_2DM（砷）以及心血管疾病导致的死亡风险增加呈正相关。

（3）干预策略：鉴于许多体育活动通常在室外进行，建议有心肺疾病等健康问题的易感人群关注当地的空气质量报告，避免在空气质量不佳的高峰时段进行户外锻炼，并尽可能选择交通不繁忙、空气质量较好的地点进行体育活动。

三、建立长期管理措施

（一）药物应用

患者对药物使用的了解程度和态度，决定了心脏康复患者二级预防的药物依从性。心脏康复患者对药物疗效和副作用的了解、经济情况、社会关系等，都会影响患者规范化使用药物。心脏康复患者规范使用药物的依从性与坚持随访有关，鼓励患者参加心脏康复项目和接受长期随访可以改善患者药物依从性和危险因素控制。

利用心脏康复中与患者频繁接触的优势，通过对患者介绍坚持药物治疗的必要性及停用药物治疗的后果方面进行健康教育，在规律随访过程中观察药物的不良反应，了解患者对药物的认识误区和患者的经济情况。以患者在用药过程中存在的问题为基础调整药物，可以显著提高治疗依从性和控制危险因素。

（二）休息与活动锻炼

心脏康复，除了以延缓疾病进展及改善疾病预后，使患者更好地回归社会和工作岗位为目的以外，还必须以一系列的医学评估、运动治疗为手段，从而减少心血管疾病危险因素，有效预防疾病再发，提高患者生活质量。

1. 运动方式

有氧运动是基础，抗阻训练、柔韧性训练和平衡训练是有效补充。

2. 运动强度

应当是根据患者情况个体化量身定做的，在有氧运动中，运动强度取决于健步走的速度、自行车的功率、医用跑台设置的速度及坡度等。在阻抗训练和柔韧性训练中，运动强度取决于阻力的负荷重量、重复次数、运动组数。个体差异导致患者对相同负荷的训练所表现出的主观反应不同，所以准确地收集、量化、评估和控制训练负荷，有助于改进患者的康复训练计划，提高患者心脏康复效果，但以患者的心率、摄氧量、血乳酸等生理学评估运动负荷的方法，不但需要借助昂贵的器材设备，而且测试条件严格，操作过程复杂，反馈及时性和实用性因此受限。因此，寻求经济、高效、可操作性的运动训练负荷监控方法具有极高的实践价值。RPE 在采集心脏康复患者负荷数据时具备简单、直接、经济和可操作性强等优势。RPE 与心率、血乳酸、最大摄氧量、通气阈等反映运动强度的生理指标呈线性相关，相关系数达到 0.80～0.90，通常建议患者在体感“轻松”或“稍微有点用力”的范围内进行运动。

3. 运动频率

心脏康复的运动，每周至少 3 天，提倡坚持每天短时间的运动；避免只在休息日长时间运动，因为这样常不能达到预计治疗效果。

4. 运动持续时间

美国运动医学会（American College of Sports Medicine，ACSM）推荐，提高心肺适能的有氧运动的最短时间是每天 20 min。对于心脏病患者，最佳的运动时间为每天 30～60 min。对于心肺适能较差和运动能力低下的心血管病患者，每次目标运动的时间（如 30 min），可以每组 10 min，分成 3 组完成；或者每组 15 min，分 2 组完成，组间有短时间间歇。30 min 连续有氧运动和 3 次 10 min 短间歇分次运动，其效果相同。

5. 运动注意事项

（1）热身活动和放松整理活动是必需的：肌肉是有黏滞性的，是肌肉收缩时产生的一种阻力。身体温度越低，肌肉黏滞性越大，此时越容易拉伤肌肉。适度的拉伸运动穿插在运动前的热身活动中，可以改善关节活动度，降低肌肉黏滞性，有效降低运动损伤发生率；运动后整理活动时适度拉伸大肌群肌肉，可以促进肌肉恢复，降低肌肉酸痛感。

（2）注意不要在起床后和饭后马上运动：研究表明，3:00～8:00 是老年人心血管事件的危险期，因此建议上午 10:00 或下午 3:00 左右开始运动 1～2 h，运动前后注意补充水分，防止脱水，但在运动中不要大量补充水分。

（3）高血压患者应注意运动前后的血压监测，运动中避免发力时憋气，要自然呼吸，运动中不要有争强好胜之心，避免和他人在一起运动时因计较胜负而导致剧烈运动。

（4）心脏病患者的运动治疗要遵循循序渐进的原则，动作先易后难，尤其是拉伸运动，当肌肉稍有酸痛感时就要停止，随着机体水平的不断恢复，再逐渐增加难度。

（5）运动时要关注天气、温度、湿度的变化。在湿热环境中运动时，β 受体阻滞剂和利尿剂等药物可减弱高血压患者的体温调节能力，为了预防运动中热病的发生，应适度缩短运动持续时间和降低运动强度，如患者有中暑的症状和体征，应及时停止运动，并采取有效措施。

（6）运动中时刻注意身体状况，如出现气短、胸痛、头晕眼花、极度疲乏等症状要立即结束运动，并向自己的运动治疗师或康复医师反映情况。

（三）饮食与营养

准确评估冠心病患者营养状况，给予患者科学合理的营养干预具有重要意义。

1. 适当能量的摄入

能量需求取决于干重（无水肿）状态下的活动受限程度及心衰程度，理想摄入量为 25～30 kcal/kg，超重患者应以低能量平衡饮食（1000～1200 kcal/d）减轻心脏负荷。

2. 注意水、电解质平衡

美国纽约心脏协会（New York Heart Association，NYHA）心功能分级≥Ⅲ级者每日盐分摄入应控制为 1 g/kg 左右，重度营养不良患者可增加至 1.2～1.5 g/kg。

3. 平衡的膳食结构

尽可能选择一种膳食结构而不是注重食物个体化成分，超重患者可按照每月 3～5 kg 体重递减，体重较轻患者则递增，逐渐至标准体重。

4. 膳食指导

对患者实施营养教育。

（四）生活护理

1. 活动指导

组织患者在正确的指导下参加适当的集体活

动，适当运动能改善冠脉血流，改善心肌血管侧支循环，增加心肌供氧；降低冠状动脉血栓形成的风险；提高心血管工作效率和冠脉血流的储备能力，增加冠心病患者的心脏功能容量，增加肌力；运动降低儿茶酚胺水平和减少肾上腺素分泌，可使心律失常发生的易感性降低，从而避免或减少心律失常的发生。但要遵循个体化、循序渐进化、持之以恒化、兴趣化的原则。

2. 饮食、起居指导

饮食应根据老年人生理、病理特点合理选择和搭配。宜选择清淡、低胆固醇、低脂、低糖、低热量、高维生素、高膳食纤维的食物，并合理补充蛋白质及微量元素，适量吃水果，养成按时排大小便的习惯。保持良好的作息习惯，保证充足的睡眠。

3. 心理指导

心理康复是老年冠心病患者康复的重要手段和必要条件，老年人一旦患病，极易产生孤独、寂寞、焦躁不安、易怒、多疑等心理反应，会造成交感神经兴奋，儿茶酚胺分泌增多，使动脉收缩、心率加快、血压升高、心肌耗氧量增加，诱发心绞痛、心律失常。用合理的心理疏导方法如说理疏导法、暗示疗法、自我控制疗法、松弛疗法，可减少或避免患者出现上述症状。

4. 减少或避免不良的生活嗜好

吸烟或嗜酒的患者，要戒烟戒酒。吸烟能使冠心病的发病率和病死率增高2～6倍；避免过量饮酒，大量饮酒可增加心脏负担，直接损害心肌和血管内壁，造成心肌能量代谢障碍，脂蛋白脂酶抑制，LDL-C代谢障碍，甘油三酯上升，促进动脉粥样硬化的形成。

5. 保持大小便通畅

老年男性患者排尿困难者可给予药物或手术治疗，排尿时切勿过于用力，以免诱发心绞痛。便秘患者可适当给予导泻，排便时切勿过于用力，用力排便可使心率增快，回心血量增加，心脏负荷过重而加重心肌缺血和耗氧，可导致心绞痛或心律失常。

（五）计划实施的记录

出院前发放出院健康教育卡，让患者在院外有获得心脏康复知识的渠道，提高患者对心脏康复健康教育的认知水平、自我护理水平及自我观察意识。为了减轻患者的经济负担且能更加便捷地为患者服务，实现以人为本，康复随访人员可以深入到社区甚至是提供家庭式服务。随访人员也可以通过电话、信件、系统信息推送等方式进行随访，将随访结果手动记录在随访档案和随访记录单上，或系统自动记录相关信息、数据，自动整理数据存放于医院的信息系统内。

医护人员通过对出院患者的随访进行阶段性的指导与评定，从而使患者正确认识到心脏康复健康教育的重要性，促使其更好地适应生活。通过对出院患者电话随访，结合门诊就诊详细评估患者基本情况，进行个性化指导（包括家庭支持护理、心理指导、运动指导、生活指导、强化健康知识、预见性护理指导等6个方面），促进家属对患者的关心及健康知识的了解，使其对疾病有一个正确的认识，督促患者培养良好生活方式、生活习惯和保持良好的心态，在以后的生活中学会管理自己，减少诱发疾病的影响因素，从而降低患者再入院率，提高患者生活质量，减少医疗费用，减轻家庭和社会的负担。同时对不健康的生活方式要求家人对其进行监督和改变。让患者体会到家庭的关心和支持。

随访是一个连续的动态观察过程，医护人员对患者的康复计划及内容进行及时的调整，从而有效预防或减少并发症的发生，出现并发症时，能够得到及时的处理。

医护人员可以根据收集的数据、信息进行随访资料更新、保存，保障患者全生命周期数据的记录，为患者疾病诊疗、病情转归提供科学、客观、可靠的依据。通过对信息数据的整理，医护人员可以掌握疾病转归情况，为病种治疗做信息、技术储备，突破治疗能力，提供更优的治疗方案，让患者得到最佳的治疗。

四、回归社会指导

（一）返岗工作

返岗工作可有效改善患者的生活质量、精神状态和经济水平，从而激励患者康复，它是指患者返回发病前的工作岗位或开始新的工作，包括兼职及全职。医护人员应给予患者充分的鼓励和建议，减少其返回工作的顾虑。通过成立病友同伴小组、提供个性化指导、训练压力应对的技能等帮助患者接受榜样的影响、感受情感支持并增强自信。同时，帮助患者家属树立正确的康复观，助力患者做出重返工作的行为改变。此外，还应持续关注患者身心康复状况，帮助其合理调整工作规划以维持健康和工作间平衡，告知其如遇在工作中出现不适如何自救。

（二）人际交往

工作是社会融入的最高境界，实现工作即意味着患者真正回归社会。除指导患者积极返回工作外，还应帮助患者分析其工作、家庭及其他人际关系网，积极恢复人际交往。鼓励患者继续参与自己感兴趣的休闲活动。

（三）社会支持

1. 物质社会支持系统

医院层面应成立心脏康复团队，设立心脏康复病房和心脏康复门诊。康复团队包括心内科医生、康复医师、康复治疗师、护士、营养师、心理学专家或咨询师、临床药师等人员在内。对住院患者进心脏康复病房内床旁活动指导和健康教育，也可将康复场地设置在临近大厅，有条件时应设康复教育专用空间，场所内应配备跑步机和功率自行车等器械、视听教材系统及小册子等健康教育印刷品。心脏康复门诊以控制患者病情进展和预防复发为重点，应对患者心血管疾病危险因素的现状和可以改变的程度进行评估，对患者实施个体化的二级预防教育，同时确保患者运动康复的安全。社会层面应逐步将心脏康复项目纳入医保范围，缓解接受心脏康复患者的长期经济压力，宣传心脏康复的相关政策、益处及获得途径等。现社区卫生服务机构对居家慢性病患者已提供一定社会支持，如免费监测血压、血脂、血糖等，同时社区应联合二、三级医院为患者做好康复的长期追踪随访和指导教育，通过举办心脏康复知识讲座、义诊、康复咨询与治疗、协助与上级医院的转介服务等途径，惠及更多心血管疾病患者。家庭层面应创造积极有利的康复环境，如清除厨房里不健康的食物、扔掉所有的烟草制品、冰箱门放置一张达到理想体重的照片等，卧室床头柜应摆放床头灯、电话、药品或救助呼叫按钮等，并教会患者及其照顾人熟练使用。

2. 情感社会支持系统

从医院层面为患者提供多途径情感支持。通过心理咨询、面对面交流和患者进行商谈、讨论、启发和教育，对其在情感、认知和行为方式等方面存在的问题进行有目的、有计划的矫正，提供个别心理咨询、面对面交流，有针对性地提出心脏康复阻碍性因素的解决方案。通过集体心理治疗引导小组成员之间展开讨论、宣泄情绪、交流经验，使患者之间相互支持、相互鼓励，增强康复信心。通过深入病区开展讲座对心脏康复患者及家属进行心理调适、情绪调控。为患者提供电话咨询则具有方便、快捷、隐蔽及跨地区等特点。社交网络如微信、微博、抖音等是信息和社会支持的主要来源，社会层面应将所有年龄和具有不同社会经验的人连接起来共享经验，鼓励患者参与正规心脏康复机构自发组织的社会团体，为患者提供心脏康复的积极环境与氛围。家庭是社会支持的重要组成部分，要指导家属参与情绪调节、相关知识培训等，向家属强调区别有效社会支持（即积极倾听、共同参与行为改变、积极强化健康的生活方式）和无效甚至有害的行为（即过度的监管、监测、指责、羞辱或批评）。同时将家属作为重点服务对象，帮助他们释放不良情绪、缓解压力。

五、急救与自救

紧急事件案例中患者大多有预兆的症状和体征，为预防安全事件的发生应及时对患者进行动态评估，要做到康复运动前根据患者运动事件的危险分层结果（表 1-2-8）评估运动处方设置的合理性，按照不同类型的运动设置明确的终止指征及应急预案；运动中通过密切监测患者的生命体征，教会患者识别并报告运动康复训练的危险信号如胸部不适、头痛或头晕、心律失常、跛行、腹痛、反复背痛、声音嘶哑或吞咽困难等，动态评估患者的安全风险；运动后根据运动情况及时协助调整危险分层。处理紧急事件的最佳方法是早期识别症状和体征并进行紧急干预和治疗。

表 1-2-8 运动期间出现心脏事件的危险分层

运动期间出现心脏事件的危险分层
参加运动的低危患者的特点（低危患者必须具备表中所有的特点） ● 在运动测试和恢复过程中不存在复杂的室性心律失常。 ● 不存在心绞痛或其他明显症状（例如，运动测试和恢复过程中出现气短、头晕、眩晕）。 ● 运动测试和恢复期间显示正常的血流动力学（例如，随着负荷的增加和在恢复期间，收缩压和心率适当地增加或减少）。 ● 功能≥ 7 代谢当量（METs）。
非运动测试发现： ● 静息射血分数≥ 50%。 ● 没有合并症的心肌梗死（MI）或血运重建过程。 ● 静息时不存在复杂的室性心律失常。 ● 不存在充血性心力衰竭（CHF）。 ● 不存在事件后或术后缺血症状。 ● 不存在临床抑郁症。
参加运动的中危患者的特点（具备任何一个或多个特点属于中危患者） ● 存在心绞痛或其他明显症状［例如，呼吸急促、头晕，或仅在活动量最大时出现头晕（≥ 7METs）］ ● 运动测试中或恢复期间出现中等水平的无症状性心肌缺血（ST 段较基线下降 2 mm 以内）。 ● 功能＜ 5METs。
非运动测试发现： ● 静息射血分数为 40%～49%。
参加运动的高危患者的特点（具备任何一个或多个特点属高危患者） ● 运动测试中或恢复期间出现复杂的室性心律失常。 ● 出现心绞痛或其他明显症状［例如，少量活动（＜5METs）或恢复期出现偶发呼吸急促、头晕、眩晕］。 ● 运动测试中或恢复期间出现明显的无症状心肌缺血（ST 段较基线下降≥ 2 mm）。 ● 运动测试中血流动力学异常（即随着负荷的增加出现变时功能不全或收缩压无变化），或在恢复期间出现（如严重的运动后低血压）。
非运动测试发现： ● 静息射血分数＜ 40%。
有心搏骤停或猝死。
休息时出现复杂的心律失常。
合并心肌梗死或再血管化。
出现心力衰竭。
出现心肌梗死后或运动后缺血症状或体征。
存在临床抑郁。

注：MET，代谢当量（metabolic equivalent，MET），即维持静息代谢所需要的耗氧量。

（一）心律失常

向患者及家属解释运动强度、自主神经系统的变化、药物的副作用、电解质紊乱和脱水等为心脏康复中发生心律失常可能的相关因素，告知患者心脏康复治疗中发生心律失常为常见现象，且大多为良性、可自行缓解，指导患者感觉到心慌、心悸时首先应保持冷静、放松，选择合适地点平卧以防跌伤。快速房颤或房扑、严重心动过缓、高度房室传导阻滞、室性心动过速则可能恶化甚至导致严重事件，康复治疗师指导患者先在特定监护下运动，记录患者心律失常的频率、持续时间和类型及伴随的症状、体征等，与主治医生、患者共同制订目标和终止运动的标准。

（二）心绞痛及心肌梗死

向患者及家属解释体力活动、寒冷刺激、饱食和情绪紧张等为心绞痛及心肌梗死的诱发因素，告知患者心绞痛和心肌梗死的区别。指导患者胸痛发作时立即停止活动，可舌下含服硝酸甘油，若服用硝酸甘油不缓解，或心绞痛比以往频繁、程度加重、疼痛时间延长，应立即到医院就诊，警惕心肌梗死的发生。不典型心绞痛发作时可能表现为牙痛、上腹痛等，防止误诊，可先按心绞痛发作处理并及时就医。心肌梗死时绝对卧床休息，保持环境安静以降低心肌耗氧量和交感神经兴奋性从而利于缓解疼痛。同时，寻求他人帮助，拨打急救电话或获取急救药物。

（三）心搏骤停

在心脏康复治疗开始前对患者进行完整的医学评估和运动试验筛查以帮助医疗服务人员识别情况不稳定的患者，避免此类患者进行运动。同时有必要在运动期间及时识别患者的不良症状和体征，使心脏康复团队人员在发生严重事件之前及时调整或终止运动项目。强化患者陪护家属等非专业施救者对心搏骤停的识别、呼救及初级心肺复苏的技能。为避免因无法准确判断患者脉搏的情况而延迟或不启动心肺复苏，非专业施救者可以根据患者意识水平及呼吸状况而启动心肺复苏，不再强调以有无脉搏作为判定心搏骤停的标准。非专业施救者在实施心肺复苏时，可进行单纯胸外心脏按压。

（四）低血糖

2 型糖尿病患者需谨慎运动。告知患者及家属警惕低血糖的症状和体征如头痛、虚弱、出汗、紧张和发抖、视物模糊或双影及步态不稳等。指导患者本人要牢牢掌握自救知识，在手提兜或衣服口袋中装有急救卡以明示自己的病情、施救措施和亲人的姓名、联系方式等。一旦出现上述低血糖症状，教会患者首先要即刻进食：轻症者可进食固体类食物如饼干、面包、馒头等，症状明显则先进食液体类食品如甜饮料、果汁、粥糊状食品等，症状很明显如恐惧、慌乱、思维迟钝等则尽可能先食用葡萄糖粉、葡萄糖水、糖块等糖类食品。且症状纠正后一定要再补充食物，同时要停止运动并保持情绪稳定。指导患者所备食物的包装要易于打开、食物要易于咀嚼消化。正在服用阿卡波糖而出现低血糖症者要口服葡萄糖并尽快到最近医疗单位进行静脉输注葡萄糖。

（五）跌倒

应向患者解释抗心律失常类、洋地黄类、利尿类药物及降压药等药物为发生跌倒的相关因素。加强对老年及衰弱等特殊患者跌倒风险的关注，对于高风险患者可通过加强健康教育、合理使用助行器、减少环境风险和物理治疗等方法降低跌倒风险。告知患者如发生头晕、疲劳、大汗等跌倒征兆要立即就地休息。跌倒时不急于起身，检查确认伤情，必要时拨打急救电话。如试图自行站起，家属可协助缓慢起立，坐位或卧位休息，确认无碍后放手，继续观察。教会患者及家属根据具体情况分类处理：外伤出血时立即进行包扎，进一步观察处理；意识模糊、呕吐时，立即协助患者头偏一侧并清理口腔、鼻腔呕吐物，保持呼吸道通畅；抽搐时平移至平整软地面或身下垫软物，防止碰擦伤，注意保护抽搐肢体，防止肌肉骨骼损伤；呼吸、心搏骤停时应立即进行胸外心脏按压、口对口人工呼吸等急救措施。

（六）肺栓塞

肺血栓栓塞症是肺栓塞最常见的类型。向患者及家属解释吸烟、饮酒、饮食不合理、卧床＞ 3 d、久坐不动、肥胖及静脉曲张等为患者发生肺栓塞可能的相关因素，同时也可为其基础心脏疾病的共病因素。告知患者及家属若发生不明原因的呼吸困难、胸痛、惊恐甚至濒死感时应立即抬高床头或取半卧位、深慢呼吸、避免用力，有条件者进行氧气吸入。同时，寻求他人拨打急救电话。家属应联系心脏康复团队专业医护人员，团队医师快速对患者的病情进行简单初筛、指导患者及家属到最近的医院进行急诊检查及诊疗，并可指导下级医院及时发现异常情况，对胸痛快速分层识别，迅速进入绿色通道，积极挽救患者的生命。

（七）心力衰竭

失代偿性心力衰竭患者不应运动，应接受住院治疗。告知患者及家属避免呼吸道感染、注意患者的症状和体征情况，如休息或日常活动时呼吸短促、体重增加、水肿或运动耐量降低均可能为心力衰竭加重的表现；如患者突发严重呼吸困难、咳粉红色泡沫痰、有窒息感而极度烦躁不安，则为急性心力衰竭发作，应帮助患者取端坐位，有条件者进行氧气吸入。同时，尽快送往医院接受强心、利尿、扩血管治疗。

六、随访指导

（一）随访计划及注意事项

心脏康复院外随访通常在出院后两周内开展，而出院后的高危患者建议在 7 天内完成第 1 次随访。为减少无效随访，随访时间设定为特定的一天和特定的时间段。随访的频率和持续时间根据随访的目的而定。患者出院 1 年内可进行Ⅱ期康复（院外早期康复或门诊康复期），随访目的为协助心脏康复综合评估、危险分层、执行运动处方、健康教育及心理支持等，帮助患者进一步提升运动能力、纠正心血管危险因素、改善生活方式，提升情绪和睡眠管理能力。心血管事件 1 年后则行Ⅲ期康复（院外康复期），随访目的为帮助患者维持已形成的健康生活方式和运动习惯，继续纠正相关危险因素，提升生活质量。随访频次的确定可根据患者需要和康复方案的实施情况适当调整，随访的具体时间应与患者提前约定，提高随访效率。为每例患者建立随访档案，包括患者的一般情况资料和随访表。随访表的内容应包括患者本周康复锻炼情况、知识掌握情况、自我感觉、体重、吸烟、服药、饮食、排泄、情绪，以及需要与主管医生沟通的问题等。

（二）康复目标的随访评价

心脏康复应考虑的质量指标包括：心脏康复患者转诊、登记、参与和维持的情况，健康行为水平（包括体育活动、饮食习惯、压力管理、服药依从性和吸烟），心血管危险因素的控制水平（包括运动能力、血压血脂水平、血糖控制情况、吸烟和体重控制情况），患者的心肺功能，生活质量，焦虑、抑郁症状和二级预防（包括再入院、复发性心血管事件和死亡率等）。健康教育的效果通过健康行为的水平来评价，运动监测与指导的效果通过运动耐力及患者对运动锻炼的依从性来评价，心理支持的效果可通过心理量表和生活质量量表来测量。此外，患者对随访的满意度以及对心脏康复的依从性也是重要的评价指标。

（三）康复目标障碍因素及积极因素的综合评价

引导患者思考并写下与改变行为有关的所有障碍因素和积极因素，常见的障碍因素为经济问题、害怕失败、放弃喜爱的食物、康复所花费的时间等，常见的积极因素为能够参加喜爱的娱乐活动、重返工作岗位及家庭或社会活动、促进健康、改善功能等。心脏康复专业人员与患者共同制订康复行动计划以规避障碍因素，同时帮助患者列出目标实现的短期和长期益处，使患者能够看出近、远期“收益”真正超过付出的“成本”，将成本效益清单列出并由患者保留。另外，可借助特定的量表如心脏康复障碍量表等评估患者个体化的心脏康复障碍因素，从而探索多种心脏康复模式，有针对性地克服障碍、有效利用积极因素。

（四）康复方案的调整

工作人员应鼓励患者对短期和长期目标都制订具体的、可评估的、可完成的、现实的、有时限的康复计划。重要的是短期目标是可实现的，让患者可以体验到成功。通过设置小的可实现的短期目标，逐步递增，患者最终可以达到长期目标。如果短期目标都没有实现，患者和专业人员就应该重新评估修改以适应患者的需求，适时调整康复计划，强化患者的行为。如康复周期中患者再次入院，管理小组则在患者出院后对其重新评估，根据评估结果调整康复计划后，再次进入相应的学习和康复锻炼环节。

第三节　心脏康复健康宣教方式

心脏康复护士对患者进行认知能力评估后，根据患者年龄、文化程度、听力、病情等制订健康教育计划。教育形式包括床边宣教、科普讲座、家庭访视、建立微信群、电话随访、构建心脏康复健康教育应用程序等。

一、护理门诊

随着患者对疾病的预防、治疗及护理、康复、保健等方面的需求不断提高，传统医学模式变得更加多样化，现阶段我国现有的医疗条件无法满足患者的需求，由于门诊医生工作性质的问题，患者在门诊医生处难以得到更细致全面的疾病预防与保健知识，而由从业护士开展的专科护理门诊（specialized nurse-led clinic，SNLC）正好弥补以上不足。通过以护士为主导的心脏康复专科护理门诊形式指导患者心血管疾病自救及保健预防技能，对于提高患者慢性病自我管理依从性，为患者提供从住院至门诊、院内至家庭的连续服务，减少患者的流失，满足就诊患者及其家庭的健康服务需求有重要意义。目前我国心脏康复专科护理门诊健康教育内容多为药物处方、运动处方、营养处方、心理处方、日常生活指导 5 个方面，但护理门诊尚属起步阶段，在临床实践中支持力度不够，缺乏专业人员操作，技术标准不完善，且配套设备参差不齐，亟须心脏康复专科护士的培养、医院的政策及资金支持。护理门诊应注意要尽量制订经典的、规范的、成熟的用药方案。应尊重患者知情选择的权利，使患者充分了解到门诊治疗的复杂性、不确定性和长期性及治疗过程中可能出现的种种不良反应、不坚持长期服药治疗或不规范治疗有可能产生的各种不良后果，并明确提出解决门诊治疗难题的思路及主要对策，争取患者在知情选择的基础上进行合作。

二、治疗性健康宣教

治疗性健康教育（therapeutic patient education，TPE）或称治疗性的患者教育，不同于传统的健康教育，该教育模式旨在使患者获得以最佳方式管理生活和疾病的能力，是以患者为中心并融入医疗保健的持续过程，包括有组织的关于疾病的认知、信息、自我保健学习和社会心理支持的活动，目的是帮助患者及其家属了解疾病和治疗，与医疗保健提供者保持合作，自我管理并改善生活质量。世界卫生组织提出，对患者的治疗性健康教育应以患者为中心，并长期贯穿整个诊疗护理行为中。在部分欧洲国家，治疗性健康教育已列入医院准则。心脏康复治疗性健康教育的基本要素为目标人群、实施人员、教育时机、教育形式、教育资源。

（一）目标人群

TPE 可提供给多种临床情境的心血管病患者，不受患者年龄、疾病严重程度、合并症等条件的限制，但这些因素应纳入教育设计的考量。对于学习能力低或自理缺陷等患者，则应纳入家属和直接照护者，但要注意保护患者的隐私。

（二）实施人员

实施人员应接受 TPE 方法学和心血管系统两门课程的培训，使用通用语言开展教育，在不同的教育课程中提供一致的信息。最佳的 TPE 模式应整合多学科团队资源，包含医生、营养师、物理治疗师、护士、心理学家、药剂师等，但护士是执行 TPE 最常见的主要教育者。应注重 TPE 护士的专业技能培训，使其胜任患者“教育者”角色。

（三）教育时机

缺血性心脏病患者在遭受冠状动脉急性事件打击的短期内以及心力衰竭急性发作期，由于躯体、心理和社会状态的突发变化，难以引入 TPE，如此时引入反而可能会增加患者否认疾病的风险。而在患者经历重大健康事件后，心理状况稳定没有抑郁的情况下，坚持教育和干预的心理依从性更佳，因此很多 TPE 项目在院外开展，而心脏康复可能是一个合适介入时机。患者有对未来的计划是自我管理最强大的内在动力，教育者识别这些动机节点并调动患者以增强 TPE 效果。

（四）教育形式

实施 TPE 可以有多种形式，可针对不同人群特征采用不同的教育形式，如面对面教育、群组教育、家庭成员教育、网络 / 电话教育、口头演示、视频、基于问题的学习（PBL）、互动教学、小组讨论、角色扮演、动机性访谈、户外活动、食物烹饪、阅读食品标签、情景模拟。但只注重教育形式，而忽视患者的期望、未来计划及患者本身对 TPE 态度、期望、怀疑则可能导致 TPE 失败。

（五）教育资源

通过学术团体或其他医疗卫生行业开发的针对心血管高危因素的 TPE 工具包，可在初级教育诊断情境下提供 TPE 关键信息支持。疾病知识教育模块相关的 3D 心脏模型、幻灯片、笔记本和个人档案，饮食控制教育模块相关的盐勺、食物纸牌、制作精良的海报，体育活动和日常生活教育模块相关的索引卡，药物治疗教育模块相关的药盒等是心脏康复 TPE 常见且适用的教育工具。启动 TPE 前必须测试这些教育工具，使其适合参与者并进行相关人群调整，以符合区域、文化和宗教特征。对于面对面个人或群组教育，合适的场地是基础资源条件；而对于虚拟互联网平台，医患合作下创建的符合患者期望的优质网站和 TPE 模块，开发“互联网处方”并整合成可实现“共同决策”的教育资源可能成为未来研究的方向；对于依赖智能手机 APP 的患者（尤其是年轻患者）开展远程 TPE 则因其便捷性而更具吸引力且易于遵循。

三、健康宣教路径

心脏康复健康教育路径通过临床理论与护理方式在健康教育基础和循证护理指导下，制订满足患者疾病发展和良性转归的护理计划，具有程序化、标准化、精细化特点，可有效避免康复教育随意性和随机性。以冠心病介入治疗患者的健康教育路径为例（表 1-3-1）。

表 1-3-1 冠心病介入治疗患者的健康教育路径

教育时机	教育内容
• 第一阶段（术后第 1 天～2 周）	术后第 1 天应根据患者实际情况，制订有针对性的健康教育计划，并给予其足够的心理支持；第 2 天讲解有关冠心病及合并症的一些基础知识，并对患者术后饮食和活动进行指导；接下来的几天时间里，完成药物使用、自我管理、运动锻炼、心理社会因素等方面知识的讲解；出院之前，应强化康复指导内容，向患者发放心脏康复日记本，指导患者填写用药、饮食、运动、检查项目指标等各项内容
• 第二阶段（患者出院的第 1～2 周）	定期通知患者来院复诊，并对康复教育的各项内容进行评估，对相关内容做出调整，制订个性化、有针对性的心脏康复方案
• 第三阶段（出院后第 3～6 周）	通过电话随访了解患者病情恢复情况，督促其记录康复日记，坚持心脏康复治疗计划
• 第四阶段（患者出院 6 周后，即持续心脏康复阶段）	根据患者康复日记，对现执行的康复计划进行调整，通过持续性的介入，保证患者能够长期坚持心脏康复，提高术后二级预防能力

四、互联网＋护理宣教

门诊随访及家庭访视是常用的随访方式。门诊随访便于医务人员系统地评估患者，给予针对性指导，但由于距离问题对患者不够便利；家庭访视让患者和医护人员一对一交流，保证了沟通的有效性，但对医护人员要求较高，实施困难，此外其安全性无法保障。远程随访打破了时间和地域限制，医护人员可以远程监测患者的健康状况，监督其坚持健康行为，并指导实施心脏康复方案，用相对较低的成本和更为持续的方式满足患者的康复需求。

（一）信息通信技术

信息通信技术是指通过电话、短信、语音或视频等进行沟通。医护人员通过信息通信技术可以对患者进行知识强化和行为激励，还可以给患者提供个性化的支持和反馈。如利用电话随访针对患者饮食、运动和戒烟有关的危险因素提出建议，每周发送与体育活动相关的动机强化短信以增加没有参加心脏康复的患者进行体育锻炼的时间。

（二）可穿戴设备

可穿戴设备包括以手腕为支撑的手表和手环，以脚为支撑的鞋和袜子，以身体为支撑的智能数字服装，以头部为支撑的眼镜和头盔等。医护人员通过可穿戴设备可对出院后患者的生命体征、睡眠和运动情况等进行远程监测，从而掌握患者的健康状况和康复计划执行情况，及时发现突发的紧急情况，保障患者安全。心脏康复专家为患者开具的运动处方通过医疗站发送到患者的智能手机应用程序，然后进一步传输到患者的可穿戴设备。患者进行锻炼时可穿戴设备可以测量瞬时心率，还可以根据运动强度实时推荐合适的目标心率，这些数据可发送到智能手机应用程序和医疗站，供患者和心脏康复专家查看。

（三）智能手机应用程序

我国手机网民规模达 8.17 亿，智能手机应用程序随之大规模普及。患者可通过应用程序设定个人目标，应用程序具备自动提醒、评估任务及显示每周目标完成情况的功能，医护人员根据患者任务完成情况给予个性化的动机反馈，并进行健康知识强化和行为激励。

（四）智能运动器材

智能运动器材包括智能跑步机和智能步数跟踪器等。智能运动器材除了具备运动强度调节、娱乐功能、视频播放等常用功能外，还有生理信息（心率、热量消耗、体脂测量）监测、虚拟场景及健身计划定制等功能。医护人员可借助智能运动器材开具个性化的运动处方，精准把握患者运动康复的执行情况，监测运动时的生理信息以保证患者安全。

五、人际传播

人际传播是一种古老的传播方式，也是最易被群众接受，被群众自觉或不自觉经常运用的一种交流形式。一切的人际传播都有共同的特点：第一，传播者与受传者是面对面的，或者是比较接近的，从感觉上有一种贴近感，便于形成融洽的氛围，有利于双方信息的交流，为传播活动的顺利进行打好基础；第二，传播者和受传者双方都处于比较明确的群体中，相互有比较清晰的了解，特别是受传者是固定的群体，同一群体有相同或相似的背景，健康传播活动，便于在传播时有针对性、有的放矢地开展；第三，信息传播比较迅速、及时、直接。由于人际传播是面对面的直接传播，传播者在传播健康信息和知识时，可以从受传者的反应中了解到他们的接受程度以及他们的要求，同时，受传者的语气、表情、声调、姿势等身体语言也及时地反馈到传播者一方，从而使传播者了解到受传者对所传信息的兴趣程度及理解程度，以及其他方面的有关信息；第四，可以及时调整传播过程中的传播技巧，取得良好的传播效果。传播者所传的信息，受传者是否急需，从受传者的反应就可知道，人际传播可以及时把这些有用信息反馈到传播者头脑中，促使传播者调整传播策略，使传播活动和谐、有序进行。人际传播以其自身的传播特点在社区健康教育这一领域中，弥补了大众传播的不足，成为社区健康教育中引人注目的有效传播手段。

六、特殊人群心脏康复宣教

（一）老年患者

为感觉受损的患者提供合适的资料，比如为听力受损者提供印刷类指导，为视力障碍者提供大字本的印刷品，为不愿意天黑后出门的老年患者尽量提供白天课程。一次提供的信息量不宜过大且应经常重复，但因人而异。通过让家人或照护者参与其中来克服患者社会孤独感。识别学习障碍：运动区域必须清除障碍物，防止使用轮椅或拐杖者跌倒，如划船器和功率车等运动器材应保持稳定，以免失去平衡侧翻而致人受伤；通常有认知障碍的患者更需要一对一的监管，特别是那些不能独立操作设备，无法控制运动持续时间和强度的患者；配偶或其他家庭成员协助患者训练时起到的作用可能是帮助或是阻碍，而后者更应该被考虑到；在跑步机上间歇性行走或负重运动如功率车和划船器，通常在目标心率或自感疲劳等级基础上能更有效地逐渐增加运动的持续时间和强度；老年人平时不宜进行较大强度的运动，持续时间和频率的提高应先于运动强度，运动强度随着运动负荷的提高而增加。长期心脏康复项目特别适合老年患者，可使其得到生理和社会的全面获益，应大力鼓励他们积极参与。

（二）女性患者

女性间专有的社会支持应与专业训练及心理教育课程相结合，可能会通过相互帮助改变行为并满足社会心理需求来促进变化。女性需要信息和技能，使她们在完成心脏康复自我管理疾病后拥有信心和自我效能感。鼓励女性表达积极行为改变，可以帮助她们为达到终身目标承担更大的责任。当心脏康复专业人员聆听女性患者健康行为改变的积极因素及障碍解决方案后，女性更有可能做出改变。量身定制的、以互联网为基础的干预措施可以通过行为的自我管理为女性提供设定目标和改善冠心病风险因素的工具和程序。住得比较远的女性和心脏康复项目管理人员之间的互动对于项目效果仍然是至关重要的。

（三）血运重建与瓣膜手术患者

康复工作人员的常见问题是，帮助患者理解疾病未被手术治愈，需要进一步的二级预防，防止发生相关临床事件。考虑到开胸冠状动脉旁路移植术（coronary artery bypass grafting，CABG）的伤口感染预防问题，应教育患者常见的术后症状/体征；考虑到血运重建患者再闭塞及冠状动脉血栓风险，应指导患者抗血小板、抗凝，早期识别再闭塞的症状和体征；考虑到瓣膜手术患者伤口感染及机械瓣膜的长期抗凝治疗问题，应诱导和鼓励患者积极接受抗凝和预防性抗生素等药物治疗。告知患者及家属没有积极的生活方式和其他预防措施，动脉粥样硬化病变几乎肯定会在原冠状动脉或静脉桥内发展，需要进一步进行血运重建。值得注意的是，在手术后的几周内，血脂可能出现假性下降；因此，调脂应根据术前血脂水平进行。经皮冠状动脉介入治疗（percutaneous coronary intervention，PCI）后患者出院后几乎立即就可以开始运动训练，抗阻运动可以在PCI后的2～3周进行，并完成2周有监督的耐力训练。接受瓣膜置换手术的患者并未治愈瓣膜性心脏病（valvular heart disease，VHD），只是把自身瓣膜病换成了人工瓣膜病，应告知患者预防人工瓣膜处的感染和抗凝药物治疗的重要性。患有VHD但无瓣膜修复或置换的患者，即使有其他情况并存，如心肌梗死、PCI、心绞痛或冠状动脉旁路移植术，也可以参加心脏康复。在这些患者中，严重主动脉瓣狭窄是住院和门诊心脏康复的禁忌证。病情稍轻的主动脉狭窄患者可以进行运动，但运动中可能出现以下症状，如呼吸困难、心绞痛或晕厥。运动训练强度应低于可以诱发症状出现的阈值，因为这些症状表明心输出量无法满足运动的需求。运动时出现呼吸困难是二尖瓣狭窄患者运动不耐受的主要症状，常见于严重主动脉狭窄患者中。随着时间的推移，这些症状的恶化可能预示着病情恶化，应予以密切监测。抗阻运动绝对禁忌证包括马方综合征和严重的有症状的主动脉瓣狭窄。

（四）心力衰竭患者

首先使患者及家属能识别心力衰竭的症状和体征，包括疲劳、乏力、呼吸困难、端坐呼吸、水肿及体重增加等，并做出反应。对其提供营养咨询如低钠饮食、心脏健康饮食，提供药物指导并监测其依从性，提供心理咨询及关于疾病进展的基本信息等。

（五）左心室辅助装置患者

左心室辅助装置（left ventricular assist device，LVAD）患者需要接受更广泛的教育，这包括不耐受运动的症状和体征的相关知识及如何调整运动项目，如何设置设备控制台报警装置（如低电量、低流量），电力供应的持续时间，以及在紧急医疗情况下与谁联系。心脏康复工作人员也应熟悉LVAD装置，同时应与患者和LVAD协调员合作解决有关应急程序和装置中常见的疑难问题，并掌握左心室辅助装置低流量报警的鉴别诊断。同其他心脏康复患者一样，在运动前应对其进行一个简短的回顾，回顾对任何临床变化和生命体征的评估及患者的主观反应。

（六）慢性肺病患者

对慢性肺病患者的最佳管理包括药物与非药物疗法。对于继续吸烟的患者，戒烟应作为管理过程的第一步。对于慢性阻塞性肺疾病（chronic obstructive pulmonary disease，COPD）患者，最佳的药物治疗管理是治疗的重点。患者通常需接受一个或多个长效药物管理，应解决其正确使用吸入支气管扩张剂的问题。使患者掌握非药物治疗技术，如呼吸训练技术（缩唇呼吸和腹式呼吸）、支气管清洁技术（体位流、胸部物理叩击治疗、分泌物清除装置）等，并将有慢性咳嗽合并大量痰液的患者纳入流感疫苗和肺炎球菌疫苗接种人群。

综上所述，心脏康复宣教的具体内容涵盖了疾病知识、生活方式、药物治疗、心理支持、康复计划和预防复发等多个方面。全面的宣教和指导，有助于心脏病患者更好地管理自己的病情，提高生活质量并降低复发风险。

参考文献

［1］北京护理学会心血管专业委员会．冠心病患者心脏康复健康教育处方护理专家共识．中华现代护理杂志，2022，28（9）：1121-1127.

［2］周杰楠，黄伶智，李乐之，等．康复健康教育的现状及影响因素研究．当代护士，2019，26（8）：167-169.

［3］国家心血管病中心，《冠状动脉旁路移植术后心脏康复专家共识》编写委员会．冠状动脉旁路移植术后心脏康复专家共识．中国循环杂志，2020，35（1）：4-15.

［4］丁荣晶．稳定性冠心病心脏康复药物处方管理专家共识．中华心血管病杂志，2016，44（1）：7-11.

［5］陆丽娜，袁国裕．冠心病并发焦虑症加用多虑平疗效观察．心脑血管病防治，2011，11（5）：409-410.

［6］陈曦，金静芬．心血管疾病治疗性病人教育的研究进展．护理研究，2022，36（21）：3870-3874.

［7］李辉，黄伶智，肖艳超，等．心脏康复远程随访研究进展．中国护理管理，2022，22（3）：470-475.

［8］袁丽霞，丁荣晶．中国心脏康复与二级预防指南解读．中国循环杂志，2019，34（S1）：86-90.

［9］中国心血管疾病患者居家康复专家共识编写组．中国心血管疾病患者居家康复专家共识．中国循环杂志，2022，37（2）：108-121.

［10］北京护理学会心血管专业委员会．冠心病患者心脏康复健康教育处方护理专家共识．中华现代护理杂志，2022，28（9）：7.

［11］何亚荣，郑玥，周法庭，等．2020年美国心脏协会心肺复苏和心血管急救指南解读——成人基础/高级生命支持．华西医学，2020，35（11）：13.

（李颐　王海江）

第三章　心脏康复评估

心脏康复评估是心脏康复获益的前提和保障，心脏康复评估不仅可量化患者的心血管危险因素和心血管疾病状态，还可以量化患者的生活方式特征，定量分析患者的运动习惯、营养习惯、心理状态和烟草依赖行为特征等，为康复方案制订提供重要的依据。美国心脏协会（American Heart Association，AHA）提出心脏康复主要内容包括康复评估、运动康复、饮食或体重管理、服药、社会心理支持、危险因素管理。通过评估，了解患者的整体状态、危险分层以及影响治疗效果和预后的各种因素，基于对所收集信息的分析，制订适合患者的个体化心脏康复处方，实现对于心血管疾病可预防、可预测、个体化和主动参与的治疗目标。

第一节　心脏康复评估重点

一、评估的时机

评估时间包括 5 个时间点，分别为：初始评估、每次运动治疗前评估、针对新发或异常体征 / 症状的紧急评估、心脏康复治疗周期中每 30 天再评估和 90 天结局评估。没有接受结局评估，意味着心脏康复治疗没有有效完成。

二、评估的流程

世界专业心脏组织及协会都明确指出参与心脏康复前，所有患者都应进行评估，包括运动耐量和危险分层。具体见评估的内容与方法（图 3-1-1）。

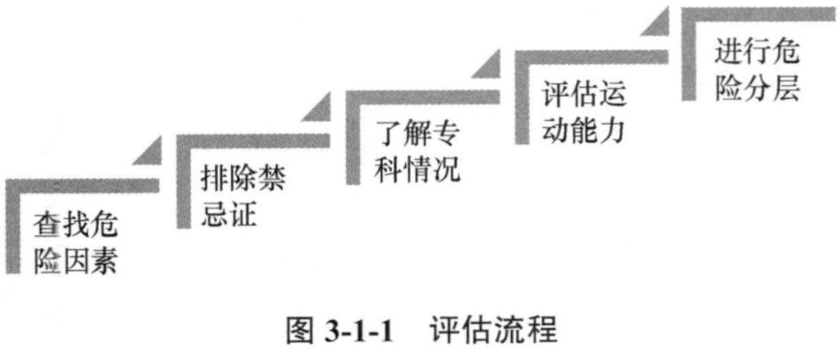

图 3-1-1　评估流程

三、评估的内容

评估应从首次接触患者开始，贯穿心血管疾病康复的全过程，是心血管疾病康复中的重要内容。

患者在接受心脏康复治疗前需进行规范化初始评估，内容包括生物学病史评估、代谢异常评估、日常体力活动评估、生活质量评估、体适能评估、营养评估、精神 / 心理评估。心脏康复护士需熟悉评估内容，协助医生收集患者资料。①Ⅰ期康复：全面评估患者病史、危险因素、心血管功能及早期运动风险等。②Ⅱ期康复：协助医生完成相关量表评估及检查，并汇总结果，以便医生进行危险分层；通过对患者整体状态、危险分层及影响治疗效果和预后等因素的综合评估，协助医生为患者制订康复策略。③Ⅲ期康复：在随访过程中对患者进行动态评估，协同医生调整康复计划。

通过评估，了解患者的整体状态、危险分层以及影响其治疗效果和预后的各种因素，从而为患者制订急性期和慢性期最优化的治疗策略，实现全面、全程的医学管理服务和关爱。

第二节 心脏康复评估方式

（一）生物学病史评估

1. 病史采集

病史是患者健康及疾病状况的概览，反映个体化的疾病进展过程。病史采集具有重要意义。值得一提的是，心血管疾病康复医师需特别关注有可能影响患者运动表现的疾病，如呼吸系统疾病、骨骼肌肉疾病及神经系统疾病等。心血管疾病康复患者的病史应主要包括以下内容。

（1）患者的基本信息：包括姓名、性别、年龄、婚姻、职业、工作单位、通讯地址、电话号码、电子邮箱、通讯地址、记录日期等，保存尽量多的能够与患者取得联系的方式，以便后续开展随访工作。

（2）主诉及现病史：心血管疾病症状，包括心绞痛、气促、心悸、与运动相关的症状、粗略的日常活动耐受情况、NYHA 心功能分级和 CCS 心绞痛分级；目前的治疗情况，一般是用药情况。

（3）既往史：包括高血压、糖尿病等心血管疾病危险因素的病史，COPD 等影响通气功能的呼吸系统疾病史，外伤及手术史，运动系统及神经系统疾病史，以及上述疾病的治疗及恢复情况等。

（4）个人史：①吸烟及饮酒情况，嗜烟程度（年，支/天），是否已戒烟；饮酒年数、饮酒类型、饮酒量（酒精 g/d），是否已戒酒。②运动史，有无运动习惯，包括具体的运动方式、运动强度、运动频率以及每次的运动时间，以便在制订运动处方中的运动方式和运动强度时为患者提供参考。③饮食及营养情况，饮食结构，饮食偏好（嗜盐、嗜油、喜甜食、素食等）。④睡眠情况，睡眠质量、有无睡眠障碍（入睡困难、多梦易醒等）及有无鼾症。⑤其他个人史，如居住地（本地、外地，离康复中心的距离）。

（5）社会心理问题：是否有高心理压力、对日常生活及社会问题的表现或行动（如易怒、抑郁、焦虑、敌意或孤独）。

（6）治疗依从性：询问患者对既往医嘱的依从性情况。

2. 体格检查

体格检查应由心血管疾病康复医师在首诊时完成。全面体格检查包括一般检查，头、颈、胸、腹、脊柱、四肢和神经系统等检查。心血管疾病康复医师应全面掌握一般体格检查，重点关注循环系统和呼吸系统的体格检查，也要重视神经、骨骼、肌肉的功能状态。

一般体格检查是对患者全身状态的概括性观察。检查内容包括：生命体征（体温、呼吸、脉搏、血压），发育与体型，营养状态，意识状态，面容表情，体位姿势和步态。心血管疾病康复医师应能通过一般体格检查初筛危急重症患者。治疗过程中，关注患者一般情况，及时发现病情变化，对急重症患者，一经发现，进行必要的处理措施后，及时转诊，以免延误病情。对于病情稳定的患者，其脉搏、血压、营养状态等一般体格检查结果是制订康复治疗方案的重要参考指标。

循环系统及呼吸系统的体格检查应规范完成视、触、叩、听四步骤检查，检查重点如下。

气管是否居中，胸廓外观是否正常，是否存在皮损、静脉曲张，皮下有无气肿，肋间隙有无增宽、有无膨隆、吸气时有无回缩，呼吸运动是否对称，呼吸节律有无异常，双肺呼吸音是否均匀对称，有无异常呼吸音、有无干湿啰音、有无胸膜摩擦音。

心脏检查须特别注意心界大小，有无心动过缓或过速、有无节律异常、有无脉搏短绌、心音是否正常、有无额外心音、各瓣膜区有无杂音、有无心包摩擦音。

有无血管杂音，如颈动脉、腹主动脉、股动脉等动脉杂音，颜面部及下肢有无水肿，糖尿病患者下肢有无皮损，手术患者伤口愈合情况，特别冠状动脉旁路移植术（CABG）等开胸术后胸骨愈合的牢固程度。另外，应检查四肢关节活动情况，发现可能限制运动的阳性体征。

3. 实验室检查

常规实验室检查结果可提供客观数据，帮助

心血管疾病康复医师正确、全面掌握患者病情，合理选择实验室检查有助于明确诊断、制订康复治疗方案且便于后续观察治疗效果。常规实验室检查包括血脂、血糖以及肝肾功能，并应根据患者具体情况合理选择其他检查项目，如口服葡萄糖耐量试验（oral glucose tolerance test，OGTT），甲状腺功能，心肌损伤标志物（肌钙蛋白、肌酸激酶同工酶），B 型利钠肽（BNP）或氨基末端 B 型利钠肽前体（NT-proBNP），电解质和凝血功能等。

（1）血脂：血脂异常是动脉粥样硬化性心血管疾病（arteriosclerotic cardiovascular disease，ASCVD）的重要危险因素，主要有高胆固醇血症、高甘油三酯血症、低高密度脂蛋白血症和混合性高脂血症 4 种类型。临床上血脂的基本检测项目为总胆固醇（total cholesterol，TC）、甘油三酯（triglyceride，TG）、高密度脂蛋白胆固醇（high density lipoprotein-cholesterol，HDL-C）和低密度脂蛋白胆固醇（low density lipoprotein-cholesterol，LDL-C）。心血管疾病康复患者都需接受心血管危险性评价，应常规接受血脂检测。

除常规的生化检查外，床旁检测（point-of-care testing，POCT）也逐渐推广，操作方便，可以快速得出结果，非常适用于人群筛查。CardioChek PA 分析仪（CCPA）是一种便携的全血检测系统，作为一种 POCT 设备，其可以通过使用检测试纸条检测 TC、HDL-C 和 TG。

血脂异常的干预方式的选择取决于基线胆固醇水平及其心血管危险分层。低、中危患者以生活方式干预为主要措施。经过 2～3 个月的生活方式治疗，其 LDL-C 仍不能达标者，可考虑药物治疗；对于无 ASCVD 但心血管危险分层为高危的患者，应在强化生活方式干预的同时，积极启动他汀类药物治疗。中等强度他汀类药物治疗 LDL-C 不能达标者，联合胆固醇吸收抑制剂治疗。中等强度他汀类药物联合胆固醇吸收抑制剂 LDL-C 仍不能达标者，联合前蛋白转化酶枯草溶菌素 9（PCSK9）抑制剂，基线 LDL-C 水平较高且预计他汀类药物联合胆固醇吸收抑制剂难以达标的超高危患者可直接启动他汀类药物联合 PCSK9 抑制剂治疗。不能耐受他汀类药物的患者应考虑使用胆固醇吸收抑制剂或 PCSK9 抑制剂。

（2）血糖：糖尿病与心血管疾病关系密切。2006 年的中国心脏调查发现，慢性稳定型心绞痛和急性冠脉综合征的住院患者中，80% 存在不同程度的糖代谢异常。中国医院门诊高血压患者中，糖尿病患病率为 24.3%。中华医学会糖尿病学分会慢性并发症调查组报告 1991—2000 年部分三甲医院的 2 型糖尿病住院患者合并高血压者占 34.2%，合并其他心血管疾病占 17.1%。荟萃分析表明，在 5% 以上的患者中，糖化血红蛋白（HbA1c）每增加 1%，心血管事件风险增加 21%。因此，心血管疾病康复医师应关注血糖及血糖相关指标。首诊时应常规查空腹血糖，糖尿病高危人群或普通人群空腹血糖升高者，应完成 OGTT、胰岛素释放试验、糖化血红蛋白检查及尿常规检查，根据结果明确诊断并制订进一步治疗方案。

成年人具有下列任何一个及以上危险因素，可被定义为糖尿病高危人群：①有血糖调节受损史；②年龄≥ 40 岁；③超重（BMI ≥ 24 kg/m^2）或肥胖（BMI ≥ 28 kg/m^2）和（或）向心性肥胖（男性腰围≥ 90 cm，女性腰围≥ 85 cm）；④ 2 型糖尿病患者的一级亲属；⑤高血压［血压≥ 140/90 mmHg（1 mmHg ＝ 0.133 kPa）］，或正在接受降压治疗；⑥血脂异常，HDL-C ≤ 0.91 mmol/L（35 mg/dl）或 TG ≥ 2.26 mmol/L（200 mg/dl），或正在接受调脂治疗；⑦ ASCAD 患者；⑧其他：静坐生活方式；有巨大儿（出生体重≥ 4 kg）生产史，妊娠糖尿病史；有一过性类固醇诱导性糖尿病病史者；多囊卵巢综合征患者；严重精神病和（或）长期接受抗抑郁症药物治疗的患者。

1）控制目标：①建议非妊娠患者 HbA1c 控制在＜ 7.0%；对于体弱者，可考虑将 HbA1c 控制在＜ 7.5%；对于病程较长、预期寿命有限以及年老或体弱的成年 2 型糖尿病（T2DM）患者，应考虑将 HbA1c 控制在＜ 8.0%。②建议餐前毛细血管血糖控制在 4.4～7.0 mmol/L，餐后毛细血管血糖峰值（通常在进餐开始后 1～2 h）控制在＜ 10.0 mmol/L。

2）生活方式干预是基础：①优先选择低血糖生成指数碳水化合物（如全谷物），增加膳食纤维摄入，用不饱和脂肪代替饱和脂肪、避免摄入反式脂肪酸；②不推荐常规服用维生素或矿物质补充剂来控制血糖或改善 T2DM 患者的心血管风险，有微量营养素缺乏的患者，可根据营养状况适量补充；③每日食盐摄入量不超过 5 g；④不吸烟和戒烟，不饮酒或限酒（酒精量：男性＜ 25 g/d，女性＜ 15 g/d，每周不超过 2 次）；⑤每周至少应进行 150 min 中等强度有氧运动或 75 min 剧烈有氧运动（可组合）；⑥推荐每日睡眠时长 6～8 h；⑦推荐综合生活方式管理。

3）药物治疗：①伴有 ASCVD 或心血管疾病（cardiovascular disease，CVD）高危人群建议优先使用经证实有心血管获益的胰高血糖素样肽 -1（glucagon-like peptide-1，GLP-1）受体激动剂和（或）钠–葡萄糖协同转运蛋白 2（sodium-dependent glucose transporters 2，SGLT-2）抑制剂，若同时合并心力衰竭或慢性肾病，建议优先使用 SGLT-2 抑制剂；②对于没有 GLP-1 受体激动剂和（或）SGLT-2 抑制剂强适应证的 2 型糖尿病患者，二甲双胍可以作为常规的一线降糖药物；③二甲双胍与 GLP-1 受体激动剂、SGLT-2 抑制剂联合使用是合理的；④其他降糖药物可根据血糖控制的需求个体化地应用；⑤如果患者处于严重高血糖状态（如 HbA1c ＞ 10% 或血糖水平＞ 16.7 mmol/L，伴有明显高血糖相关症状）或明显分解代谢状态（体重明显减轻），则应考虑启用胰岛素治疗。

（3）肝肾功能：作为常规生化检查项目，肝肾功能检查应覆盖所有心血管病或具有心血管病发病风险的人群，因为治疗心血管疾病的药物大多经肝或者肾代谢。如果肝肾功能不全，服用的药物一方面可能加重肝或肾的负担，有的药物甚至对肝、肾功能有损害；另一方面肝肾功能下降可能导致心血管药物排泄降低，在体内蓄积增多，药物浓度相对增加，造成机体对药物的反应性增加。如与肝肾功能正常的患者相比，相同的药物剂量可能导致肝肾功能不全患者血压、血糖下降幅度更大。因此，建议心血管疾病康复患者定期检测肝肾功能。

（4）其他：对于需鉴别或已确诊急性冠脉综合征的患者，应常规检查心肌酶和肌钙蛋白；对于需鉴别或已确诊心力衰竭的患者，应结合实际情况监测 BNP 或 NT-proBNP。

4. 辅助检查

（1）心电图：包括常规心电图、动态心电图和运动心电图。常规心电图可提供心率、节律、传导时间、波形、振幅等信息，反映是否存在心律失常、心肌缺血、新发或陈旧性心肌梗死、房室肥大或电解质紊乱，是心脏疾病的基本检查项目。必要时可加做 24 h 动态心电图，有助于非持续性心律失常或心肌缺血的诊断。

（2）胸部 X 线片：显示心脏及主要血管的大小、形态、位置和毗邻关系，同时可观察肺部情况，包括肺内血流、占位性病变等情况。

（3）超声心动图：通常包含 M 型超声心动图、二维超声心动图、多普勒超声心动图。可观察心脏结构、功能，室壁运动状态，还能反映实时血流方向、流速和性质。

（4）心脏核素扫描：根据心肌不同部位对显影剂的摄取量，可定量分析心肌灌注、心肌存活情况和心脏功能。通过运动（或药物）负荷与静息状态下对比，可提高检查敏感性。

（5）心脏 MRI：对软组织分辨率高，可观察心脏结构、功能、心肌心包病变等，还可识别急性心肌梗死冠状动脉再灌注后的微血管堵塞。

（6）冠状动脉 CT：通过注入对比剂，扫描后三维成像，可直观显示冠状动脉分布及狭窄情况。

（7）冠状动脉造影：在冠状动脉开口处直接注入造影剂，以动态观察冠状动脉血流情况及解剖结构，了解冠状动脉病变的性质、部位、范围和程度，还可观察冠状动脉有无畸形、钙化及有无侧支循环形成，是目前诊断冠心病的“金标准”。

（二）代谢异常评估

大量研究结果显示：心血管疾病的发生、发展和预后均与代谢异常密切相关，对心血管疾病患者的代谢异常进行正确评估，为其提供合适的康复治疗方案至关重要。

1. 肥胖和超重

身体脂肪（体脂）是指身体中的脂肪组织。超重和肥胖是指体脂超比例增加。现代医学研究证明，体脂尤其是腹部脂肪是重要的内分泌器官，能够合成许多肽类和非肽类物质，这些物质在心血管疾病发生过程中起着重要作用。衡量超重和肥胖最简便和常用的生理测量指标是腰围（WR）和体重指数（BMI）[BMI ＝体重（kg）/ 身高 ^{2}（m^2）]。

BMI增加与心血管疾病的风险高度相关。超重和肥胖都伴有心血管疾病死亡风险。BMI与死亡率呈直线相关。BMI可反映全身肥胖程度，腰围主要反映腹部脂肪蓄积（向心性肥胖）的程度。这两个指标都可较好预测心血管疾病的危险。虽然近年来一些研究提示腰围在预测心血管疾病危险方面要优于BMI，但前者的测量误差大于后者，BMI仍是简便、实用、更为精确的测量指标。同时应用两项指标预测价值更好。

（1）诊断标准：成年人正常BMI为18.5～23.9 kg/m^2，BMI在24～27.9 kg/m^{2}为超重，提示需要控制体重；BMI≥28 kg/m^{2}为肥胖，应开始减重。成年人正常腰围＜90/85 cm（男/女），如腰围≥90/85 cm（男/女），同样提示需控制体重，如腰围≥95/90 cm（男/女），更应开始减重。减重可明显降低超重和肥胖患者心血管疾病危险因素水平，使罹患心血管疾病的危险降低。

（2）控制目标：减轻体重，减重速度因人而异，通常以每周减重0.5～1.0 kg为宜；降低BMI，6～12个月内减少5%～10%，使BMI维持在18.5～23.9 kg/m^2；腰围控制在男性≤90 cm、女性≤85 cm。

（3）推荐措施：建立良好的饮食习惯十分重要，减少糖和脂肪的摄入，多食蔬菜、水果和谷类食物，水果和蔬菜的其他有效成分是纤维和抗氧化剂，观察性研究已表明水果和蔬菜在心血管疾病预防中起保护作用。每次就诊评估BMI和腰围，鼓励患者通过增加体力活动、降低热量摄入来维持或降低BMI。不推荐使用药物控制体重指数。

2. 血脂评估

血脂异常包括高胆固醇血症、高甘油三酯血症、低高密度脂蛋白血症和混合性高脂血症4种类型，其中以LDL-C增高为主要表现的高胆固醇血症是ASCVD最重要的危险因素。2014年3月25日，英国学会联合会（Joint British Societies，JBS）发布了最新心血管疾病预防推荐意见（JBS3），推荐所有心血管疾病患者在确诊后立即或短期内脂蛋白检测。

（1）参考标准：在常用的血脂指标中，与ASCVD发病风险呈因果关系且作为临床首要治疗靶点的血脂指标是LDL-C。对于ASCVD风险不同人群，LDL-C的合适水平和升高的判断标准不同，启动降脂药物治疗的LDL-C水平和LDI-C的治疗指标也有所不同。由于中国≥18岁成人大部分为ASCVD低危人群，因此，表3-2-1列出了适用于ASCVD低危人群的主要血脂指标的参考标准，有助于医务人员和公众对血脂水平有基本认知。因非HDL-C和Lp（a）在临床实践中的应用不断增加，其合适水平参考值也列于表3-2-1中。

表3-2-1　中国ASCVD一级预防低危人群主要血脂指标的参考标准

分类	TC（mmol/L）	LDL-C（mmol/L）	HDL-C（mmol/L）	TG（mmol/L）	非HDL-C（mmol/L）	Lp（a）（mg/L）
理想水平	–	＜2.6	–	–	＜3.4	–
合适水平	＜5.2	＜3.4	–	＜1.7	＜4.1	＜300
边缘升高	≥5.2且＜6.2	≥3.4且＜4.1	–	≥1.7且＜2.3	≥4.1且＜4.9	–
升高	≥6.2	≥4.1	–	≥2.3	≥4.9	≥300
降低	–	–	＜1.0	–	–	–

注：ASCVD，动脉粥样硬化性心血管疾病；TC，总胆固醇；LDL-C，低密度脂蛋白胆固醇；HDL-C，高密度脂蛋白胆固醇；TG，甘油三酯；Lp（a），脂蛋白（a）。表中所列数值是干预前空腹12h测定的血脂水平。–，无。

（2）控制目标：多项研究发现，LDL-C水平与ASCVD的发病风险密切相关。LDL-C每降低1%，心血管疾病事件减少1%，而HDL-C每升高1%，心血管疾病风险降低2%～4%。大量随机化临床研究也证实降低LDL-C显著降低ASCVD事件风险，因此应将LDL-C作为临床降脂治疗的主要干预靶点。基于大规模临床研究的结果，为了有效降低ASCVD风险，提出了不同风险等级个体LDL-C的目标值。见表3-2-2。

表 3-2-2 降脂靶点的目标值

风险等级	目标 LDL-C（mmol/L）	推荐类别	证据等级
低危	＜ 3.4	Ⅱa	B
中、高危	＜ 2.6	Ⅰ	A
极高危	＜ 1.8，且较基线降低幅度＞ 50%	Ⅰ	A
超高危	＜ 1.4，且较基线降低幅度＞ 50%	Ⅰ	A

在保证 LDL-C（或非 HDL-C）达标的前提下，争取将 HDL-C 和 TG 控制在理想范围。生活方式治疗是升高 HDL-C 和（或）降低 TG 的首要措施。当生活方式干预不能达到降脂目标时，应考虑加用降脂药物。他汀类药物是降胆固醇治疗的基础，但其剂量增倍，LDL-C 降低效果只增加 6%，而且有潜在的副作用，如肝功能损害、肌病及新发糖尿病等。我国急性冠脉综合征强化降脂研究（China Intensive Lipid Lowering with Statins in Acute Coronary Syndrome，CHILLAS）提示他汀类药物增加 1～2 倍剂量并未进一步减少心血管事件。结合我国人群对大剂量他汀类药物的耐受性较欧美人群差，不建议使用高强度大剂量他汀类药物，推荐起始使用常规剂量或中等强度他汀类药物。

对他汀类药物不耐受者可使用天然降脂药血脂康作为起始降脂治疗，血脂康具有较好的安全性，在中国人群二级预防研究中显示临床获益。当他汀类药物或血脂康不能使 LDL-C 达标时，可联合使用非他汀类降脂药物，如胆固醇吸收抑制剂或 PCSK9 抑制剂。最近亚洲人群研究显示，在 ASCVD 患者中，与使用高强度他汀类药物比较，中等强度他汀类药物联合依折麦布有更高的 LDL-C 达标率和更好的耐受性，且 ASCVD 事件有降低趋势。提示中等强度他汀类药物联合非他汀类药物可替代高强度他汀类药物，疗效和安全性更好。对于超高危患者，当基线 LDL-C 较高（未使用他汀类药物患者，LDL-C ≥ 4.9 mmol/L；或服用他汀类药物患者，LDL-C ≥ 2.6 mmol/L），预计他汀类药物联合胆固醇吸收抑制剂不能使 LDL-C 达标时，可考虑直接采用他汀类药物联合 PCSK9 抑制剂，以保证患者 LDL-C 早期快速达标。

（3）推荐措施：生活方式治疗应作为血脂异常管理以及预防 ASCVD 的核心策略。①饮食方面：增加蔬菜、水果、植物甾醇、粗纤维食物、富含 ω-3 脂肪酸的鱼类的摄入；食盐摄入量控制在少于 5 g/d；限制饮酒（酒精摄入量男性低于 25 g/d，女性低于 15 g/d）；减少饱和脂肪酸占总热量的比例（＜ 7%）、反式脂肪酸和胆固醇的摄入（＜ 200 mg/d）；增加植物甾醇的摄入（2 g/d）。②增加体力运动：每日坚持 30～60 min 的中等强度有氧运动，每周至少 5 天，需要减重者还应继续增加每周运动时间。③控制体重及危险因素：通过控制饮食总热量摄入以及增加运动量，维持理想体重；对于吸烟的患者，戒烟有助于降低 ASCVD 危险水平。如无禁忌证，即使入院时患者血脂无明显升高，也应启动并坚持使用他汀类药物；如使用他汀类药物血脂没有达到目标值，或不能耐受他汀类药物，可用依折麦布、胆酸螯合剂和（或）烟酸；降低非 HDL-C 的治疗选择：适度加大他汀类药物使用剂量，或加用依折麦布、烟酸或贝特类药物治疗。

3. 高尿酸血症

尿酸是人体嘌呤代谢的产物，血尿酸水平升高与体内核酸代谢异常和肾排泄减少有关。一项前瞻性研究显示：冠心病患者尿酸每升高 1 mg/dl 死亡率就增加 12%。无心血管疾病危险因素者血尿酸水平为 290～300 μmol/L。

（1）诊断标准：血尿酸水平男性＞ 420 μmol/L，女性＞ 357 μmol/L 诊断为高尿酸血症。没有痛风发作的高尿酸血症称为无症状高尿酸血症。

（2）控制目标：血尿酸水平＜ 360 μmol/L（对于有痛风发作的患者，血尿酸水平宜＜ 300 μmol/L）。

（3）控制措施：改善生活方式：膳食应以低嘌呤食物为主，严格控制肉类、海鲜和动物内脏等食物的摄入。多饮水，戒烟酒。饮水量保证大于 1500 ml/d。坚持运动，控制体重。避免应用使尿酸升高的药物，如利尿剂（尤其是噻嗪类）、皮质类激素等。常用的降低血尿酸的药物为别嘌呤醇。

（4）用药：伴有尿酸升高的高血压患者优先选用血管紧张素转换酶抑制剂（ACEI）、血管紧张素Ⅱ受体阻滞剂（ARB）或钙通道阻滞剂（CCB）降压。

4. 糖代谢异常

糖代谢异常包括糖尿病前期和糖尿病。糖尿病患者心血管疾病发病率和死亡率是糖耐量正常者的2～4倍。糖化血红蛋白（HbAlc）是人体血液中红细胞内的血红蛋白与血糖结合的产物。血糖和血红蛋白的结合生成HbAlc是不可逆反应，并与血糖浓度成正比，且保持120天左右，所以检测HbAlc可反映患者近8～12周的血糖控制情况。正常值为4%～6%。HbAlc降低约0.9%（10 mmol/L）时心血管事件减少10%～15%。

（1）诊断标准：糖代谢分类标准参考美国糖尿病协会制订的诊疗标准，见表3-2-3。

表3-2-3　糖代谢分类标准

糖代谢分类	静脉血浆葡萄糖（mmol/L）	
	空腹血糖	糖负荷后2 h血糖
正常血糖（NGR）	＜6.1	＜7.8
空腹血糖受损（IFG）	6.1～＜7.0	＜7.8
糖耐量减低（IGT）	＜7.0	7.8～＜11.1
糖尿病（DM）	≥7.0	≥11.1

（2）控制目标：糖尿病患者预防心血管疾病HbAlc的目标为≤7%，进一步降低HbAlc最低的可能安全目标为＜6.5%，病程长的糖尿病患者这个目标可能降低微血管并发症的风险。

（3）推荐措施：所有冠心病患者病情稳定后应注意空腹血糖检测，必要时做口服葡萄糖耐量试验（OGTT）。指导并监督患者改变生活方式，包括严格的饮食控制和适当运动，无效者使用降糖药物。强化其他危险因素的控制，包括控制体重指数、控制血压和血胆固醇，必要时与内分泌科共同管理糖尿病。

（三）日常体力活动评估

日常生活活动（activities of daily living，ADL）是指人们在每日生活中，为了照料自己的衣、食、住、行，保持个人卫生整洁和进行独立的社区活动所必需的一系列基本活动。是人们为了维持生存及适应环境而每天必须反复进行的、最基本的、最具有共性的活动。大多数心血管疾病患者的ADL由于心血管疾病本身或伴发病的影响，会受到或多或少的影响，因此对心血管疾病患者进行ADL评估非常重要。

ADL通常分为躯体的或基本的ADL（basic or physical ADL，BADL或PADL）和工具性ADL（instrumental ADL，IADL）。BADL是指每日生活中与穿衣、进食、保持个人卫生等自理活动和坐、站、行走等身体活动有关的基本活动。IADL是指人们在社区中独立生活所需的关键性的较高级的技能，如家务管理、处理个人事务、照顾他人或宠物，常常需借助各类工具才能进行。

ADL的评定对确定患者能否独立及独立的程度、判定预后、制订和修订治疗计划、评定治疗效果、安排返家或就业都十分重要。其目的是：①确定患者ADL方面的独立程度；②根据评定的结果，结合患者及其家属的意愿和需求，制订康复目标，确定治疗方案；③评价康复疗效；④判断患者的功能预后。

目前常用的ADL评定方法包括直接观察法和间接评定法两种。直接观察法：ADL的评定可让患者在实际生活环境中进行，评定人员观察患者完成实际生活中的动作情况，以评定其能力。也可在ADL专项评定中进行，评定活动地点在ADL功能评定训练室，在此环境中指令患者完成动作，较其他环境更易取得准确结果。间接评定法：有些不便完成或不易完成的动作，可通过询问患者本人或家属的方式取得结果。如患者的大小便控制、个人卫生管理情况等。

1. 基本的ADL评定方法

常用的标准化的BADL评定方法有Barthel指数评定、功能独立性评定、Katz指数评定、改良PULSES评定量表以及修订的Kenny自理评定等。

（1）Barthel指数评定（the Barthel index of ADL）：由美国Florence Mahoney和Dorothy Barthel等设计并应用于临床，是美国康复医疗机构常用的评定方法。Barthel指数评定简单，可信度及灵敏度较高，使用广泛，可用于预测治疗效果、住院时间和预后。评定表和评分标准见表3-2-4、表3-2-5。

Barthel指数评分结果：正常总分100分，60分以上者为良，生活基本自理；60～40分者为中度功能

表 3-2-4 Barthel 指数评定

ADL 项目	自理	稍依赖	较大依赖	完全依赖
进食	10	5	0	0
洗澡	5	0	0	0
修饰（洗脸、梳头、刷牙、剃须）	5	0	0	0
穿衣（包括系带）	10	5	0	0
控制大便	10	5	0	0
控制小便	10	5	0	0
如厕	10	5	0	0
床椅转移	15	10	5	0
行走（平地 45 m）	15	10	5	0
上下楼梯	10	5	0	0
总分：				
日期：				

表 3-2-5 Barthel 指数评分标准

项目	分类和评分	
控制大便	0 分	失禁；或无失禁，但有昏迷
	5 分	偶尔失禁，每周≤ 1 次，或在帮助下使用灌肠剂或栓剂，或需器具帮助
	10 分	能控制；如需要，能使用灌肠剂或栓剂
控制小便	0 分	失禁；或需他人导尿；或无失禁，但有昏迷
	5 分	偶尔失禁，每 24 h ≤ 1 次，每周＞ 1 次，或需器具帮助
	10 分	能控制；如需可使用集尿器或其他用具，并清洗。如自行导尿并清洁导尿管，视为控制
修饰	0 分	依赖或需帮助
	5 分	自理：在提供器具的情况下，可独立完成洗脸、刷牙、梳头、剃须
洗澡	0 分	依赖或需要帮助
	5 分	自理：指无需他人指导和帮助能安全进入浴池，并完成洗澡全过程
如厕	0 分	依赖
	5 分	需部分帮助：在穿脱衣裤、使用卫生纸擦净会阴、保持平衡或便后清洁时需要帮助
	10 分	自理：能独立进出厕所，使用厕所或便盆，并能穿脱衣裤、使用卫生纸、擦净会阴和冲洗排泄物，或倒掉并清洗便盆
进食	0 分	依赖
	5 分	需部分帮助：能吃任何正常食物，但在切割、搅拌食物或夹菜、盛饭时需要帮助，或较长时间才能完成
	10 分	自理：能使用任何必要的装置，在适当的时间内独立完成包括夹菜、盛饭在内的进食过程
穿衣	0 分	依赖
	5 分	需要帮助：在适当时间内至少做完一半的工作
	10 分	自理：在无人知道的情况下能独立穿脱适合自己身体的各类衣裤，包括穿鞋、系鞋带、扣解纽扣、开关拉链、穿脱矫形器和各类护具等
上下楼梯	0 分	依赖：不能上下楼梯
	5 分	需要帮助：在体力帮助或言语指导、监督下，上、下一层楼梯
	10 分	自理（包括使用辅助器）：能独立地上、下一层楼，可使用扶手或用手杖、腋拐等辅助用具
床椅转移	0 分	依赖：不能坐起，需两人以上帮助，或用提升机
	5 分	需大量帮助：能坐，需两个人或一个强壮且动作娴熟的人帮助

续表

项目	分类和评分	
	10 分	需少量帮助：为保安全，需一人搀扶或言语指导、监督
	15 分	自理：能独立地从床上转移到椅子上并返回。独立从轮椅到床，再从床回到轮椅，包括从床上坐起，刹住轮椅，抬起脚踏板
平地步行	0 分	依赖：不能步行
	5 分	需大量帮助：如果不能行走，能使用轮椅行走 45 m，并能向各个方向移动以及进出厕所
	10 分	需少量帮助：在一人帮助下行走 45 m 以上，帮助可以是体力或言语指导、监督。如坐轮椅，必须是无需帮助，能使用轮椅行走 45 m 以上，并能拐弯。任何帮助都应由未经特殊训练者提供
	15 分	自理：能在家中或病房周围水平路面上独自行走 45 m 以上，可使用辅助装置，但不包括带轮的助行器

障碍，生活需要帮助；39～20 分者为重度功能障碍，生活依赖明显；20 分以下者为完全残疾，生活完全依赖。Barthel 指数 40 分以上者康复治疗效益最大。

（2）功能独立性评定（functional independence measure，FIM）量表：是由美国医疗康复系统研制的一个结局管理系统。它是一个功能独立性测量的应用工具，是一个有效、公认的等级评分量表。该量表包含 13 个运动功能项目和 5 个认知功能项目。每个项目按照独立程度获得 1～7 分。FIM 的总分范围为 18～126 分（表 3-2-6）。

表 3-2-6　功能独立性评定（FIM）量表

姓名　　　　性别　　　　年龄　　　　诊断

项目				评估日期		
运动功能	自理能力	1	进食			
		2	梳洗			
		3	洗澡			
		4	上身穿脱			
		5	下身穿脱			
		6	如厕			
	括约肌控制	7	排尿			
		8	排便			
	转移	9	床、椅、轮椅间			
		10	厕所			
		11	浴盆，淋浴			
	行走	12	步行 / 轮椅			
		13	上下楼梯			
	运动功能评分					
认知功能	交流	14	理解			
		15	表达			
	社会认知	16	社会交往			
		17	问题处理			
		18	记忆			
	认知功能评分					
FIM 总分						
评估人						

评分标准如下。

1）完全独立（7分）：该活动能在合理的时间内，规范、完全完成，不需要修改活动，不需要辅助设备或用具。

2）有条件的独立（6分）：在完成该活动中，需辅助设备或用具；或需较长的时间；或存在安全方面的顾虑。

3）有条件的依赖：

监护或准备（5分）。需有人在旁边监护、提示或规劝，或帮助准备必需的用品，或帮忙配戴矫形器具。但两人间没有身体的接触。

少量帮助（4分）。需他人接触身体帮助下的活动。但在完成活动中，自己能起75%的作用。

中等量帮助（3分）。需他人接触身体提供更多帮助下的活动。在完成活动中，自己仅能起50%～75%的作用。

4）完全依赖：

大量帮助（2分）。需他人接触身体提供大量帮助，才能完成活动。在完成活动中，自己仅能起25%～50%的作用。

完全依赖（1分）。几乎需在他人接触身体提供完全帮助下，才能完成活动。自己起的作用，仅在25%以下。

FIM最高分为126分，最低分为18分。126分为完全独立；108～125分为基本独立；90～107分为有条件的独立或极轻度依赖；72～89分为轻度依赖；54～71分为中度依赖；36～53分为重度依赖；19～35分为极重度依赖；18分为完全依赖。

2. 工具性ADL评定方法

常用的标准化的IADL评定量表有工具性日常生活活动能力量表、Frenchay活动指数表、功能活动问卷（the functional activities questionary，FAQ）、快速残疾评定量表（rapid disability rating scale，RDRS）等。

工具性日常生活活动能力量表是Lawton等1969年开发的一个量表，该量表主要有8个维度（表3-2-7）。

表3-2-7 工具性日常生活活动能力量表

工具性日常生活活动能力（以最近1个月的表现为准）	
1. 上街购物【不适用（勾选“不适用”者，此项分数视为满分）】	
□ 3. 独立完成所有购物需求	勾选1或0者，列为失能项目
□ 2. 独立购买日常生活用品	
□ 1. 每一次上街购物都需要有人陪伴	
□ 0. 完全不会上街购物	
2. 外出活动【不适用（勾选“不适用”者，此项分数视为满分）】	
□ 4. 能够自己开车、骑车	勾选1或0者，列为失能项目
□ 3. 能够自己搭乘大众运输工具	
□ 2. 能够自己搭乘出租车但不会搭乘大众运输工具	
□ 1. 当有人陪同可搭出租车或大众运输工具	
□ 0. 完全不能出门	
3. 食物烹调【不适用（勾选“不适用”者，此项分数视为满分）】	
□ 3. 能独立计划、烹煮和摆设一顿适当的饭菜	勾选1或0者，列为失能项目
□ 2. 如果准备好一切佐料，会做一顿适当的饭菜	
□ 1. 会将已做好的饭菜加热	
□ 0. 需要别人把饭菜煮好、摆好	
4. 家务维持【不适用（勾选“不适用”者，此项分数视为满分）】	
□ 4. 能做较繁重的家事或偶尔需协助（如搬动沙发、擦地板、洗窗户）	勾选1或0者，列为失能项目
□ 3. 能做较简单的家事，如洗碗、铺床、叠被	
□ 2. 能做家事，但不能达到可被接受的整洁程度	
□ 1. 所有的家事都需别人协助	
□ 0. 完全不会做家事	

续表

5. 洗衣服【不适用（勾选“不适用”者，此项分数视为满分）】	
□ 2. 自己清洗所有衣物 □ 1. 只清洗小件衣物 □ 0. 完全依赖他人	勾选 1 或 0 者，列为失能项目
6. 使用电话的能力【不适用（勾选“不适用”者，此项分数视为满分）】	
□ 3. 独立使用电话，含查电话簿、拨号等 □ 2. 仅可拨熟悉的电话号码 □ 1. 仅会接电话，不会拨电话 □ 0. 完全不会使用电话	勾选 1 或 0 者，列为失能项目
7. 服用药物【不适用（勾选“不适用”者，此项分数视为满分）】	
□ 3. 能自己负责在正确的时间用正确的药物 □ 2. 需提醒或少许协助 □ 1. 如果事先准备好服用的药物分量，可自行服用 □ 0. 不能自己服用药物	勾选 1 或 0 者，列为失能项目
8. 处理财务能力【不适用（勾选“不适用”者，此项分数视为满分）】	
□ 2. 可以独立处理财务 □ 1. 可以处理日常的购买，但需别人协助 □ 0. 不能处理钱财	勾选 1 或 0 者，列为失能项目

注：上街购物、外出活动、食物烹调、家务维持、洗衣服 5 项中有 3 项以上需要协助者即为轻度失能。

Frenchay 活动指数表共有 15 个项目，每个项目直接列举，并未按照一定领域进行分类。每一个项目活动均为 0～3 分，0 分表示最差，3 分表示最好（表 3-2-8）。

表 3-2-8 Frenchay 活动指数表（社会适应能力评定量表）

姓名： 性别：　　年龄：　　家庭住址：　　责任医师：	
评定时间：　　社区：	
评定内容：	评分标准：
Ⅰ	
最近 3 个月 1. 做饭 2. 梳理 3. 洗衣 4. 轻度家务活	0 ＝不能 1 ＝＜ 1 次 / 周 2 ＝ 1～2 次 / 周 3 ＝几乎每天
Ⅱ	
最近 3 个月 5. 重度家务 6. 当地商场购物 7. 偶尔的社交活动 8. 外出散步＞ 15 min 9. 能进行喜爱的活动 10. 开车或坐车旅行	0 ＝不能 1 ＝ 1～2 次 2 ＝ 3～12 次 3 ＝至少每周 1 次
Ⅲ	
最近 6 个月 11. 旅游 / 开车或骑车	0 ＝不能 1 ＝ 1～2 次 2 ＝ 3～12 次 3 ＝至少每周 1 次

续表

Ⅳ	
12. 整理花园 13. 家庭 / 汽车卫生	0 =不能 1 =轻度 2 =中度 3 =全部
Ⅴ	
14. 读书	0 =不能 1 = 6 个月 1 次 2 =＜ 1 次 /2 周 3 =＞ 1 次 /2 周
Ⅵ	
15. 工作	0 =不能 1 =每周 10 h 2 =每周 10～30 h 3 =每周＞ 30 h

根据评分结果，可将社会生活能力作出如下区分。

（1）47 分完全正常。

（2）30～44 分接近正常。

（3）15～29 分中度障碍。

（4）1～14 分重度障碍。

（5）0 分完全丧失

3. 注意事项

评定前应与患者交谈，让患者明确评定的目的，以取得患者的理解与合作。评定前还必须对患者的基本情况有所了解，如肌力、关节活动范围、平衡能力等，还应考虑到患者生活的社会环境、反应性、依赖性等。重复评定时应尽量在同一条件或环境下进行。在分析评定结果时应考虑有关影响因素，如患者的生活习惯、文化素养、职业、社会环境、评定时的心理状态和合作程度。

（四）生活质量评估

健康及医疗效果的测量内容，不仅包括疾病严重程度和患病频率的变化，还应包括人的整体健康状态，这样才能对人们的生活质量进行有效的评估和研究。生活质量包括的方面（称为领域或维度）一般有：综合健康、机体功能、患病情况、认知功能、情感功能、心理健康、角色功能、性功能、社会功能、精神 / 信仰。

与 20 世纪初烈性传染病是人类健康的最大威胁截然不同，第二次世界大战结束以后，作为一种非传染疾病，心血管疾病已逐渐成为发病率和死亡率排位第一的疾病。在治疗心血管疾病的过程中，不仅要抢救患者的生命，减轻患者的痛苦，同时，作为对生活质量有重要影响的疾病，如何评估患者的生活质量进而改进，也是治疗的重要环节。20 世纪 90 年代，世界卫生组织已明确将改善患者的生活质量作为治疗的重要结果和指标。许多国家的医疗管理当局已将患者生活质量的改善纳入临床医疗的关键。因此，心血管疾病康复中的生活质量，是治疗中一个重要方面。心血管疾病作为一种慢性病，治疗后生活质量的改善不仅对患者本人，而且对患者家庭，乃至社会，都十分重要。随着医疗技术的不断发展及医学模式的转变，世界上大多数国家心血管疾病患者的死亡率已明显降低，恢复和提高心血管病患者的生活质量已成为当前的首要任务之一。对心血管疾病患者来说，不仅仅要生存（survive），而且要生活（live）。减轻疾病带来的身体、精神、心理和社会生活的痛苦，已成为心血管疾病康复的重要组成部分。从临床医疗的实践来说，不仅是单纯减轻患者的痛苦，而是要综合性提高医疗质量，实现从数量（volume）到价值（value）的变化。生活质量正是衡量这一变化的主要内容。常用的心血管病患者生命质量普适量表包括：世界卫生组织生活质量量表及简表（WHOQOL，WHOQOL-BREF）、36 条目健康调查简表（SF-36）和欧洲五维健康量表（EQ-5D）。常用的心血管病患者专用生活质量量表包括：西雅图心绞痛量表（Seattle Angina Questionnaire，SAQ）和中国心血管患者生活质量评定问卷。临床工作中，推荐选择一个普适量表和一个专用量表评估患者的生活质量。

（五）体适能评估

与一般医学评估一样，体适能评估必不可少，是制订安全、有效的康复治疗方案的保障。体适能评估包括身体成分评估、心肺适能评估、肌肉和肌肉耐力评估、柔韧性适能评估和平衡适能评估。

1. 身体成分评估

身体成分评估的主要指标有体重、身高、体重指数（BMI）、腰围、臀围和腰臀比。

体重和身高是评估患者营养状况的主要指标，BMI 能更准确反映身体脂肪含量，其计算公式为：BMI ＝体重（kg）/ 身高 ^{2}（m^2）。体重指数标准因人种不同有所差异，国人 BMI 标准见表 3-2-9。

腹部脂肪过多是心血管病的危险因素之一。腰围能够反映腹部内脏脂肪含量，而臀围反映身体皮下脂肪含量，腰臀比能够更好地反映向心性肥胖状况。腰臀比计算公式为：腰臀比＝腰围 / 臀围。国人向心性肥胖标准：男性腰围＞ 90 cm，女性＞ 85 cm；腰臀比男性＞ 0.9，女性＞ 0.8。

表 3-2-9 我国成年人营养状态分级的 BMI 标准

成年人	体重指数（BMI）（kg/m^2）
体重过轻	BMI ＜ 18.5
体重正常	18.5 ≤ BMI ＜ 24.0
超重	24.0 ≤ BMI ＜ 28.0
肥胖	BMI ≥ 28.0

2. 心肺适能评估

心肺适能评估是心脏康复的重要内容，为制订个性化运动处方提供数据支持，也为运动风险提供安全底线。由于心血管病患者存在运动风险，可根据综合风险评估后进行危险分层。常用的有氧运动耐力评估方法有心电图运动负荷试验、心肺运动试验、6 分钟步行试验等。抗阻运动常用能够完成一次最大抗阻运动（能够 1 次举起的最大重量）来评价其运动能力。

3. 肌力和肌肉耐力评估

肌力和肌肉耐力是运动训练的基础条件，掌握患者肌力和肌肉耐力水平，对提高患者的运动能力和心肺功能储备十分重要。肌力和肌肉耐力评估有器械评估和徒手评估，在基层医院常采用徒手肌力和肌肉耐力评估，不受设备和场地限制，简便易行。

4. 柔韧性适能评估

肌肉功能正常的前提是关节活动度保持在正常范围内。老年人及缺乏运动者普遍存在柔韧性降低的问题，影响日常活动能力，增加相应部位慢性疼痛发生风险。对这些人群进行柔韧性适能评估，进而给予有针对的预防性或康复性的柔韧性训练是必要的。

常用的柔韧性评估方法包括：评估下肢、下背部柔韧性的坐椅式前伸试验，评估肩关节柔韧性的抓背试验，评估躯干核心肌群柔韧性的改良的转体试验等。

5. 平衡适能评估

平衡适能是人体在有或无外力作用情况下，维持原姿势并保持稳定状态的能力，是人体应具备的基本素质。“平衡”是人体在前庭系统、本体感觉系统与视觉系统协调下，相应的肌群等长收缩或等张收缩调节维持身体姿势稳定。缺乏运动者或老年人运动系统功能退化，平衡适能也相应减退，约 1/3 的 65 岁以上老年人每年发生 1 次跌倒。平衡适能“正常”者，能力也有高低之分，因此，平衡适能如同心功能一样是可“储备”的。对可能存在平衡适能异常的患者进行相关评定，并根据结果予以训练，是运动处方的组成部分。

（六）营养评估

目前没有统一的营养膳食结构测评量表，可使用食物频率问卷或脂肪餐问卷，也可通过记录膳食日记，了解患者每日蔬菜、水果、肉类、蛋白、油盐的用量，饮酒量以及家庭饮食习惯、外出就餐次数、改变饮食习惯的意愿，结合患者的运动习惯、压力状态、营养状态提供膳食指导。

（七）精神 / 心理评估

1. 认知功能的评估

简易精神状态检查量表（the mini-mental state examination，MMSE）是认知检查最常用的一个量表，对心血管疾病的老年患者进行评估十分简单方便。

2. 精神心理状态的评估

通过问诊了解患者心血管疾病症状、情绪变化和睡眠情况，初步识别患者是否存在精神心理障碍，进一步使用心理筛查自评量表进行筛查，推荐采用患者健康问卷（PHQ-9）、广泛性焦虑量表（GAD-7）联合躯体化症状自评量表或患者健康问卷 15 项（PHQ-15）。脑功能自律神经测定仪和心理量表分析软件提供客观的数据和报告，可作为补充工具。评估结果提示为重度焦虑抑郁的患者，需请精神专科会诊；评估结果为轻度或中度焦虑抑郁的患者，可给予个体化的健康教育和药物治疗。

3. 个性特征和感情情绪特征的评估

（1）A 型性格评估：A 型性格是冠心病的危险因素，年龄＜60 岁、男性、脑力劳动、高中以上文化程度、独身、吸烟是 A 型性格冠心病患者的危险因素，A 型性格患者更容易发生心血管不良事件。因此，A 型性格评估广泛用于冠心病患者。中国版的 A 型行为类型评定量表是本土化的 A 型性格评估常用量表。

（2）敌意、愤怒、攻击性的评估：症状自评量表（SCL-90）是评估个体敌意、愤怒，攻击性特征的常用量表。

4. 睡眠质量的评估

通过问诊了解患者对自身睡眠质量的评价；采用匹兹堡睡眠质量指数量表客观评价患者的睡眠质量；对高度怀疑有睡眠呼吸暂停的患者采用多导睡眠监测仪或便携式睡眠呼吸暂停测定仪了解患者夜间缺氧程度、睡眠呼吸暂停时间及次数。中度和重度睡眠呼吸暂停低通气综合征的患者需积极治疗。

第三节　心脏康复评估注意事项

心脏康复的效果与康复质量密切相关，如果操作的任一环节不能很好地执行，心脏康复的获益都会明显降低。康复质量取决于医生的诊疗能力和诊疗行为以及患者的自我管理能力。其中设计心脏康复评估的质量控制包含以下几项。

1. 过程质量控制

包括对评估内容、时间和频率要求的流程文件，个体化心脏康复处方制订标准，患者自我管理能力评价和心脏康复执行情况评价。

2. 风险质量控制

强调风险评估、风险监测、危险分层和标准化抢救流程。心脏康复评估的质量控制具体要求如下。

（1）建立心脏康复数据库，内容包括病史收集、代谢指标、心肺功能、运动能力、处方药物、心理评估、营养饮食、生活方式。

（2）心脏康复过程中分别在基线、干预 1 个月、干预 2 个月和干预 3 个月接受系统评估，将监测数据保存在数据库中，为治疗效果评价提供依据，并向患者提供结局评估报告。

（3）首次评估并制订处方后，医生须与患者面对面讲解评估结果和处方内容 1 次，时间约 30 min，向患者介绍心脏康复的获益和风险、心脏康复处方的内容、执行运动处方的方法和必要性，同时评估患者的理解程度并记录。

3. 预防安全事件发生

（1）及时对患者进行动态评估：运动前协助充分评估，根据患者危险分层结果，评估运动处方设置的合理性；运动中动态评估，及时识别风险，密切监测生命体征；指导患者识别运动康复训练的危险信号，如胸部不适、头痛或头晕、心律失常、跛行、腹痛、反复背痛、声音嘶哑或吞咽困难等；按照不同类型运动设置明确的终止指征及应急预案；运动后进行再评估，根据运动情况及时协助调整危险分层。

（2）加强高危患者运动监护：危险分层较高的患者需在运动时配戴心率监测设备，必要时配戴血氧饱和度监测设备。

（3）加强对老年及衰弱等特殊患者跌倒风险的关注：老年人及衰弱患者是跌倒的高发人群，运动训练前，应通过跌倒评估量表或“起立-行走”计时测试等方法评估跌倒风险。对于高风险患者可通过加强健康教育、合理使用助行器、减少环境风险和物理治疗等方法降低跌倒风险。

4. 设置护理应急预案

标准与规范设置心脏康复护理应急预案，且至少包括心血管突发事件应急预案及跌倒应急预案：①心血管突发事件应急预案，当患者在心脏康复过程中发生心律失常、心肌缺血等心血管突发事件时，应立即停止心脏康复；不要离开患者，呼叫医生，记录病情变化时间和情况；做好抢救准备工作；若患者情况危急需抢救，配合医生实施抢救，并做好抢救后的观察和护理及护理记录工作；对患者家属进行心理护理。②跌倒应急预案，当患者在心脏康复过程中跌倒后，护士应立即赶到患者身旁，并通知医生，勿搬动/移动患者；测量生命体征，判断患者意识、瞳孔、生命体征及受伤情况；根据评估结果开展进一步检查和对症护理；了解跌倒情境，评估周围环境，去除不安全因素；对患者及家属进行心理支持及健康教育；记录并加强巡视。

参考文献

[1] Thomas RJ, Beatty AL, Beckie TM, et al. Home-Based Cardiac Rehabilitation: A SCIENTIFIC STATEMENT FROM THE AMERICAN ASSOCIATION OF CARDIOVASCULAR AND PULMONARY REHABILITATION, THE AMERICAN HEART ASSOCIATION, AND THE AMERICAN COLLEGE OF CARDIOLOGY. J Cardiopulm Rehabil Prev, 2019, 39（4）：208-225.

[2] 中华医学会，中华医学会杂志社，中华医学会全科医学分会，等. 冠心病心脏康复基层指南（2020年）. 中华全科医师杂志，2021，20（2）：150-165.

[3] 中华护理学会老年护理专业委员会，中国康复医学会心血管疾病预防与康复专业委员会，中国老年保健协会脏器康复专业委员会，等. 心脏康复护理专家共识. 中华护理杂志，2022，57（16）：1937-1941.

[4] 中国康复医学会心血管病专业委员会. 中国心脏康复与二级预防指南2018精要. 中华内科杂志，2018，57（11）：802-810.

[5] 丁荣晶. 心脏康复评估内容与方法. 中华护理教育，2016，13（1）：75-77.

（安淑君　许辉　向芮萱　赵巧燕　黄静　高杰）

第四章　心脏康复之用药管理

第一节　药物有效性与安全性管理

一、常用药物的使用及管理

（一）抗血小板药物

1. 常见代表药物

包括阿司匹林、氯吡格雷、替格瑞洛、西洛他唑等。

2. 药物作用

抗血小板聚集，抑制斑块形成。

3. 药物副作用

（1）出血：包括皮肤黏膜出血（皮肤出血点、淤青、牙龈出血、鼻出血）、消化道出血（黑便）、泌尿系统出血（血尿）、颅内出血。

（2）胃肠道不适：腹痛、腹泻、消化不良、恶心、呕吐等。

（3）血小板减少、中性粒细胞减少：主要见于氯吡格雷。

（4）呼吸困难：主要见于替格瑞洛。

（5）头痛、头晕、困倦、耳鸣：主要见于西洛他唑。

4. 使用注意事项

（1）严格遵医嘱按时按量服药，勿随意停药或减量。一般支架植入术后需服用双联抗血小板药物 6～12 个月，在行冠脉造影复查后酌情改为单个抗血小板药物，终身服用。不同患者的药物选择和具体疗程由医生根据其缺血、出血风险评分进行个性化调整。

（2）密切观察有无出血情况，有出血情况应及时就医，寻求专业帮助。其中黑便容易被忽视，指导患者关注大便颜色和性状，了解特殊食物对大便颜色的影响，以早期发现消化道出血副作用。

（3）常联合使用质子泵抑制剂来减轻胃肠道不适症状和预防消化道出血；但不建议使用奥美拉唑和埃索美拉唑，以免影响氯吡格雷的抗血小板作用。

（4）进行有创检查或手术前，应告知医生服药情况，酌情停药或减量。对于长期使用抗血小板药物治疗的患者，围手术期处理应充分考虑心脑血管事件风险与继续服用药物的出血风险，必要时由内科医生、外科医生以及麻醉科医生进行多学科讨论制订最终方案。

（二）抗凝药物

1. 常见代表药物

低分子肝素、利伐沙班、达比加群、华法林等。

2. 药物作用

预防血栓形成。

3. 药物副作用

（1）出血：包括皮肤黏膜出血（皮肤出血点、淤青、牙龈出血、鼻出血）、消化道出血（黑便）、泌尿系统出血（血尿）、颅内出血。

（2）肝功能异常。

（3）粒细胞缺乏、血小板减少。

（4）胃肠道反应：恶心、呕吐、腹泻等。

（5）肾功能异常。

4. 使用注意事项

（1）严格遵医嘱按时按量服药，勿随意停药或减量。

（2）注意观察有无出血情况，有出血情况应及时就医。

（3）进行有创检查或手术前，如需要拔牙、做胃镜检查、接受外科手术等，应该告知医生服药情况，酌情停药或减量。

（4）服用华法林时：

1）定期监测国际标准化比值（international normalized ratio，INR）。住院患者口服华法林2～3天开始每日或隔日监测INR，至达到目标值并维持至少2天，此后根据稳定性调整频率，稳定后每4周监测1次。

2）华法林最佳的抗凝强度为INR 2.0～3.0，此时出血和血栓栓塞的风险均最低。

3）药物可改变华法林的药代动力学，因此服用华法林的患者在加用或停用任何药物包括中药时应加强监测INR。增强华法林抗凝作用的药物：甲硝唑、磺胺类、广谱抗生素、非甾体抗炎药、西咪替丁、奥美拉唑、别嘌呤醇、奎尼丁等。减弱华法林抗凝作用的药物：洋地黄、螺内酯（安体舒通）、阿托品、肾上腺素、皮质激素类、苯妥英钠、利福平、卡马西平、安神助眠药等。

4）保持饮食结构的相对平衡，服药期间不要突然改变饮食习惯。华法林是维生素K拮抗剂，食物中维生素K含量会对其药效产生影响，因此不要突然增加维生素K含量高的食物，比如菠菜、油麦菜、生菜、西芹、西兰花、莴苣、甘蓝等。增强华法林抗凝作用的食物：柚子、木瓜、芒果、葡萄柚、大蒜、生姜、银杏、鱼油、含人参或酒精的食物。降低华法林抗凝作用的食物：除了上述的维生素K含量高的绿叶蔬菜之外，还包括番茄、胡萝卜、奇异果、海藻类、动物肝脏、蛋黄、绿茶等。

5）某些疾病和身体情况的变化对华法林的抗凝效果也会产生一定影响。增强华法林抗凝作用：长期腹泻或呕吐、甲状腺功能亢进、长期发热、肝功能受损、充血性心力衰竭等。减弱华法林抗凝作用：甲状腺功能减退等。

6）发现漏服的时间在4 h内，应尽快补服；如果漏服时间已超过4 h，则不需要补服，第二天继续按原剂量服用。如果连续两天没有服药，应及时就医或与医师联系。

（三）调节血脂药

1. 常见代表药物

（1）降低胆固醇为主：

1）他汀类：阿托伐他汀，瑞舒伐他汀、辛伐他汀等。

2）选择性胆固醇吸收抑制剂，“麦布类”：依折麦布、海博麦布等。

3）PCSK9抑制剂：依洛尤单抗、阿利西尤单抗、英克司兰等。

（2）降低甘油三酯为主：

1）贝特类：非诺贝特。

2）烟酸类：烟酸、阿昔莫司。

2. 药物作用

调节血脂，稳定斑块。

3. 药物副作用

（1）他汀类：肝功能受损、肌肉并发症（肌痛、肌无力、横纹肌溶解等）、新发糖尿病、其他不良反应（头痛、失眠、抑郁及消化不良、腹痛、腹泻等）。

（2）麦布类：不良反应轻微，且多为一过性，主要表现为头痛和消化道症状。

（3）PCSK9抑制剂：最常见的不良反应为注射部位发痒和流感样症状。

4. 使用注意事项

（1）严格遵医嘱按时按量服药，勿随意停药或减量。

（2）定期监测病情变化和药物不良反应，复查血脂、肝功能和肌酸激酶。首次使用调脂药物者应在用药6周内复查血脂、肝功能和肌酸激酶（CK）；其他患者在血脂达标前，每3个月复查1次；血脂达标后每6～12个月随访1次。

（3）如发现肝酶和肌酸激酶明显升高，或有肌痛、肌无力等征象应及时就医。

（4）失代偿性肝硬化及急性肝衰竭是他汀类药物应用禁忌证。

（5）在应用他汀类药物期间，需关注与其他药物间的相互作用，与抗排异药物（如环孢菌素等）、抗真菌药物、大环内酯类药物、钙通道阻滞剂、其他药物（包括胺碘酮、吉非罗齐等）以及西柚汁等联用时，可能增加肌病或肌溶解的风险，故应避免使用大剂量他汀类药物并监测不良反应。

（6）依洛尤单抗140 mg或阿利西尤单抗75 mg，常规用法每两周1次皮下注射；英克司兰284 mg每半年注射1次。患者出院后需要自行注射药物，住院期间护士可教会患者或家属如何皮下注射PCSK9

抑制剂及药物储存等相关注意事项。

（7）≥ 75 岁的老年人大多有不同程度的肝肾功能减退，降脂药物剂量的选择需要个体化，起始剂量不宜太大，应根据治疗效果调整降脂药物剂量并监测肝肾功能和 CK。

（四）β 受体阻滞剂

1. 常见代表药物

美托洛尔、比索洛尔、卡维地络、普萘洛尔、艾司洛尔。

2. 药物作用

减慢心率、降低血压、减弱心肌收缩力、减少心肌耗氧量。

3. 药物副作用

心动过缓、低血压、头痛、头晕、疲劳、胃肠道反应等。

4. 使用注意事项

（1）给药前评估心率和血压，如果心率＜ 55 次 / 分或血压低于 90/60 mmHg，应及时询问医生。

（2）应从小剂量开始，不得突然停药，即使停药也需慢慢减量，或遵从医嘱，期间密切观察血压、心率变化。

（3）服用美托洛尔缓释片时，可沿刻痕掰开服用，但不得咀嚼、碾碎。

（4）长期、大剂量应用 β 受体阻滞剂可能影响糖脂代谢，与降糖药物联用时，可能会掩盖低血糖反应（如心悸、出汗），应谨慎用于代谢综合征、糖代谢异常的患者，在使用过程中应监测血糖、血脂情况。

（五）硝酸酯类药物

1. 常见代表药物

硝酸甘油、硝酸异山梨酯等。

2. 药物作用

扩张冠状动脉、改善心肌血供、缓解心绞痛症状。

3. 药物副作用

头痛、头晕、心动过缓、低血压。

4. 使用注意事项

（1）避免用于严重低血压、重度贫血、梗阻性肥厚型心肌病、头部创伤或出血造成的颅内压增高患者。

（2）用药之前评估血压情况，若血压低于 90/60 mmHg，应及时询问医生。

（3）长期使用通常会出现硝酸酯类药物耐受，建议采取间歇给药方式，保持适当的用药间歇期（8～12 h）。

（4）硝酸甘油含片有效期较短，须避光保存于密闭的棕色小玻璃瓶中，每 3 个月更换新药。

（5）含服硝酸甘油时如舌下黏膜明显干燥，需用水湿润，否则含化无效。

（六）降压药

1. 常见代表药物

（1）钙通道阻滞剂（CCB）：氨氯地平、硝苯地平、地尔硫䓬、维拉帕米。

（2）血管紧张素转换酶抑制剂（ACEI）：卡托普利、依那普利、贝那普利、福辛普利、培哚普利。

（3）血管紧张素受体拮抗剂（ARB）：缬沙坦、奥美沙坦、厄贝沙坦、氯沙坦、替米沙坦、坎地沙坦。

（4）噻嗪类利尿剂：氢氯噻嗪。

（5）β 受体阻滞剂：美托洛尔、比索洛尔、卡维地洛、阿罗洛尔。

（6）血管紧张素受体脑啡肽抑制剂（ARNI）：沙库巴曲缬沙坦。

2. 药物作用

降低血压。

3. 药物副作用

（1）钙通道阻滞剂（CCB）：头痛、面部潮红、踝部水肿、房室传导阻滞。

（2）血管紧张素转换酶抑制剂（ACEI）：干咳、血管神经性水肿、肾功能损害、高钾血症。

（3）血管紧张素受体拮抗剂（ARB）：高钾血症、肾功能损害。

（4）噻嗪类利尿剂：电解质紊乱（低钾、低镁）、高尿酸血症、高血糖。

（5）β 受体阻滞剂：心动过缓、低血压、头痛、头晕、疲劳、胃肠道反应。

（6）血管紧张素受体脑啡肽抑制剂（ARNI）：低血压、高钾血症、肾功能损害、血管性水肿、咳嗽、头晕等。

4. 使用注意事项

（1）严格遵医嘱按时按量用药，勿随意自行停药或减量。

（2）注意监测血压，尤其给药前做好血压评估，如有血压异常应及时询问医生。

（3）服药后注意避免体位突然改变和长时间站立，还应避免用过热的水洗澡或蒸气浴等，一旦出现头晕、眼花、恶心、乏力时应立即停止活动，酌情平卧。

（4）注意监测药物副作用，如使用利尿剂时应注意监测血电解质，使用β受体阻滞剂时应注意监测心率。

（七）抗心力衰竭（心衰）药物

1. 常见代表药物

（1）利尿剂：袢利尿剂（呋塞米，托拉塞米）、血管加压素V2受体拮抗剂（托伐普坦）。

（2）肾素-血管紧张素系统抑制剂：

1）血管紧张素受体脑啡肽酶抑制剂（ARNI）：沙库巴曲缬沙坦。

2）血管紧张素转换酶抑制剂（ACEI）：卡托普利、贝那普利、赖诺普利等。

3）血管紧张素受体拮抗剂（ARB）：奥美沙坦、缬沙坦、坎地沙坦等。

（3）β受体阻滞剂：美托洛尔、比索洛尔、卡维地洛、阿罗洛尔等。

（4）醛固酮受体拮抗剂（MRA）：螺内酯、依普利酮、非奈利酮。

（5）钠-葡萄糖协同转运蛋白2抑制剂（SGLT-2抑制剂）：达格列净、恩格列净、卡格列净。

（6）可溶性鸟苷酸环化酶（soluble guanylate cyclase，sGC）刺激剂：维立西呱。

（7）窦房结If电流选择特异性抑制剂：伊伐布雷定，常用于不能耐受或禁用β受体阻滞剂的患者。

（8）洋地黄类药物：地高辛、去乙酰毛花甙。

2. 药物作用

（1）利尿剂：消除水钠潴留，有效缓解心衰患者的呼吸困难及水肿。

（2）肾素-血管紧张素系统抑制剂：

1）血管紧张素受体脑啡肽酶抑制剂（ARNI）：有ARB和脑啡肽酶抑制剂的双重作用。

2）血管紧张素转换酶抑制剂（ACEI）：降低心室前后负荷，抑制交感神经活性及心室重构。

3）血管紧张素受体拮抗剂（ARB）：与ACEI作用类似。

（3）β受体阻滞剂：抑制交感神经活性，减轻心脏前后负荷，减慢心率，减低心肌耗氧量，改善心功能。

（4）醛固酮受体拮抗剂（MRA）：延缓心室重构，改善预后。

（5）钠-葡萄糖协同转运蛋白2抑制剂（SGLT-2抑制剂）：减轻心脏负荷，改善心肌能量代谢，改善预后。

（6）维立西呱：延缓心室重构、心肌肥厚、炎症和纤维化，改善预后。

（7）伊伐布雷定：降低静息心率，提高左室射血分数。

（8）洋地黄类药物：增强心肌收缩力，减慢心率。

3. 药物副作用

（1）利尿剂：低血压、肾功能恶化和电解质紊乱。

（2）肾素-血管紧张素系统抑制剂：

1）ARNI：肾功能损害、高钾血症、低血压、干咳、血管神经性水肿。

2）ACEI：干咳、血管神经性水肿、肾功能损害、高钾血症。

3）ARB：高钾血症、肾功能损害。

（3）β受体阻滞剂：心动过缓、低血压、头痛、头晕、疲劳、胃肠道反应。

（4）MRA：高钾血症、肾功能恶化、男性乳房发育、女性月经周期改变等。

（5）SGLT-2抑制剂：泌尿系统感染、肾损伤、低血糖、脱水和容量不足。

（6）维立西呱：头痛、低血压、头晕、乏力、贫血、恶心、呕吐、便秘。

（7）伊伐布雷定：窦性心动过速、房颤。

（8）洋地黄类药物：恶心、呕吐、腹泻、黄绿视、心律失常。

4. 使用注意事项

（1）个体化用药：根据患者的年龄、基础疾病、药物相互作用等因素，进行个体化的药物选择和剂量调整。

（2）联合用药时注意监测患者的病情变化和药物反应，及时调整治疗方案。

（3）密切关注药物的不良反应：常规监测血压和心率情况，利尿剂重点监测血电解质，洋地黄类药物重点监测地高辛浓度和中毒表现（头晕、黄绿视；恶心、呕吐；心律失常等），肾素-血管紧张素系统抑制剂重点监测肾功能。

（八）抗心律失常药物

1. 常见代表药物

（1）Ⅰ类：钠通道阻滞剂。

1）Ⅰa：奎尼丁、普鲁卡因胺、丙吡胺。

2）Ⅰb：利多卡因、美西律、苯妥英钠。

3）Ⅰc：普罗帕酮、莫雷西嗪。

（2）Ⅱ类：β受体阻滞剂（美托洛尔、艾司洛尔、比索洛尔、普萘洛尔）。

（3）Ⅲ类：钾通道阻滞剂（胺碘酮、决奈达隆、索他洛尔、伊布利特）。

（4）Ⅳ类：钙通道阻滞剂（地尔硫䓬、维拉帕米）

2. 临床常用抗心律失常药物适应证及使用注意事项

（1）奎尼丁：

1）适应证：房性与室性早搏；房扑与房颤；房室结内折返性心动过速（AVNRT）；预激综合征；室性心动速（VT）。

2）注意事项：①禁用于：对本品过敏者、孕妇及哺乳期女性、洋地黄中毒、心源性休克、严重肝肾功能损害、传导功能异常、低钾血症；②不良反应：心脏传导阻滞、心衰加重、恶心、呕吐、腹痛、QT间期延长、尖端扭转型室性心动速等。

（2）利多卡因：

1）适应证：适用于室性心律失常的治疗；心室颤动复苏后防止复发。

2）注意事项：①慎用于：Ⅱ度或Ⅲ度房室传导阻滞、双分支传导阻滞、严重窦房结功能障碍者，有严重肝病或肝衰竭者、低钾血症；②不良反应：眩晕与感觉异常，意识模糊，少数可见窦房结抑制以及房室传导阻滞。

（3）美西律：

1）适应证：室性心律失常。

2）注意事项：①禁用于：严重窦房结障碍、Ⅱ度或Ⅲ度房室传导阻滞及双分支传导阻滞、肝功能障碍患者；②不良反应：窦性心动过缓或窦性停搏、室内阻滞、胃肠道反应。

（4）普罗帕酮：

1）适应证：各类室上性、室性心律失常。

2）注意事项：①禁用于：Brugada综合征患者；②不良反应：窦性停搏或传导阻滞、低血压、加重心衰；③药物相互作用：与华法林在血浆蛋白结合部位产生竞争，可使游离型血药浓度增加，故增强其效应及毒性；与其他抗心律失常药物合用加重不良反应；与降压药物合用增加降压效应，甚至会出现低血压；与地高辛合用增加血清地高辛浓度，易致地高辛中毒。

（5）β受体阻滞剂：

1）适应证：甲状腺功能亢进、嗜铬细胞瘤、麻醉、运动与精神因素诱发的心律失常；房颤与房扑减慢心室率，房室结内折返性心动过速，洋地黄中毒引起的房性、交界区与室性心动过速、室性早搏，长QT综合征和二尖瓣脱垂的室性心律失常。

2）注意事项：①禁用于：支气管哮喘、间歇性跛行、Ⅱ度或Ⅲ度房室传导阻滞者。②慎用于：COPD患者、心功能失代偿期的患者；③不良反应：心率减慢，血压降低，加重心衰等。

（6）胺碘酮：

1）适应证：适用于各种快速性心律失常，包括房速、房扑、房颤、室性与室上性心律失常、心肺复苏。

2）注意事项：①慎用于：甲状腺功能异常、QT间期延长、碘过敏、心动过缓患者；②不良反应：长期口服可出现甲状腺功能异常、肺纤维化、眼角膜色素沉着、光敏感性皮炎；静脉用药可能出现低血压、心动过缓；③老年人、窦房结功能低下者出现窦性心率低于50次/分时需减量或停药。

（7）决奈达隆：

1）适应证：用于阵发性或持续性房颤转复后窦律，一般作为胺碘酮的替代用药。

2）注意事项：①禁用于：永久性房颤、血流动力学不稳定、严重心动过缓、严重心衰、QT 间期延长、重度肝损伤、孕妇或哺乳期妇女；②不良反应：心衰恶化、肝损伤、QT 间期延长、胃肠道功能紊乱。

（8）索他洛尔：

1）适应证：各种室性快速心律失常。

2）注意事项：①禁用于：哮喘或 COPD、心源性休克、窦性心动过缓、严重房室传导阻滞、心衰、肾衰竭、QT 间期延长；②慎用于：糖尿病或自发性低血糖病史、进展型甲亢患者；③不良反应：疲劳、呼吸困难、心动过缓、心律失常恶化（尖端扭转型室速）、虚弱、头晕；④用药最初 3 天进行 QT 间期监测，QT 间期≥ 500 ms 者应减量或停药；⑤用药期间需要监测电解质，以避免引起 QT 间期延长。

（9）伊布利特：

1）适应证：主要用于快速转复心房颤动和心房扑动。

2）注意事项：①禁用于：低钾血症以及严重肝功能障碍患者；②不良反应：心律失常恶化（如尖端扭转型室速）、血压异常、头痛、恶心；③给药期间及给药后 4～6 h 内需严密监测心律；④房颤终止时，立即停用。

（10）维拉帕米：

1）适应证：各种折返性室上性心动过速，预激综合征合并室上性心动过速（并非房颤），左室特发性室速对于本品敏感。

2）注意事项：①禁用于：心源性休克；伴有心动过缓、显著低血压和左心功能不全的急性心梗、Ⅱ度或Ⅲ度房室传导阻滞、窦房传导阻滞、病态窦房结综合征患者；②慎用于：Ⅰ度房室传导阻滞、心动过缓、低血压、房颤、房扑、预激综合征患者及妊娠妇女；③不良反应：便秘、胃肠道反应、头晕、头痛、低血压、心动过速、呼吸困难。

二、用药及注意事项

（一）冠心病的联合用药

1. 硝酸酯类和 β 受体阻滞剂

（1）除两类药物潜在的作用相加外，β 受体阻滞剂可降低硝酸酯引起的反射性心动过速和心肌收缩力增强；硝酸酯类可减弱 β 受体阻滞剂引起的左心室舒张末期容积增加和冠状血管阻力增高。

（2）注意事项：硝酸酯类和 β 受体阻滞剂合用时，剂量应减小，尤其是开始剂量，以防体位性低血压。β 受体阻滞剂停药时应逐步减量，突然停药可能诱发心肌梗死。

2. 钙通道阻滞剂和 β 受体阻滞剂

（1）若心绞痛不能用硝酸酯和一种 β 受体阻滞剂控制，加钙通道阻滞剂有时可能有效，特别是存在冠脉痉挛时。单独使用二氢吡啶类钙拮抗药，尤其是短效药物，可能出现显著的反射性心动过速，如果加用 β 受体阻滞剂则可减慢心率，降低血压，因此联合应用是有益的。

（2）注意事项：如果患者已经在用最大剂量的非二氢吡啶类钙通道阻滞剂，如维拉帕米或地尔硫䓬，联合应用 β 受体阻滞剂则不产生疗效相加作用，反而很可能导致过度的心动过缓、心脏传导阻滞、心力衰竭。

3. 钙通道阻滞剂和硝酸酯

（1）对严重的稳定型或变异型心绞痛，一种硝酸酯和一种钙通道阻滞剂合用比单用其中任何一种有更好的治疗效应。硝酸酯主要降低前负荷，而钙通道阻滞剂主要降低后负荷，合用可协同降低心肌耗氧量。

（2）注意事项：钙通道阻滞剂和硝酸酯联合用药可能会导致血管的过度扩张和血压降低。对合并心衰的稳定型心绞痛、病窦综合征和房室传导阻滞的劳累型心绞痛患者，可以谨慎地选用二者联合用药，而且最好选择作用缓和或新型长效的钙通道阻滞剂。

4. 钙通道阻滞剂、β 受体阻滞剂和硝酸酯

（1）二氢吡啶类和硝酸酯类可扩张心外膜冠状血管，二氢吡啶类降低后负荷，硝酸酯类降低前负荷，β 受体阻滞剂降低心率和减弱心肌收缩力，因此三药合用无论是理论上，还是临床实践上都被证实是有益的。对于联合使用两种不同类别的抗心绞痛药物而仍不能控制的稳定型心绞痛，可联合使用这三类抗心绞痛药物。

（2）注意事项：三类抗心绞痛药物合用引起

的不良反应会显著增加。在这种联合应用中，只有二氢吡啶类适合与β受体阻滞剂合用，而非二氢吡啶类维拉帕米和地尔硫䓬不适合。

（二）高血压的联合用药

联合应用降压药物已成为降压治疗的基本方法。多种药物联合时，降压作用机制应具有互补性，同时具有相加的降压作用，并可互相抵消或减轻不良反应。

1. 降压药应用的基本原则

（1）起始剂量：一般患者采用常规剂量；老年人及高龄老年人初始治疗时通常采用较小的有效治疗剂量。根据需要，可考虑逐渐增加至足剂量。

（2）长效降压药物：优先使用长效降压药物，以有效控制24 h血压，更有效预防心脑血管并发症。如使用中、短效制剂，则需每天2～3次给药，以平稳控制血压。

（3）联合治疗：对血压≥160/100 mmHg、高于目标血压20/10 mmHg的高危患者，或单药治疗未达标的高血压患者应进行联合降压治疗，包括自由联合或单片复方制剂。对血压≥140/90 mmHg的患者，也可起始小剂量联合治疗。

（4）个体化治疗：根据患者合并症的不同和药物疗效及耐受性，以及患者个人意愿或长期承受能力，选择适合患者个体的降压药物。

（5）药物经济学：高血压需终身治疗，需要考虑成本/效益。

2. 高血压合并心力衰竭的用药

高血压是引起心力衰竭最常见的病因。积极控制高血压是预防心力衰竭发生和防止心力衰竭进展的重要措施。优先考虑应用ACEI或ARB、β受体阻滞剂和利尿剂，这些药物也正是心力衰竭的治疗药物。心力衰竭患者如有液体潴留，应首先应用利尿剂，待达到干重状态，需尽早合用ACEI（或ARB）和β受体阻滞剂。

3. 高血压合并冠心病

高血压是冠心病的主要危险因素。高血压促进了动脉粥样硬化的发生和发展，并可导致一系列心脑血管病并发症。优先考虑应用β受体阻滞剂、CCB，亦可选择ACEI或ARB。

4. 高血压合并糖尿病

高血压患者20%～40%合并糖尿病，而糖尿病患者的高血压患病率比非糖尿病者高2～3倍。优先考虑应用肾素–血管紧张素系统抑制剂（RASI）如ARB或ACEI，也可应用利尿剂或CCB。不过，利尿剂不宜单独应用，也不宜应用大剂量。CCB也不宜单独应用，但可以与RASI联合应用。

5. 高血压合并肾损害

高血压的肾损害很常见，约18%的原发性高血压患者最终会发生肾功能障碍，此为影响高血压患者预后的主要相关疾病之一。优先考虑应用的药物为ACEI、ARB和CCB，在同等降压条件下这些药物降低蛋白尿作用更为显著，临床证据更多。也可以用醛固酮拮抗剂如螺内酯，并可考虑两种药物的联合应用。

6. 高血压合并代谢综合征

代谢综合征是指包括中心性肥胖、血脂代谢异常、血糖升高和（或）胰岛素抵抗及高血压。其中，高血压的发生原因复杂，代谢综合征中的其他组分可引起高血压并影响其基本发展。生活方式干预等非药物治疗方法是代谢综合征治疗的基本手段。药物治疗方面，ACEI及ARB、CCB可增加胰岛素敏感性，对血脂代谢无不良影响，对靶器官存在一定的保护作用，可用于高血压合并代谢综合征患者。

（三）心力衰竭的联合用药

1. 利尿药的应用

出现水肿时，应首选噻嗪类利尿药。重度心衰或伴肾功能不全的患者可选用袢利尿药如呋塞米等，以增强利尿效应，增加其他心衰治疗药物的疗效。利尿排钠的同时，有可能导致血钾水平降低，低钾血症易诱发强心苷类的毒性反应，故应进行血钾水平监测，必要时口服钾盐。噻嗪类利尿药与保钾利尿药如螺内酯合用，可加强利尿作用并预防低钾血症。

2. ACEI的应用

各类心衰CHF患者，均应常规给予ACEI且终身使用。前心衰阶段的高发危险人群可以用ACEI预防心衰，能明显推迟和减少患者临床症状的发生。

3. β 受体阻滞剂的应用

对扩张型心肌病、冠心病伴心衰的患者，可在强心、利尿和扩血管药物综合治疗的基础上，加用小剂量 β 受体阻滞剂。根据患者的耐受情况及心率、血压的变化调整剂量，以长期应用。经 2～3 个月连续用药可获心功能明显改善的效果。

4. 神经内分泌抑制剂的联合应用

（1）ACEI 与 β 受体阻滞剂的联合应用称为“黄金搭档”，会产生相加或协同的有益作用，尽早合用可以进一步降低死亡风险。两药合用后可以交替或逐步增加剂量，分别达到各自的目标剂量。

（2）ACEI 与醛固酮受体拮抗剂的联合应用可以进一步降低心衰患者的病死率，但是要注意监测血钾水平，避免出现高血钾。

（3）ACEI、β 受体阻滞剂与醛固酮受体拮抗剂的联合应用，是慢性心衰的基础治疗方案。ACEI 不能耐受时可用 ARB 替代。

5. 洋地黄类药物

心衰患者，经前述综合措施治疗，仍不能有效控制临床症状时，可加用强心苷类。此类药物尤适用于 CHF 伴发心房颤动的患者。地高辛片剂为最常用制剂，其用法可依心衰严重程度而定。轻度患者可用地高辛维持量逐日给药法；重度患者则可按地高辛速给法用药。

6. 硝酸酯类血管扩张药的应用

硝酸酯类的作用以扩张静脉容量血管为主要特征，尤适用于治疗肺循环淤血的左心衰竭患者。

（四）心律失常的联合用药

抗心律失常药物能对抗心律失常，但也可能引起的新的心律失常发生或使原有的心律失常加重，称为“致心律失常作用”。不同类型的抗心律失常药其临床适应证各不相同，又易引发不同类型的不良反应。因此，抗心律失常药是一类安全范围较窄的药物，应十分重视临床合理应用问题，注意以下原则。

1. 一般用药原则

（1）先单独用药，然后联合用药。

（2）以最小剂量或最小副作用取得满意的临床效果。

（3）先考虑降低危险性，再考虑缓解症状。

（4）充分注意药物的副作用及致心律失常特性。

（5）初期用药、增加剂量或联合用药时应进行心电监测。

2. 消除各种心律失常的促发因素

电解质紊乱（如低钾血症、低镁血症）、心肌缺血缺氧、各种药物（如强心苷类、抗心律失常药、茶碱类、抗组胺药、红霉素等）和各种病理状态（如甲状腺功能亢进）都是临床促发心律失常的常见因素。

3. 明确诊断，按临床适应证合理选药

不同类型抗心律失常药电生理作用存在差异，故临床适应证各有不同。如窦性心动过速，宜用 β 受体阻滞剂；心房颤动的纠正和窦性心律的维持，应选用胺碘酮、索他洛尔或奎尼丁；控制阵发性室上性心动过速，可选用腺苷快速静脉注射或钙拮抗药维拉帕米静脉注射；持续性室性心动过速，选用利多卡因静脉注射或索他洛尔、胺碘酮静脉注射治疗。

4. 实施个体化治疗方案

抗心律失常药物多数不良反应与药物用量过大或血药浓度偏高有关。临床上患者受不同病理因素的影响，可能使药物的体内过程发生改变，以致在常规剂量下，亦可能导致血药浓度偏高的现象，故必须强调个体化的用药方案。患者的年龄、体质状况、心脏功能、肝肾功能及电解质平衡状况，都会影响机体对药物的反应。在确定用药方案时，均应予以重视。适时进行血药浓度监测，有利于及时调整临床用药方案。

5. 注意用药禁忌，减少危险因素

如强心苷类、钙拮抗药、β 受体阻滞剂延缓房室传导的作用显著，有房室传导阻滞的患者勿用；奎尼丁、索他洛尔延长动作电位时程作用明显，长 Q-T 间期综合征患者禁用。此外，一些非心血管疾病亦可能影响抗心律失常药物的选择。有慢性肺部疾病的患者勿用胺碘酮，以避免药物所致肺纤维改变而加重病情等。

第二节 服药依从性管理

一、服药依从性的概念

服药依从性是指患者按照医疗保健提供者的建议，规律地服用药物的程度。良好的服药依从性对于实现满意的治疗效果至关重要。

二、服药依从性的现状

随着老龄化程度的加剧，慢性病共病在老年群体中的比例越来越高。这些患者通常需要同时管理多种疾病，并服用多种药物，这使得他们的用药依从性成为影响治疗效果的关键因素。研究表明，老年共病患者的多重用药现象普遍，药物种类繁多、服用方式复杂，导致依从性较差。

三、影响服药依从性的因素

（一）患者自身因素

1. 年龄

老年人和未成年人的服药依从性通常较差，而中青年的依从性较好。

2. 心理因素

患者的心理健康状态、认知水平以及对疾病的认知都会影响其服药依从性。

3. 经济能力

经济条件较差的患者可能因药物费用负担而降低服药依从性。

4. 不良反应担忧

担心药物副作用会降低患者的服药依从性。

（二）社会经济因素

1. 教育程度

文化程度低的患者可能对用药知识掌握不足，从而影响依从性。

2. 居住情况

独居或无血压监测的高血压患者依从性较低。

（三）疾病相关因素

1. 疾病种类

某些慢性病如高血压和糖尿病需要长期服药，这在短期内看不到明显效果，降低了患者的依从性。

2. 疾病严重程度

病情较重的患者更可能坚持服药。

（四）用药方案及医患沟通

1. 用药频率

一日一次的药物比一日多次的药物更容易被患者接受，从而提高依从性。

2. 医患沟通

良好的医患沟通有助于患者理解治疗的重要性，并增强其服药依从性。

3. 用药指导

清晰、全面的用药指导能帮助患者更好地理解和遵循医嘱。

四、提高服药依从性的策略

1. 个体化评估

了解患者基本情况，评估患者目前存在的用药困难、问题及需求，帮助患者梳理服药清单。

2. 组织多学科团队

由医生、护士和药师共同为患者制订个体化用药方案，尽量简化用药，选用复合片剂或减少每日服药次数，方便患者的同时提高服药依从性。

3. 落实健康教育

指导患者相关药物的名称、剂量、用药频率、作用、常见不良反应等基本概念，提供图文并茂的药物指导单，提高其参与自我管理的积极性。

4. 争取家庭支持

如果患者无法自行服药，可由照护者代为管理药物，定时督促患者服药，并观察服药后的反应。

5. 患者告知

告知患者后续配药的多种途径，包括线下门诊和线上互联网医院等，使患者的配药过程更加便捷。

总之，提高服药依从性是一个系统工程，需要综合考虑患者自身、社会经济、疾病相关以及用药方案等多方面因素，并采取相应的干预措施来提升患者的依从性。

参考文献

[1] 李俊.临床药理学.6版.北京：人民卫生出版社，2018：271.
[2] 中国心胸血管麻醉学会非心脏麻醉分会，中国医师协会心血管内科医师分会，中国心血管健康联盟.抗血栓药物围手术期管理多学科专家共识.中华医学杂志，2020，100（39）：3058-3074.
[3] 中国血脂管理指南修订联合专家委员会.中国血脂管理指南（2023年）.中国循环杂志，2023，38（3）：237-271.
[4]《中国高血压防治指南》修订委员会.中国高血压防治指南2018年修订版.心脑血管病防治，2019，19（1）：1-44.
[5] 中华医学会心血管病学分会，中国生物医学工程学会心律分会.抗心律失常药物临床应用中国专家共识.中华心血管病杂志，2023，51（3）：256-269.
[6] 国家心血管病中心，国家心血管病专家委员会心力衰竭专业委员会，中国医师协会心力衰竭专业委员会，等.国家心力衰竭指南2023.中华心力衰竭和心肌病杂志，2023，7（4）：215-311.
[7] 霍勇，郑博，刘耀琨.冠心病介入诊疗最新临床研究进展.临床心血管病杂志，2023，39（5）：327-331.

（钱益萍）

第五章 心脏康复之营养管理

心血管疾病的发生和发展，与我们整个生命周期中的膳食营养密切相关，据估计近80%的心血管疾病死亡与这一可改变的风险因素有关。世界卫生组织将合理膳食作为维护和促进健康的四大基石之一。《“健康中国2030”规划纲要》指出要将合理膳食和重大慢病防治纳入健康中国行动中。营养处方不仅是心血管疾病危险因素的一级预防，也是心血管疾病的二级预防及心脏康复五大处方之一，贯穿心脏康复的始终。因此，开展心血管疾病患者营养管理是防治心血管疾病的重要举措。

第一节 营养与心血管疾病

一、营养与心血管疾病的关系

食物中摄取的营养物质是人类赖以生存的物质基础，是维持人体组织正常结构和功能的保障。心脏和血管是人体最重要的器官和组织，其健康状况与机体营养状态息息相关。膳食中获取的营养是影响心血管疾病的重要因素，是可调控的重要风险因素，对于心血管疾病而言是一把“双刃剑”。科学合理的膳食营养可降低心血管疾病风险，研究表明从出生开始健康饮食模式有助于整个生命过程的心血管健康，在早期改善营养状况可以减少心血管疾病患病风险，心血管疾病患者通过合理的饮食可降低心血管疾病的死亡率。因此，均衡合理的膳食营养及良好的饮食模式有助于心血管疾病的预防和控制。膳食营养中过量摄入饱和脂肪酸、反式脂肪酸、胆固醇，以及高钠及不良的饮食模式均会增加心血管疾病的患病率和死亡风险。健康的营养膳食越早越好，现在就是最早的时机，早开始早受益。

二、营养元素对心血管疾病的影响

（一）碳水化合物（carbohydrate）

碳水化合物主要为身体提供能量，是维持人体生命活动的重要营养物质。碳水化合物最终被分解成葡萄糖，过量葡萄糖对微血管、大动脉、心脏和肾都有破坏性的影响。糖尿病、高血压、吸烟和血脂异常并列成为心血管疾病的主要危险因素。长期的高血糖将引起心脏结构重塑和动脉粥样硬化，导致冠状动脉疾病、心肌梗死或卒中。低碳水化合物饮食法可以更好地降低心血管疾病风险。

（二）脂肪和胆固醇

脂肪是生物体的组成部分和储能物质，其主要作用是提供热能、保护内脏、维持体温、协助脂溶性维生素的吸收、参与机体各方面的代谢活动等。根据化学成分的不同，脂肪分为反式脂肪、饱和脂肪和不饱和脂肪。减少饮食中反式脂肪和饱和脂肪的摄入，增加不饱和脂肪的摄入，均可以减少心血管疾病的患病风险。

1. 反式脂肪酸（trans-fatty acids，TFA）

反式脂肪酸主要存在于加工食品中，如黄油、烘焙食品、各类油炸油煎食品、高温精炼及反复煎炸的植物油中。常用植物油的脂肪酸均属于顺式脂肪酸，但是植物油部分氢化过程中会产生大量反式脂肪酸。反式脂肪酸摄入过多不仅会升高低密度脂蛋白（LDL-C），而且还会降低高密度脂蛋白（HDL-C），容易诱发动脉粥样硬化，增加冠心病的患病风险。同时，反式脂肪酸摄入过多是高脂血症、动脉粥样硬化及冠心病等血脂代谢异常相关疾病发病的重要危险因素，其机制与诱导血脂异常（如影响载脂蛋白代谢、升高血浆胆固醇酯转移蛋白活性）、加重炎症和促进氧化应激等有关。因此，2015 年美国食品药品监督管理局将反式脂肪从“公认为安全”的食品名单中撤出。

2. 饱和脂肪酸（saturated fatty acid，SFA）

饱和脂肪酸主要存在于肥肉、红肉、棕榈油、全脂乳制品等食物中，能够减少肝低密度脂蛋白受体的合成，增加血液中总胆固醇和低密度脂蛋白的水平。饱和脂肪酸摄入过多会导致血液胆固醇及甘油三酯升高、心血管疾病发病率增加。食物中的饱和脂肪酸在动脉粥样硬化的发病机制中发挥重要作用。过度摄入饱和脂肪酸会导致促炎细胞因子的产生过量及抗炎细胞因子的合成不足，增加心血管疾病的患病风险。而减少饮食中总脂肪和饱和脂肪酸的摄入有利于稳定个体血脂水平。WHO 建议将饱和脂肪酸减少到总能量摄入的 10% 以下。

3. 不饱和脂肪酸（unsaturated fatty acid，UFA）

不饱和脂肪酸主要存在于菜籽油、茶油、橄榄油及各类坚果中。人体无法自行合成不饱和脂肪酸，因此被称为必需脂肪酸。不饱和脂肪酸替代饱和脂肪酸可有效降低低密度脂蛋白水平。食物中比较常见的不饱和脂肪酸主要分为 3 大类：以茶油所含的油酸为代表的 ω-9 系列不饱和脂肪酸、以植物油所含的亚油酸为代表的 ω-6 系列不饱和脂肪酸及以鱼油所含的 20 碳 5 烯酸（EPA）与 22 碳 6 烯酸（DHA）为代表的 ω-3 系列不饱和脂肪酸。根据不饱和脂肪酸双键个数的不同，又分为单不饱和脂肪酸和多不饱和脂肪酸两种。单不饱和脂肪酸可改善高密度脂蛋白水平，多不饱和脂肪酸对血脂和脂蛋白、血压、心脏功能、动脉顺应性、内分泌功能、血管反应性和心脏电生理均具有良好的作用，同时兼有抗血小板聚集和抗炎作用。因此，饮食中需要增加健康的不饱和脂肪酸的摄入。

4. 胆固醇（cholesterol）

人体胆固醇主要来自膳食胆固醇和内源性合成的胆固醇。饱和脂肪和反式脂肪对血液中的胆固醇浓度影响最大，但食物中的胆固醇也会增加血液中的胆固醇浓度。动物食品如肉、内脏、皮、脑、奶油和蛋黄是胆固醇主要的膳食来源。血浆胆固醇水平过高会导致动脉粥样硬化，增加心血管疾病的患病风险。美国健康协会建议，在不影响饮食营养充分性的情况下，尽可能降低反式脂肪和膳食胆固醇的摄入量。

（三）蛋白质（protein）

蛋白质是生命物质基础，是人体氮的唯一来源，是心血管系统重要组成成分。在一般情况下，人体主要利用碳水化合物和脂肪氧化功能提供能量。但在某些特殊情况下，人体所需能源物质功能不足，如长期不能进食或能量消耗过多时，人体内的糖原和脂肪的贮存已大量消耗后，将依靠蛋白质分解产生氨基酸来获得能量，维持必要的生理功能。

（四）植物甾醇（phytosterol）

植物甾醇广泛存在于油脂和植物性食物中，如米糠油、玉米油、芝麻油、蔬菜、水果、豆类、坚果及谷物。植物甾醇通过抑制胆固醇的吸收可降低血清胆固醇，每日最少摄入 1.3 g 植物甾醇酯作为低饱和脂肪和胆固醇膳食的一部分，可以降低心血管疾病的患病风险。

（五）膳食纤维（dietary fiber）

膳食纤维是植物细胞壁的主要组成成分，包括纤维素、半纤维素、果胶等，绝大多数膳食纤维可降低血浆胆固醇和低密度脂蛋白。高膳食纤维以及富含全谷类的食物、豆类、蔬菜、水果的膳食可降低冠心病的患病风险。

（六）维生素（vitamin）

膳食维生素 A 和维生素 E 与冠心病风险呈负相关；增加摄入膳食中维生素 C 可有效降低冠心病风险；维生素 D 可以保持体内正常的矿物质平衡及骨健康，人体内较低浓度的 25- 羟基维生素 D 会导致心血管疾病、癌症高发及全因死亡率增高。天然抗氧化营养素、叶酸及类黄酮主要存在于各种新鲜蔬菜、水果和茶叶等食物中。从天然食物摄入的抗氧化营养素有益于健康，可以预防心血管疾病的发生。补充叶酸可以降低血浆同型半胱氨酸水平，充足的叶酸摄入量（0.8 mg/d）可以使患缺血性心脏病的风险下降16%，卒中的风险下降24%。

（七）矿物质

1. 钠

钠是我们饮食中的一种基本营养素，最常见的是以盐（氯化钠）的形式存在。钠是重要的调味剂，也是许多食品的防腐剂。但是摄入过量的钠是心血管疾病的危险因素，盐的摄入量和血压之间有直接的正相关关系。降低钠的摄入量可以降低血压水平，从而降低心血管疾病的患病风险。每天减少70～80 mmol钠摄入量，高血压患者收缩压和舒张压分别降低4.8 mmHg和1.9 mmHg，正常人则分别降低2.5 mmHg和1.1 mmHg。

2. 钾

钾是人体用来调节血压的一种重要矿物质。除了帮助肌肉收缩外，钾还能调节细胞内的液体和矿物质平衡，也能限制盐对血压的影响。虽然有钾的补充剂，但这种矿物质很容易通过食物来源在饮食中增加。富含钾的食物包括大多数水果和蔬菜、乳制品、肉类、家禽、鱼类和坚果等。提高钾的摄入量使高血压患者收缩压和舒张压下降4.4 mmHg和2.5 mmHg，使正常人血压分别下降1.8 mmHg和1.0 mmHg。

3. 钙

钙补充剂对血压的影响是适度的，可使收缩压和舒张压分别降低2.1 mmHg和1.1 mmHg，可以通过膳食保证摄入适量的钙。

4. 镁

镁是心血管健康的另一种重要营养素，这种营养物质的丰富食物来源包括坚果、种子、豆类、绿叶蔬菜、全麦面包和燕麦片。这种矿物质在心肌的正常功能中发挥着许多生理作用，有助于维持正常的窦性心律、神经冲动传导和心肌收缩。较高的循环镁水平与较低的心血管疾病风险有关。镁缺乏会增加室上性心动过速、心房颤动、高血压和血栓性事件的风险。

（八）水

水是人体内含量最多的物质，成年女性的含水量占体重的50%～55%，成年男性的含水量约占体重的60%。水在细胞新陈代谢、微循环物质交换、体温调节、器官润滑等方面发挥重要的作用。水摄入不足或丢失过多，会导致高渗性脱水、等渗性脱水和低渗性脱水。短时间水摄入过多会导致水中毒。心力衰竭患者摄入水量过多会增加心脏负荷，出现心力衰竭的症状，甚至导致心力衰竭急性发作。

三、食物种类对心血管疾病的影响

（一）蔬菜

蔬菜有助于降低慢性病和癌症的发生风险，每天多食用一份蔬菜或水果（约100 g，2两）可减少4%冠心病的风险和5%的脑卒中风险。

（二）鱼

鱼可降低冠心病风险，高危人群每天摄入40～60 g高脂海鱼可以使冠心病死亡率减少约50%。第一次心肌梗死的生还者一周至少吃两次脂肪含量高的鱼，2年的死亡率可降低29%，因此，建议每周至少吃鱼两次，其中一次为富含脂肪的鱼类，如沙丁鱼、金枪鱼、鲑鱼等。

（三）坚果

坚果富含不饱和脂肪酸，同时饱和脂肪含量很低，有助于降低胆固醇。每天平均食用67 g坚果，可降低血清总胆固醇10.9 mg/dl（约降低5.1%）和低密度脂蛋白胆固醇水平10.2 mg/dl（约降低7.4%），降低血清甘油三酯20.6 mg/dl（约10.2%）。不饱和脂肪酸含量较高的坚果有杏仁、核桃、夏威夷果等。但坚果的能量密度较高，需要注意膳食能量的平衡，以防摄入能量过高。

（四）大豆

大豆有降低血脂的作用，可以预防冠心病，一天摄入47 g大豆蛋白可以使血胆固醇下降9%，低密度脂蛋白下降13%。中国居民膳食指南（2007）建议每天摄入30～50 g大豆，分别约相当于200 g豆腐、100 g豆腐干、30 g腐竹、700 g豆腐脑或800 g豆浆。

（五）酒

适量饮酒可以降低冠心病风险，无论是啤酒、葡萄酒还是白酒，所有酒精饮品都与冠心病低风险有关；但不适用于其他心血管疾病，尤其是心衰，不提倡已经罹患心血管疾病、糖尿病及高尿酸血症的患者饮酒。

（六）咖啡

咖啡豆含有一种咖啡雌醇的类萜酯，可升高血清总胆固醇和低密度脂蛋白。如果经过滤纸过滤其含量为零，而未过滤的则含量高，因此，饮用过滤的咖啡不会增加冠心病的风险。

（七）茶

茶中的茶多酚及其茶色素类物质可调节血脂、血压，预防动脉粥样硬化、保护心肌，从而降低心血管疾病发生的危险。每天喝 1～2 杯红茶可使患动脉粥样硬化的危险性降低 46%，饮用 4 杯以上红茶则危险性可降低 69%。

四、饮食模式对心血管疾病的影响

结合营养素和不同食物对心血管疾病的影响，需要形成一种健康的饮食模式，提高饮食的质量，兼具健康维护和健康促进的作用。大量证据表明，健康的饮食模式可以减少糖尿病、心血管疾病、肥胖等与饮食有关的慢性代谢性疾病的发生风险。目前受到广泛关注的西方健康饮食模式有：地中海饮食（Mediterranean diets，MD）、得舒饮食（the dietary approaches to stop hypertension，DASH）、健脑饮食（mediterranean-DASH diet intervention for neurodegenerative delay diet，MIND diet）。中国近年也提出了东方健康膳食模式。

（一）地中海饮食（MD）

地中海饮食是以地中海地区人群的饮食习惯得出的一种饮食模式。该饮食模式以橄榄油为主要的脂肪来源，大量摄入全谷物、蔬菜和水果等富含膳食纤维、维生素、多酚类物质及其他生物活性物质的食物，同时适量摄入鱼类和海鲜提供了大量的多不饱和脂肪酸，少量摄入红肉和糖。研究表明地中海饮食对心血管疾病的初级预防有益，可降低肥胖、糖尿病和代谢综合征等疾病的发病风险，会降低心血管疾病的发病率和死亡风险。

（二）得舒饮食（DASH）

得舒饮食是有助于终身维护心脏健康的平衡饮食计划。得舒饮食是低饱和脂肪、低胆固醇和低总脂肪的饮食，有助于血压的控制。得舒饮食的饮食模式是摄入大量水果、蔬菜、瘦肉、低脂或无脂乳制品，同时限制总脂肪和饱和脂肪、胆固醇和含糖产品，提倡最低限度的加工方式和最新鲜的食品，从而减少饮食中钠的摄入。得舒饮食可有效降低血压，预防和控制心力衰竭，降低心血管疾病的发病率和死亡率，同时对慢性代谢性疾病有辅助控制的作用。

（三）健脑饮食（MIND）

健脑饮食是将地中海饮食和得舒这两种经过验证的饮食模式相结合，针对性预防痴呆的膳食。健脑饮食的模式是增加天然植物性食物摄入，限制动物性和高饱和脂肪食物的摄入，主要由十种健康食物（绿叶蔬菜、其他蔬菜、坚果、浆果、豆类、全谷物、鱼、家禽、橄榄油和葡萄酒）组成，同时减少几种不健康的食物（红肉、黄油和人造黄油、奶酪、糕点和甜食、油炸食品和快餐）的摄入。健脑饮食模式不仅有助于提高认知功能，限制阿尔茨海默病的发展，对心脏病、2 型糖尿病和癌症有预防作用，同时还有助于改善消化功能，降低血压和代谢综合征发病率。

（四）东方健康膳食模式

东方健康膳食模式是以浙江、上海、江苏为代表的江南地区和广州、福建等沿海地区居民的饮食特点形成的一个近似平衡的膳食模式。这种膳食模式的主要特点是清淡少盐、食物多样、蔬菜水果豆制品丰富、鱼虾水产多、奶类多，是我们中国健康饮食模式的代表。这种模式避免了营养素缺乏、肥胖以及相关慢性病的发生，有助于降低慢性疾病的发病率，提高预期寿命。

五、保健食品与心血管疾病的关系

保健食品（functional food）是声称具有特定保健功能或者以补充维生素、矿物质为目的的食品，适宜于特定人群食用，具有调节机体功能的作用，但不以治疗疾病为目的，对人体不产生任何急、慢性危害。保健食品按食用对象不同分为两大类：一类以健康人群为对象，主要为了补充营养素，满足生命周期不同阶段的需求；另一类以某些生理功能有问题的人群为对象，强调其在预防疾病和促进康复方面的调节功能。保健食品不是药品，也不能替代药品，且保健食品与治疗心血管药物同时服用时，可能会增加药物的副作用或降低药物疗效，因此服用保健食品时应该慎重选择。

（一）**银杏**（ginkgo）

国内外银杏保健食品制剂的主要药理疗效是银杏酚酮苷所发挥的抗氧化功能，类萜素中的银杏内酯具有血小板活化因子抑制的作用。但银杏常见的副作用为头痛、恶心、腹泻等，严重的不良反应则包括过敏、不正常出血、眩晕、脑出血甚至脑卒中。银杏和利尿剂同时服用会导致血压升高，与阿司匹林同时服用会增加出血风险。

（二）**红曲菌素** K（monacolin K）

红曲霉素 K 多提取于红曲中，红曲是生长在熟米糠上的红曲菌形成的发酵物。红曲菌素 K 是胆固醇合成抑制剂，能调节人体内的胆固醇。红曲功能包括降血压、抗疲劳、改善阿兹海默症的学习记忆能力及抗肥胖。过量服用长期发酵的红曲会导致肝损伤，引发横纹肌溶解症、肾衰竭、畸胎等。同时，红曲霉素 K 应避免与含烟碱酸药物合用，易干扰肝功能，产生副作用。

（三）**鱼油**（fish oil）

鱼油富含人体必需脂肪酸（ω-3 不饱和脂肪酸、ω-6 不饱和脂肪酸），具有减少血中甘油三酯、抑制血栓形成、预防动脉硬化和心血管疾病的功效。鱼油对降低甘油三酯有好处，但研究显示鱼油对总胆固醇与低密度脂蛋白没有影响。健康人规律吃海鱼（每周数次）不需要补充鱼油。过量食用鱼油可能会导致出血时间延长或肠胃不适，同时凝血功能不全者不宜食用。服用鱼油的同时服用阿司匹林等抗血小板药物、维生素 E、大蒜、银杏很可能增加出血危险。

（四）**大蒜萃取物**

大蒜萃取物具有抗菌消炎、抗癌、保护心血管系统、降血脂、降血压、保护肝、增强肝解毒功能、调节血糖、提高免疫功能和抗氧化的作用。一定浓度的大蒜素可防止心脑血管中的脂肪沉积，降低胆固醇，抑制血小板的聚集，使血管舒张，调节血压，抑制血栓形成和预防动脉硬化。大蒜的副作用包括过敏反应（接触性皮肤炎、血管性水肿、过敏性休克、荨麻疹）、肠胃道副作用（小肠阻塞、上腹痛、呕血、血便）、抑制血小板功能、引发直立性低血压和眩晕。大蒜和抗凝血药物华法林同时服用会增加术后出血风险，和降血糖药物同时服用可能会增加降糖药药效。

（五）**大豆卵磷脂**（soybean lecithin）

卵磷脂即磷脂酰胆碱，在肝中生成，是细胞膜的组成成分。卵磷脂具有乳化、分解油脂的作用，可降低血液黏稠度、降低血液中胆固醇及中性脂肪含量，有助于防治心血管疾病。但是对大豆过敏及不建议摄入雌激素的人不建议食用。服用卵磷脂会出现恶心、呕吐、腹泻、食欲下降、湿疹和体重波动等副作用。

（六）**铬元素片**（chromium element）

铬是人体必需的微量元素之一，铬对人体的作用是可参与调节脂肪和胆固醇的代谢，加速脂肪氧化和胆固醇的分解代谢，抑制胆固醇的合成，降低血清胆固醇含量。铬不易吸收，很容易从尿液中排出，大剂量长期服用会引起皮炎、头痛、胃肠道溃疡，肝和肾受损。糖尿病患者补充铬会引起血糖下降。

（七）**葡萄籽精华素**（grape seed essence）

葡萄籽精华素主要成分是葡多酚物质，花青素等，其功效可以高度集中在大脑和神经组织中，保护血管和大脑免受自由基的破坏，预防心血管疾病。葡萄籽精华素最常见的副作用是消化不良，还可能伴有恶心和腹泻。有些人服用后会导致血压升高、眩晕和头痛。当葡萄籽精华素跟抗血小板凝聚的药或者抗凝血的药（氯吡格雷、华法林、阿司匹林）一起使用时，可能增强药效，导致出血风险升高。

（八）辅酶 Q10

心脏是人体含有辅酶 Q10 最多的器官，但是随年龄的增长，辅酶 Q10 制造的量越来越少，所以须从外界补充。辅酶 Q10 具有增强心脏细胞功能、保护血管、降低血压、预防动脉硬化、降低心脏疾病发生风险等作用，也可促进免疫系统功能、改善气喘过敏症状。服用抗凝药如华法林不宜食用辅酶 Q10。对于充血性心力衰竭的建议剂量为：每日 50～150 mg，分成 2～3 次服用。

（九）维生素 E

维生素 E 是天然抗氧化剂，可抑制细胞膜的脂质过氧化反应，增加低密度脂蛋白（LDL-C）的抗氧化能力，减少氧化低密度脂蛋白（Ox-LDL）的产生，还具有抑制血小板在血管表面凝集，以及保护血管内皮的作用，从而预防动脉粥样硬化和心血管疾病。维生素 E 的副作用主要为导致血脂过高，血液凝固障碍；血清甲状腺素下降；肠胃不适；降低维生素 A、维生素 K 的利用；头昏、眩晕、恶心、疲劳等。过量摄食易造成体内大量的蓄积，某些大剂量维生素 E，不但不能预防心脏病或癌症，而且被心血管疾病或糖尿病的中高龄患者服用后反而增加其心脏病发生的概率。

（十）燕麦（avena sativa）

燕麦含有一种称为 β- 葡聚糖的水溶性纤维，该纤维能够进入血管，并且吸收血液内的低密度胆固醇。燕麦不仅可以降低总胆固醇，还能选择性地降低低密度脂蛋白。燕麦虽具有保健的功效，但不宜当作额外补充的保健营养品来吃，否则会造成热量摄取过多，导致肥胖。

（十一）纳豆（natto）

纳豆是由黄豆通过纳豆菌发酵制成，具有黄豆的营养价值，富含维生素 K 及纳豆激酶，纳豆激酶可促使纤溶酶原，转变为具活性的纤溶酶，进而达到局部溶解血栓或血块的作用，可降低总胆固醇与低密度脂蛋白胆固醇。服用抗凝血剂的同时不建议服用纳豆或者相关食品，可能会造成血液无法凝固。若罹患消化性溃疡、痔疮或手术有伤口，可能会导致体内出血性疾病恶化。

第二节　心血管疾病营养治疗原则

一、促进心血管疾病健康的饮食

医学营养治疗的目标是控制血脂、血压、血糖和体重，在降低心血管疾病的危险因素的同时增加保护因素。促进心血管疾病健康的饮食治疗原则：维持能量平衡，保持健康体重；多吃水果和蔬菜，选择多种多样的食物；多吃全谷物食品，少吃精制谷物食品；选择健康蛋白质来源；选择液体植物油和不饱和脂肪酸；选择轻加工食品，避免过度加工食品；限制含糖饮料及食物的摄入；选择低钠盐或无钠盐食物；不饮酒或限制饮酒量。

（一）控制能量摄入与消耗的平衡，保持健康体重

美国心脏协会（American Heart Association，AHA）《2021 AHA 促进心血管健康膳食指南》提出，控制能量摄入与消耗的双向平衡，有助于保持健康体重。正常的体重指数（body mass index，BMI）为 18.5～23.9 kg/m^2，正常的男性腰围＜ 90 cm、女性腰围＜ 85 cm。《中国居民营养与慢性病状况报告（2020 年）》显示，目前我国超过 50% 的成人体重超重，甚至肥胖。肥胖是各种慢性疾病发生的基础，包括高血压、糖尿病、脑卒中、心肌梗死、冠心病、心力衰竭、阻塞性睡眠呼吸暂停等。健康的体重是防治心血管疾病及代谢性疾病的基础。控制体重需要控制饮食摄入的能量，同时要通过适量的运动来增加能量的消耗，实现能量的出入平衡。对于超重、肥胖者，运动消耗的能量要大于摄入的能量，通过科学的饮食结合适当的运动更容易达到健康体重。在自然衰老的进程中，随着年龄的增加，个体的能量需求量也会随之减少，更应适当减少能

量的摄入。

（二）增加水果和蔬菜的摄入，种类多样化

增加蔬菜和水果的摄入有利于降低心血管疾病的发生率和死亡率；种类多样化，可为人体提供更丰富的营养元素。中华预防医学会发布的《中国健康生活方式预防心血管代谢疾病指南》指出，成年人每日应摄入300～500 g新鲜蔬菜和200～350 g新鲜水果（而非果汁），尤其推荐食用深色的蔬菜和水果，如菠菜、西兰花、胡萝卜、葡萄、桑葚等。《中国居民膳食指南（2022）》建议，应基于平衡饮食模式的基本原则，每日尽可能摄入12种及以上不同种类的食物，每周25种以上。蔬菜水果摄入量每增加80 g/d，心血管疾病发病率下降12%。WHO推荐蔬菜水果摄入量达到每人每天400 g或以上，能有效保护心血管系统，降低心血管疾病的发生率及死亡率。

（三）选择全谷物食品，减少精加工食品的摄入

谷物是重要的膳食组成部分，是人体重要的能量来源，谷物富含多种营养素，包括各种膳食纤维、B族维生素以及矿物质等。日常尽可能选择全谷物食品，减少精加工食品的摄入。《中国居民膳食指南科学研究报告（2021）》建议，应当以谷物作为生活中的主要膳食。全谷物饮食能显著降低高胆固醇血症患者的总胆固醇水平，发挥心血管系统保护作用。在我国仅有1/5的成人全谷物摄入量达到50 g/d以上，且摄入的全谷物也仅限于小米和玉米，与推荐摄入量还相差甚远。全谷物在降低心血管疾病风险以及血糖转化等方面显著优于精制米面。《全谷物与健康的科学共识（2021）》建议应减少日常饮食中精制米面的占比，代之以全谷物并逐步提高其在膳食结构中的比例。

（四）注重蛋白质的来源

日常膳食的蛋白质主要分为动物蛋白和植物蛋白。动物蛋白主要来源于鱼、虾、畜肉和禽肉等。动物蛋白优先推荐鱼类、贝壳类海鲜以及低脂乳制品。当摄入畜肉或禽肉时，应当选择瘦肉，并且避免选择经过加工的肉类。加工肉类主要是指畜肉、禽肉、鱼虾，经盐腌制、烟熏、风干或经其他处理制成的香肠、肉干、罐头及肉酱汁等。加工肉类中饱和脂肪酸及胆固醇的含量更高，过量食用将会增加心血管疾病的发生风险。植物蛋白主要包括豆类、谷类和坚果类，如小麦、玉米、大米、大豆、豆角、扁豆、鹰嘴豆以及豌豆等。我国传统膳食结构以植物性食物为主，但随着经济条件的提高，动物蛋白摄入比例逐渐增高。这与心血管疾病的发生率增加具有一定的相关性。因此，注重蛋白质的来源，保证足够的植物蛋白比例，对心血管系统具有保护作用。

（五）选择液体植物油和不饱和脂肪酸

推荐使用豆油、玉米油、葵花籽油、核桃油、亚麻籽油、橄榄油、花生油以及坚果油。因这些植物油中富含磷脂、植物甾醇、维生素E、角鲨烯等多种生物活性物质。同时宜避免饮食中的反式脂肪酸，如椰子油、棕榈油、黄油、猪油以及部分氢化油，反式脂肪是心血管疾病的风险因素及致死因素，摄入过多会增加心血管疾病的发病率。

（六）尽可能选择轻加工食品，避免超加工食品

尽可能选择未加工或加工最少的食品，避免选择超加工食品。加工食品通常是在原料食品基础上添加了糖、油、盐以及其他添加剂。超加工食品在加工食品的基础上进一步添加了稳定剂、防腐剂、产品抗氧化剂等更多添加成分。此类添加成分通常都是高糖、高脂、高热量，且常具有较为复杂的工艺。食用超加工食品较多的人群，其心血管疾病和脑血管疾病的发病率分别增加了12%和13%，还会增加代谢性疾病以及肿瘤的患病风险。常见的超加工食品有面包、方便食品、快餐、糖果、甜点、咸味零食、炸鸡、炸鱼、加盐的蔬菜罐头、加糖的干果、苏打水以及含糖饮料等。

（七）尽量减少含糖饮食

糖的过多摄入会影响机体健康，导致超重、心血管疾病、代谢性疾病以及肿瘤的发生应减少含糖饮料和食品的摄入量。常见的添加糖类包括葡萄糖、蔗糖、玉米糖浆、蜂蜜、枫树糖浆、浓缩果汁以及其他的甜味剂。日常饮食中含糖量较多的如红

枣、甘蔗、蜂蜜、爆米花、果汁、果酱、加工的水果罐头、冰淇淋、烘焙甜食及糖制糕点等食物，应当限制摄入。有证据表明，限制添加糖和含糖饮料的摄入对于降低 2 型糖尿病、心血管疾病和体重超标的风险具有重要的意义。

（八）选择低盐或不加盐的食物

高盐饮食能导致高血压的发生并损害心血管系统。限制盐的摄入可能是一个挑战，因为盐无处不在，不仅存在于日常餐饮中也隐匿在各种加工食品中，但是很难采购到可接受的替代品。钠的含量通常在加工食品和在餐馆准备的食品中较高，因此要选择和准备少盐或无盐的食物，经常在家里做饭，阅读营养标签选择每份含钠量低于 140 mg 的产品，并使用盐以外的香料和配料来增加食物的味道。以低钠高钾盐替代钠盐，可以去除氯化钠的升血压作用，同时氯化钾还可能发挥钾离子依赖的降血压作用，达到预防或缓解高血压的作用。但是低钠高钾盐不适合有潜在高钾血症风险及肾功能异常的人群。

（九）尽量减少酒的摄入

乙醇所导致的心血管疾病风险与乙醇的摄入量、摄入方式、年龄以及性别相关。鉴于饮酒对健康的不确定性，不提倡通过适当的饮酒来保持心血管系统的健康。

二、心血管疾病的营养治疗

在慢性病的预防和控制中，营养健康宣教防治是一种科学且高效的措施。常见的心血管疾病包括高血压病、冠心病、心力衰竭、心律失常，不同的疾病在营养治疗的原则上有一定的区别。针对性地采取医学营养治疗对患者的预后有着积极的影响，有利于减少再入院和住院天数，提高患者生活质量。

（一）高血压病的营养治疗原则

（1）限制能量的平衡膳食，维持健康体重。

（2）提倡低盐膳食，严格控制钠盐，推荐食盐用量控制＜ 5 g/d。

（3）适当增加从自然食物中摄入的钾量：3.5～4.7 g/d。

（4）足量的钙和镁：推荐饮用牛奶、食用蔬菜和水果。

（5）限制饮酒：尽量少喝或不喝。

（二）冠心病的营养治疗原则

（1）严格控制饱和脂肪和肉类食品，适量控制精制碳水化合物食物，保证蔬菜水果摄入。

（2）中度限制钠盐：盐摄入不超过 6 g/d。

（3）不建议“适量饮酒”。

（4）少量多餐，避免过饱。

（5）忌烟和浓茶。

（三）急性心肌梗死营养治疗原则

1. 急性期 1～3 天的营养治疗原则

（1）给予流质或半流质饮食。

（2）禁止食用可能导致患者肠胀气的食物。

（3）禁止食用有强烈刺激性的食物。

（4）避免过冷或过热食物。

（5）少食多餐。

2. 稳定期的营养治疗原则

（1）限制脂类摄入：遵守低脂肪、低胆固醇、高多不饱和脂肪酸的饮食原则，伴有肥胖者应控制能量和碳水化合物摄入。

（2）注意维持血液钾、钠平衡：食用富含钾、镁的食物。

（四）心力衰竭营养治疗原则

（1）低脂膳食：建议每天从海鱼或者鱼油补充剂中摄入 1 g 脂肪酸。

（2）充足的优质蛋白质：应占总蛋白的 2/3 以上。

（3）摄入较多的膳食叶酸和维生素 B。

（4）根据电解质及水钠潴留情况，判断水、钠、钾、镁的摄入量。

（5）少食多餐，食物应以软、烂、细为主，易于消化。

（6）戒烟、戒酒。

（五）心律失常营养治疗原则

（1）限制能量的平衡膳食，维持健康体重。

（2）戒烟酒。

（3）避免饮浓茶、咖啡。

第三节 营养管理方案的制订

营养管理包括客观的营养评估、准确的营养诊断、科学的营养干预（包括营养教育）、全面的营养监测。营养管理的主要目的是帮助患者学会按膳食营养处方计划合理饮食、阅读食品营养标签、修改食谱、准备或采购健康的食物，以及外出就餐时合理饮食。通过提供营养管理，帮助患者改善膳食模式，形成合理膳食管理方案，养成健康的饮食习惯，从而降低患者发生心血管疾病的风险。

一、营养评估

（一）膳食调查

膳食调查即通过膳食回顾法、食物日记、食物频率问卷、记账法或称重法评估患者每日摄入食物的种类、数量、各营养素摄入量以及饮食习惯。

1. 膳食回顾法

通过询问的方法，帮助患者回顾和描述 24 h 内（24 h 一般是指从最后一餐吃东西开始向前推 24 h）食物量，通常用家用量具、食物模型或等比的食物图谱进行估计。评价患者摄入的所有食物（包括饮料、不包括调味品）的数量和种类，包括在家内及在外用餐的种类及数量，以及零食量，对其食物摄入量进行计算和评价。

2. 食物日记

通过食物日记来记录每日饮食的热量，帮助患者了解自己近来的饮食习惯，每日膳食总能量，并据此制订科学的饮食计划。

3. 食物频率问卷评估

食物频率法 / 食物频数法是估计患者在指定的一段时期内吃某些食物频率的一种方法。这些食物类型指在各种食物都比较充裕的条件下，以问卷形式进行膳食调查，以调查个体经常性的食物摄入种类，经常在膳食与健康关系的流行病学研究调查中使用。根据每日、每周、每月甚至每年所食各种食物的次数或食物的种类来评价膳食营养状况。

4. 记账法

记账法一般适用于有详细账目的膳食调查。对于大部分以购买食物为主的居民而言，购物小票和（或）网购记录可以作为账目进行膳食调查。居民可以保留一定时间的账目，根据家中常住人口的数量，分析个体摄入食物的种类和量，也可以按照食物成分表计算出食物的能量和营养素含量，判断摄入食物的种类、量、能量、营养素是否满足合理膳食的要求。

5. 称重法

称重法是一种比较精确的膳食调查方法，对每一种食材或熟食进行称量，计算食物的热量，对照食物成分量表计算食物能量和营养素的摄入量。此方法工作量大，对饮食要求严格的患者（糖尿病、高脂血症）推荐使用此种方法。

（二）WHO STEPS（Steps Core Dietary Articles）核心膳食条目评估

通过 WHO STEPS 核心膳食条目评估患者果蔬、全谷类和鱼类的摄入量，在外就餐情况等饮食习惯和行为方式，身体活动水平和运动功能状态。内容包括但不限于：①询问饮食习惯和喜好；②每日吃几餐（包括加餐）；③主食摄入量；④蔬菜、水果摄入情况；⑤肉、蛋、奶制品（全脂或脱脂）摄入情况；⑥烹调油脂、坚果类摄入情况；⑦家庭调味品（食盐、酱油、鸡精、味精、腌制品等的摄入情况）；⑧外出进餐的频率；⑨饮酒的习惯，计算每日酒精摄入量（不可忽略的能量摄入）；⑩身体活动情况，目前身体活动水平在什么阶段。

（三）营养状况指标与评价

1. 体格测量

测量患者身高、体重、腰围等，计算患者理想体重、BMI、腰臀比等。

（1）计算理想体重（body weight，BW）：理想体重（kg）＝身高（cm）－105。

（2）BMI 测量：测定患者的体重和身高用于计算 BMI，BMI ＝体重 / 身高 ^{2}。BMI ＜ 18.5 kg/m^2 为营养不足；18.5 kg/m^2 ≤ BMI ＜ 24.0 kg/m^2 为正常；

24.0 kg/m^2 ≤ BMI < 28.0 kg/m^2 为超重；BMI ≥ 28.0 kg/m^2 为肥胖。

（3）腰围：腰围目标值为男性腰围≤ 90 cm、女性腰围≤ 85 cm（中国指南推荐）。腰围每增加 5 cm，男性及女性的全因死亡风险可分别增加 7% 和 9%。若男性腰围> 100 cm，女性腰围> 90 cm，发生糖尿病、心血管疾病的风险增加。

（4）腰臀比（waist hip rate，WHR）：腰臀围比例是人体脂肪分布的指标，过多脂肪聚积于腰间与患者慢性疾病（如心脏病、糖尿病等）有关。正常比值：男性≤ 1.0；女性≤ 0.8。若男性> 0.9，女性> 0.85，心血管疾病、糖尿病等慢性疾病的患病风险更高。

2. 生化指标

生化指标主要监测甘油三酯 TG、血清总胆固醇 TC、胆固醇 CHO、低密度脂蛋白 LDL-C、血糖 GLU、白蛋白 ALB 和血红蛋白 HGB。

（1）血脂异常：TC ≥ 6.2 mmol/L 或 LDL-C ≥ 4.1 mmol/L 或 HDL-C < 1.0 mmol/L，是心血管疾病危险因素。高胆固醇血症是心肌梗死后的高危因素，有研究显示 LDL-C 每降低 1 mmol/L，可以使心血管事件降低 21%。

（2）糖耐量受损：餐后 2 h 血糖 GLU > 7.8 mmol/L 和（或）空腹血糖异常 GLU 6.1～6.9 mmol/L。

（3）生物化学指标：营养不良判断标准为白蛋白< 35 g/L 或血红蛋白< 130 g/L 或前白蛋白< 200 mg/L。

（四）评估患者对营养知识的了解程度

评估患者对营养知识的了解程度，纠正其错误的营养认知，可以提高患者对心血管保护性饮食的依从性。

1. 评估心脏康复患者营养知识

评估患者是否了解心血管疾病患者的治疗饮食如低盐低脂饮食；是否了解对心脏具有保护作用的食物种类；健康的饮食习惯及饮食结构有哪些；是否会识别食品营养标识等。

2. 常见错误营养认知

（1）碳水化合物摄入越少越好：目前有很多人对碳水化合物比较抵触，进而减少谷物的摄入，认为碳水化合物没有营养，会导致肥胖。柳叶刀 2018 年、2019 年发表的研究结果表明碳水化合物能量供比 50%～60% 是最好的平衡，如果超过 70% 或者低于 40% 会增加死亡风险，呈现 U 形的关系，这表明碳水化合物过高过低都对健康不利。因此，摄入适量的谷物，满足人体对碳水化合物的需求量，以维持身体的健康。

（2）摄入脂肪会损害健康：摄入过多脂肪的确会增加人体发生肥胖和心血管疾病的风险，所以很多心血管疾病患者每天的脂肪摄入很少。但是，适量的脂肪摄入是机体所必需的，重要的是限制脂肪的摄入量和选择有益的脂肪摄入种类。在日常饮食中，脂肪的供能比小于总能量的 30%，同时拥有合理的脂肪酸比例非常关键。脂肪酸中单不饱和脂肪酸和多不饱和脂肪酸对降低胆固醇、维护心脏健康有益，可以适量摄入。这两种脂肪酸多来源于橄榄油、葵花籽油、坚果、深海鱼油等。而饱和脂肪酸主要来自肥肉和动物油中，反式脂肪酸多藏身于加工食品中，这两种脂肪酸对心脏康复不利，应尽量少食或忌食。

（3）吃糖升高血糖，增加体重：很多患者认为糖就是甜的食物，只有吃甜味的食物，才会导致血糖升高。糖在营养学上称为碳水化合物，是人体必需的营养素，既包括了常见的水果糖、饮料、甜点中所含的葡萄糖、果糖、蔗糖等简单糖类，也包括了米、面等主食中所含的多糖，也就是淀粉。因此，控糖不仅是少吃甜味食品，还要控制日常主食的摄入量，同时也不能忽视加工食品中糖的存在。

（4）鸡蛋黄不能吃，升高胆固醇：很多患者不吃鸡蛋黄，认为蛋黄中胆固醇含量高，增加心血管疾病风险。但是，胆固醇是人体必需的营养素之一，它是合成细胞膜、胆酸、维生素 D 的重要原料。鸡蛋黄富含卵磷脂，对神经系统有益，而人体血液中的胆固醇，有 1/4 是经口摄入的，3/4 是肝合成的。大多数健康人天生就有维持血液胆固醇稳定的机制，这部分人群每天吃一个鸡蛋黄没有问题；15%～25% 的人对膳食胆固醇非常敏感，这部分人群以及患有高脂血症的人群需要限制胆固醇的摄入量，可以每天吃半个蛋黄或者隔天吃一个蛋黄。

（5）喝果汁等于吃水果：水果中含有丰富的

维生素、矿物质、膳食纤维和植物化学物。膳食纤维有助于润肠通便，将水果制作成果汁的过程中会丢失大量的膳食纤维，影响了水果的营养价值。制作果汁的过程中，水果细胞与空气中的氧气接触会导致维生素的丢失。同时部分水果制作成果汁后酸味比较明显，通常会加入糖来提升口感，导致外源性糖的摄入增加，因此，果汁不能代替水果。果汁饮料中果汁的含量少，主要是水和糖，因此，果汁饮料更不能作为水果的替代品和常用饮品。

（6）越贵的食物越好：很多人在选购食品时，认为越贵的食物越好，提供的营养物质越多，也就越健康，实则不然。例如鸡蛋和鲍鱼都是富含优质蛋白的食物，从食物成分表中看，一枚鸡蛋和一只鲍鱼的蛋白质含量差不多，主要营养成分没有太大区别。因此，在选购食物时根据自己的经济情况、饮食习惯选择合适的食物即可，不能以价格判断食物的营养价值。

（7）健康食物多吃，不健康食物不吃：土豆做成薯条后是不健康食品，做成土豆泥后是健康食品，同一种食材有好坏吗？加工方式或食物搭配对食材的健康程度影响更大。健康的烹饪、加工方式，合理的用量，对身体健康的影响程度可能大于食材本身。其实每一种食物都含有人体所需的营养素，即使被认为是健康的食物也不能过量食用，适量可能更为重要。

（8）需要量多的营养素重要，需要量少的营养素可以不管：人体需要40多种营养素，包括需要量多的宏量营养素，如蛋白质、脂肪、碳水化合物等和需要量少的微量营养素，如维生素、矿物质等。每一种营养素都在人体内发挥着重要的不可替代的生理功能，并不是我们需要量多的就重要，需要量少的就不重要。因此，我们要平衡膳食、合理搭配，从而保证各种营养素的摄入。

二、科学计算及热量分配

（一）营养素的热量分配

机体为了维持生存、生长发育、身体活动和健康，需要以食物的形式摄入必需的营养素。人体所需要的营养素有碳水化合物、脂类、蛋白质、矿物质、维生素、水和膳食纤维。碳水化合物、蛋白质和脂类主要作用是为满足人体需要提供能量，在膳食中所占比重大，称为“宏量营养素”；矿物质和维生素因需要量相对较少，在膳食中占比重小，称为“微量营养素”。

1. 碳水化合物

碳水化合物是人体主要的能量来源。中国营养学会根据目前我国居民膳食碳水化合物的实际摄入量和国际粮农组织、世界卫生组织的建议，我国居民膳食碳水化合物的参考摄入量占总能量的50%～65%。每克碳水化合物可产生4 kcal能量。

2. 脂类

人体在正常情况下所消耗能量的40%～50%来自体内的脂肪，其中包括从食物中摄取碳水化合物所转化的脂肪。中国营养学会参考不同人群脂肪推荐摄入量，结合我国居民膳食结构的特点，建议我国成人膳食脂肪摄入量占总能量的20%～30%。每克脂肪可产生9 kcal能量。

3. 蛋白质

《中国居民膳食营养素参考摄入量（2013版）》指出：成人按每天0.8～1.0 g/kg的标准摄入蛋白质即可维持身体的正常功能。成年人蛋白质每日推荐摄入量为男性65 g/d，女性为55 g/d。每克蛋白质可产生4 kcal能量。某些特殊情况下，人体所需能源物质功能不足，如长期不能进食或能量消耗过多时，需要增加蛋白质摄入量，维持必要的生理功能。

4. 维生素和矿物质

维生素和矿物质在膳食中所占比重小。根据《中国居民膳食营养素参考摄入量（2013版）》，参考维生素及矿物质的每日膳食推荐量（表5-3-1、表5-3-2）。

（二）科学计算膳食及热量

根据心血管疾病营养治疗膳食要素目标，制作了心血管疾病营养治疗膳食要素目标摄入量表（表5-3-3）。

根据患者营养评估及推荐建议，计算患者每日饮食标准摄入量及实际摄入量、各宏量营养素标准摄入量及实际摄入量，可推荐患者选择适合操作的热量计算小程序或APP等，帮助患者准确计算热量。

表 5-3-1　维生素的每日膳食推荐量

年龄（岁）	维生素 A/μg	维生素 D/μg	维生素 E/mg	维生素 B_1/mg	维生素 B_2/mg		维生素 B_6/mg		维生素 B_{12}/μg		维生素 C/mg
	男	女			男	女	男	女			
18～	800	700	10	14	1.4	1.2	1.4	1.2	1.4	2.4	100
50～	800	700	10	14	1.4	1.2	1.4	1.2	1.6	2.4	100
65～	800	700	15	14	1.4	1.2	1.4	1.2	1.6	2.4	100
80～	800	700	15	14	1.4	1.2	1.4	1.2	1.6	2.4	100

注：引自《中国居民膳食营养素参考摄入量（2013 版）》。

表 5-3-2　矿物质的每日膳食推荐量

年龄（岁）	钙 Ca mg	钾 K mg	镁 Mg mg	铁 Fe mg		碘 I μg	锌 Zn mg		硒 Se μg
				男	女		男	女	
18～	800	2000	330	20	18	120	12.5	7.5	60
50～	1000	2000	330	12	120	12.5	7.5	60	
65～	1000	2000	320	12	120	12.5	7.5	60	
80～	1000	2000	310	12	120	12.5	7.5	60	

注：引自《中国居民膳食营养素参考摄入量（2013 版）》。

表 5-3-3　心血管疾病营养治疗膳食要素目标摄入量表

膳食要素	目标摄入量
脂肪总量[a]	总能量的 15%～30%
饱和脂肪酸	＜总能量的 10%
多不饱和脂肪酸	总能量的 6%～10%
ω-6 脂肪酸	总能量的 5%～8%
ω-3 脂肪酸	总能量的 1%～2%
反式脂肪酸	0 或＜总能量的 1%
单不饱和脂肪酸	总能量的 10%～20%
碳水化合物	总能量的 55%～70%
添加糖[b]	＜总能量的 10%
蛋白质	总能量的 10%～15%
胆固醇	30 mg/d
氯化钠（钠）	＜ 6 g/d（＜ 2 g/d）
蔬菜和水果	＞ 400 g/d
膳食纤维	25～30 g/d（来自食物）
可溶性膳食纤维	＞ 20 g/d（来自食物）
身体活动	每周≥ 150 min，中等强度运动

注：[a]计算方法：脂肪总量－（饱和脂肪酸＋多不饱和脂肪酸＋反式脂肪酸）；[b]指额外加入食品中的单糖和双糖、蜂蜜、糖浆、果汁中的天然糖分；引自《心血管疾病营养处方专家共识》。

使用计算公式如下：

（1）计算标准体重（kg）＝身高（cm）－ 105。

（2）计算每天能量摄入量：

总能量（kcal）＝体重（kg）×（20～25）kcal/kg；

蛋白质（g）＝总热量 K×（15～20）%÷4

脂肪（g）＝总热量 K×（25～30）%÷9

碳水化合物（g）＝总热量 K×（50～60）%÷4。

三、饮食选择与搭配

食物对于人们来说是维持正常生理功能的物质基础，也是人们感受快乐的源泉。正所谓“民以食为天”，这足以体现饮食对于人们的重要性。人们在进行食物的选择时，在保证健康的前提下，要考虑饮食文化和饮食预算，同时要重视实用性。

（一）学习《中国居民膳食指南（2022）》

饮食习惯的改变是一个循序渐进的过程。对于中国心血管疾病患者而言，首先指导患者按照《中国居民膳食指南（2022 年）》提出的中国居民平衡膳食宝塔（图 5-3-1）进行饮食的选择和搭配。

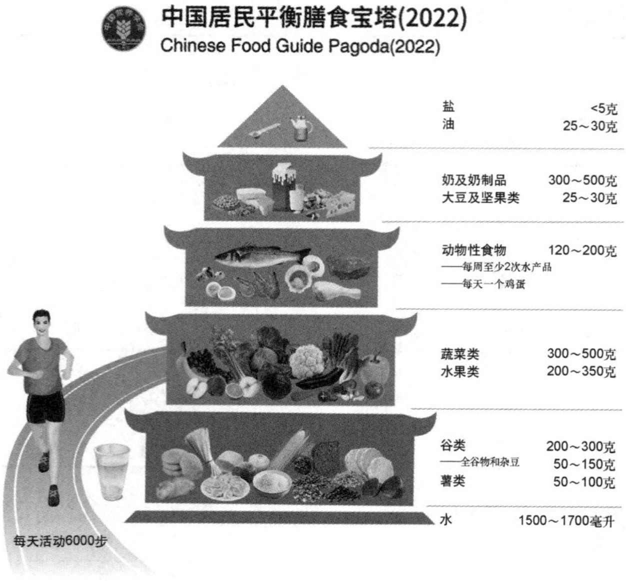

图 5-3-1 中国居民平衡膳食宝塔图（2022）（引自《中国居民膳食指南（2022）》）

1.《中国居民膳食指南（2022）》的膳食准则

中国居民膳食“八大准则”：①食物多样、合理搭配；②吃动平衡、健康体重；③多吃蔬果、奶类、全谷、大豆；④适量吃鱼、禽、蛋、瘦肉；⑤少盐少油，控糖限酒；⑥规律进餐，足量饮水；⑦会烹会选，会看标签；⑧公筷分餐，杜绝浪费。

2. 正确认识《中国居民膳食指南（2022）》中的各种食物

人们获取的食物种类日益增多，由于食物本身的地域不同，对营养知识认知不足，导致人们不能正确识别食物的种类，影响人们对食物的合理选择和搭配。

（1）谷类：是膳食能量的主要来源，也是多种微量营养素和膳食纤维的良好来源。谷类包含全谷物和精制谷物，全谷物主要包括稻米、小麦、玉米、大麦、燕麦、黑麦、黑米、高粱、青稞、黄米、小米、粟米、荞麦、薏米等及其制品如米饭、馒头、烙饼、面包、饼干、麦片等；精制谷物包括白米、白面等。谷物经过正确的加工，保留天然谷物的胚乳、胚芽和麸皮，是全谷物食物，但是如果经过精细加工，可能就属于精制谷物。

（2）薯类：是碳水化合物的主要来源，可替代部分主食，常见的薯类包括甘薯（红薯、紫薯、白薯）、马铃薯（土豆、洋芋）、木薯（树薯）、豆薯（凉薯、地萝卜），它们都有个“薯”字所以很好辨认。还有魔芋（蒟蒻）、芋头、山药、雪莲果等，虽然名字里没有“薯”字，但它们都是薯类家族的成员。

（3）豆类：包括大豆类和杂豆类，豆类和杂豆类不能互相代替。大豆类在膳食宝塔第 4 层，脂肪、蛋白质含量高，主要提供的是蛋白质和钙，包括黄豆、青豆、黑豆，也可以以其他的形式呈现如北豆腐、南豆腐、豆浆、豆腐干、内酯豆腐、豆腐丝、素鸡等。杂豆类在膳食宝塔第 1 层，主要提供的是碳水化合物，是除了大豆之外的红豆、绿豆、花豆、芸豆、豌豆、蚕豆等，五颜六色的豆类，淀粉含量高，适合煮粥或者做面食用。

（4）蔬菜：是平衡膳食的重要组成部分，是维生素、矿物质、膳食纤维和植物化合物的重要来源，根据蔬菜的颜色分为绿色、红色、橙黄色、紫黑色和白色蔬菜，其中绿色、红色、橙黄色、紫黑色蔬菜属于深色蔬菜，具有营养优势。尽量做到一天中每种颜色的蔬菜都能摄入，保证人体所需的微量营养素摄入合理，具体的常见深色蔬菜种类见下表（表 5-3-4）。

表 5-3-4 常见蔬菜颜色与蔬菜种类对应表

蔬菜颜色	蔬菜种类
绿色	菠菜、生菜、茼蒿、小白菜、空心菜、油菜、油麦菜、豌豆苗、韭菜、青椒、蒜苗、香菜、西兰花、萝卜缨、芹菜叶、莴苣叶
红色	西红柿、红甜菜、红辣椒
橙黄色	彩椒、南瓜、胡萝卜
紫黑色	紫菜、紫甘蓝、红苋菜、红菜苔
白色	冬瓜、山药、莲藕、白菜花、白萝卜

（5）水果：水果中的主要成分是水、碳水化合物、维生素和矿物质。大多数水果中的含水量都可高达 85%～90%，还富含葡萄糖、蔗糖及果糖等，是我们补充能量的来源之一，也是水果甘甜多汁的主要原因。水果的种类很多，健康人群可以根据季节、爱好进行选择。血糖高的患者根据水果的血糖生成指数（glycemic index，GI）进行选择，一般认为 GI 大于 70 的水果对血糖影响大，这类

水果控糖者应尽量避免或严格限制食用，比如西瓜、菠萝和芒果等；GI 小于 55 的可以较为安心地食用。大部分水果的 GI 都小于 55，因此，血糖高的患者可选择的水果种类较多，最好在血糖相对稳定的两餐之间少量食用。

（6）动物性食物：提供人体每日所需的优质蛋白、脂肪和脂溶性维生素，由于其脂肪和能量较高，因此需要控制分量。动物性食物包括禽肉（鸡肉、鸭肉）、牛羊肉、猪肉和蛋类、水产品。优先选择鱼类，蛋类吃全蛋，少吃肥肉、烟熏和腌制食物。

（7）奶制品：富含钙、优质蛋白和维生素，奶制品包括鲜牛（羊）奶、纯牛奶、酸奶、奶粉、奶酪等，调制乳、复原乳和含乳饮料不推荐作为奶制品饮用。

（8）坚果：是指由坚硬的果皮和种子组成的果实。食用部分多为坚硬果核内的种仁或胚乳，是植物的精华部分。坚果按照原料来源可分为树坚果类和果实种子类。树坚果类是具有坚硬外壳的木本植物的籽粒，如核桃、巴旦木、腰果仁、榛子、山核桃、松子、板栗等；果实种子类是指瓜、果、蔬菜、油料等植物的籽粒，包括葵花籽、花生、莲子等。

（9）食用油：是中国餐桌必不可少的元素，是很多美食的灵魂，摄入的主要是脂肪酸和微量营养素，主要包括大豆油、菜籽油、棕榈油、花生油、稻米油、茶籽油、亚麻籽油、玉米油和橄榄油，其中橄榄油、茶籽油、亚麻籽油有助于降低心血管疾病的风险。

（10）水：是生命之源，没有水就没有一切。目前市面上有不同类型的水，根据水中营养素含量的不同，分为纯净水、矿物质水、矿泉水、天然水、苏打水、弱碱性水等，但是由于水中营养素含量少，对人体来说影响甚微，因此可以根据自己的爱好选择饮用水，但是要注意饮水量和饮水时机。

3. 合理地选择食物的种类和量

人体所需要的营养物质需要保持平衡，因此要合理选择每种食物的种类和量，满足人体对营养的需求。根据《中国居民膳食指南（2022）》制订了主要摄入食物种类频次重量表（表 5-3-5）。

表 5-3-5　主要摄入食物种类频次重量表

食物	平均每天摄入种类（种）	每周至少摄入种类（种）	每天摄入的重量（g）
全谷物、杂豆类、薯类	3	5	200～300
蔬菜	3	7	300
水果	1	3	200～350
鱼、禽、蛋、瘦肉	3	5	120～200
奶、大豆	2	5	300（ml）
坚果	1	5	10
水			1500～1700（ml）

4. 健康饮食的技巧

饮食不仅要健康，还要满足味蕾，既不能单纯为了健康忽略味道的重要性，也不能只重视味道不考虑饮食的健康。让饮食既健康又能兼顾美味需要一些技巧。

（1）选择新鲜、多样的食材，尽可能少量购买，若一次采购过多可按照食品存储要求进行小包装放置。

（2）学会运用简单的方式定量食物，例如“一拳头”为 1 份馒头（80 g）、1 份米饭（110 g），“双手一捧”为 1 份蔬菜（100 g），“单手一捧”为 1 份坚果。

（3）选择合适的烹饪方式，增加蒸、煮、炖、焖和凉拌菜的比例。

（4）全谷杂粮食物可以提前放置在冰箱浸泡一晚，搭配白米选择杂粮饭或杂粮粥模式进行烹调，全谷杂粮搭配的用量可以逐渐增加。做面食时尽量选择全麦粉，或者在面粉里混合一些其他杂粮粉，从少到多，让家人逐渐适应。

（5）经常蒸煮山药、红薯、紫薯、南瓜、土豆等替代部分白米饭。

（6）对于蔬菜而言，要注意先洗后切，开汤下菜，急火快炒，炒好即食，也可以用加少量油的水代替大量油进行炒菜。

（7）豆制品可以根据自己的喜好进行搭配食用，既变换了口味，又能满足营养的需求。

（8）使用带刻度的油壶，有助于人们掌握用油量。烹调油可以经常更换种类，植物油和动物油交替，使用喷油壶和不粘锅、烤箱、电饼铛等烹调器具，可以减少用油量，满足人们对烹饪和健康的需求。

（9）做凉菜时不要提前加盐腌制，炒菜时起锅前再放盐，少喝咸味的汤，少吃咸味菜，少用沙拉酱及“下饭酱料”，放盐时采用计量盐勺，减少盐的摄入。

（10）增加天然香料葱、姜、蒜、胡椒、花椒的比例，减少调味品的用量，既能保留食物本身的美味，还能减少盐的摄入。

5. 会看食物标签

食物标签有助于居民找到符合自己需求的食品，根据食品标签购买营养健康的食物。

（1）看食物标签的食品名称：很多食品名称很易混淆，甚至同音不同字，不同名称的食品，品质可能相差甚远。

（2）看配料表：配料表提供了食品原料、食品辅料、食品添加剂等信息，而且按照用量从高到低的顺序进行排列。看配料表有助于确认看到的食品名称和实际食品是否相符。

（3）看营养标签：营养成分表说明的是 100 g（或 100 ml）食品中能量、脂肪、蛋白质、碳水化合物和钠的含量。根据食品的重量计算出该食品营养素的含量。营养标签里的营养素参考值（nutrient reference value，NRV），是营养素占一个人一天对该营养素需求的百分比，但是要注意这里的“人”是体重 60 kg，每天需要 2000 kcal 能量的标准人，居民需要根据自己的实际能量需求进行换算。

（4）看生产日期和保质期：提示了食品新鲜度和食物储存期限等信息，针对食品储存期限，还要参考食品储存的条件，比如温度、湿度等进行判断。

（二）根据疾病及高危因素针对性建议

1. 针对心血管疾病患者危险因素（如血脂异常、糖耐量异常等）

（1）摄入足量新鲜蔬菜（400～500 g/d）和水果（200～400 g/d）：包括绿叶菜、十字花科蔬菜、豆类、水果。

（2）低脂肪、低饱和脂肪膳食：尽量减少摄入肥肉、肉类食品和奶油，不用椰子油和棕榈油。

（3）减少反式脂肪酸的摄入：少吃含有人造黄油的糕点、含有起酥油的饼干和油炸油煎食品。

（4）摄入充足的多不饱和脂肪酸：适量食用植物油，每人每天 25 g，每周食用鱼类＞2 次，每次 150～200 g。不主张盲目补充鱼油制剂。

（5）摄入适量的单不饱和脂肪酸：适量选择富含油酸的茶油、玉米油、橄榄油、米糠油等烹调用油。

（6）低胆固醇：限制富含胆固醇的动物性食物，如肥肉、动物内脏、鱼子、鱿鱼、墨鱼、蛋黄等。

2. 针对心血管疾病（高血压）

（1）多食全麦食物：选择糙米、五谷饭、杂粮面、麦片粥或全麦面包来代替我们日常吃的白米饭和白面包。每日摄入多种谷类、豆类、根茎类食物，并尽量多选用粗加工的谷类。

（2）多果蔬：每日蔬菜水果量应为 400～600 g。①将菜入饭，做成菜饭；②蔬菜炒肉：肉的量减半，蔬菜量翻倍；③建议餐餐有蔬菜，如果早餐无蔬菜，午餐或晚餐加倍摄入；④每餐后可以加个水果；⑤做全食物蔬果汁。

（3）控制红肉的摄入量：每日应限制在 80～100 g，多选用鱼、禽、蛋代替红肉，每周至少 1 次鱼肉、1 次鸡肉、1～2 次豆制品、1～2 次海产品。

（4）控制脂肪的摄入：禽肉和瘦肉去皮之后烹饪。限制脂肪含量高的动物性脂肪的食物，选择植物油，特别是不饱和脂肪酸含量高、氧化程度低的油脂，少用肥肉和荤油及含胆固醇高的动物内脏、鱼子等。

（5）选低脂、脱脂乳制品：酸奶、牛奶和奶酪，可每日饮 250～500 ml 牛奶。

对于心血管疾病患者而言，总体的饮食原则是：鼓励大量摄入蔬菜、水果、全谷物、植物性蛋白质（豆类和豆制品）、低脂乳制品、瘦肉蛋白和适量的液体油；限制饱和脂肪、反式脂肪、胆固醇、添加糖和钠含量较高的食物来源。

四、营养管理方案

营养管理主要是通过对患者进行行为干预促使患者形成健康的膳食习惯。首先是评估患者目前饮食存在的问题；其次是让患者及家人认识到健康饮食的重要性，鼓励患者积极参与健康膳食计划，最后是动态了解膳食计划的实施进展，针对性地给予改进意见并追踪。

（一）膳食营养处方制订步骤

1. 评价（assessment）

对患者日常膳食方式和食物摄入情况进行评价。通过膳食回顾法或食物频率问卷，评估患者营养问题和诊断，了解、评估患者每日摄入的总能量、总脂肪、饱和脂肪、钠盐和其他营养素摄入水平。

2. 询问（ask）

通过询问进一步了解患者的想法和理念；了解改变患者不良生活方式的障碍；了解患者身体活动水平和运动功能状态以及体格测量和相关生化指标。

3. 劝告（advice）

对患者进行指导，鼓励其从现在做起，循序渐进，逐渐改变不良生活方式。根据营养处方和个人饮食习惯，制订食谱，指导患者进行健康膳食选择，纠正患者不良的饮食行为。

4. 随访（arrangement）

为了提高患者的依从性，要定期随访，巩固已获得的成果，并设定下一目标，使患者及其家庭成员关注自己的膳食目标，并知道如何完成营养膳食目标；了解常见食物中盐、脂肪、胆固醇和能量含量和各类食物营养价值及其特点，食品营养标签应用以及科学运动等。

（二）冠心病患者营养处方制订示例

王先生，46 岁，身高 172 cm，体重 85 kg，BMI 28.7 kg/m^2，劳动强度中度体力，既往冠心病及高脂血症病史。生活不规律，睡眠较差。尚未发现明显的心脑血管疾病及肾并发症。患者食物日记见表 5-3-6。

表 5-3-6　患者食物日记

时间	食物	份	备注
早餐	无		无任何不舒服症状
中餐 11:00—11:30	红烧肉 200 g、白菜炒肉 200 g、馒头 200 g、大米粥 300 g	1	感觉还不错
晚餐	不吃		工作繁忙忘记吃饭
夜宵 20:00—22:00	泡面 100 g、可乐 500 ml	1	感觉良好

1. 评估患者存在的饮食问题

（1）肥胖：BMI 28.7 kg/m^2，营养评价为肥胖。

（2）饮食结构：高热量、高脂肪、高盐、低蛋白、低碳水化合物饮食。

（3）饮食习惯：进食不规律、进食过晚、水果蔬菜太少等。

2. 制订膳食营养处方

（1）计算标准体重：身高（cm）－105。身高 172 cm 标准体重为 172－105 ＝ 67 kg，实际体重为 85 kg，超出标准体重 30%，属肥胖。

（2）计算每天能量的摄入量：每天能量摄入量评估：理想体重＝ 172－105 ＝ 67 kg。患者男性，中等强度体力劳动，总能量按每天 25～30 kcal/kg 体重计算。患者实际摄入量与标准摄入量对比见表 5-3-7。

蛋白质（g）＝总热量（kcal）×（15～20）%÷4

脂肪（g）＝总热量（kcal）×（25～30）%÷9

碳水化合物（g）＝总热量（kcal）×（50～60）%÷4。

表 5-3-7　患者实际摄入量及标准摄入量对比

	总能量 /kcal	脂肪 /g	蛋白质 /g	碳水化合物 /g
实际摄入量	2440	134.2	49.5	196.1
标准摄入量	1675～2010	47～67	63～101	209～302

（3）制订膳食处方：①主食（粮谷类）为 225～250 g/d（生重），其中粗杂粮 50 g 左右；②蔬菜 500 g/d（叶菜和瓜类为主）；③水果 200 g/d 左右（低含糖量水果为宜）；④肉类 50 g/d（瘦肉、鸡鸭类为主，减少畜肉类）、鱼虾 75 g/d（海鱼为佳）、蛋类 3～4 个 / 周、牛奶 250 ml/d、豆类及豆制品适量（25～30 g/d，相当于豆腐 100～150 g 或豆腐干 50～60 g 或豆浆 500～600 g）；⑤烹调用植物油 20～25 g/d；⑥食盐＜ 5 g/d。

3. 生活方式指导

（1）合理控制总热能，逐渐降低至理想体重范围。

（2）平衡饮食，每天要吃谷薯、蔬菜、水果、豆类、奶类、蛋、瘦肉鱼虾、油脂等八类食物；多吃水果和蔬菜；多吃全麦食物。

（3）控制脂肪和胆固醇的摄入，如肥肉、动物内脏、蛋黄等（患者表示可执行“午餐一肉两青菜”）；使用更健康的油，如橄榄油、菜籽油、玉米油等，作为主要厨房用油。

（4）选用优质蛋白质，如牛奶、蛋清、瘦肉、鱼虾、豆制品等，多吃鸡肉、鱼肉和豆类，少吃红肉；少吃甜食及含糖饮料。

（5）保证丰富的维生素、矿物质和充足的膳食纤维的摄入，如燕麦、玉米、魔芋、蔬果等。

（6）饮食宜清淡，减少食盐的摄入，每日 5 g 以下（或酱油 20 ml）。

（7）规律一日三餐，避免夜宵（患者表示可执行：一定吃早餐）。

（8）进餐定时、定量，少量多餐，细嚼慢咽，七八分饱。

（9）多饮水，每天应在 2500～3000 ml 或以上。

（10）多采取蒸煮拌炖氽等烹调方式，少吃煎炸类食物。

（11）适当选用保护性食品，如木耳、香菇、洋葱、大蒜等。

（12）阅读食品标签，帮助患者选择更健康的食物。

4. 注意事项

将行为改变模式与贯彻既定膳食方案结合起来。膳食指导和生活方式调整应根据个体的实际情况考虑可行性，针对不同危险因素进行排序，循序渐进，逐步改善。

五、营养饮食依从性及随访管理

（一）营养饮食依从性

1. 营养饮食依从性对健康的重要意义

营养治疗是确保患者获得最佳营养、体力及社会功能，并促进身体健康和疾病康复的方法。饮食依从性是指患者遵守医务人员或营养专家的营养治疗建议的表现。在心血管疾病保护性饮食的研究中，饮食处方依从性差是患者频繁住院的主要原因。饮食处方依从性高的心血管疾病患者可通过营养治疗减少其罹患心血管疾病的风险，减少不健康饮食相关的危险因素（如高脂肪、高糖、高胆固醇）等。因此，提高患者营养饮食的依从性，可减少其心血管疾病发生发展的风险。

2. 如何评价营养饮食依从性

营养饮食依从性可以通过访谈形式或问卷调查进行评估。常用的有饮食遵医行为调查问卷（表 5-3-8）及心血管疾病患者饮食依从性量表（表 5-3-9）。

表 5-3-8 饮食遵医行为调查问卷

项目	条目	是	否
饮食相关知识问卷	1. 了解不良饮食结构与心血管疾病有关		
	2. 了解心血管疾病患者应清淡饮食		
	3. 了解高血压、糖尿病、血脂异常是心血管疾病的高危因素		
	4. 知道理想体重的简单计算公式：身高（cm）－105		
	5. 心血管疾病患者应严格控制酒精的摄入		
	6. 心血管疾病患者应用药物的同时仍需控制饮食		
饮食依从性问卷	1. 您是否接受了医护人员的饮食指导		
	2. 您是否了解心血管疾病的饮食要求		
	3. 您是否能够按照指导要求选择食物		
	4. 您是否能够按照指导要求选择烹饪方式		
	5. 您是否能够按照指导要求减少相应调味品的摄入		
	6. 您是否能够按照指导要求严格掌握调味品的用量		
饮食不依从原因问卷	1. 我不认为饮食对预防心血管疾病或推迟疾病进展有作用		
	2. 我认为饮食对心血管疾病的影响不大		
	3. 家庭其他成员不能配合我的饮食调理		
	4. 我总是控制不住自己，想要多吃东西		
	5. 我对心血管疾病的治疗饮食知识缺乏兴趣		
	6. 我对低盐低脂的标准无法进行具体的量化		

注：计分原则：“饮食相关知识问卷”共 6 个条目，选“是”计 1 分，“否”计 0 分，总分 4 分及以上为掌握；“饮食依从性问卷”共 6 个条目，选“是”计 1 分，“否”计 0 分，总分 4 分及以上为依从性好；“饮食不依从原因问卷”共 6 个条目，可复选，不计分。

表 5-3-9　心血管疾病患者饮食依从性量表

项目	完全符合	基本符合	有时符合	基本不符合	完全不符合
1. 我认为心血管疾病患者采用饮食治疗非常重要					
2. 我认为应遵照医生的饮食治疗方案进餐					
3. 我认为饮食治疗方案很麻烦，难以执行					
4. 我明白定时定量进餐的重要性					
5. 家人支持我采用饮食治疗方案（食谱）进餐					
6. 我听从医生建议购买食物秤					
7. 我会使用食物秤对烹饪食物进行称重					
8. 家人会为我单独烹饪餐食					
9. 我能自己烹饪餐食					
10. 我每天坚持做好饮食日记（或记录）					
11. 我会根据进食的种类和数量自我评估血糖变化，找到适合自己的饮食规律					
12 我能自觉学习食物交换份的使用方法					
13 我学会了使用食物互换表进行食物替换					
14. 我能坚持使用食物交换份法安排自己的饮食					
15. 我觉得按照食物交换份法进餐很麻烦					
16. 无论何时何地，我都会尽量采取低脂、低盐、低糖饮食					
17. 我会担心血糖过高而控制自己少吃					
18. 当出现饥饿或对食物的渴望时，我仍能控制饮食					
19. 在工作繁忙时，我仍能坚持规律用餐					
20. 在外聚餐时，我仍会注意分配好食物的种类和量					

注：条目采用 Likert 5 级评分法，完全符合＝ 5、基本符合＝ 4、有时符合＝ 3、基本不符合＝ 2、完全不符合＝ 1。得分越高，提示患者的饮食依从性越好。

3. 影响营养饮食依从性的因素

文化程度、饮食习惯、主观认知、家庭支持、家庭收入、社会支持、疾病严重程度、住院时间是影响心血管疾病患者饮食依从性的主要因素。医务人员对营养饮食的认知程度，健康宣教的方式、方法，膳食处方的实用性以及延续宣教的频次也影响患者的营养饮食依从性。

4. 提高患者营养饮食依从性的方法

提高心血管疾病患者营养饮食依从性，一方面医务人员需要提高营养饮食的认知，根据患者的文化程度、认知情况选择合适的饮食宣教方法进行宣教；学习营养干预的措施，根据饮食文化、就餐习惯、饮食支出制订有益且可执行的营养方案。在进行饮食健康宣教时需要患者家属的参与，家属的支持有助于饮食方案的实施。患者住院时间短，在短期内难以形成良好的饮食习惯，另一方面需定期随访患者院外饮食处方的实施情况，针对患者饮食依从性好的方面给以肯定和鼓励，针对依从性差的方面提出改进的策略。同时社会力量的积极宣传和网络力量的正确引导，也能提高患者营养饮食的依从性。

（二）随访管理

随着患者住院时间的缩短、住院周转率的提高，患者在院内接受的饮食教育知识是有限的，形成的良好饮食习惯是暂时的。研究表明，随着患者出院时间的延长，患者症状的改善，患者饮食的依从性会逐渐降低。心血管疾病患者出院后 6 个月，大约有一半的患者不遵守饮食建议。随访是一个长期的指导与监督过程，是延续护理的一种重要方式，有助于提高患者遵医性，降低不良事件风险，提高患者生活质量。饮食习惯的形成不是一蹴而就的，需要一个相对较长的时间不断适应与改进，因此，营养饮食的随访管理尤为重要。

1. 随访的团队建设

（1）随访团队的成员：营养饮食的随访管理并不是孤立开展的，需要与用药、运动、心理、戒烟管理同步开展，这样能提高随访管理的效率和效果。以科室为单位建立随访团队，随访团队的成员包括：临床医生、专科护士、营养师、心理治疗师、运动康复师等，他们需要各司其职，又相互配合。

（2）住院期间患者营养饮食管理的分工：专科护士主要负责患者住院期间为患者进行饮食评估（问卷评估法或STEPS核心膳食条目评估法）结合体格测量结果（理想体重、体重指数、腰臀比）、生化指标（监测甘油三酯TG、血清总胆固醇TC、胆固醇CHO、低密度脂蛋白LDL-C、血糖GLU、白蛋白ALB和血红蛋白HGB）及患者的病情开展饮食宣教并建立个人健康档案。临床医生负责结合患者病情对患者和家属加强饮食宣教，提高患者的饮食依从性。运动康复师与营养师结合患者的饮食评估、病情、运动评估与患者共同制订运动处方和膳食处方。患者出院前专科护士或临床医生邀请患者加入心脏康复微信群，以便进一步学习营养相关知识。

（3）院外营养饮食随访管理的分工：这部分工作主要由专科护士完成，在患者出院后1、3、6、12个月参照患者的个人档案、饮食处方、门诊检查结果进行电话随访或其他的随访方式。如果能够建立心血管专科护士门诊，这部分随访在门诊完成可能效果更佳。随访完成后根据患者目前的病情、检查结果、饮食处方开展进一步的健康宣教，制订下一步的饮食计划。针对饮食依从性差的患者可增加随访频次。针对病情复杂的患者可邀请临床医生、营养师共同完成。专科护士、营养师、临床医生定期开展线上或线下的健康教育讲座，通过微信、短信、APP推送营养相关的健康教育知识。

2. 随访方式

随访方式包括①门诊随访：可面对面地交流，有利于信息的传递与沟通，但增加患者的时间负担。②电话随访：相对便捷，一般不受时间和空间的影响，受年龄、文化程度的影响较小，成为常用的随访途径。③短信随访：更多的只是单方面的信息传递，缺乏互动性。④微信随访：微信群消息、微信推文均比较便捷，大众的使用频次高、接受度较好，常用于群体健康宣教中。⑤健康教育讲座随访：线下健康教育增加学习的氛围，提供了患者与患者、患者与医务人员交流沟通的机会，但是受时间、地点的限制，缺乏广泛性；线上健康教育具有广泛性，是目前常见的健康教育方式，可能在沟通与交流方面有所欠缺。⑥APP或公众号：需要专业的医务人员进行维护更新，使用方面存在一定的难度。⑦其他：基于数字技术的远程随访以信息通信技术、可穿戴设备、智能手机应用程序开展，打破了传统随访模式时间和地域的限制，有利于医护人员远程监测患者的健康状况，为患者提供了方便快捷的沟通渠道，但是目前在探索与推广阶段。对于随访方式的选择，可根据实际需要进行，适合患者的就是最好的。

3. 随访的时机

一般在患者出院后第1、3、6、12个月进行随访，对于高危患者、依从性差的患者建议7天内完成第1次随访，15天内完成第2次随访。随访的频次可根据患者的需要和疾病康复的情况进行适当调整。随访时间尽可能与患者做好沟通，设定为特定的一天和特定的时间段（如每周三下午），能提高随访效率和效果。

4. 随访的内容

（1）评估：根据健康档案、复诊生化检查结果、体重变化情况、生活方式、饮食依从性等进行评估。找出患者目前饮食存在的问题、困惑和误解等。

（2）健康教育：根据评估情况，针对性开展健康教育，给予健康指导。开展健康教育时需要根据患者文化程度、年龄、理解能力选择不同的方式进行个性化的宣教。同时健康教育开展需要循序渐进且需要不断反复，逐渐提升患者的健康饮食意识，解决患者的饮食困惑与误解。

（3）家庭支持：鼓励患者家属参与患者膳食营养的管理，做好家庭支持。家属的支持对患者具有极大的影响，家属是患者健康饮食和良好生活方式的监督者和执行同伴。邀请家属一起帮助患者制订可以完成的小目标，逐步解决患者在饮食和生活方式中存在的问题，增强患者坚持康复的信心。

（4）对患者提出问题的反馈：针对患者存在的问题，邀请家属、患者和医务人员一起讨论，提出解决方案。通过提问、激励等方式，鼓励患者积极表达自己的想法，提升患者的参与感，激发患者坚持的动力，提高患者自我效能感。

5. 随访评价

营养饮食随访的质量评价内容：①体格测量结果；②生化指标；③营养饮食依从性；④健康行为的水平；⑤随访满意度。

参考文献

［1］李兰芳，彭国龙，姜志胜.《2021 AHA 促进心血管健康膳食指南》解读. 中国动脉硬化杂志，2022，30（4）：321-327.

［2］李响，闫风. 营养管理. 北京：人民卫生出版社，2017：4-24.

［3］吴岳，李庆印. 冠心病病人心脏康复护理研究现状. 护理研究，2017，31（18）：2180-2184.

［4］Josephson RA. Cardiac rehabilitation 2022. Prog Cardiovasc Dis，2022，70：1.

［5］Kocanda L，Schumacher TL，Kerr J，et al. Current Nutrition Practice in Cardiac Rehabilitation Programs. J CardiopulmRehabil Prev，2021，41（6）：E32-E38.

［6］Butler T，Kerley CP，Altieri N，et al. Optimum nutritional strategies for cardiovascular disease prevention and rehabilitation（BACPR）. Heart，2020，106（10）：724-731.

（滕敬华　张丽　曾莹莹）

第六章　心脏康复之戒烟管理

第一节　烟草依赖的识别与评估

一、烟草使用及危害

2018年全国居民健康素养监测调查显示我国吸烟率约为25.1%，其中男性显著高于女性（47.6%：1.9%），不同省份的吸烟率存在差异（12.9%～37.9%）；非吸烟者的二手烟暴露率为68.1%。每年我国有100多万人因烟草失去生命，超过因艾滋病、结核、交通事故以及自杀死亡人数的总和，如不采取有效行动来大幅降低吸烟率，到2030年我国因烟草而死亡的人数将增至每年200万人，到2050年将增至每年300万人。烟草危害是人类所面临的重大公共健康挑战之一，卷烟在燃烧的过程中释放的烟雾包含大量有害物质，科学研究已经证实吸入这些有害物质是导致肺癌、呼吸系统和心血管疾病的重要危险因素。

尼古丁是烟草中所含的一种生物碱，极易被口腔、胃肠道、呼吸道黏膜吸收。吸烟者吸入的尼古丁有90%在肺部吸收，其中1/4在7.5 s内即进入大脑。尼古丁对人体最显著的作用是对交感神经的影响，它可以刺激肾上腺分泌肾上腺素，短期内有使吸烟者精神振奋、记忆力增强、焦虑减轻、缓解紧张等作用。但大剂量的尼古丁会对自主神经、骨骼肌运动终极胆碱能受体及中枢神经系统产生抑制作用，导致呼吸肌麻痹、意识障碍等。长期吸入可导致机体活力下降、记忆力减退、工作效率低下，甚至造成多器官受累的综合病变。

据研究显示，吸烟可增加心血管疾病、呼吸系统疾病、静脉血栓栓塞性疾病及癌症等各类疾病的患病风险，是动脉粥样硬化性心血管疾病、冠心病、脑血管疾病、心力衰竭和全因死亡率的独立主要危险因素，且具有明显的剂量依赖性关系。与从不吸烟的人相比，每天至少吸烟20支的女性心肌梗死发生率增加18倍，男性增加19倍。而且在确诊冠心病的情况下继续吸烟的患者复发心肌梗死的风险增加，死亡风险增加，包括心源性猝死。血运重建（经皮冠状动脉介入治疗或冠状动脉旁路移植术）后继续吸烟的患者死亡率也显著高于戒烟患者。

二、烟草依赖患病率

烟草是世界上使用最多、危害最广的成瘾物质，但因其不像毒品那样对个人产生迅速而明显的危害，所以它的危害更容易被人们忽视。多数吸烟者需要多次尝试才能永久戒烟。一项研究估计72%的吸烟者在3个月内戒烟失败，35%～40%的患者在戒烟后1～5年复吸。烟草依赖行为因其戒断的困难性和反复性一直是临床心理治疗中的难题。根据国际疾病分类标准（ICD-10）的定义，烟草依赖是一类精神活性物质滥用所导致的疾病，主要是由于个体反复摄取尼古丁（持续吸烟）所致的一种慢性易复发性综合征。世界卫生组织（World Health Organization，WHO）在ICD-10中已将烟草依赖作为一种精神与行为障碍疾病。

中国有1.835亿成年人存在烟草依赖，其中男性1.775亿，城市和农村烟草依赖患病人数相近，烟草依赖患病总人数与年龄呈倒U形关系，50～59岁的人数最多。在全人群中，烟草依赖的患病率约为13.1%；在吸烟者中，烟草依赖的患病率约为49.7%，且男女差异无统计学意义（49.7%：50.8%）。

三、烟草依赖影响因素

烟草依赖与吸烟强度有关。吸烟强度评估需综合以下指标，包括吸烟量、开始吸烟年龄、烟草依赖评估量表（FTND）、导致躯体或精神问题仍然使用烟草，以及试图戒烟或减少吸烟量而最终失败。除吸烟强度以外，烟草依赖还与中青年成人、女性、居住在农村地区的居民、已婚、家庭年收入较低、自我报告的健康状况较差有关。

四、烟草依赖的识别

烟草依赖主要表现包括躯体依赖和心理依赖两方面。躯体依赖表现为吸烟渴求、焦虑、抑郁、不安、头痛、唾液腺分泌增加、注意力不集中、睡眠障碍等，吸烟者在停止吸烟或减少吸烟量后，出现一系列难以忍受的戒断症状（表 6-1-1）。一般情况下，戒断症状可在停止吸烟后数小时开始出现，在戒烟最初 14 d 内表现最强烈，之后逐渐减轻，直至消失。大多数戒断症状持续时间为 1 个月左右，但部分患者对吸烟的渴求会持续 1 年以上。心理依赖又称精神依赖，表现为主观上强烈渴求吸烟。烟草依赖者出现戒断症状后若再吸烟，会减轻或消除戒断症状，破坏戒烟进程。

烟草依赖是戒烟成功的主要障碍，长期吸烟者可以通过以下方法来判断自己是否患有烟草依赖，如果在过去 1 年内体验过或表现出下列 6 项中的至少 3 项，则说明患有烟草依赖了：①强烈渴求吸烟；②难以控制吸烟行为；③当停止吸烟或减少吸烟量后，出现戒断症状；④出现烟草耐受表现，即需要增加吸烟量才能获得过去吸较少量烟即可获得的吸烟感受；⑤为吸烟而放弃或减少其他活动及喜好；⑥不顾吸烟的危害而坚持吸烟。

表 6-1-1 烟草戒断症状

症状	持续时间（周）
易激惹	＜ 4
抑郁	＜ 4
不安	＜ 4
注意力不集中	＜ 2
食欲增加	＞ 10
睡眠障碍	＜ 1
吸烟渴求	＞ 2

注：烟草依赖者会出现戒断症状，但并非每个人都会出现所有症状。戒断症状不是长期持续存在的，大部分症状在戒烟后 4 周内消失，患者可通过使用戒烟药物及改变认知与行为等方法缓解戒烟症状。

五、烟草依赖的评估

为了评价烟草制品使用者的依赖程度，世界各国的研究者和烟草机构开发了烟草相关的依赖量表（dependence scale）。主要包括尼古丁依赖检验量表（Fagerstrom Test of Nicotine Dependence，FTND）、吸烟严重指数（Heaviness of Smoking Index，HSI）、烟草戒断症状量表（Minnesota Nicotine Withdrawal Scale，MNWS）、吸烟渴求简短问卷（Questionnaire on Smoking UrgesBrief，QSU-Brief）等。

（一）尼古丁依赖检验量表（表 6-1-2）

FTND 又称为烟草依赖评估量表，该量表主要用来评估烟草依赖程度，其分值与血液中的尼古丁浓度呈显著正相关，具有良好的尼古丁成瘾评价效果，所以可以单独作为尼古丁依赖的特异性诊断量表使用。该量表共 6 个条目，所有条目计分相加得总分，分值越高说明吸烟者的烟草依赖程度越严重，0～3 分为轻度依赖；4～6 分为中度依赖；≥ 7 分为重度依赖。FIND ≥ 6 就可判定尼古丁依赖。该量表简便、实用，被广泛用来评估烟草依赖程度。

表 6-1-2 烟草依赖评估量表

项目	0 分	1 分	2 分	3 分
您早晨醒来后多长时间吸第一支烟（min）	＞ 60	31～60	6～30	≤ 5
您是否在许多禁烟场所很难控制吸烟	否	是		
您认为哪支烟最不愿意放弃	其他时间	晨起第 1 支		
您每天吸多少支卷烟	≤ 10	11～20	21～30	＞ 30
您早晨醒来后第 1 h 是否比其他时间吸烟多	否	是		
您患病在床时仍旧吸烟吗?	否	是		

注：0～3 分，轻度烟草依赖；4～6 分，中度烟草依赖；≥ 7 分，重度烟草依赖。

（二）吸烟严重指数（表 6-1-3）

Heatherton 等进行人群实验，测试吸烟者生化指标，研究发现，抽吸第一支卷烟的时间越早，样本呼出一氧化碳、唾液或血浆中可替宁和烟碱水平越高；同样地，每天抽吸卷烟越多，生化指标越高。吸烟严重指数越高代表吸烟者的吸烟程度越严重，≥ 4 分为重度烟草依赖。

烟草依赖评估量表和吸烟严重度指数的累计分值越高，说明吸烟者的烟草依赖程度越严重，该吸烟者从强化戒烟干预，特别是戒烟药物治疗中获益的可能性越大。

表 6-1-3　吸烟严重指数

项目	0 分	1 分	2 分	3 分
您早晨醒来后多长时间吸第一支烟（min）	＞ 60	31～60	6～30	≤ 5
您每天吸多少支卷烟（支）	≤ 10	11～20	21～30	＞ 30

（三）烟草戒断症状量表（表 6-1-4）

明尼苏达烟草戒断症状量表是 Hughes 等通过总结美国精神卫生学会在第 5 版《精神障碍诊断与统计手册（Diagnostic and Statistical Manual of Mental Disorders 5th Version，DSM-5）》中对戒断症状的描述，包含 9 个项目。MNWS 的心理测量特性已被广泛研究证实，该量表呈现良好的同质性信度（克朗巴赫系数 α ＝ 0.85）；能够有效评价烟碱戒断症状随时间的变化；量表与心血管的烟草耐受性呈正相关，与戒烟概率呈负相关。

（四）吸烟渴求简短问卷

通过吸烟渴求简短问卷（Questionnaire on Smoking UrgesBrief，QSU-Brief）评估吸烟渴求程度，该问卷共 10 个项目，包括：①我现在想抽支烟；②现在有支烟抽是再好不过的事；③如果可能的话，我现在可能会抽烟；④如果现在能抽烟，我就能更好地处理事情；⑤我现在想要的只有抽烟；⑥我有想抽烟的冲动；⑦如果现在抽支烟，我感觉味道会很香；⑧为了现在能抽支烟，我几乎愿意做任何事情；⑨抽烟让我情绪没那么低落；⑩我要尽快抽支烟。各项目问题从“完全不同意”（1 分）到“完全同意”（7 分）实行主观量化计分，累计分值越高说明吸烟者的吸烟渴求程度越高。

对比分析这些现有测量工具，ICD-10 所描述的一些基本特征在有的测量工具中没有被涵盖，如 FTND 重在行为测量，MNWS 重在症状评估。虽然没有哪个工具被公认是完善的或最佳的，但根据 ICD-10 与 DSM-5 烟草依赖的基本特征，烟草依赖测量工具的维度应包含生理、行为和认知等多个方面，因此在现有的测量工具中选择 2～3 个组合起来作为烟草依赖流行病学的测量工具。目前国内使用的烟草依赖流行病学测量工具，主要是尼古丁依赖检测量表（FTND）。从测量维度来看，FTND 较好地反映了烟草依赖的行为特征，而 MNWS 的戒断症状、心理依赖、引诱反应则较好地反映了其生

表 6-1-4　明尼苏达烟草戒断症状量表

项目	完全没有（0 分）	轻微（1 分）	中度（2 分）	严重（3 分）	非常严重（4 分）
吸烟的冲动					
易激惹、受挫感或生气					
难以集中注意力					
食欲增加					
情绪低落					
焦虑					
坐立不安					
入睡困难					
睡眠易醒					

注：以上各项为戒烟者在过去一天中的感受，以 0～4 分记分。

理与认知特征；从测量指标来看，MNWS的指标表述，特别是其戒断症状和引诱反应，较好地体现了烟草使用与其所产生的相关问题之间的条件结果关系。因此，采用FTND与MNWS的组合作为烟草依赖流行病学调查的测量工具，不仅在理论上与ICD-10和DSM-5烟草依赖的基本特征具有较好的逻辑一致性，而且在流行病学研究上有可能为群体中烟草依赖的分析，特别是其分型与分级的分布状况及其决定因素的分析与相应的防治措施提供了更为深入的精准的证据。

六、戒烟的获益

戒烟可以显著降低冠心病吸烟患者的全因病死率，是促进心脏康复，改善患者临床预后的一项重要措施。研究表明，冠心病吸烟患者任何时候戒烟都可从中获益，戒烟可降低血液中的炎症反应，改善血脂代谢及延缓甚至逆转动脉粥样硬化，减慢心率，改善血管内皮功能，从而减少心血管事件的发生率和病死率。一项对PCI术后的冠心病患者戒烟调查的结果表明，与PCI术后不吸烟的患者相比，术后继续吸烟的冠心病患者其生存质量明显降低，术后疾病复发和死亡的风险显著增加。即使未戒烟成功，吸烟者通过减少每天吸烟数量、延长吸烟间隔时间等降低吸烟危害的行为，也可以增加吸烟者的戒烟愿望。戒烟后身体器官变化见表6-1-5。

表6-1-5　戒烟后体内器官发生变化

停吸烟时间	戒烟带来的益处
20 min内	血压降到标准水平；脉搏降到标准速度；手、脚的温度升到标准体温
8 h内	血液中一氧化碳的含量降低到正常水平；血液中氧的含量增至正常水平
24 h内	心肌梗死危险性降低
48 h内	神经末梢的功能逐渐开始恢复；嗅觉和味觉对外界物质敏感性恢复
72 h内	支气管不再痉挛，呼吸大为舒畅，肺活量增加
2星期至1个月	血液循环稳定；走路稳而轻；肺功能改善30%
1～9个月	咳嗽、鼻窦充血、疲劳、气短等症状减轻；气管和支气管的黏膜上出现新的纤毛，处理黏液的功能增强；痰减少，肺部较干净，感染机会减少；身体的能量储备提高；体重可增加2～3 kg
1年内	冠状动脉硬化危险减至吸烟者的一半
5年内	比一般吸烟者（每天一包）的肺癌死亡率下降，即由1.37%降至0.72%，或近于不吸烟者的死亡率；口腔癌、呼吸道癌症、食管癌发病率降到吸烟者发病率的一半；心肌梗死的发病率几乎降低到非吸烟者的水平
10年内	癌前细胞被健康的细胞代替，肺癌的发生率降至非吸烟者的水平；口腔、呼吸道、食管、膀胱、肾、胰腺等部位癌症发病率明显降低
15年内	冠状动脉硬化的危险与不吸烟者相同

第二节　烟草依赖干预与管理

吸烟的危害众所周知，是造成伤残调整生命年增加的主要危险因素之一。烟草依赖作为一种慢性高复发性疾病，其干预和管理需要卫生计生专业人员的指导和帮助，有效的专业化戒烟干预可以强化戒烟者的戒烟意愿和信心，帮助其缓解戒断症状，以提高戒烟的成功率。参考目前国内外临床戒烟领域的最新证据和现阶段的临床研究结果，结合我国国情和戒烟干预工作的实际特点，本节重点介绍烟草依赖的干预方法和手段。

一、非药物干预

戒烟意愿是吸烟者成功戒烟的基础。对于已经罹患烟草依赖的吸烟者可使用非药物干预手段，具体包括行为指导干预、运动干预、中医疗法等。

（一）行为指导干预

接触吸烟者的卫生计生医护人员需要掌握行为指导干预的基本原则和基本技能。医护人员首先评估吸烟者吸烟情况、成瘾程度和戒烟意愿，了解吸烟者的感受和想法，掌握其心理状况，根据吸烟者具体情况提供适合的干预方法。国内住院干预措施有简短戒烟干预模式和戒烟门诊干预手段。研究表明即便是短至 3 min 的戒烟干预亦能够提高戒烟成功率。接触吸烟者的卫生计生人员都应该接受相关戒烟专业知识培训，在提供医疗卫生服务的过程中，应建立首诊询问吸烟史制度，并明确建议吸烟者戒烟。吸烟者戒烟意愿流程图见图 6-2-1。1991 年，Prochaska 和 Goldstein 建立了“5R”和“5A”相关内容的心理辅导和支持，针对不同阶段的吸烟者采用不同的模式进行干预，目前广泛应用于国内外的戒烟门诊和不同场合的戒烟需求者，取得了较好的临床效果。

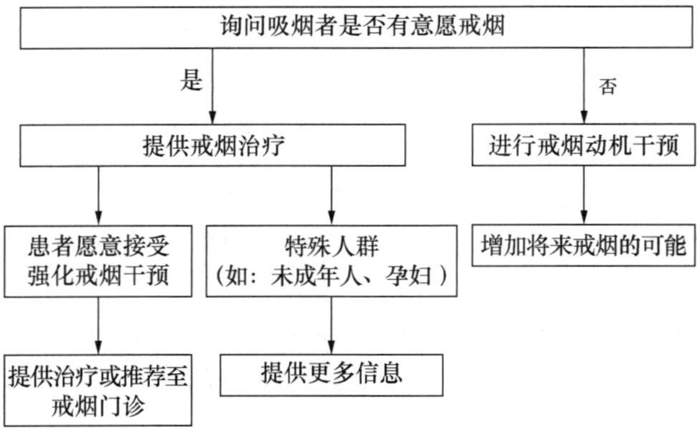

图 6-2-1　评估吸烟者戒烟意愿流程图

1.“5R”法

对于暂时没有戒烟意愿的吸烟者采用“5R”法激发其戒烟动机，并给予专业的戒烟建议，以促进改变吸烟者的吸烟行为。“5R”法包括：①相关（relevance）：使吸烟者意识到戒烟与其自身和家人的健康密切相关。②危害（risk）：使吸烟者认识到吸烟对身体健康产生严重危害。③益处（rewards）：使吸烟者认识到戒烟将会获得健康益处。④障碍（roadblocks）：使吸烟者知晓和预估戒烟过程中可能会遇到的问题和阻碍，并让他们了解目前的戒烟干预方法（如咨询和药物）可以帮助他们克服这些问题。⑤反复（repetition）：对吸烟者重复进行上述戒烟动机干预。

具体实施内容：①吸烟者资料评估：通过采集吸烟者每日吸烟量、烟龄、烟瘾、吸烟习惯、健康状况和病史等数据，应用吸烟指数模型和烟瘾依赖程度模型进行评估，掌握吸烟规律和尼古丁依赖程度，结合吸烟者的年龄、身份、健康情况、病史、吸烟行为特征等，提出个性化的戒烟建议，为制订针对性干预方案做好准备。②戒烟认知干预：运用“5R”法和认知疗法理论，根据吸烟者资料分析情况，向吸烟者反馈吸烟行为评估结果。系统建立图片库、视频库、文献库、政策库等专业资料，向吸烟者阐明烟草危害、戒烟益处以及戒烟的方法和原理，更正其错误认知，强化其戒烟意愿。应用戒烟意愿评估模型进行评估，了解在强化戒烟意识方面的成效，以及吸烟者是否决心戒烟。

2.“5A”法

“5A”法是一种基于循证依据的改变认知行为和提高自我管理能力的方法，即知信行模式和延续性护理模式的结合。该模式在戒烟管理、体重管理、糖尿病、慢性贫血患者等慢病管理领域中均已有效应用。研究表明基于“5A”法的戒烟干预在短期戒烟和短期减少吸烟量和频率方面是可行有效的，能提高吸烟者戒烟的自我效能感、戒烟依从性、自我管理能力等。

“5A”法包括：①询问（ask）：在吸烟者就诊及随访中，了解并记录其吸烟情况；②建议（advise）：明确告知吸烟可导致呼吸系统疾病、心血管系统疾病、肿瘤等多种疾病，同时二手烟暴露对家庭成员及他人都有不良影响，即使吸低焦油烟草、中草药卷烟或者偶尔吸烟都有健康危害，强调所有吸烟者必须戒烟，任何年龄戒烟都可获益，并且戒烟越早越好，是为自身和他人健康做的风险小获益大的事情之一，结合吸烟者目前最关注的问题，比如健康情况、子女成长、经济费用等，给予专业有效的强烈戒烟建议，进一步强化患者戒烟意愿；③评估（assess）：任何接触吸烟者的医护人员首先了解吸烟者的真实想法，把握其心理状态，询问吸烟者是否有戒烟意愿；④帮助（assist）：向吸烟患者提供文字、图片、科普视频等戒烟资料，并提供实用的戒烟咨询、制订个体化戒烟计划，介绍戒烟热线（全国戒烟热线 400-808-5531、400-

888-5531，卫生热线 12320）或转诊至戒烟门诊，推荐使用戒烟药物辅助戒烟；⑤安排（arrange）随访：随访频次根据戒烟者情况，指南推荐吸烟者开始戒烟后，每月至少 1 次，连续随访至少 6 个月；随访形式可以为戒烟门诊复诊、电话随访或者借助信息化手段线上随访。2021 版 NICE 指南推荐：通常至少在开始戒烟的前 4 周或出院后 4 周（戒烟尝试可能在出院前就开始了）每周提供一次行为指导支持，并且包括提供戒烟药物治疗建议。

运用“5A”法，通过系统指导制订个性化的戒烟方案，可由吸烟者自行选取“立即戒断法”“逐日减量法”或“逐日推迟法”。戒烟日越早越好，一般在他们开始行为支持后的 6 周内，可选定一个具有特殊意义的日期作为戒烟日。生成戒烟承诺书，并通过微信、微博、QQ 等信息平台发布信息。指导戒烟者做好戒烟前准备工作，如扔掉所有烟草产品和吸烟用具、清洗牙齿和带有烟味的衣服等，改善日常行为方式。运用行为治疗理论指导做好戒断症状处置，避免吸烟诱惑和改变生活习惯。针对吸烟的冲动、焦虑、食欲增加、坐立不安、情绪低落、难以集中注意力、入睡困难、睡眠易醒以及易激惹、受挫感或生气等不同的戒断症状提供针对性干预措施。运用烟草戒断症状模型，评估戒断严重程度，通过指导使用戒烟药物及改变认知与行为等方法缓解戒断症状。运用信息化系统填报随访问卷，收集戒烟后行为习惯、身体状况、家庭环境以及戒烟的心理健康情况等，对戒烟成效给予鼓励和肯定，忠告并提醒防止复吸。

3. 动机式访谈法

动机式访谈是一种应用广泛的心理干预方法，帮助吸烟者寻找并挖掘改变自身行为的内在愿望，使其从内心的意愿出发，达到彻底改掉不良习惯的目的。干预过程中医生应更多采用正面而乐观的语言，避免消极或歧视的言语，注意交流过程中所表现出的关爱，而非片面追求戒烟理论。帮助吸烟者寻找有说服力的戒烟理由，并在每次与其接触时反复强化，比如戒烟对患者自身健康的益处或对家人健康的益处等。一方面，在充分尊重吸烟者及其行为的基础上，让吸烟者真正意识到吸烟的危害和带来的隐患；另一方面，通过帮助戒烟者预见美好的未来，使戒烟者从内心激发其自身的改变潜能，从而达到彻底戒烟的目的。运用动机性访谈对社区卫生服务中心吸烟者进行指导和干预，对于一氧化碳呼出检测等级和尼古丁依赖程度较高的患者，在戒烟干预的随访中依从性更好。

4. 分阶段戒烟行为干预法

阶段改变理论认为，戒烟行为包括不打算戒烟、打算戒烟、尝试戒烟和戒烟成功。有研究基于 Cox 健康行为互动模式的戒烟干预，首先评估吸烟者的独特性、建立吸烟者与医护人员之间的互动来降低吸烟者烟草依赖程度，改善吸烟者健康结局。不打算戒烟的吸烟者，询问其是否愿意考虑减少吸烟带来的危害。如果吸烟者同意，帮助他们确定吸烟诱因、吸烟时机和吸烟的环境，告知减少吸烟危害的建议包括：①增加吸烟的时间间隔；②推迟当天的第一支烟；③选择一天中的某个时间段不吸烟或者特定场所不吸烟。对于有意愿戒烟者采用三阶段式戒烟行为干预法，并匹配相应的药物戒烟疗程，以 3 个月为一疗程，在干预随访的过程中与戒烟者进行面对面访谈。第一阶段为准备期，时间 2～3 周，是吸烟者准备开始戒烟时为整个戒烟过程所做的准备，包括确立戒烟目标，对烟草有正确的认识，设想与家人、同事、朋友的沟通方式以告知周围人自己戒烟了，还有列出戒烟计划。第二阶段是过渡期，时间 1 个月，是从吸烟过渡到彻底无烟生活的过程，包括以下 6 点：①确立戒烟日；②解决障碍；③加强戒烟信心；④向无烟生活过渡；⑤改善生活状态，如改变作息时间和开展新兴趣等；⑥学习管理个人情绪。第三阶段是转变期，时间 1 个月左右，是指吸烟者心态上转变为不吸烟者的过程，从自我干预转变为无须干预，自我告知不是吸烟者，医护人员肯定其努力，进一步提高其戒烟的信心和决心。对于使用药物辅助戒烟的吸烟者，做好心理准备后，疗程结束根据戒烟效果可以停药。

（二）运动干预

随着体医结合研究的深入与相关手段的成熟，运动干预越来越成为一种切实可行且安全有效的戒烟方式。运动刺激机体释放多巴胺，能够替代尼古丁的奖赏效应，减缓戒烟后的脱瘾症状和烟草渴求度，可作为一种简单易行且无副作用的戒烟辅助手段。运动戒烟的神经生物学机制包括：分散注意、改善认知、奖赏替代、减轻戒断症状。有氧运动参与门槛低，具有高健康收益，对于激发积极情绪、降低消极情绪、强化戒烟欲望有一定帮助，因此被戒烟者广泛采用。由于受到活动环境和个人兴趣等因素的限制，慢跑、快走等有氧运动的应用场景有限，可以进行中等强度、以有氧供能为主的等长收缩运动，比如深蹲、背靠墙直角坐、肱三头肌屈伸和瑜伽等。瑜伽运动不仅具备等长运动优势，而且通过冥想行为提高对戒烟负性情绪的控制。高强度运动可以在较短时间内达到预期的干预效果，大多数负面情绪在运动后即刻得到有效缓解，高强度运动干预后降低吸烟欲望在 30 min 内有效，是一种提高戒烟效率并改善戒断症状的良好选择，同时也为高焦虑敏感群体提供了更为高效的运动干预形式。周期性运动能够提高戒烟者的 7 天时点戒断率和持续戒断率，且至少维持 12 周，12 周后复吸的可能性增加。定期运动对于提高戒断成功率有着确切的效果，戒烟者充分遵守运动计划，运动则可能成为一种有效的戒烟治疗方法。

（三）中医疗法干预

研究表明，针灸是一种安全、有效的戒烟途径，针灸疗法中的针刺治疗、耳穴治疗、穴位埋线等可有效改善中枢性成瘾及戒断症状。针刺戒烟具有简便、安全、廉价的特点，能有效控制和改善患者戒断期症状，深受戒烟者欢迎。针刺穴位治疗可以通过调节经络和神经等改变吸烟者口味、调整血浆脑啡肽水平，以帮助戒烟者控制烦躁不安等戒断症状。针刺取穴百会、印堂、合谷、列缺等，需有专业医生完成。耳穴压豆使用“王不留行耳贴”，贴在单侧神门、肺、胃、内分泌、皮质下、交感等各耳穴上，每日自行按压，烟瘾发作时可随时按压。也可采用针灸结合耳穴按压的方法，在快速减少吸烟数量、控制戒断综合征方面有效辅助患者戒烟，并具有一定的安全性，值得推广。

（四）控制体重

戒烟后体重增加是导致戒烟失败的重要原因，其机制包括心理因素和生物学因素。不同的研究表明，80% 的吸烟者在戒烟后体重增加了 3.6～7.3 kg，尤其是女性吸烟者，体重增加是戒烟的主要障碍，也是戒烟后复吸的原因。预防戒烟后体重增加对于吸烟者的戒烟自我认知和自我控制非常重要。在指导吸烟者戒烟的同时，除了注意控制饮食结构、增加运动量、保持充足的睡眠外，针对特定人群如 BMI ≥ 27～29 kg/m^2 且合并有高血压、糖尿病等疾病的超重或肥胖吸烟者，可以使用药物预防其烟草成瘾相关的体重增加。戒烟后大部分人体重增加，但是戒烟的重要性远大于减重，提醒吸烟者应首先关注戒烟。

二、药物干预

通过戒烟药物干预可以帮助吸烟者缓解戒断症状，辅助有戒烟意愿的吸烟者提高戒烟成功率。不是所有吸烟患者都需要使用戒烟药物，但是医生需要向每位获得戒烟帮助的吸烟者提供相关戒烟药物的信息。戒烟药物包括尼古丁替代治疗和非尼古丁处方药物治疗（表 6-2-1）。对于存在药物禁忌或使用戒烟药物后疗效尚不明确的人群（如非燃烟草制品使用者、孕妇、哺乳期妇女以及未成年人等），目前尚不推荐使用戒烟药物。

（一）尼古丁替代治疗

尼古丁替代治疗（nicotine replacement therapy，NRT）是在患者停止吸烟的同时，以非香烟的形式向人体释放少量尼古丁代替或部分代替吸烟，缓解其症状，减轻其吸烟欲望。NRT 类药物辅助戒烟安全有效，可以使长期戒烟的成功率增加 1 倍。在戒烟前，可使用 NRT 类药物减少吸烟量。一旦开始尝试戒烟，应该规律使用 NRT 类药物，使用前咨询专业医生，听从医生的指导。不同剂型的 NRT 类药物在戒烟疗效方面无显著差别，可根据戒烟者的意愿选择。使用尼古丁贴片或者咀嚼胶的疗程至少达到 12 周，单一 NRT 类药物戒断症状不明显时，联合使用两种 NRT 类药物（如联合使用贴片和咀嚼胶）可以取得更好效果。NRT 类药物可长期使用（超过 12 周），但医护人员应对患者进行规律随访，询问与观察有无不良反应，以及时调整剂量或停止使用尼古丁替代药物，预防不良事件的发生。同时，医护人员应确保吸烟者了解经医学许可的含尼古丁产品是减少吸烟量或戒烟前减少吸烟量的安全有效方法，尼古丁替代产品可以在短期或长期内用作烟草的完全或部分替代品，解释使用这些产品还有助于避免补偿性吸烟并增加他们长期戒烟的机会，使用这些产品并减少吸烟量比保持目前的吸烟量更好。

（二）非尼古丁处方药物治疗

盐酸安非他酮缓释片和伐尼克兰作为一线非尼古丁处方戒烟药物推荐使用，其戒烟机制为作用于参与尼古丁成瘾的脑神经回路，可明显降低烟草成瘾者对尼古丁的渴求和戒断症状以达到戒烟目的。盐酸安非他酮缓释片是一种抗抑郁药，可以缓解戒断症状，提高戒烟成功率。伐尼克兰为 $\alpha_4\beta_2$ 尼古丁乙酰胆碱受体的部分激动剂，同时具有激动及拮抗的双重调节作用，可使长期戒烟率提高 2 倍以上。安非他酮缓释片和伐尼克兰存在一些禁忌证和慎用情况，需凭医生处方在医院或药店购买。医生在开具处方之前，应了解吸烟者用药禁忌和使用的注意事项。孕期或哺乳期妇女以及未成年人禁止使用非尼古丁处方药物。

研究者发现联合用药可以有效戒烟，已被证实有效的戒烟药物组合包括：长疗程尼古丁贴片治疗（＞ 14 周）＋其他 NRT 类药物（如尼古丁咀嚼胶）、尼古丁贴片＋盐酸安非他酮缓释片。对于有戒烟意愿的少量吸烟者（每日吸烟＜ 10 支），也可使用戒烟药物，该类人群使用 NRT 类药物时可以考虑减小剂量，而使用盐酸安非他酮缓释片和伐尼克兰时则不需减量。药物选择应取决于吸烟者的意愿并结合临床医生对用药相关风险的评估。戒烟药物配合戒烟咨询等综合干预可进一步提高戒烟成功率。关于戒烟药物的使用说明及具体注意事项详见表 6-2-1。

（三）中药治疗

辅助戒烟的中医药方案包括口服中药或各种中药组合如含片、胶囊、口服液等。亦有外用的药物如香囊、香油、香液等，具有使用方便、不良反应少、戒断烟草依赖等优势。辅助戒烟中药处方中，内服方以调理脏腑为主，包括清热解毒、化痰利咽、益气健脾等；外用方多以芳香开窍为法，包括宁心疏肝、温中行气等。内服方常用药物组合有“鱼腥草＋远志”“鱼腥草＋薄荷”“甘草＋薄荷”“薄荷＋藿香”“薄荷＋桔梗”等。外用方常用药物组合有“肉桂＋丁香”“薄荷＋丁香”“人参＋甘草”等。在整体观念、辨证论治等指导思想下确立的中医药辅助戒烟有效处方，彰显中药“简便廉验”特点，可以缓解烟瘾患者出现的咳嗽痰多、气短气促、焦虑失眠、心神不安等症状，并且能够在一定程度上帮助患者戒断烟瘾。

三、随访和复吸处理

（一）戒烟者的随访

吸烟者开始戒烟后，由于情绪、人际关系以及工作压力等因素，导致复吸风险较高。国外研究显示，20% 的复吸发生在戒烟后的 6～12 个月之间，在第 12 个月仍戒烟者，60% 能保持 8 年。随着随访次数增加，戒烟率也会增加，0～1 次随访的戒烟率 12.4%，2～3 次是 16.3%，4～8 次是 20.9%。因此，对戒烟者开展多次的随访非常重要。

研究建议，应在患者的戒烟日期后 1～2 周安排随访，以提供强化治疗、监测戒烟治疗效果，必要时优化一线治疗，以及监测药物治疗的不良反应 / 副作用。对于近期已经成功戒烟者，每次就诊时都应注意预防复吸，尤其是在最易复吸的起初 3 个月。随访形式包括戒烟门诊面对面就诊、电话随访、微信小程序、戒烟 APP 等，随访内容包括是否吸烟、没有吸烟持续时间、有无戒断症状、戒烟药物服用情况，并提供戒烟过程中的专业指导，帮助戒烟者建立自信心，鼓励其建立更明确的戒烟目标，也可推荐至戒烟门诊或建议拨打戒烟热线。根据英国国家卫生与临床优化研究所（NICE）《预防烟草摄入、促进戒烟和治疗戒烟依赖》指南建议：对于成功戒烟的患者，仍应在戒烟成功后 3 个月至 1 年进行随访，以评估新的副作用、复吸情况，必要时更频繁。且需持续数年进行每年随访，因为成功的戒烟者在戒烟后数年内仍处于复吸的高风险中。

（二）戒烟者复吸处理

吸烟者复吸是指又回到了以前的吸烟状态，是一个过程而不是一次吸烟事件。根据 2018 年我国成人烟草调查数据，≥ 15 岁吸烟者复吸率为 66.05%，其中男性 66.59%，女性 55.79%；15～24

表 6-2-1 国内可获得的一线戒烟药物的使用方法及注意事项

药品名	用法、用量及疗程	不良反应	禁忌证	注意事项	剂量及获得途径
尼古丁贴片（nicotine patch）	用法：撕去保护膜后迅速将其粘贴于清洁、干燥、少毛、无创面的躯干或四肢部位，贴后紧压 10～20 s，每日需更换粘贴部位 用量：每 24 h 或 16 h 1 次，每次一贴。治疗开始时宜用较大剂量，按照疗程逐渐减量 疗程：12 周或根据戒烟情况延长	局部皮肤反应（皮肤发红、针刺感、轻度瘙痒等）；心悸；失眠；头晕；多梦	对尼古丁成分过敏	①年龄＜ 18 岁者，吸烟＜ 10 支 / 天者，孕期或哺乳期妇女，急性心肌梗死后 2 周内、严重心律失常、不稳定型心绞痛患者，药物控制不佳的高血压患者，对胶带过敏或有皮肤病的患者慎用；②对于有睡眠障碍的患者，可在睡前撕去贴片或使用 16 h 剂型（仅在非睡眠期使用）	16 h 剂型（每片 5 mg、10 mg、15 mg）；24 h 剂型（每片 7 mg、14 mg、21 mg）；非处方药
尼古丁咀嚼胶（nicotine chewing gum）	用法：置于颊和牙龈之间，缓慢间断咀嚼，约 30 min 后尼古丁可全部释放。每日吸烟支数≤ 20 支者使用 2 mg 剂型；每日吸烟支数＞ 20 支者使用 4 mg 剂型 用量：戒烟第 1～6 周：每 1～2 h 1 片，每日 8～12 片（不超过 24 片）；第 7～8 周：每 2～4 h 1 片，每日 4～8 片；第 9～12 周：每 6～8 h 1 片，每日 2～4 片 疗程：12 周或根据治疗情况延长	下颌关节酸痛；消化不良；恶心；呃逆；心悸（大多短暂且轻微，若咀嚼方法正确可以避免或减轻不良反应）	对尼古丁成分过敏	年龄＜ 18 岁者，每日吸烟＜ 10 支者，孕期或哺乳期妇女，急性心肌梗死后 2 周内、严重心律失常、不稳定型心绞痛患者，药物控制不佳的高血压患者慎用	每片 2 mg、4 mg；非处方药
盐酸安非他酮缓释片（bupropion hydrochloride sustained release tablets）	用法：口服 用量：戒烟前 1 周开始用药。用药第 1～3 天：150 mg，每日 1 次；第 4～7 天：150 mg，每日 2 次；第 8 天起：150 mg，每日 1 次 疗程：7～12 周或根据治疗情况延长	口干；易激惹；失眠；头痛；眩晕等	癫痫；使用其他含有安非他酮成分的药物；现在或既往诊断为贪食症或厌食症；过去 14 d 中服用单胺氧化酶抑制剂；对安非他酮或类似成分过敏；突然戒酒或停用镇静剂	①每日用药量不得超过 300 mg；②心脏疾病、肝损害、肾功能障碍患者以及曾有过敏史和过敏体质者慎用；③本品可导致失眠，应避免在睡觉前服用	每片 150 mg；处方药
伐尼克兰（varenicline）	用法：口服 用量：戒烟前 1 周开始用药。用药第 1～3 天：0.5 mg，每日 1 次；第 4～7 天：0.5 mg，每日 2 次；第 8 天起：1 mg，每日 2 次 疗程：12 周或根据治疗情况延长	恶心（轻到中度）、口干、腹胀、便秘、多梦、睡眠障碍等	伐尼克兰或类似成分过敏	有严重肾功能不全患者［肌酐清除率＜ 0.5 mg/（30 ml · min）］慎用；所有接受伐尼克兰治疗的患者都应观察是否出现神经精神症状或原有精神疾病是否加重	每片 0.5 mg、1 mg；处方药

岁年龄组复吸率最高（82.63%）。年龄、电子烟的使用、家庭和工作场所室内的无烟环境及烟草广告、促销和赞助的暴露情况、戒烟者出现戒断症状都会影响复吸率。对上述影响复吸的因素进行控制，避免患者产生复吸动机以降低戒烟者复吸率。

研究显示，过去30天看到过烟草广告、促销和赞助的吸烟者的复吸率较未看到者高，建议加强对烟草广告的管控，尽快出台相应的法律禁止烟草促销和赞助。为克服戒烟过程中的社交压力，医护人员可指导戒烟者远离其他吸烟者，学会婉拒的方法。在一些情境下更容易吸烟，如“等红灯时”“打电话时”“熬夜时”，尽量避免这些情况发生。戒断症状为戒烟后常见的不良反应，医护人员可告知其戒断症状通常2～3周就会基本消失，如持续3周以上则需向专业医生咨询。复吸多发生在戒烟后较短的时间内，新近戒烟者面临较高的复吸风险，对于开始戒烟者，医生应给予充分肯定，强调戒烟对健康的巨大益处，帮助他们解决戒烟中遇到的问题。告知戒烟者如果复吸，应尽早报告医生以获得及时干预，不要“羞于”报告。及时对复吸进行记录，分析复吸原因，重新制订戒烟方案，进入新一轮戒烟计划。

吸烟是个人、心理、社会问题共同作用的结果，因此戒烟过程需要个人、家庭和社会的共同协作。在戒烟干预的整个过程中，心理支持、行为指导和药物干预相辅相成，戒烟疗程的各个阶段，医护人员应根据吸烟者具体情况的全面评估，给予个体干预，以达到成功戒烟的目的。

第三节　戒烟管理方案制订

一、戒烟管理

世界卫生组织（WHO）建议帮助吸烟者戒烟的最佳途径是在医疗卫生机构，由医务人员提供专业的戒烟支持和治疗。成功实施戒烟策略应有资金和足够的培训支持，有效的戒烟措施应包含基于人群、基于个体的戒烟干预措施和戒烟药物。基于人群的干预包括提高烟价、推行无烟环境、媒体宣传等，通过推动社会公序良俗的改变，使更多吸烟者产生戒烟意愿。基于个体的戒烟应根据在戒烟过程中对烟草依赖程度（FTND评分）和戒断症状（MNWS评分）进行客观评估，给予针对性干预措施。戒烟药物可以缓解戒断症状，提高戒烟成功率。美国临床戒烟指南提出，戒烟门诊应鼓励所有尝试戒烟的患者（孕妇等特殊人群除外）使用有效的药物。

二、戒烟方式

戒烟是改善吸烟者生活质量、延长寿命的最有效方法之一。为减轻吸烟危害，我国采取各种措施进行戒烟行动（如戒烟门诊、戒烟热线等），并取得一定进展。

长期戒烟必须有意愿和动机。因此，在制订戒烟方案时，要清楚患者的需求和偏好，有助于为这些患者提供更有效的干预措施和管理方法，以达到成功戒烟的目的。目前常见的戒烟管理形式有门诊戒烟干预、短信戒烟干预、电话热线戒烟干预、微信小程序、戒烟APP等多种戒烟干预技术。

（一）门诊戒烟干预

门诊戒烟干预是最直接且强度最高的戒烟服务管理形式。国内外戒烟指南表明：简短戒烟干预、热线干预以及“咨询＋药物治疗”的门诊戒烟干预都能起到很好的戒烟效果。门诊戒烟干预是医疗卫生机构戒烟干预服务中最直接且强度最高的服务形式。戒烟门诊为成瘾度较高，戒烟难度较大的患者提供了心理行为干预和药物方面的保障。戒烟门诊的就诊量和干预效果与医务人员参加过培训呈正相关。

（二）简短戒烟干预

简短戒烟干预是WHO推荐的有效戒烟措施之一，也是戒烟服务体系的基础。通过简短的劝诫不仅能提高吸烟者的戒烟意愿，能将有戒烟意愿且需要强化干预的患者转介到戒烟热线和戒烟门诊。有研究显示由全科医生或护士给出简短建议（3 min）后，追踪结果提示戒烟率有小幅但显著的增长。

每位卫生计生人员在首次接触就医者时均应问询并记录其吸烟状况。简短戒烟干预的具体方法（图 6-3-1）包括：询问，您每天吸多少支烟？吸了多少年？可使用吸烟指数计算吸烟者的吸烟程度，单位为“包年”（1 包＝20 支），计算方法：吸烟指数（包年）＝每日吸烟量（包）× 吸烟时间（年）。随后①向吸烟者提供关于吸烟危害健康和吸烟与其自身疾病或健康有关的信息。②建议所有吸烟者必须戒烟。③向有戒烟意愿的吸烟者提供戒烟帮助。对于需要进一步戒烟干预的吸烟者，可推荐至戒烟门诊或建议拨打戒烟热线。

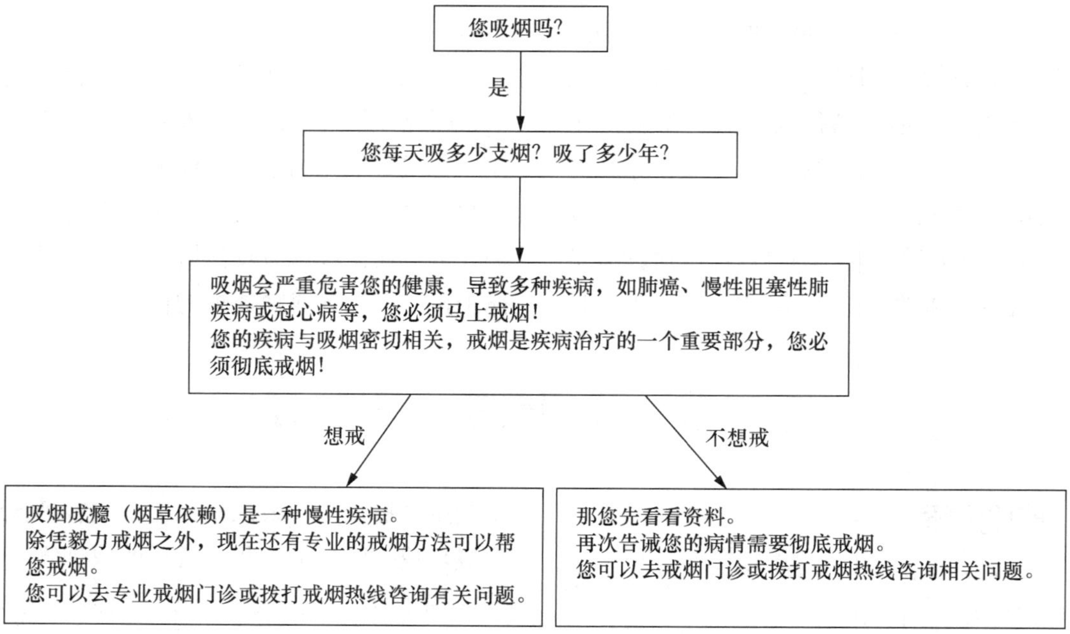

图 6-3-1 简短戒烟问诊流程

（三）电话、热线干预

电话、热线干预戒烟为面对面干预提供补充和延续。热线则为没有时间到门诊就诊的患者提供了强化干预的机会，也为随访提供了便利。电话咨询很有效，可以作为面对面干预的补充或替代。戒烟热线作为一种人群层面的干预方式，需要国家政策的支持。一些国家将戒烟热线号码印制在烟盒包装上，并且每年有专项媒体教育活动用以推广戒烟热线，有效增加了戒烟热线的知晓率和使用率。

（四）戒烟干预新技术

随着移动医疗技术的快速发展，欧美发达国家研发出多款戒烟 APP，如 Quitguide、Smartquit 等。研究显示戒烟 APP 可有效帮助吸烟者戒烟，并且具有成本低、人群覆盖率高的优势。2021 年，中国疾病预防控制中心和 WHO 驻华代表处联合搭建了我国首个权威戒烟资源平台，整合了国内权威的戒烟热线、线上戒烟小程序和全国戒烟门诊的信息。同年，北京朝阳医院创新性提出线上＋线下“五位一体”戒烟服务模式，包括戒烟热线、微信公众号、戒烟微信群、戒烟微信小程序和医生全程参与的戒烟指导。

研究表明，在有戒烟意愿的人群中，烟草依赖程度越重，戒烟的决心越大。因此在戒烟干预中，除运用各类平台帮助患者戒烟外，还应积极帮助吸烟者制订个体化的戒烟管理方案，尤其是重度烟草依赖者，帮助其将戒烟决心转变为实际行为，在实施过程中，提供帮助和支持。

三、戒烟方案制订

（一）建立首诊询问吸烟史制度

卫生计生人员是帮助吸烟者戒烟的最佳人选。卫生计生机构在提供医疗卫生服务的过程中，应建立首诊询问吸烟史制度，采用简短戒烟干预流程（图 6-3-2）明确建议吸烟者戒烟。对于有戒烟意

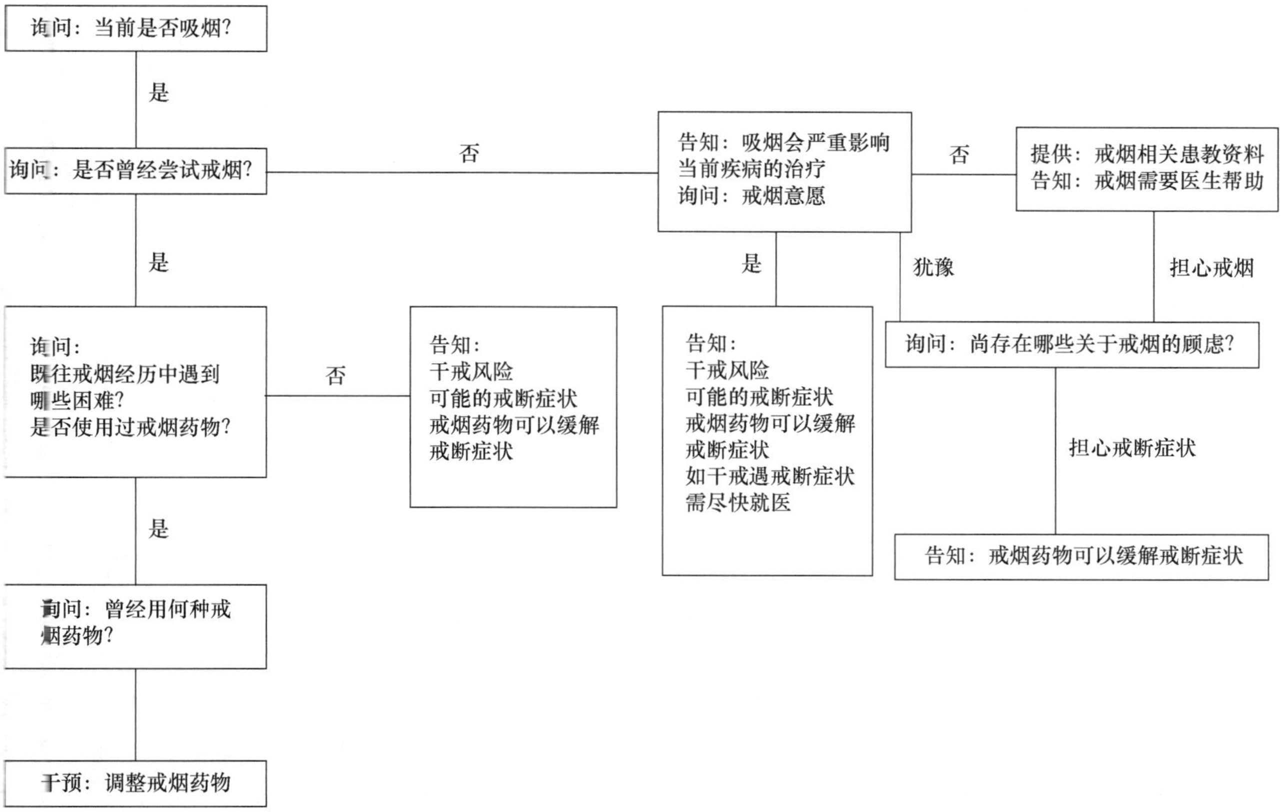

图 6-3-2　简短戒烟干预流程

愿的吸烟者，应提供进一步戒烟指导和帮助；对于尚无戒烟意愿的吸烟者，应激发其戒烟动机。

（二）个体化戒烟方案

根据患者的 FTND（烟草依赖程度的量表）得分，将患者分为轻度、中度和重度烟草依赖。首次评估加干预采用电话一对一方式。轻中度依赖患者采用微信群及微信公众号的方式，重度依赖患者除此之外增加电话一对一指导。轻度依赖患者每 2 天强化指导 1 次，中重度依赖患者每天强化指导 1 次。

具体内容如下：①强化戒烟动机，询问患者吸烟的原因，纠正患者的错误观点，可以应用图文与视频资料将吸烟与疾病发病、进展及预后联系起来，或用实际病例向患者讲解吸烟对手术及后续治疗的危害，使患者了解戒烟是短期和长期均受益的行为，利用手术治疗，要求术前必须戒烟 2 周来强化患者的戒烟动机；②制订戒烟方案，应对戒断症状，患者被通知拟行住院治疗即确定开始戒烟的日期，轻中度烟草依赖患者当天即开始戒烟，重度烟草依赖患者当日吸烟量减半，第 2 天开始戒烟；③创造良好的戒烟环境，扔掉一切与吸烟有关的物品，如香烟与打火机等，并远离吸烟人群，利用科室微信公众号推送戒烟相关信息、公众号、网站和戒烟热线供患者学习使用，或病房电视每日上下午固定时间播放戒烟相关视频，定位存放戒烟图文资料供患者阅读；④指导家属关心患者，提前告知患者戒烟过程中可能出现的戒断症状和持续时间，如吸烟渴求、焦虑、不安、头疼、唾液腺分泌增加、睡眠障碍、饥饿感、心悸、精力难于集中与急躁易怒等，在停止吸烟后数小时即可能出现，14 天内表现最强烈，之后逐渐减弱至消失；⑤告知患者应对此类戒断症状的技巧，如想吸烟时，做呼吸功能锻炼操（腹式缩唇呼吸与咳嗽咳痰训练等）或进行自己喜欢的运动、观看感兴趣的视频以转移注意力或咀嚼无糖分的口香糖、刷牙及漱口，避免使用零食替代。

（三）制订戒烟管理临床路径

将戒烟管理整合入慢性病住院诊疗临床路径中（图 6-3-3），明确戒烟服务内容并进行定价收费，根据该临床路径研发戒烟服务包，分为针对住

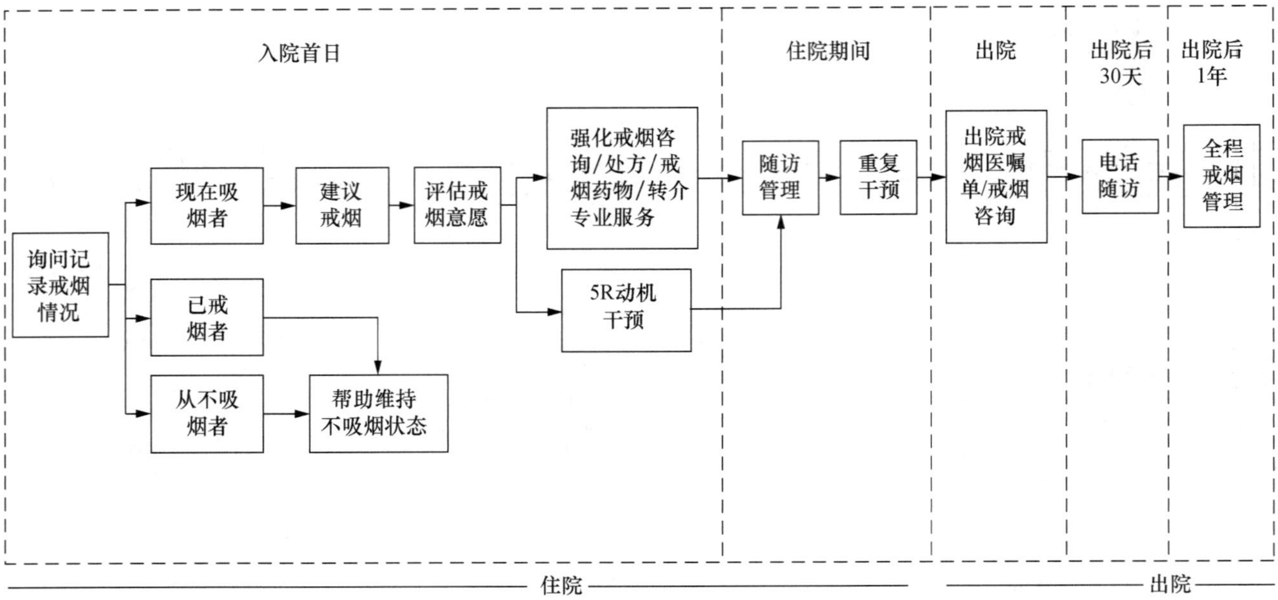

图 6-3-3　戒烟干预临床路径示意图

院患者的“强化戒烟干预服务包”和针对出院患者的“戒烟管理服务包”。发放“戒烟医嘱单”（写明戒烟注意事项），并提供戒烟咨询，必要时转介专业戒烟服务。“戒烟管理服务包”包括：出院后30天内向吸烟患者提供至少1次、出院后1年内提供至少6次的电话随访和戒烟咨询，督促其维持戒烟状态，对复吸者进行动机干预。提高戒烟药物的可及性。

（四）围手术期戒烟管理

已有研究表明，术前是吸烟者戒烟动机很高的时刻，围手术期是吸烟者戒烟的“可教育时期”，戒断综合征在某种压力下会减轻，因此是提供戒烟支持的极好机会。

围手术期戒烟管理方法：术前充分评估患者是否吸烟及是否使用其他烟草产品，从而评估烟草使用情况，促进患者与医生讨论吸烟相关问题及提高戒烟率。具体内容：①简短的AAR（Ask-Advise-Refer）策略是术前戒烟干预的实用手段，询问患者吸烟状况，建议吸烟者戒烟，并介绍戒烟资源。②强化干预及简短干预均能提高手术时戒烟成功率，强化干预效果更好；强化干预对维持术后长期戒烟有效，简短干预则无效。③术前4～8周开始强化干预能降低术后总体并发症及伤口并发症发生率；简短干预则无效。④干预时间更长及干预次数更多、面对面干预、由护士进行干预以及特定的行为改变技术（包括提供有关吸烟/戒烟后果的信息、促进目标设定、及时审查目标、他人的定期监测、提供其他或后续的支持选项以及戒断症状相关信息）能够更有效地促进戒烟。⑤术前戒烟项目中加入电子化学习（包含介绍术前戒烟的好处、如何戒烟以及戒烟时如何应对）可有效帮助外科患者戒烟。⑥对术前吸烟者实施药物治疗可提高戒烟率，减少术后并发症，建议对这类患者选择伐尼克兰和尼古丁替代疗法（nicotine replacement therapy，NRT）；如果手术将在几日内进行，优选NRT，能快速起效。⑦通常根据与临床医生讨论后的患者偏好选择药物，少数例外。对于大多数患者，建议使用伐尼克兰，或使用2种NRT产品联合方案（一种贴剂＋一种短效剂型，例如口香糖或锭剂）。⑧除NRT可能引起心悸、心动过速等轻微不适症状外，围手术期使用戒烟辅助工具没有明显副作用。缺血性心脏病患者，手术当天不宜使用NRT。⑨去甲替林及野靛碱也可用于戒烟；高剂量的可乐定不应用于戒烟。

（五）以时机理论为基础的住院患者戒烟管理

戒烟被认为是最有效、成本效益最高的延缓因吸烟导致疾病进展的干预措施，通过引导吸烟者戒烟，可以达到改善疾病的目的。时机理论已经被应用于脑卒中、急性呼吸窘迫综合征、急性心肌梗死等疾病的延续护理中，该理论根据患者所处的疾病阶段，实施针对性的康复干预，从而促进患者恢复。时机理论将疾病分成了 5 个阶段，医护人员可在不同阶段给予戒烟者针对性的干预，帮助患者戒烟（图 6-3-4）。

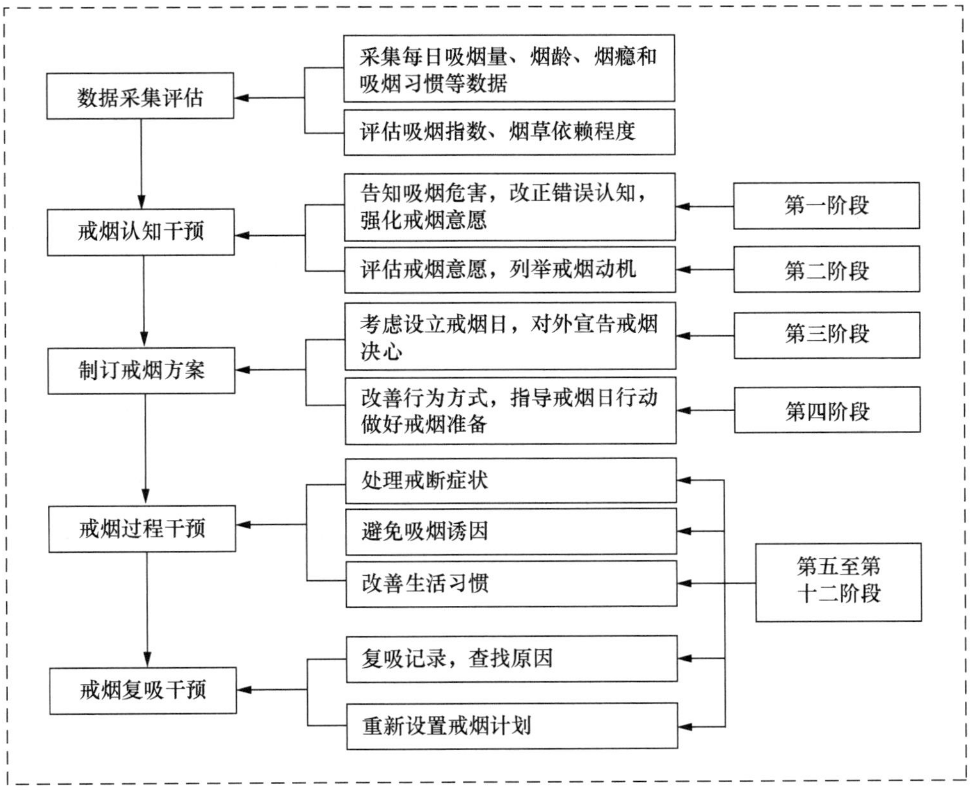

图 6-3-4　综合戒烟管理流程

具体内容：①诊断期（入院至确诊前）：干预小组成员在此阶段与患者建立良好关系，提升其对医护人员的信任度，并询问患者吸烟情况，在交谈中帮助患者建立戒烟的动机，向其提供一对一的戒烟咨询，每次 5～10 min，共干预 2 次。②急性加重期（确诊至病情稳定前）：此阶段患者会出现咳嗽、喘息等多种呼吸道症状，患者不适感较重；干预小组成员主动与患者沟通，强化其戒烟意愿，并使患者树立正确认知，重点讲解疾病相关知识、吸烟对病情的影响等内容；此外，让患者家属充分参与其中，共同鼓励并帮助患者戒烟，干预时间为 10～20 min。③出院准备期（病情稳定至出院）：在此阶段患者会对能否戒烟成功及自己能否做好自我管理产生怀疑，小组成员重点关注对患者信心的培养，帮助患者确定戒烟日，并使其养成良好的生活习惯；让患者加入戒烟微信群，向患者及其家属定期推送疾病相关知识、戒烟的技巧及益处等内容。④调整期（出院至出院后 1 个月）：此阶段患者已恢复正常生活，干预小组成员帮助患者制订戒烟计划，引导其找到科学戒烟的方法，并通过微信群为患者提供戒烟咨询服务，在督促患者戒烟的同时让患者相互交流心得和体会，分享经验，1 次 / 周；出院后 1 个月，干预小组成员提前打电话通知患者进行门诊复查，以掌握其病情恢复状况及戒烟情况。⑤适应期（出院后 2～6 个月）：部分患者已逐步养成戒烟习惯，也有部分患者戒烟失败，干预小组成员通过微信平台持续关注患者戒烟计划的制订和落实情况，并重点关注患者戒烟意愿的培养，鼓励其保持戒烟习惯；对复吸者，嘱咐其反思原因，并让患者家属给予其充分的支持和帮助。

（六）全程管理戒烟模式

20 世纪 80 年代末期，美国就提出了全程管理模式。美国全程管理责任人资格委员会对全程管理（case management）的定义为：它是一个合作的过程，包括了评估、计划、执行、协调、监督和评价，应用可获得的现有条件使患者的健康获益。全程管理不是停留在某一阶段，也不局限于某个医疗单元，而是发生在持续医疗护理的全过程，致力于不断满足患者的需求。因此，是一种灵活的、系统的、合作性的方法。互联网＋的全程管理是针对门诊戒烟患者医疗护理服务的延伸。研究者设计开发了一款微信戒烟小程序的干预管理系统，包含“医护人员”和“戒烟咨询”2个登录窗口，并包括健康科普、戒烟咨询、戒烟管理、随访管理及个人中心等模块，通过对戒烟者进行线上评估、咨询及随访等多方面的延续性管理，为我国互联网＋健康管理提供新的发展方向。

（七）戒烟的行政支持和干预

烟草严重影响公众的健康水平，控制吸烟是一项社会性、政策性很强的工作，需要给予充分的政策和条件支持。自2008年原国家卫生部、全国爱国卫生运动委员会下发《无烟医疗卫生机构标准（试行）》，近年来我国已陆续出台相应政策促进卫生计生机构开展戒烟干预，以降低吸烟率和降低吸烟致死率。

1. 宣传无烟政策

《无烟医疗卫生机构标准（试行）》要求“医务人员掌握控烟知识、方法和技巧，对吸烟者至少提供简短的劝阻指导”，在相应科室设戒烟医生和戒烟咨询电话。原国家卫生和计划生育委员会办公厅《关于进一步加强控烟履约工作的通知》中要求“卫生计生机构在提供医疗卫生服务过程中，应建立首诊询问吸烟史制度，将其纳入病历考核标准，为吸烟患者提供戒烟指导和服务”。《健康中国行动（2019—2030年）》明确要求逐步建立和完善戒烟服务体系，加强各级专业机构控烟工作。所有卫生计生机构均应推行严格的无烟政策，包括：卫生计生场所全面禁止吸烟；鼓励所有吸烟员工及就医者戒烟，并向他们提供戒烟帮助。明确各级领导各类人员在临床戒烟工作中的职责，并将之纳入管理考核体系，积极推动我国戒烟工作的开展。

2. 戒烟培训

医疗卫生机构应对全部员工进行多种形式的戒烟培训，内容至少包括：简短戒烟培训；戒烟热线的使用；必要和可能的情况下转介烟草依赖人群至戒烟门诊；与特殊群体接触的卫生计生人员提供戒烟培训，特殊群体包括心理疾病患者、吸烟的孕妇及未成年人。每年对卫生计生机构员工进行戒烟的强化培训。

3. 设立控烟、戒烟提示及宣传材料

在特定场所（封闭或者基本封闭的区域）和交通工具的显著位置设立无烟控烟的清晰一致性提示，以及宣传无烟环境对大众健康有益的积极信息。医疗卫生机构制订和提供无烟控烟宣传的手册、海报和标识；有条件的医院在门诊、住院病历、信息系统中设戒烟界面；工作人员在工作时间内或可能被识别为单位员工时（例如，穿着制服、佩戴工作证件或办理医院业务时）均不得吸烟。

综上所述，戒烟管理是一种经过循证研究有效的临床实践，控烟戒烟管理带来的健康获益远远超过成本。任何时间戒烟都不算晚，而且如果吸烟者能在35岁以前戒烟，则死于烟草相关疾病的危险性明显下降，几乎与不吸烟者相近。《中国吸烟危害健康报告2020》指出，若不采取有效行动，预计到2030年，我国因烟草失去生命的人数将增至每年200万。《“健康中国2030”规划纲要》中提出，要在2030年前将15岁以上人群的吸烟率降低到20%。因此，临床医护人员积极促进控烟戒烟活动的职责任重道远。

参考文献

［1］张宁，王安然．助推戒烟的行为干预策略．心理科学进展，2023，31（4）：684-696.
［2］王辰，肖丹，池慧．《中国吸烟危害健康报告2020》概要．中国循环杂志，2021，36（10）：937-952.
［3］褚水莲，汪姝君，石菊，等．我国戒烟服务体系建设现状及对策建议．预防学，2022，34（12）：1235-1239.
［4］史鹏，孙金月，李辰洋，等．运动干预戒烟效果的系统评价．中国循证医学杂志，2022，22（4）：411-421.
［5］王玮荻，刘洪娟，汪晖，等．围术期病人戒烟管理的最佳证据总结．护理研究，2021，35（22）：3991-3996.
［6］金倩莹，李星明，刘涵，等．不同戒烟模式干预效果的网状Meta分析．中国健康教育，2020，36（3）：219-223.

（叶祺　白璐　吴红心）

第七章　心脏康复心理与睡眠管理

第一节　心理疾病与心血管疾病

一、心理学概述

心理学是研究心理现象发生、发展和活动规律的科学，是一门内容广泛的学科，分为基础心理学和应用心理学。在基础理论研究方面，心理学形成了许多领域，包含许多分支，如动物心理学、比较心理学、发展心理学、社会心理学。

二、心理问题

威尔弗雷德·比昂专注于思维发展的早期阶段。他认为，人类心理复杂的任务是能够经受并转化困难的情绪，而这些情绪是内心紧张的根源。每天都会发生一些事，对我们产生影响，引发我们的生理反应，造成紧张情绪。因此，我们不断地受到各种感官刺激的影响，如弥漫性或剧烈的疼痛、隐约的不适、胃里有疙瘩的感觉、胸口发紧、内心不安、莫名焦虑、精力下降。这些形形色色的感觉，无论是否被感知，都是情绪的胚胎。

（一）概念的区分

1. 健康心理

具备正常功能的心理活动，或是不包含有精神障碍症状的心理活动。

2. 不健康心理

异常心理，指有典型精神障碍症状的心理活动。

3. 健康心理和不健康心理的具体内涵

（1）从静态的角度看，健康心理是一种心理状态，它在某一时段内，展现着自身的正常功能。而从发展角度看，健康心理是在常规条件下，个体为应对千变万化的内外环境，围绕某一群体的心理健康常模，是一种处于动态平衡的心理过程。健康心理涵盖着一切有利于个体生存发展和稳定生活质量的心理活动。健康的心理活动是一种处于动态平衡的心理过程；不健康心理活动是一种处于动态失衡的心理过程。

（2）不健康心理状态的分类：心理不健康状态包括一般心理问题、严重心理问题、神经症性心理问题（可疑神经症）。

1）不健康心理状态的第一类型——一般心理问题

诊断为心理问题，必须满足以下条件。

①由于现实生活、工作压力、处事失误等因素而产生内心冲突，冲突是常形的，并因此而体验到不良情绪（如厌烦、后悔、懊丧、自责）。

②不良情绪不间断地持续满一个月，或间断地持续两个月仍不能自行化解。

③不良情绪反应仍在一定程度的理智控制下，始终能保持行为不失常态，基本维持正常生活、学习、社会交往，但效率有所下降。

④自始至终，不良情绪的激发因素仅仅局限于最初事件；即便是与最初事件有联系的其他事件，也不引起此类不良情绪，没有泛化。

一般心理问题是由现实因素激发，持续时间较短，情绪反应能在理智控制之下，不严重破坏社会功能，情绪反应尚未泛化的心理不健康状态（即刺激的性质、反应的持续时间、反应的强度和反应是否泛化四个维度）。

2）不健康心理的第二类型——严重心理问题

A. 诊断为严重心理问题的条件

①引起“严重心理问题”的原因，是较为强烈的、对个体威胁较大的现实刺激。不同原因引起

的心理障碍，求助者分别体验着不同的痛苦情绪（如悔恨、冤屈、恼怒、悲哀）。

②从产生痛苦情绪开始，痛苦情绪间断或不间断地持续时间在两个月以上、半年以下。

③遭受的刺激强度越大，反应越强烈。大多数情况下，会短暂地失去理性控制；在后来的持续时间里，痛苦可逐渐减弱，但是，单纯地依靠“自然发展”或“非专业性的干预”难以解脱；对生活、工作和社会交往有一定程度的影响。

④痛苦情绪不但能被最初的刺激引起，而且与最初刺激相类似、相关联的刺激，也可以引起此类痛苦，即反应对象已经泛化。

严重心理问题是由相对强烈的现实因素激发，初始情绪反应激烈、持续时间长久、内容充分泛化的不健康心理状态。严重心理问题有时伴有某一方面的人格缺陷

B.“严重心理问题”与神经症的鉴别

鉴别要点是“内心冲突的性质”和“病程”。“严重心理问题”的心理冲突是现实性的（有现实意义）或道德性的，而持续时间限在一年之内；至于社会功能破坏程度，也可以作为参考因素予以考虑。

（二）心理健康素养

心理健康素养是帮助个体认识、管理、防护有关心理疾患的知识或信念，其内涵包括认识具体心理疾病的能力、了解如何寻找心理疾患的信息、知晓心理疾患的风险因素和病因、知晓自我援助与专业救助、增进认识和求助行为的态度。高水平的心理健康素养有利于及早识别心理疾病，减少病耻感，获取及时有效的支持和治疗，从而改善个体和公众的心理健康。

三、心血管疾病患者常见的心理问题

心理健康是心血管疾病患者健康的重要组成部分。在心理-心脏-身体的连接中，心理、心脏和身体互相关联、相互依存。早在1980年，美国心身医学研究所就已将由环境心理应激引起和加重躯体病变的疾病定义为心身疾病。其中，明确原发性高血压、原发性低血压、冠状动脉粥样硬化性心脏病、冠状动脉痉挛、神经源性心绞痛、阵发性心动过速、原发性心动过缓、功能性期前收缩和心脏神经症等心血管疾病与精神心理因素相关，即目前所指的心理心脏病范畴。心理健康因素或与导致心血管疾病的生物过程和行为有因果关系，在评估和管理心血管疾病患者或有心血管疾病危险因素的患者时，可考虑心理健康因素，在躯体药物治疗的基础上，采取心理健康的干预措施或对心血管健康产生有益影响。

焦虑、抑郁、恐惧和心理应激等心理疾病作为心血管疾病不良预后的独立危险因素越来越受到人们的关注。这些问题可能是由于患者面临的健康状况和治疗的不确定性引起的，也可能是疾病带来的身体不适、功能受限或生活方式改变所导致的。焦虑是心血管疾病患者常见的心理问题之一。患者常常面临生命威胁和未来不确定性的压力，可能担心疾病的发展、康复进程和生活质量等。焦虑又可能导致身体不适、睡眠问题以及社交和心理功能的受限。抑郁也常见于心血管疾病患者中，患者可能对自身状况感到沮丧、无助和绝望，可能出现情绪低落、兴趣和活动减少、自我评价下降等抑郁症状。此外，心血管疾病患者也会经历恐惧和心理应激等心理问题，面临手术、治疗风险、疼痛、疾病复发等情境可能引起患者的恐惧和心理应激反应。

焦虑、抑郁等负性情绪未得到及时识别与干预，会严重影响患者的生活质量，甚至会诱发不良心血管事件的发生，进而增加住院成本、发病率和病死率。

四、心血管疾病患者合并心理问题的流行病学

心血管疾病患者中合并心理问题的流行病学研究表明，焦虑与抑郁等不良情绪常常伴随心血管疾病的发生发展，例如冠心病患者在发生急性冠脉综合征后20%～30%的患者会出现焦虑水平的增高。Easton研究发现，大约32%的心力衰竭患者焦虑水平明显增高，其中符合焦虑症诊断标准的达13%，焦虑和抑郁在冠心病、心力衰竭和心律失常等心血管疾病患者中较为常见。近期流行病学研究，分析了心血管疾病患者中焦虑和抑郁的患病率及相关因素，研究发现冠心病和心力衰竭患者中抑郁的发病率较高，而心律失常患者中焦虑症

状较为突出。这进一步指出，心血管疾病发作、住院、治疗不良和社会心理因素等都与心理问题的发生存在关联。

五、心血管疾病产生心理问题的机制及影响

心血管疾病产生心理问题的机制及影响是一个复杂的过程。首先心脏疾病对患者的心理健康有直接影响，可能通过影响自我认知、心身症状、身体功能和生活质量等因素诱发焦虑和抑郁等心理问题。焦虑、抑郁、惊恐障碍等心理问题能够通过多种生物途径促进心血管疾病的发生与发展，从而增加心血管风险，促使预后不良。心肌梗死病史、反复发作的心绞痛以及躯体功能的障碍也与焦虑及抑郁的发生发展有一定的关系，若长时间不干预冠心病患者的精神心理问题，会使冠心病患者的死亡率更高，更易发生主要不良心血管事件。

六、心血管疾病是心身疾病

异常的精神心理状态与疾病的关系密切，即所谓的心身疾病，心身疾病就是指有明显的躯体症状和体征，发病原因以心理社会因素为主，且随着患者情绪与人格不同而变化。

1. 应激性心肌病

对于情绪和心血管疾病的关系，目前了解比较多的是应激性心肌病。应激性心肌病也叫Takotsubo综合征、心碎综合征和心尖球囊综合征。应激性心肌病发病前患者常伴有剧烈的情绪爆发，如离婚、亲人离世、争吵、恐惧，或身体发生意外，如创伤、事故、手术等。其病理生理机制尚不完全明确，大量证据显示，交感神经激活是发病的核心机制。机体分泌释放大量儿茶酚胺和神经肽类，使冠状动脉痉挛，导致心肌缺血。

2. 负性生活事件

生活事件就是生活中面临的各种问题，负性生活事件则是个人认为对自己产生消极作用，造成心理应激，并进而可能损害健康的事情。研究显示，急性心肌梗死患者的负性生活事件发生率明显升高。国人的应激和心理社会因素与心肌梗死的相关性比其他国家更强。地震和喜欢的球队输球也增加急性心脏事件的发生风险。负性生活事件使情绪受到刺激，激活交感神经系统，从而导致心率加快、血压上升、血管收缩等，致使原来已经存在病变的冠状动脉、心脏发生需氧供氧失调，导致心肌梗死。

3. 愤怒与悲伤

愤怒和情绪激动使心肌梗死的发病风险增加1.44倍。在愤怒2 h后，心肌梗死、急性冠脉综合征、心律失常、缺血性脑卒中和出血性脑卒中风险最高。愤怒的强度越大，心肌梗死的风险越高。在愤怒发作后的1 h内，发生心肌梗死的风险增加9倍。悲伤也与心肌梗死相关。曾经在某国国家重要人物去世后24 h内，急性心肌梗死的发生率增加21倍，对于心血管低风险人群（10年心血管事件风险＜5%），与悲伤相关的心肌梗死的绝对风险是每1400人增加1次心肌梗死，但对于高风险人群（10年心血管事件风险＞20%），每320人增加1次心肌梗死，表明急性情绪诱发可能对于高风险人群影响更大。

第二节　心理疾病的识别与评估

心血管疾病患者的心理问题主要表现为焦虑和抑郁，冠心病介入诊治术前患者的担心、焦虑以及抑郁程度明显高于正常人，而高度焦虑、紧张、极端不安的情绪容易导致机体整体调节功能减弱和抗病能力下降，亦可造成介入治疗过程中插管困难，诱发心律不齐，甚至引起严重的心律失常。

一、心理疾病的识别方式或注意事项

（一）摄入性会谈

1. 会谈目的

通过会谈了解患者的客观背景资料，了解健康状况、工作状况和家庭状况等；通过会谈了解患者当前的感受、状态、咨询动机和期望等。

2. 确定提问方式

开放式提问、半封闭式提问、封闭式提问。

3. 倾听

倾听中不能随意打断来访者谈话，不随意插入自己的评价。倾听过程中边听边思考求助者诉说内容的逻辑性，判断是否符合常理，及时把握关键点。

4. 控制会谈内容与方向

会谈的方向、涉及的问题及会谈时间，都必须是有计划的、有目的的。控制会谈的内容，对保证心理咨询的效果十分重要，假如把会谈搞得漫无边际，来访者很快就会感到无所收获而厌烦。

5. 对会谈内容归类

在咨询中，除非得到来访者的同意，一般情况下，不能做详细的笔录，非经求助者同意也不能录音和录像，只能按以下项目做简单记录。

（1）个人成长、发展中的问题。

（2）现实生活状况。

（3）婚姻状况。

（4）人际关系中的问题。

（5）身体方面的主观感觉。

（6）情绪体验、生活态度。

（二）倾听

耐心细致地听求助者叙述自己的苦闷，本身就是对他的安慰和鼓励，医务工作者只有很诚恳地全神贯注地去听，患者才有勇气讲述自己生活中的重要事件。

医务工作者对患者不能表露出漠不关心和不尊重，更不能表现出急躁和强迫，要耐心地倾听。如果医务工作者为了取得有用的信息，而不断地打断患者的话语，那么，患者就会觉得被动和不安。医务工作者要让求助者自由地谈论问题，而且随时都表现出对患者谈的问题感兴趣。只有这种听的行为才是打开患者内心世界的钥匙。

（三）态度

医务工作者在与患者会谈时，只能持一种非评判性的态度，表达“理解”是最中性化的和非评判性的态度。例如：评判性态度：“你的做法是荒唐的。”非评判性的态度：“你所谈的情况从心理学的角度是可以理解的。”非评判性的态度是使患者感到轻松的重要因素，它可以使患者无所顾忌地把内心世界展现出来。区分和鉴别：要对会谈内容作程度上的区别，比如求助者谈的是一种情绪体验或一种想法在强烈程度上可能会并不完全一致。

二、心理心脏病的筛查与识别

美国、欧洲等国家心脏病学会发布了冠状动脉粥样硬化性心脏病合并抑郁问题的临床处理意见，提出冠状动脉粥样硬化性心脏病患者应常规进行抑郁筛查，并建立规范的双心疾病诊疗流程。目前对双心医学的诊断标准是由国际心身研究小组研发的一种定式访谈工具，用于筛查、诊断双心疾病和心理生理障碍，以期将源于双心疾病研究的心理变量转变为能够鉴别患者个体的可操作的诊断标准。结合中国的具体情况，参照欧美指南及我国《在心血管科就诊患者的心理处方中国专家共识》推荐，建议对心血管科就诊患者进行常规筛查。可在诊疗同时，采用简短的“三问法”或“二问法”、评价情绪状态的量表等初步筛出可能有问题的患者。

“三问法”如下：①是否有睡眠不好，已经明显影响白天的精神状态或需要用药；②是否有心烦不安，对以前感兴趣的事情失去兴趣；③是否有明显身体不适，但多次检查都没有发现能够解释器质性心血管病的原因。3 个问题中如果有 2 个回答是，符合精神障碍的可能性 80% 左右。

“二问法”采用“患者健康问卷 -2 项（PHQ-2）”和“广泛焦虑问卷 -2 项（GAD-2）”进行筛查，当评分大于 3 分时，建议进一步采用情绪状态自评量表进行筛查。

三、常见的筛查量表

（一）抑郁症筛查量表：患者健康问卷（PHQ–9）

1. 做什么事都没兴趣，没意思。

没有（0） 有几天（1） 一半以上时间（2） 几乎每天（3）

2. 感到心情低落、抑郁、没希望。

没有（0） 有几天（1） 一半以上时间（2） 几乎每天（3）

3. 入睡困难，总是醒着，或睡得太多、嗜睡。

没有（0）　有几天（1）　一半以上时间（2）　几乎每天（3）

4. 常感到很疲倦，没劲。

没有（0）　有几天（1）　一半以上时间（2）　几乎每天（3）

5. 胃口不好，或吃得太多。

没有（0）　有几天（1）　一半以上时间（2）　几乎每天（3）

6. 对自己不满，觉得自己是个失败者，或让家人丢脸了。

没有（0）　有几天（1）　一半以上时间（2）　几乎每天（3）

7. 无法集中精力，即便是读报纸或看电视时，记忆力下降。

没有（0）　有几天（1）　一半以上时间（2）　几乎每天（3）

8. 行动或说话缓慢到引起人们的注意，或刚好相反，坐卧不安。

没有（0）　有几天（1）　一半以上时间（2）　几乎每天（3）

9. 有不如一死了之的念头，或想怎样伤害自己一下。

没有（0）　有几天（1）　一半以上时间（2）　几乎每天（3）

结果解释：

0～4 分：没有抑郁症（注意自我保重）。

5～9 分：可能有轻微抑郁症，建议咨询心理医生或心理医学工作者。

10～14 分：可能有中度抑郁症，最好咨询心理医生或心理医学工作者。

15～19 分：可能有中重度抑郁症，建议咨询心理医生或精神科医生。

20～27 分：可能有重度抑郁症，一定要看心理医生或精神科医生。

其中：题目 1、题目 4、题目 9，任何一题得分＞ 1，需要关注。

题目 1、4，代表着抑郁的核心症状，题目 9 代表有自伤意念。

（二）广泛性焦虑量表（GAD-7）

1. 无法停止或控制担忧。
2. 担心得过分或过多。
3. 感觉神经紧张或焦虑。
4. 能否松弛自己的肌肉？
5. 难以入睡或睡眠不好。
6. 感觉容易烦躁或坐立不安。
7. 感觉自己容易害怕，好像有些东西正要发生。

计分规则

对每个问题，答案选择为 0～3 之间的一个数字，分别代表不会发生、有几天发生、大多数时间发生和每天发生。每个问题的得分为 0～3 分。

计算总分时，将各个问题的得分相加，最终得到的总分在 0～21 之间。总分的解释如下。

0～4 分：表示焦虑程度较低。

5～9 分：表示轻度焦虑。

10～14 分：表示中度焦虑。

15～21 分：表示严重焦虑。

第三节　心理疾病的治疗与护理

心理疾病的治疗通过矫正患者不良认知的方式，减轻其不良情绪，并且通过家庭、集体治疗等心理干预与社会支持措施取得疗效，降低心理疾病的复发率。

一、非药物治疗与护理

临床医生看到的指南往往重视焦虑和抑郁对人的负面作用，而现在，更多的研究则聚焦在积极心理学领域，包括幸福、感恩、同情心、自信及希望等对心血管疾病的预防作用。积极心理学对健康的促进作用可能通过三种途径发挥作用。

（1）更好的代谢水平：心理健康的人血脂水平、血压、糖代谢状态更健康，患代谢综合征的比例较低。

（2）促进健康行为：如提高睡眠质量、增加体力活动和戒烟。

（3）通过社会途径缓解压力等。

（一）环境干预

患者确诊并入院后，护理人员要带领其参观病区环境，详细介绍科室住院环境及管理情况，告知医院规章制度，使其尽快适应环境，减轻陌生环境造成的不安全感。依据病情合理安排病房，每日对病房进行消毒，保证充足的光照与通风，完善基础环境干预，减轻环境对于心理情绪的影响。

（二）情绪引导

以药物治疗、饮食管理等内容为基础，护理过程中加强情绪观察，同时做好情绪评估工作，选择合理的方式对情绪进行引导。责任护士主动与患者进行沟通，沟通时语气柔和，态度亲切，避免大声说话对患者造成不良刺激。及时了解患者的文化程度、经济状况、疾病认知情况等，进而制订更加合理的心理护理方案，针对性解决存在的心理问题。

（三）生活方式干预

包括合理膳食、控制体重、适度运动、戒烟、限酒、保持健康睡眠及良好的心理状态等，这些都是有确定临床意义的。

（四）具体方法

1. 体育疗法

体育疗法是指用适当的体育方法来治疗身体和心理方面的创伤、疾病和障碍。体育锻炼可促进血液循环、提高大脑氧气供应、加快新陈代谢，从而改善认知功能，体育运动可以产生控制抑郁、使人快乐的化学物质多巴胺，在进行体育养生功的锻炼时同样可以产生这一物质。

规律身体活动是维持和改善心脏心理健康的基石。应以有氧运动为主，包括步行、骑车、慢跑、爬山、游泳、乒乓球和羽毛球等，有节律的舞蹈、传统拳操也是合适的运动方式。对于身体较好、病情稳定、经常运动的患者，运动过程中如发现上身不适（包括胸、臂、颈或下颌，表现为酸痛、烧灼感、紧缩感或胀痛）、无力、气短、骨关节不适（关节痛或背痛）应停止运动，及时就医。

总之，有氧运动和无氧运动对改善人体的健康状况都有获益，且每种运动都有其特点，老年人可根据自身状况和爱好选择合适的体育锻炼。

2. 认知行为疗法（cognitive-behavioral therapy，CBT）

认知行为疗法是一种以患者为中心的个性化治疗，其着眼于改变患者的错误认知，重建正确认知来缓解抑郁、焦虑等负性情绪，通过教会患者改善情绪状态和行为的一些技巧改变患者的认知偏差，帮助患者纠正不良情绪、改变不良行为。它是目前临床改善患者心理健康的首选治疗方式。

CBT 通过多维度干预，可以协助患者找到产生消极情绪以及不合理行为的错误认知，帮助患者树立对待疾病的正确认知，并教会患者一些技巧，帮助其对抗负面情绪，改善其生活习惯，提升其生活品质，但实施过程相对漫长，需要患者极大的配合和客观条件的允许，在实施过程中还存在一些障碍因素，如地理距离较远、时间成本较高、缺乏健康保险、经济因素、待诊患者众多等问题。国外一些研究者发现除面对面的 CBT 外，基于网络或电话的远程 CBT 同样能收到很好的效果，且更具经济效益。新技术应用可能会进一步改善患者治疗机会，甚至可能改善治疗效果，在今后的实施过程中可以选用一些远程手段，帮助患者提高依从性，改善实施过程中遇到的一些障碍因素。

3. 音乐疗法

音乐疗法是指由获得相关专业资格认证的音乐治疗师根据患者的综合评估情况和治疗目标使用音乐或音乐元素（声音、节奏、旋律、和声），以满足其身体、心理与社会需求的系统专业化过程，不仅可以通过声波频率的变化作用于各个系统达到缓解焦虑情绪的作用，而且可以宣泄不良情绪，振奋患者心情，帮助患者缓解负性情绪。音乐疗法可以分为主动音乐治疗和被动音乐治疗两种方式。主动音乐治疗时患者处于主动地位，在专业治疗师的引导下通过创作、演奏、歌唱等方式进行互动；而被动音乐治疗中，患者则处于从属地位，干预的主要方式就是听音乐。给患者及其家属营造安静、舒适的治疗环境，了解其喜爱的音乐，如流行音乐、古典音乐、纯音乐等，护士则将下载好的音乐歌曲以随身听或手机的方式进行播放。

4. 冥想训练

医务人员以轻柔的口吻引导患者展开具体的冥想:“现在，你置身于一片广袤的大草原中，在这里你能看到天地间生灵万物，你能嗅到芬芳的花草气息，能感受到温暖阳光的照拂，能享受到柔软嫩草的抚触，能聆听到涓涓细流撞击石头的清脆声响……这里的一切都是如此安详与宁静，你觉得十分美好。此时，为了能进一步留住美好，你想通过呼吸将这里的气息融入自己体内，所以，你开始调整自己的呼吸节奏。你不自觉地将自己的左手置于肚脐眼处，将右手置放于右侧乳头处，开始通过鼻腔用力地吸气，当吸气至无法再用力吸气时，你开始屏气 2 s，然后再通过口腔缓慢地呼气，待至无法再次呼气时，屏气 2 s。”其中呼气时间与吸气时间比控制在 1∶1，呼吸训练时间则控制在 5 min。待完成呼吸训练后，指导患者将此刻的心境感受以文字的方式进行阐述，要求其将当前的情感状况融入语言中，不必在意语言的逻辑性。在患者表述的过程中，护士用手机录制下其阐述全程，包括患者面部神态的特写、语言音频等。结束后，护士将视频拷贝给患者，让其观看，以此回味当时的情绪感受。

5. 中医适宜技术

中医治疗抑郁症的适宜技术主要有毫针刺法、电针疗法、灸法、头针疗法、耳穴疗法等，并在大量的临床实践与研究中取得了显著的疗效。临床上抑郁症的中医针灸治疗方法多种多样，每种方法各有其特色，且临床疗效肯定。

二、药物治疗与护理

心血管疾病合并心理问题，通过量表测定，抑郁症筛查量表：患者健康问卷（PHQ-9），评分≥ 15 分；广泛性焦虑量表（GAD-7）评分≥ 10 分，需进行药物治疗。

1. 选择性 5- 羟色胺再摄取抑制剂（SSRIs）

SSRIs 是当今治疗焦虑、抑郁的一线用药，一般 2 周以上起效，研究认为该类药物用于心血管疾病患者相对安全。SSRIs 类药物镇静作用较轻，可白天服用；若患者出现困倦、乏力可晚上服用。为减轻胃肠道刺激，通常餐后服药。建议心血管疾病患者从最低剂量的半量开始，老年体弱者从 1/4 量开始，每 5～7 天缓慢加量至最低有效剂量。

2. 苯二氮䓬类药物（BDZ）

多用于合并焦虑、失眠的心血管疾病患者，特点是抗焦虑作用起效快。常用的地西泮、艾司唑仑等长半衰期药物更适合于心血管疾病伴有失眠的情况，短半衰期药物有劳拉西泮、阿普唑仑等。在应用此类药物时，应注意其肌松作用，老年患者要防止跌倒、坠床、体位性低血压，重症患者应用时还应关注呼吸状况，以防呼吸抑制。此外，由于苯二氮䓬类药物具有成瘾性，较少单独使用来控制慢性焦虑，也不宜长期用药。

3. 复合制剂——氟哌噻吨美利曲辛片

该药是复合制剂，含有神经松弛剂（每片含氟哌噻吨 10 mg）和抗抑郁剂（每片含美利曲辛 10 mg），其中美利曲辛含量为单用剂量的 1/10～1/5，降低了药物副作用，并协同调整中枢神经系统功能、抗抑郁、抗焦虑和兴奋特性。适应证：轻中度焦虑抑郁、神经衰弱、心因性抑郁、抑郁性神经官能症、隐匿性抑郁、心身疾病伴焦虑和情感淡漠、更年期抑郁、嗜酒及药瘾者的焦躁不安及抑郁。禁忌证：心肌梗死急性期、循环衰竭、房室传导阻滞。

第四节　心理护理方案的制订

健康需求是一个主观概念，全球尚无统一标准。在健康中国的背景下，其可被定义为：个人在自我全生命周期内以维持或提高健康为目的的生理、心理和社会的需求，分别称为生理健康需求、心理健康需求和社会完好性健康需求。目前，人们对健康的认知主要停留在身体疾病的层面，表现为对疾病防治缺乏前瞻性、有效性和预防性的“被动健康”模式。世界卫生组织认为，良好的心理健康是一种幸福状态，表明个体有能力处理正常的生活压力并有效地发挥作用。

心理疾病是对全世界年轻人的健康、生存和未来潜力的主要威胁，虽然各国的资源环境有差异，不同年龄组和不同情绪状态的个体对心理健康服务需求的方式、程度和内容等存在差异，但心理健康需求普遍相同。心理因素可在瞬间改变生理因素，如心血管、免疫和内分泌结果及健康行为，人类的心理健康已成为生命中不可轻视的问题。社会需求随着经济活动的变化而改变，人类逐渐意识到完整意义的健康除了生理功能的身体健康和精神情感的心理健康，还需要具备道德完好和积极向上的社会生活及行为，社会支持也被称作决定人类生活质量的基石。

传统护理方案的开展已经无法满足患者日益增长的护理需求，而心理护理干预对心理学知识进行利用，为患者提供有效、及时的心理疏导，对患者认知程度进行改善。护理人员要充分掌握心理学知识，纠正患者的负性情绪，使患者用乐观、积极的心态接受疾病，以进一步改善预后。

对心血管病患者实施心理护理干预，可最大程度地减轻患者存在的焦虑和抑郁情绪，增加患者与护理人员之间的信任，保证护理满意度得到一定提高，减少患者可能出现的不良事件，如失眠、猝死等，为患者生命安全保驾护航，保障患者的生活质量得到更好的改善。

一、收集资料

首先需对患者的心理资料进行收集，应对患者病情实施必要的评估，了解患者意识状况、理解和表达能力，还需要收集患者的年龄、性别、民族、文化程度、信仰、婚姻状况、职业环境、生活习惯、嗜好等基本资料。需要通过收集患者主观资料，了解患者对疾病的主观理解和态度、对疾病的应对能力，掌握患者的认知能力、情绪状况及行为能力、社会支持系统及其利用等，明确患者自身情绪严重程度；还应关注患者的客观资料，主要是通过体检评估患者生理状况，如患者的睡眠、饮食及性功能方面有无改变，以及与心理负担的关系。

通过以上相关资料的收集对患者的心理状况有一个大致的了解，并为之后制订心理护理干预方案提供必要的支持，同时也可以确保护理的科学性以及可靠性。

病房环境：患者产生负面情绪等与周围环境有一定关系，首先需创建良好的病房环境，可将温度和湿度设置到规定范围内，并对病房实施定期消毒，保持卫生，还需做好病床的消毒以及清洁，减少细菌滋生。护理人员需提醒患者勤换衣物，避免出现感染。可在病房环境中摆放绿植，净化室内空气，并根据患者实际选择合适的窗帘，最好是选择暖色系窗帘，为患者建立温馨环境便于疾病治疗。需尽可能保持病房安静，减少因多位人员的频繁来访造成环境嘈杂从而影响患者的情绪和心理状态，进而对患者的健康恢复造成不必要的干扰。

二、交流沟通

护理人员作为心理护理的关键人员，需要做到与患者进行科学、有针对性的沟通。通过交流与患者创建良好的护患关系，增加对彼此的信任。护理人员需要全面耐心地解答患者的疑问，建立良好的护患关系，以便能够更加顺利有效地为患者实施心理护理。护理人员需要对患者的心理症状的特点进行掌握，在护理过程中需要始终保持热情的态度，可使用语言、表情、肢体语言等方式加强对患者的心理支持。在不断沟通以及交流中，掌握患者存在不良情绪的缘由，进而加强劝导以及抚慰，减轻其心理和精神压力。由于不同患者出现负面情绪的原因存在差异，针对不同患者提出个性化心理护理方案，并监督患者的护理进程，通过交流，将护理中存在的异常及时纠正，保证护理干预措施执行的有效性。另外，需要做好与家属之间的良好交流以及合作，告知家属积极配合心理护理干预对患者疾病减轻的价值，邀请患者家属参与患者的心理护理，并将基本心理护理技巧进行告知，保证护理人员与患者家属之间的团结合作，进一步减少患者不良情绪，缓解患者精神负担。在与患者互动以及交流期间，护理人员也需要做患者最忠实的听众，需要多倾听患者的讲述，了解患者痛苦来源，让患者体验到自身是被关注的，有被尊重的感觉，进而使其情绪找到疏通渠道，保证其心理更加健康。

三、合理情绪疗法与放松疗法

对患者进行必要的心理护理，掌握患者产生负面情绪的诱发事件。很多患者是因为担心疾病会给家属造成麻烦，或是担心花费高，或预后不佳，因而产生严重的精神负担。护理人员需根据患者个性特征以及能力尽可能帮助患者了解不合理的情绪以及不良行为的来源，并且在患者发现自身的不良情绪以及行为之后，分析患者的情绪，做好诱发事件的相关解释，评价自身观点，了解合理情绪疗法中患者的信念，进而从客观角度审视不合理信念，并与患者共同探究以上内容与不合理信念产生负面情绪之间的关系。之后通过患者之间的成功经验交流或实际的验证等，将患者的不良思维模式以及信念转变。而随着不合理信念的消除，患者的紧张或焦虑等情绪产生的心理问题也开始消除，从而产生更加积极的行为模式，便于配合医生进行有效的治疗。

部分患者还需实施放松治疗，改善负性心理状态。首先护理人员需要向患者介绍放松疗法的意义以及作用：其可以消除焦虑、克服恐惧、安定情绪、调整心态、消除疲劳、促进睡眠、改善记忆力、增强反应灵敏度，长期训练可以改善性格。还需告知患者放松训练的基础流程以及学习的技巧。放松疗法应用中涉及 4 个因素：①环境要安静；②身体姿势要舒适；③引导言语声音要安详有节奏，如果自己意念引导，应缓缓默念放松等字句；④全身肌肉要逐步彻底放松，全身心进入一种平和、安详的松弛状态，并且保持一段时间。监督患者在放松治疗中的表现以及反应，将注意力不集中等问题及时提出，避免对放松治疗效果造成一定影响。

四、健康指导

心血管病患者存在焦虑以及抑郁的一个核心原因是该病患者多年龄较大，其记忆力以及思维能力等均减退，会在一定程度上缺乏安全感，自认为是儿女的负担，将自身不良情绪加重，从而对疾病恢复会造成很大干扰，因此护理人员需要做到对患者本人加强关注。若其出现这类心理压力，护理人员需对其实施健康宣教，让患者了解一些与自身疾病相关的知识，比如心血管疾病治疗流程、心理护理干预在心血管疾病治疗中的意义、心理护理的开展过程等，提升患者本人对自身疾病的认知水平。还需要让患者与家属多沟通。预先提醒患者家属应注意患者的精神状态，这就需要对患者家属实施必要的健康教育，使其了解更多的护理内容。提醒家属多宽慰患者，并告知患者无须担心经济压力等，这对患者的负面情绪改善有一定的意义和价值。

五、社会支持

经常或多次住院的患者需要来自社会的支持，例如来自家属以及朋友、社会小团体、病友之间的心理支持，给予其语言上的鼓励、行为上的指导等，增加患者治疗的动力以及对疾病康复的信心，这能够保证患者的负面心理状态得到一定的缓解和减轻。尤其是家属应积极参与对患者的护理，促进护理效果的增强，改善患者的生活质量以及生存质量。还需要根据患者的精神状况以及心理状态定期组织患者之间的座谈会，患者可以互相交流自身的心得，并互相鼓励，这对患者不良心理状态改善是有一定意义的。但是在座谈会开展之前，护理人员需要及时提醒患者尽量做到与他人交流语言的积极性与正面性，起到相互鼓励的效果。患者之间也可以互相倾诉自己的不如意和不同情绪，这个也算是情绪抒发的一个渠道，但是需要注意的是护理人员应积极组织或是监督整个座谈会开展的进程，如果互相倾诉之后患者的情绪依然焦虑或更加严重，则需要对患者实施针对性的护理，多宽慰患者，使其焦虑等不良心理得到一定的抚慰。

六、老年人心理干预

鼓励老年人多学习、运动、交流、分享可以有效地防止孤独和焦虑导致的心理疾病等问题发生，多鼓励老年人参加心理宣教活动、去老年大学学习、开展老年运动、培养广泛的兴趣爱好是很有必要的。

（一）开展心理宣教

首先，社区卫生服务中心、老年大学、老年

活动中心可以对心理健康教育进行宣传，以悬挂横幅、张贴海报的形式召集社区老年人。其次，社区卫生服务中心还可以有计划地举行心理辅导活动，如心理健康教育会、免费诊断老年人疾病讨论会。再次，通过电视等大众媒体来进行宣传工作，邀请相关心理专家开展讲座可以帮助老年人更清楚地了解心理健康知识。为了防止老年人抵触宣传心理健康的活动，社区卫生服务中心还应做好家属的动员工作，家属对相关活动进行的配合是老年人心理健康宣教工作得到的良好反馈。

（二）开展社区活动

社区活动是指老年人自发组织的文体兴趣小组活动以及以认知与情绪为主题的小组活动。鼓励在社区层面适当扩展老年人活动场所，建立老年互助团队，例如老年互助会、老年协会、老年文娱队、老年大学等各类组织，开展形式多样的老年文体活动（如体育、音乐、戏剧、绘画、养花等），可以让老年人脱离松散、休闲、无趣的老年生活。此外，以认知与情绪为主题的小组活动可以改善老年人的人际关系，增加他们的社会适应性。社区人员根据老年人的兴趣来设定一个活动主题，组织老年人有序开展讨论和分享，这样的活动能让老年人知道彼此的故事和烦恼，从而相互启发、支持和鼓励对方。

（三）提升社会支持

社会支持是指家庭、邻居、社区、社会对老年人的资源、经济、精神和生活支持，它是减轻老年人的抑郁情绪，并有效提高老年人生活满意度的有效方式。首先，家庭成员需要充分地了解老年人的心理需求并且及时慰问、探望、陪伴老人。其次，社区可以与医院展开合作，比如医院安排心理医生定期到社区对人员的工作进行指导与培训。社区服务工作者、志愿者需要了解自身社区老年人的情况，定期对老年人开展关怀和慰藉工作，必要时可以对有抑郁、焦虑等症状的老年人采取一对一沟通交流。

（四）社区随访和治疗

社区随访是针对有严重心理疾病的老年人而提出的干预政策，本意是通过心理医生帮助老年人减轻自身的心理疾病。社区可以联系心理卫生服务人员为有心理疏导和安抚需求的老年人提供心理辅导、情绪疏解、悲伤抚慰、家庭关系调适等方面的心理咨询服务。如果遇到情况严重者可以登记在随访管理名单中，后期由医生做进一步确认与情绪的评估。其次，建议医务人员对患慢性疾病的老年人建立电子健康档案，实现家庭和社区医疗机构的网络化管理，采取有针对性的综合干预措施，如健康教育、药物治疗、康复训练和心理疏导等。

七、心理护理实施重点

患者负面情绪产生的原因较多，临床患者的机体疾病严重程度、预后情况等各不相同，所以心理护理的实施须重视患者的个体差异，同时在整个治疗过程中，患者的心理状态会发生变化或反弹，因此心理护理须贯穿于患者入院-出院的整个过程，不能以其某一个时间段的心理状态评估心理护理的效果。

老年患者的理解能力较其他年龄阶层的患者差，包括疾病知识和药物知识等健康宣教要尽可能减少专业术语的使用，以免其出现理解上的偏差；很多老年患者听力下降，医务人员可采取相对应的沟通方式，如在患者耳边大声说或写在纸上进行沟通，既要照顾到患者本人的感受，也要照顾同病房患者的感受。

若患者需要在术后进行长期治疗或因久居重症监护室（ICU 或 CCU）而产生较大压力，则护理人员需要告知患者接受术后治疗与 ICU/CCU 住院的目的和重要性，并且在不影响治疗的前提下改善病房的布置与陈设环境，以便能够消除患者的不良心理，缓解其精神压力，使其保持良好的心态。若患者对疗效与预后过度担忧，则护理人员需要及时向患者通报手术效果，并且告知患者术后治疗的相关内容及成功率，同时对患者的预后进行合理预测，并及时告知患者预测结果，以便能够消除患者的不良心理，使其保持平和稳定的心态。

重视家属对患者情绪的引导作用，家属的不良情绪会传递给患者，同时家属对患者情感上的满足也是医护人员所不能替代的。鼓励家属在条件允许的情况下，多多陪伴患者，让患者体会到亲情的温暖。

生活干预大多应用于慢性疾病患者中，主要是通过良好生活行为习惯的养成，提升患者的生活质量，老年冠心病合并心绞痛患者的生活干预重点在用药、饮食和运动3个环节：①用药：向患者传递科学用药的价值，在未经医护人员许可的情况下不得擅自调整药物剂量或轻易使用各类保健品、偏方；②饮食：除要遵循基本饮食原则外，还应适当考虑患者本人的饮食习惯，以免其出现过于激烈的抵触情绪；③运动：告诫患者运动量的大小与疾病转归及个人健康并无直接关系，避免患者凭个人意愿进行过于强力的康复运动。

第五节　睡眠与心血管疾病

一、睡眠生理

睡眠与觉醒是具有明显昼夜节律、交替出现的生理活动。与觉醒状态比，睡眠时机体功能状态呈现一系列显著变化，表现为持续一定时间的各种有意识主动行为消失，对外界环境刺激的反应能力减弱。睡眠的一个重要特点是机体可迅速从睡眠状态转换到觉醒状态。

睡眠时脑功能状态并非单一不变，而是呈现显著周期性变化，因此睡眠常被分为不同时期。正常成年人整夜的睡眠较为稳定，体现出特定的睡眠结构。

（一）睡眠分期

对睡眠进行分期主要依赖于脑电记录技术的发展。人类睡眠存在两种类型，即非快速眼动（NREM）睡眠和快速眼动（REM）睡眠，后者曾称为快波睡眠（fast wave sleep）或异相睡眠（paradoxical sleep，PS）。目前，可以根据多导睡眠图（PAG）、眼电图（EOG）和肌电图（EMG）明确区分NREM睡眠与REM睡眠。

根据睡眠深度的不同，人类非快速眼动（NREM）睡眠，又称慢波睡眠，可促进生长，消除疲劳，恢复体力，增强动作行为记忆。细分为4期。

1期（入睡期）：EEG中的α波波幅普遍降低；θ波增加。

2期（浅睡期）：出现12～14 Hz睡眠纺锤波，肌张力下降。

3期（中度睡眠期）：睡眠纺锤波为主，δ波出现（20%～50%）。

4期（深度睡眠期）：δ波＞50%。

（二）夜间睡眠结构

正常成人整夜睡眠中NREM睡眠和REM睡眠发生交替。睡眠是从觉醒状态首先进入NREM睡眠，从1期开始，1期持续3～7 min，然后进入2期，2期持续10～25 min，接着进入3、4期（中深度睡眠期），此期间从几分钟到1 h不等，深睡眠期结束后，睡眠又回到2期或1期（浅睡眠期）。然后，转入第一次REM睡眠，完成第一个睡眠周期。第一个睡眠周期的REM睡眠通常持续时间短暂，5～10 min。随后又顺序地从NREM睡眠开始，从浅（1、2期）-深（3、4期）-浅（1、2期），进人第二次REM睡眠。从一个REM睡眠至下一个REM睡眠平均间隔时间为90 min，婴儿的时间间隔约为60 min。一般成年人每晚有4～6个上述周期。在整个夜间睡眠的后半程，深度NREM睡眠逐渐减少，REM睡眠时间逐渐延长。

睡眠期人体发生的一系列生理变化易诱发或加重心血管疾病，而心血管疾病本身也易导致睡眠障碍。

NREM睡眠时自主神经活动相对稳定，即血压低、心率慢、心排血量和外周血管阻力降低，有利于维持心血管系统的稳定状态。MREM睡眠时，心率变化的调节呼吸活动与呼吸、循环中枢之间的协调而实现。

REM睡眠时，大脑兴奋性增加，导致支配心脏冠状动脉的交感神经活动变化，致使心率极富变化性，有明显的心动过缓与心动过速。在REM睡眠期，心脏迷走神经传出纤维的活动一般呈抑制状态。

（三）睡眠时间

睡眠时间过短或过长，都与更高的慢性病和共患疾病风险有关。

慢性疾病包括：糖尿病、癌症、冠心病、卒中、心力衰竭、慢性阻塞性肺疾病、慢性肾病、肝病、抑郁症、痴呆、关节炎等。

睡眠时间≤ 5 h，慢性病风险升高 20%，死亡风险升高 25%；睡眠时间 6 h，死亡风险升高 17%；睡眠时间≥ 9 h，慢性病风险升高 10%。慢性病患者中，与睡眠时间 7 h 的参与者相比，睡眠时间≤ 5 h，共患病风险升高 20%；睡眠时间≥ 9 h，共患病风险升高 36%。50 岁时，和睡眠时间 7 h 的参与者相比，睡眠时间≤ 5 h、6 h 和≥ 9 h 的人，共患病风险分别升高 30%、8% 和 39%；60 岁时，共患病风险分别升高 32%、14% 和 54%；70 岁时，共患病风险分别升高 40%、12% 和 51%。睡眠时间过短或者过长，都会增加基础性慢病的风险。

（四）心脏事件

（1）成人睡眠期间窦性心律，心率持续大于 90 次 / 分，判读为窦性心动过速。

（2）6 岁至成人睡眠期间窦性心律，心率持续小于 40 次 / 分，判读为心动过缓。

（3）6 岁至成人心搏停顿大于 3 s，判断为心脏停搏。

（4）至少连续 3 次心搏，QRS 波持续时间大于或等于 120 ms，心率大于 100 次 / 分，判读为宽复合波心动过速。

（5）至少连续 3 次心搏，QRS 波持续时间小于 120 ms，心率大于 100 次 / 分，判读为窄复合波心动过速。

（6）心室节律绝对不整，正常 P 波被大小、形态、持续时间不等的快速颤动波所取代，判读为心房颤动。

二、睡眠障碍

作为一种重要的生活方式，近年来睡眠对健康的影响越来越引起重视。睡眠过短或过长、睡眠障碍（如呼吸异常和失眠等）等与冠心病、脑卒中、糖尿病、肥胖、高血压等风险增加有关。睡眠时间少于 6 h，冠心病和脑卒中发病风险分别升高 48% 和 15%，当睡眠时间多于 8 h，冠心病和脑卒中发病风险增加 38% 和 65%。睡眠时间与糖尿病发病风险也呈 U 形关联，糖尿病风险最低组睡眠时间为 7～8 h。与每天睡眠时间为 7 h 的人群相比，每天减少 1 h 睡眠，2 型糖尿病风险增加 9%；每天增加 1 h 睡眠，2 型糖尿病风险增加 14%。睡眠时长 6～8 h 具有较好的心血管健康保护作用。入睡困难和睡眠维持障碍分别增加 27% 和 11% 的心脑血管事件发生风险。午睡习惯与心血管代谢疾病的关系尚不十分明确。发现午睡时间≥ 60 min 与心血管病风险增加显著相关。与不午睡相比，每周午睡 1～2 次能够降低心血管病发病风险。

（一）睡眠障碍与高血压

失眠影响自主神经系统，激活下丘脑-垂体-肾上腺轴和交感神经系统，从而导致血管收缩和内皮功能损伤，诱发高血压发生，同时高血压时由于机体的高肾上腺素状态和炎症过程的激活，导致机体维持睡眠障碍的状态，形成恶性循环。而且，失眠会导致褪黑素分泌减少，而褪黑素有降低高血压患者的血压的作用，所以失眠会维持血压的升高。

（二）睡眠障碍与心律失常

健康的睡眠模式与房颤、房扑和缓慢性心律失常密切相关，但与室性心律失常关系不大。失眠或阻塞性睡眠呼吸暂停（obstructive sleep apnea，OSA）引起的交感神经兴奋释放儿茶酚胺类物质本身就会引起心律失常，同时又会增加机体耗氧量，打破供需氧的平衡导致心肌缺血重构和能量代谢障碍，心肌重构也会减慢传导，诱发心律失常或心力衰竭。OSA 的间歇性呼吸会增大胸内压，使静脉回流增加，长此以往，右心室扩张，左心室减小，改变了心脏正常电节律。

（三）睡眠障碍与冠心病

失眠诱发炎症反应，减少下丘脑视黄醇的释放，增加骨髓中集落刺激因子 1（colony stimulating

factor 1，CSF1）的表达使血管内中性粒细胞和单核细胞增多，导致动脉粥样硬化病变。失眠时交感神经的激活又会使血管缩窄，诱发冠状动脉痉挛，加剧心肌缺血缺氧。而且在动物实验中，长期的睡眠障碍会影响正常的糖脂代谢过程，降低糖耐量，导致急性高血糖的发生，进而激活烟酰胺腺嘌呤二核苷酸磷酸氧化酶，增强氧化应激并加剧小鼠心肌梗死，促进冠心病的发生发展。同时，睡眠剥夺可升高 TNF-α、高敏 C 反应蛋白、白细胞介素 6 水平，诱发炎症反应并引起不稳定粥样斑块的出现，加速冠心病的进程。

（四）睡眠障碍与代谢综合征

睡眠障碍会诱发某些代谢性疾病，而代谢性疾病会导致心血管疾病的发生，代谢性疾病作为中介联系着睡眠障碍与心血管疾病。以糖尿病为例，睡眠障碍会影响调节食欲的激素，如升高胃饥饿素和抑制瘦素，使食欲增加和新陈代谢水平降低，诱发代谢过程紊乱和肥胖发生，过多的脂肪还会激活脂肪因子和细胞因子诱发炎症，从而造成动脉粥样硬化。睡眠时间减少还可导致胰岛素敏感性降低，增加患 2 型糖尿病的风险。同时，糖尿病所表现的高水平葡萄糖会产生更多的糖基化产物，激活受体，上调干扰素的表达，诱发炎症反应并干扰胆固醇代谢，也会诱发心血管疾病的发生。此外，在完全睡眠剥夺的大鼠中发现胰岛素水平和血糖有明显降低的趋势，可能是由于睡眠剥夺时交感神经活跃使代谢增加，进而导致低血糖的发生。

（五）睡眠障碍与心力衰竭

心力衰竭通常有活动时或夜晚气促、呼吸困难、胸闷、入睡后憋气、水肿、乏力、头晕等临床表现，严重影响睡眠质量。在心力衰竭患者中，阻塞性和中枢性睡眠呼吸暂停的发病率较一般人更高，主要由于心衰患者存在心脏间歇性缺氧，使回心血量代偿性增多和交感神经兴奋，收缩外周血管以增加心脏供氧，这样使得前负荷和后负荷同时增加，造成肺淤血；而睡眠时平躺使下肢回心血量增多，且膈肌位置升高，胸廓扩张度降低，会加重呼吸困难，睡眠时迷走神经的张力升高也会加重支气管痉挛，当严重呼吸困难时就会诱发睡眠呼吸暂停。睡眠障碍可诱发左心室重塑、肺动脉高压导致左心室舒张功能障碍，从而导致心衰。而失眠在稳定型心力衰竭患者中很常见，并且与炎症和自主神经功能改变有关，炎症和自主神经的标志物，昼夜皮质醇含量的增加，可改善稳定型心力衰竭时的睡眠障碍。

（六）睡眠障碍与心肌病

肥厚型心肌病会有更高的心率水平且在睡眠时最为显著，肥厚型心肌病伴随更高风险的阻塞性呼吸睡眠暂停发生率，且与左心室的心脏功能标志物相关。在扩张型心肌病中同样发现阻塞性呼吸睡眠暂停的严重程度与心脏损伤和重塑显著相关。

（七）睡眠障碍与瓣膜性心脏病

瓣膜性心脏病增加了呼吸暂停低通气指数值，无瓣膜性心脏病的睡眠呼吸暂停患者，阻塞性睡眠呼吸暂停发生率较高；而同时患有瓣膜性心脏病的患者中，中枢性和混合性睡眠呼吸暂停更常见，这与心力衰竭有所不同。在各类瓣膜性心脏病中，尤其是风湿性瓣膜性心脏病，中枢性睡眠呼吸障碍发病率较高，且伴有更严重的症状和心脏功能损害。

第六节　睡眠障碍评估

大家总会误以为只有晚上睡不着才叫失眠，其实，除了晚上睡不着之外，睡得“轻”（夜间反复醒来 2 次以上）、醒得早、睡眠质量差，都被称为失眠。失眠的原因大致可以分为三个因素。

1. 易感因素

有些人也许会有这样的感觉，即使身处一样的情境下，自己还是比别人容易失眠，这就是所谓的易感因素。它包括失眠家族遗传史、焦虑的性格、敏感的个性等，会增加失眠的风险。

2. 诱发因素

即使是失眠易感人群，在平时一切正常的时候也不会失眠。引发失眠产生的因素，被我们称为诱发因素，它又可以分为心理因素（焦虑、抑郁、兴奋等）、身体因素（如患有某些疾病）和环境因素（噪音、光线等）几种。

3. 维持因素

通常失眠的诱发因素消失后，失眠症状也会跟着消失，但若出现了不良的压力应对方式、不良的睡眠习惯等失眠维持因素，短期失眠就会向长期失眠转化，偷走睡眠。

失眠对身体和精神状态都有很大的危害。对身体的危害包括：①代谢紊乱，也会导致食欲的增加或减少；②脱发；③对皮肤造成很大的影响；④引发神经内分泌系统的调节功能紊乱，导致身体变差，更容易患病；⑤长期失眠会诱发高血压、心律不齐等疾病，甚至提高猝死的风险。

失眠对心理和精神的危害包括：①长期失眠会导致情绪低落，甚至诱发焦虑、抑郁状态；②失眠患者往往会出现认知能力下降的现象，还会出现注意力、记忆力衰退，影响白天的生活。

对失眠的评估包括主观评估和客观评估。

一、主观评估

（一）患者主诉

病史采集，询问睡眠史：①失眠的性质，了解患者是入眠困难，还是时眠时醒，或是早醒？醒后是否感觉到神清气爽？是否有白天功能损害？②睡眠觉醒周期，这包括了解患者 24 h 睡眠和觉醒的具体时间，同时要检查患者平时的睡眠窗（开始上床时间和最后起床时间）；患者白天午睡或打盹的频率和持续时间也要仔细询问，因为即使白天短暂打瞌睡都会影响晚上的睡眠。③失眠的严重程度，睡眠潜伏期、夜间醒来次数和持续时间、总的睡眠时间，患者每周经历晚上睡眠紊乱的天数。④失眠的白天后果，估计睡眠紊乱对白天功能和生活质量的影响是对评估失眠有重要临床意义的指标。⑤失眠的病程。

（二）评估量表

1. 匹兹堡睡眠质量指数量表（PSQI）

尊敬的朋友：下面为一些关于您最近 1 个月的睡眠情况的问题，请选择或填写最符合您近 1 个月实际情况的答案。

1. 近 1 个月，晚上上床睡觉通常____点钟。

2. 近 1 个月，从上床到入睡通常需要____min。

3. 近 1 个月，通常早上____点起床

4. 近 1 个月，每夜通常实际睡眠____h（不等于卧床时间）。

5. 近 1 个月，因下列情况影响睡眠而烦恼：

a. 入睡困难（30 min 内不能入睡）①无；②< 1 次 / 周；③ 1～2 次 / 周；④≥ 3 次 / 周。

b. 夜间易醒或早醒①无；②< 1 次 / 周；③ 1～2 次 / 周；④≥ 3 次 / 周。

c. 夜间去厕所①无；②< 1 次 / 周；③ 1～2 次 / 周；④≥ 3 次 / 周。

d. 呼吸不畅①无；②< 1 次 / 周；③ 1～2 次 / 周；④≥ 3 次 / 周。

e. 咳嗽或鼾声高①无；②< 1 次 / 周；③ 1～2 次 / 周；④≥ 3 次 / 周。

f. 感觉冷①无；②< 1 次 / 周；③ 1～2 次 / 周；④≥ 3 次 / 周。

g. 感觉热①无；②< 1 次 / 周；③ 1～2 次 / 周；④≥ 3 次 / 周。

h. 做噩梦①无；②< 1 次 / 周；③ 1～2 次 / 周；④≥ 3 次 / 周。

i. 疼痛不适①无；②< 1 次 / 周；③ 1～2 次 / 周；④≥ 3 次 / 周。

j. 其他影响睡眠的事情①无；②< 1 次 / 周；③ 1～2 次 / 周；④≥ 3 次 / 周。

如有，请说明：

6. 近 1 个月，总体来说，您认为自己的睡眠质量①很好；②较好；③较差；④很差。

7. 近 1 个月，您用药物催眠的情况①无；②< 1 次 / 周；③ 1～2 次 / 周；④≥ 3 次 / 周。

8. 近 1 个月，您常感到困倦吗？①无；②< 1 次 / 周；③ 1～2 次 / 周；④≥ 3 次 / 周。

9. 近 1 个月，您做事情的精力不足吗？①没有；②偶尔有；③有时有；④经常。

记录人： 得分： 日期：
计分方法：

项目	内容	评分			
		0 分	1 分	2 分	3 分
A. 睡眠质量	条目 6 计分	很好	较好	较差	很差
B. 入睡时间	条目 2 和 5a 计分	0 分	1～2 分	3～4 分	5～6 分
C. 睡眠时间	条目 4 计分	＞7 h	6～7 h	5～6 h	＜5 h
D. 睡眠效率	根据条目 1/3/4 回答计算	＞85%	75%～85%	65%～75%	＜65%
E. 睡眠障碍	条目 5b～5j 计分累计	0 分	1～9 分	10～18 分	19～27 分
F. 催眠药物	条目 7 计分	无	小于 1 次 / 周	1～2 次 / 周	≥3 次 / 周
G. 日间功能障碍	条目 8 和 9 计分累计	0 分	1～2 分	3～4 分	5～6 分

PSQI 用于评定被试者最近 1 个月的睡眠质量，由 19 个自评和 5 个他评条目构成，其中第 19 个自评条目和 5 个他评条目不参与计分，参与计分的 18 个自评条目组成 7 个成分，每个成分按 0～3 等级计分，累计各成分得分为 PSQI 总分，总分范围为 0～21，得分越高，表示睡眠质量越差。

计分方法如下。

A. 睡眠质量

根据条目 6 的应答计分“很好”计 0 分，“较好”计 1 分，“较差”计 2 分，“很差”计 3 分。

B. 入睡时间

1. 条目 2 的计分为“≤15 min”计 0 分，“16～30 min”计 1 分，“31～60 min”计 2 分，“≥60 min”计 3 分。

2. 条目 5a 的计分为“无”计 0 分，“＜1 次 / 周”计 1 分，“1～2 次 / 周”计 2 分，“≥3 次 / 周”计 3 分。

3. 累加条目 2 和 5a 的计分，若累加分为“0”计 0 分，“1～2”计 1 分，“3～4”计 2 分，“5～6”计 3 分。

C. 睡眠时间

根据条目 4 的应答计分，“＞7 h”计 0 分，“6～7 h”计 1 分，“5～6 h”计 2 分，“＜5 h”计 3 分。

D. 睡眠效率

1. 床上时间＝条目 3（起床时间）－条目 1（上床时间）。

2. 睡眠效率＝条目 4（睡眠时间）/ 床上时间 ×100%。

3. 成分 D 计分为，睡眠效率＞85% 计 0 分，75%～85% 计 1 分，65%～75% 计 2 分，＜65% 计 3 分。

E. 睡眠障碍

根据条目 5b～5j 的计分为“无”计 0 分，“＜1 周 / 次”计 1 分，“1～2 周 / 次”计 2 分，“≥3 周 / 次”计 3 分。累加条目 5b～5j 的计分，若累加分为“0 分”则成分 E 计 0 分，“1～9 分”计 1 分，“10～18 分”计 2 分，“19～27 分”计 3 分。

F. 催眠药物

根据条目 7 的应答计分，“无”计 0 分，“＜1 周 / 次”计 1 分，“1～2 周 / 次”计 2 分，“≥3 周 / 次”计 3 分。

G. 日间功能障碍

1. 根据条目 8 的应答计分，“无”计 0 分，“＜1 周 / 次”计 1 分，“1～2 周 / 次”计 2 分，“≥3 周 / 次”计 3 分。

2. 根据条目 9 的应答计分，“没有”计 0 分，“偶尔有”计 1 分，“有时有”计 2 分，“经常有”计 3 分。

3. 累加条目 8 和 9 的得分，若累加分为“0 分”则成分 G 计 0 分，“1～2 分”计 1 分，“3～4 分”计 2 分，“5～6 分”计 3 分。

PSQI 总分＝A 睡眠质量＋B 入睡时间＋C 睡眠时间＋D 睡眠效率＋E 睡眠障碍＋F 催眠药物＋G 日间功能障碍。

根据得分评价：

0～5：睡眠质量很好。

6～10：睡眠质量还行。

11～15：睡眠质量一般。

16～21：睡眠质量很差。

2. 里兹睡眠问卷（LSEQ）

本问卷目的是评估治疗 / 干预对您睡眠的效果。

每一个问题的回答是通过在直线上做一垂直线的标记，如果没有体验什么变化，那就在线的中间做上标记。如果体验到有变化，那么您标记的位置将表明变化的性质和强度，即大的变化靠近末端，小的变化靠近中间。

与您平时相比较，入睡情况如何？

1. 比平常更困难（0）比平常更容易（10）
2. 比平常更慢（0）比平常更快（10）
3. 不比平常感到困倦（0）比平常感到困倦（10）

与您平时比较，睡眠质量如何？

4. 不比平常休息得好（0）比平常休息得好（10）
5. 比平常更多次觉醒（0）比平常觉醒次数少（10）

与您平时比较，清醒方面如何？

6. 比平常不容易清醒（0）比平常容易清醒（10）
7. 比平常清醒花时间更长（0）比平常清醒花时间较短（10）

您在清醒时感觉如何？

8. 疲劳（0）清醒（10）

您现在感觉如何？

9. 疲劳（0）清醒（10）

您清醒后平衡性和协调性如何？

10. 比平常笨拙（0）不比平常笨拙（10）

入睡情况（GTS）评分

睡眠质量（QOS）评分

觉醒（AFS）评分

醒后行为（BFW）评分

GTS 评分＝问题 1、2、3 的平均分。
QOS 评分＝问题 4、5 的平均分。
AFS 评分＝问题 6、7 的平均分。
BFW 评分＝问题 8、9、10 的平均分。

3. 睡眠状况自评量表（SRSS）

姓名　　　性别　　　年龄　　　职业

注：下面 10 个问题目的是了解您睡眠情况，请您在最符合自己的每个问题上选择一个答案（√），时间限定在近一个月内。

1. 您觉得平时睡眠足够吗？

①睡眠过多了　②睡眠正好　③睡眠欠一些　④睡眠不够　⑤睡眠时间远远不够

2. 您在睡眠后是否已觉得充分休息过了？

①觉得充分休息过了　②觉得休息过了　③觉得休息了一点　④不觉得休息过了　⑤觉得一点儿也没休息

3. 您晚上已睡过觉，白天是否打瞌睡？

①0～5 天　②很少（6～12 天）　③有时（13～18 天）　④经常（19～24 天）　⑤总是（25～31 天）

4. 您平均每个晚上大约能睡几小时？

①≥9 h　②7～8 h　③5～6 h　④3～4 h　⑤1～2 h

5. 您是否有入睡困难？

①0～5 天　②很少（6～12 天）　③有时（13～18 天）　④经常（19～24 天）　⑤总是（25～31 天）

6. 您入睡后中间是否易醒？

①0～5 天　②很少（6～12 天）　③有时（13～18 天）　④经常（19～24 天）　⑤总是（25～31 天）

7. 您在醒后是否难以再入睡？

①0～5 天　②很少（61～2 天）　③有时（13～18 天）　④经常（19～24 天）　⑤总是（25～31 天）

8. 您是否多梦或常被噩梦惊醒？

①0～5 天　②很少（6～12 天）　③有时（13～18 天）　④经常（19～24 天）　⑤总是（25～31 天）

9. 为了睡眠，您是否吃安眠药？

①0～5 天　②很少（61～2 天）　③有时（13～18 天）　④经常（19～24 天）　⑤总是（25～31 天）

10. 您失眠后心情（心境）如何？

①无不适　②无所谓　③有时心烦、急躁　④心慌、气短　⑤乏力、没精神、做事效率低

睡眠状况自评量表（SRSS）说明：SRSS 共有 10 个项目，每个项目分 5 级评分（1～5），评分越高，说明睡眠问题越严重。此量表最低分为

10分（基本无睡眠问题），最高分为50分（最严重）。每个问题希望引出的症状如下（括号中为症状名称）。

1. 您觉得平时睡眠足够吗？（睡眠时间不足）

2. 您在睡眠后是否觉得已充分休息过了？（睡眠质量不高）

3. 您晚上已经睡过觉，白天是否打瞌睡？（睡眠不足或觉醒不够）

4. 您平时每个晚上大约能睡几小时？（睡眠时间）

5. 您是否有入睡困难？（入睡困难）

6. 您入睡后中间是否易醒？（睡眠不稳）

7. 您醒后是否难以再入睡？（早醒）

8. 您是否多梦或常被噩梦惊醒？（多梦或梦魇、夜惊）

9. 为了睡眠，您是否吃安眠药？（服药情况）

10. 您失眠后心境如何？（睡眠态度和失眠后生理心理反应）

二、客观评估

（一）多导睡眠监测（PSG）

多导睡眠监测（polysomnography，PSG）是阻塞性睡眠呼吸暂停低通气综合征（obstructive sleep apnea hypopnea syndrome，OSAHS）诊治过程中非常重要的一环，直接影响治疗方案的选择和确定。但值得指出的是，PSG检查的目的绝不仅限于OSAHS的诊断。随着国内睡眠医学的不断发展，睡眠实验室的业务范围必将扩展到睡眠疾病全病种。

1. 标准多导睡眠仪检查指征

满足下述两项主要标准，或满足一项主要标准及两项次要标准者应进行多导睡眠仪检查。

（1）主要标准：①习惯性/干扰性打鼾；②睡眠期间呼吸停止或有窒息感；③原因不明的白天嗜睡/缺乏熟睡感；④原因不明的睡眠期心律失常；⑤原因不明的睡眠期血氧饱和度降低。

（2）次要标准中的危险因子：①肥胖或颈围＞43.2 cm；②40岁以上男性；③闭经后女性；④甲状腺功能减退（未治疗）；⑤脑血管疾病；⑥神经肌肉疾病；⑦五官科异常发现（头、颌面部异常，鼻塞，扁桃体肥大，小颏畸形，巨舌，软腭过长，咽部气道狭窄）。

（3）次要标准中的症状：①原发性高血压；②肺源性心脏病（原因不明）；③红细胞增多症（原因不明）；④起床时头痛；⑤性功能减退；⑥记忆障碍；⑦认知能力低下；⑧夜尿增多（原因不明）。

（4）多导睡眠仪检查可用于以下7类疾病的诊断和疗效评价：①睡眠呼吸紊乱；②某些伴有夜间低氧血症的慢性呼吸系统或神经肌肉疾病；③发作性睡病；④睡眠期行为异常和睡眠期癫痫；⑤不宁腿综合征和睡眠周期性肢体运动；⑥伴有失眠症状的抑郁症；⑦昼夜节律紊乱性疾病。

2. PSG检查前准备

目的主要是减少患者的恐慌感，以使检查结果更好地反映患者的真实情况。确定检查时间后，应事先安排时间让患者尽可能多地熟悉睡眠检查室内外环境，减少陌生感可能有助于减少检查时可能出现的首夜效应。向患者详细说明检查目的、内容和过程。检查前准备工作主要包括以下内容。

（1）填写患者的一般信息，最后记录在电脑中，以备查阅。

（2）填写Epworth嗜睡程度问卷表（ESS）。

（3）ESS为临床最常用的嗜睡程度主观性评价方法，正常值约为7.6分。

（4）再次确认患者的服药情况及检查当天的生活状况，即过去24 h的睡眠状况、饮酒状况及饮食状况等，进行多导睡眠仪检查前应该让患者保持其平常的生活作息和习惯。

（5）询问病史：非常重要，通过询问病史，可以发现有重度高血压、心脏病等病史的患者，在夜间监测过程中，要密切观察患者的情况，以免出现意外。

（6）剃胡须、洗脸、洗澡，重点清洗有油脂的部位。

（7）在监测过程中要关闭手机，尽量减少人员走动，以免干扰。

（8）如患者提出服用安眠类药物，告知安眠类药物的影响，并劝其尽量不要服用，如坚持要服用，先给予维生素，并告知药物会在半小时左右起效，这时，那些仅仅是有些紧张的患者会很快入睡；大约 2 h 后，对于那些仍不能入睡的患者，才给他们真正的安眠类药物。

3. 健康成人睡眠特征

（1）从清醒状态进入睡眠状态时，首先进入 NREM 睡眠。与之相对应，新生儿则直接进入 REM 睡眠，或称为活跃 -REM 睡眠（active-REM sleep）。另外，发作性睡病患者可表现为入睡期 REM 睡眠。

（2）整夜睡眠中，NREM 睡眠和 REM 睡眠大致以 90 min 的节律交替出现。

（3）若将整夜睡眠时间分成 3 等份的话，最初的 1/3 时间段内以 NREM 3、4 期睡眠为主，而最后 1/3 时间段内以 REM 睡眠为主。

（4）整夜睡眠中醒觉时间应少于 5%。

NREM 1 期睡眠时间占 2%～5%。

NREM 2 期睡眠时间占 45%～50%。

NREM 3 期睡眠时间占 3%～8%。

NREM 4 期睡眠时间占 10%～15%。

NREM 睡眠时间共占 75%～80%；REM 睡眠时间占 20%～25%。整夜睡眠中 REM 睡眠出现 4～6 次。

4. 清醒期及各期睡眠特点

根据标准睡眠分期方法，区分清醒期和睡眠各期主要依据脑电、眼电和（下）颏肌肌电导联的信息进行。

清醒期：特征波形是 α 波；眼电导联可出现眨眼（eyeblinks）、快速眼球运动及缓慢眼球运动；肌电往往表现为高度紧张性活动。

判断睡眠开始（sleep onset）的标准为：出现连续 3 帧 NREM 1 期睡眠，或出现一帧 1 期以上的 NREM 睡眠或 REM 睡眠。

NREM 1 期睡眠（stage 1）：为混有较低波幅各种频率的波，特别是 2～7 Hz 范围的慢波占优势的脑电图波形，这相当于困倦得意识模糊的时期。持续 1～7 min。从觉醒期向 1 期移行时出现数秒钟持续慢速眼动（slow eye movements），不出现快速眼动（REM）；持续的肌电图水平比觉醒时稍低；α 波的量、波幅、频率均减少，当 α 波所占比例降至整个窗面的 50% 以下，而以低电压、混合频率波为主时可判定为睡眠 1 期。从睡眠 1 期的后半期到 2 期的初期，出现顶尖波。顶尖波开始消失而纺锤波出现，预示睡眠 1 期向睡眠 2 期移行。

NREM 2 期睡眠（stage 2）：特征波是睡眠纺锤波与 κ 复合波；肌电活动进一步减弱；可有缓慢眼动；背景波含有低波幅的 θ 波、δ 波等不规则的脑电图。

NREM 3 期睡眠与 4 期睡眠（stage 3，4）：睡眠 3 期和 4 期合称为慢波睡眠。3 期睡眠 δ 波占记录页的 20%～50%；4 期睡眠 δ 波占记录页的 50% 以上。这个时期出现纺锤波时，其频率明显变慢，主要为 10 Hz 左右。受检者具有非常深的睡眠体验，不给予相当强的感觉刺激，就不会有觉醒反应。进入慢波睡眠后，眼球运动和颏肌肌电活动一般显著减少。

REM 睡眠期（stage REM）：脑电图出现类似睡眠 1 期低波幅波形；出现快速眼动；保持身体姿势的抗重力肌的肌张力下降；颏肌肌电活动消失，或处于整夜记录的最低状态。

REM 睡眠期又可进一步分为时相性 REM 睡眠（phasic REM sleep）和紧张性 REM 睡眠（tonic REM sleep）两种状态。时相性 REM 睡眠期可见快速眼动及短暂的肌肉抽搐；而紧张性 REM 睡眠期眼球运动呈静止状态。

判定 REM 睡眠的必要条件为肌电活动消失或者降至整夜睡眠的最低水平。这个时期受试者被唤醒后，报告正在做梦的有 80% 左右。

（二）体动记录仪

体动记录仪最先于 20 世纪 50 年代应用于幼儿心理障碍的评估。随着科技的高速发展，体动记录仪也发生着革命性的变化，包括更灵敏的传感器、电量充足的锂电池、大容量数据存储系统，这些使得它成为能够记录患者长时间（几周乃至几个月）日常活动的记录器，使得它成为睡眠医学一个重要的评估工具，随着技术的革新，它的记录频率越来越高，准确度也越来越能满足医学临床及科研的需要。并随之开发的软件所携带的评分算法可以区分睡眠和觉醒状态。现在的体动记录仪有着体积小、重量轻、佩戴方便的优势。体动记录仪能够提供长时间的身体活动数据并通过其电脑软件描绘出静息-活动周期，这对临床睡眠障碍的诊断和疗效评估有很大的作用。近年来支持体动记录仪作为临床应用工具的证据越来越多，特别在生物节律障碍、失眠、过度嗜睡和阻塞性睡眠呼吸暂停的应用方面。

1. 体动记录仪对于失眠的评估

体动记录仪能够测量总睡眠时间、睡眠后觉醒、睡眠效率，记录的总睡眠时间减少、入睡潜伏期延长和大于 5 次的觉醒次数对于失眠患者更有意义。

2. 体动记录仪对生物节律睡眠障碍的评估

体动记录仪广泛应用于生物节律睡眠障碍的研究当中。在一项研究中，体动记录仪能够探测到老年人群中明显的睡眠时相的前移。在睡眠时相后移及倒班工作障碍的患者当中同样得到应用；在盲人的自由节律时相当中显示其与 PSG 有同样的总睡眠时间的改变；时差病同样也能够应用体动记录仪来测评。诊断生物节律睡眠障碍需要佩戴体动记录仪相当长的一段时间，能够更有效地辨别其节律异常；ICSD Ⅱ要求佩戴时长至少需要 7 d，同时需要完成相应的睡眠日志才能满足诊断的要求。但是尚未有一致的对于其使用时间长度的要求，有研究表明 3 周的持续时间对睡眠和活动的记录是相当有必要的，并且能够描绘患者几周的节律。

第七节 睡眠障碍的治疗与护理

非药物治疗失眠的方法分为四大类：一是心理治疗，主要包括认知行为疗法（CBT-I）、正念、冥想、催眠和强化睡眠再训练（intensive sleep retraining）；二是物理治疗，包括光照疗法、经颅微电流刺激、经颅磁刺激和生物反馈治疗等；三是中医技法，包含针灸、刮痧和推拿等；四是其他治疗方法，包括运动锻炼、饮食疗法、芳香气味疗法等。失眠的非药物治疗较药物治疗最突出的优势是能够避免药物的不良反应和药物滥用，有些治疗措施不但近期疗效与药物相近，而且维持时间长于药物。

一、心理治疗

（一）失眠认知行为疗法

CBT-I 为指南及临床实践的首选推荐。CBT-I 能够有效纠正失眠患者错误的睡眠认知与不恰当的行为因素，有利于消除心理生理性高觉醒，增强入睡驱动力，重建正确的睡眠觉醒认知模式，持续改善失眠障碍的临床症状，且无明确的不良反应。

CBT-I 从对失眠患者病理心理学基础分析出发，将针对失眠治疗的认知治疗和行为治疗等一系列治疗内容进行有针对性的组合，改善患者的临床症状。CBT-I 治疗目的是诱导、加深与巩固睡眠，调节睡眠模式和诱导心理放松反应，国内外成人失眠治疗指南均推荐其为一线治疗方法。目前 CBT-I 的组成主要包含睡眠知识教育、睡眠卫生教育、刺激控制治疗、睡眠限制治疗、矛盾意念法、放松治疗和认知治疗，在临床应用中经常与正念、冥想、催眠等技术整合使用。

1. 睡眠知识教育

科学的睡眠知识教育有助于所有类型慢性失眠障碍（CID）患者建立对睡眠的正确观点与期待，降低对睡眠不切实际的期望。告知患者：人与人之间和夜与夜之间的睡眠都存在差异；入睡时间或夜间醒来的时间≤ 30 min 都是正常的；青少年的睡眠节律倾向于向后延迟，容易出现晚睡晚起；而老年人的睡眠倾向于前移，常常早睡早起；随着年龄增长，睡眠时间会缩短，睡眠深度会变浅。对于有较好理解能力的患者，可以让其了解基本的睡眠调控机制，学会分析自己失眠的病因。

这里还包括认知再构建的内容。失眠患者常常持有对睡眠的错误态度和信念，如“没有药我就不能睡眠”“若不能睡足，我的生活就会毁掉”。这会引起患者对自我睡眠能力的担忧和焦虑，成为干扰睡眠的认知唤醒。认知唤醒又进一步加重对睡眠的担忧和焦虑，导致焦虑-唤醒的恶性循环，认知治疗的重点是认知重构，通过学习正确的睡眠知识，帮助解决错误的信念，用正确的信念和态度取代原来的错误认知。所以，睡眠知识教育是睡眠卫生教育和行为治疗的基础。

2. 睡眠卫生教育

睡眠卫生教育或干预的目的，是通过对睡眠习惯和睡眠卫生知识的指导，减少或排除干扰睡眠的有关行为与环境（表 7-7-1），以改善睡眠的质和量。通常患者在日间应减少兴奋性物质（茶、咖啡）的摄入，尤其要避免在下午或晚间的摄入；避免烟酒，尤其在临近就寝时；进行规律的锻炼，尽量不在就寝前 3 h 之内进行；避免打盹，尤其在傍晚或睡前；保持规律的就寝和起床时间，安排充足的时间以保证睡眠；避免在床上进行阅读、工作、看电视、打电话、思考或使用手机与电脑等活动；避免就寝前饱餐，正餐应在就寝前至少 2 h 完成；电脑、手机、游戏、电视节目、新闻广播等可能会延迟或干扰睡眠；睡眠时应保持卧室环境整洁、明暗适当、无干扰性噪声、温度适中或稍冷（温暖的房间往往会促进觉醒）；保持枕头、被褥和床垫舒适，从睡眠中醒来时不看钟表。

尽管遵循睡眠卫生并不意味着能够彻底治愈失眠，但正确的行为和睡眠环境指导可改善睡眠，为实施其他治疗策略提供帮助与保障。目前认为其作为单独有效的治疗方式证据不足，推荐其与其他策略联合使用。

表 7-7-1　干扰睡眠的有关行为与环境

活动	举例
频繁打盹	
就寝和起床时间不规律	
频繁长时间醒着躺在床上	
临近就寝时食用兴奋性食物	酒、烟、茶、可乐或咖啡
临近就寝时从事兴奋性活动	工作、谈论紧张性话题、计算花销
床上进行非睡眠相关的活动	阅读、吃零食，或看电视、电脑与手机
卧室环境问题	床垫或枕头不舒适，房间太亮或太吵、过冷或过热
临睡前进行妨碍睡眠的精神活动	思考、计划、追忆

3. 刺激控制治疗

刺激控制治疗是基于条件反射原理，根据失眠患者已形成的非睡眠活动与床 / 卧室环境之间的干扰性条件反射，指导患者建立正确的睡眠与床 / 卧室间的反射联系，建立稳定的睡眠觉醒规律。包括 6 条基本指令（表 7-7-2），是 CID 非药物治疗的“标准级”治疗方法。具体是告知患者只有感到瞌睡并能睡着时才上床。若在 20 min 内（患者凭感觉估计的而非看表计时得到的）不能入睡或再入睡，则应起床离开卧室，在偏暗的环境中做一些放松的活动，直至有睡意时再上末。必要时重复此步骤。同时，不管夜间睡着了多久，患者都必须在早上定时起床，并避免日间打盹或躺在床上。

表 7-7-2　刺激控制治疗的步骤

步骤	指令
1	只有当你感到瞌睡时才上床
2	除睡眠和性生活外，不要在床上做其他事情（如阅读、看电脑 / 手机 / 电视、打电话、思考或计划活动、吃零食等）
3	若 20 min 内未睡着，起床到另一间房做与睡驲无关的事。只有再感到瞌睡时再上床
4	若再上床后还不能入睡，重复第 3 步。若有必要，整夜重复此步
5	设定闹铃叫醒，无论夜间睡了多久每天定时起床（这可使身体获得恒定睡眠节律）
6	日间不要打盹或者卧床

4. 睡眠限制治疗

减少患者在床上的清醒时间，同时禁止日间打盹，帮助患者恢复床与睡眠的关联度，使患者的卧床时间尽量接近实际入睡时间（表 7-7-3）。减少卧床时间可诱导部分性睡眠剥夺、产生睡眠压力，导致睡眠驱动增加，增加慢波睡眠，减少夜间觉醒，降低不同夜晚之间的变异性。当睡眠效率显著增加时，可逐渐少量增加卧床时间来增加睡眠时间，从而进一步改善患者的日间功能。虽然睡眠限制目前属于“指导级”失眠治疗方法，但已经成为 CBT-I 方法中最常用的技术之一。禁忌证是有躁狂或癫痫史，因为即使是轻微的睡眠剥夺都可能增加这两个疾病发作的风险。对于有

表 7-7-3　睡眠限制治疗的步骤

指令	细节
睡眠日志	在开始治疗前 1～2 周和整个治疗期间要求患者每天完成睡眠日志。睡眠日志提供的信息至少要包括在床上的时间、总睡眠时间和总觉醒时间，并计算出睡眠效率＝总睡眠时间 / 卧床时间 ×100%
避免日间打盹	可通过体动记录仪监测
睡眠限制方案	计算 1～2 周来的平均卧床时间和总睡眠时间 确定方案开始时的卧床时间：在基线平均总睡眠时间的基础上增加 30 min，但总卧床时间不少于 5.5 h 根据设定的卧床时间确定患者规律就寝和起床的时间点，并保持 1 周 持续监测卧床时间与睡眠时间，依据平均睡眠效率对方案进行调整： 若超过 90%，则平均卧床时间增加 15～30 min 若不足 85%，则平均卧床时间减少 15～30 min 若为 85%～90%，则无需调整卧床时间 不要早于设定的时间点前就寝，但每天早上必须在设定的时间点起床 若按照新方案执行一周后，平均睡眠效率超过 90% 或不足 85%，再依上述原则对卧床时间进行调整。虽然卧床时间经多次压缩，患者的睡眠效率仍可能不达标，但卧床时间必须在 4 h 以上

日间过度思睡和 NREM 睡眠期的异态睡眠者也不宜实施该方法。对于年迈体虚、身患重病或共患多病的失眠患者，以及难以适应或完成睡眠限制的患者，应使用更为缓和的睡眠限制方案。在睡眠限制期间还需监控患者的日间行为，警惕出现不良安全事件。

5. 放松治疗

失眠患者在日间和夜间常常持续存在不同程度的生理和认知功能方面的高觉醒状态，明显干扰入睡进程。通过渐进性放松的方法可以减轻其心身功能紊乱症状，降低心理或心理生理唤醒水平。具体方法包括认知或冥想放松法、腹式呼吸放松法、渐进性肌肉放松法等。对于难以维持和难以集中注意力的个体，放松治疗的效果通常不佳。

6. 矛盾意念法

通过患者在正常就寝时进行相反的意念控制，即努力让自己保持清醒、避免睡着的方法，转移患者对于迫切入睡的错误关注，从而降低患者试图入睡时经历的担忧和焦虑，减少内源性唤醒，结果入睡会更快。矛盾意念是 CID 患者治疗的“指导级”推荐，可与任何形式的治疗方法联合使用。

（二）失眠认知行为治疗的模式

CBT-I 的模式包括面对面式（个体和团体）、网络式和自助式三种。

1. 面对面式

是标准化的 CBT-I 模式，具有半结构式特点，采用治疗师与患者面对面谈话的方式进行。它至少涉及一种认知成分和一个核心行为成分（睡眠限制、刺激控制），其他选项包括渐进肌肉放松、生物反馈和矛盾意念。通常采用每周 1 次治疗，治疗次数及内容因个案状况而异，通常进行 6～8 次。

2. 网络式

由于从事 CBT-I 的治疗师匮乏是国内外普遍存在的问题，尤其是中小医院、等级较低的医院和广大农村地区。这大大限制了标准模式 CBT-I 的推广，因为失眠的治疗往往始于低级别的医疗或保健机构。为了克服治疗师短缺和距离的限制，网络式 CBT-I（也称线上或远程 CBT-I）应运而生。该模式是将 CBT-I 中较为固定的内容形成特定的治疗模块，患者借助智能终端（如智能手机、平板电脑等）操作特定 APP 而实施。其主要优点是不受地点限制，高度组织、内容具体、费用-效益比较好。主要不足在于患者依从性差，相对缺少个性化，难以确定患者是否准确理解和明确接受了治疗方案，那些操作智能设备有一定困难的人群也会受到限制。

3. 自助式

自助式 CBT-I 包括半自助（网络、电话）和全自助（如通过信息宣传手册）两种。辅以治疗师部分参与的结合临床的网络化 CBT-I，治疗师可以通过线上远程参与，也可以通过线下部分参与。这种结合模式能够在一定程度上弥补单用 APP 的不足，提高治疗的针对性与依从性。电话传递的CBT-I提供低强度自助的CBT-I版本，也因为有人际交流而有一定的依从性，比简单干预（如信息宣传手册）更有效且至少可以维持3个月，但受电话（手机）覆盖和接听的限制。

（三）正念、冥想和催眠治疗

正念（mindfulness）是近年来发展较快的心理治疗方法。正念起源于佛教，有时正念也被称为“内观”。正念治疗的核心，是一种清晰而深刻的觉照。正念涵容三个要素：有意识地觉察（on purpose）、活在当下（in the present moment）及不做判断（nonjudgementally）。在正念状态下，意识不在虚拟的思维世界里分散或陷入无意识里，而是能够专注于现实的事物。正念治疗的练习方法有很多，主要包括正念呼吸、身体扫描、思维觉知、情绪觉知、正念运动、正念进食等。所有这些练习方法都是训练人们对自己身心状态的觉知力。觉知以后不对身心状态进行评价，而是保持接纳，就可以使病痛减轻甚至消失。正念治疗对于失眠、焦虑、抑郁、躯体慢性疼痛、高血压病等心身疾病都有很好的疗效。

冥想（meditation）最初是瑜伽实现禅修入定的一项技法和途径，练习者通过冥想来调制心灵，超脱各种物质欲念所带来的痛苦。简单练习冥想，可帮助人们去除负面情绪，重塑积极情绪，把人引导到解脱的境界。正念和冥想在许多心理治疗中往往不可分割。

催眠源于古老的宗教。现代催眠（hypnosis）是指催眠师向受者提供暗示，以唤醒其某些特殊体验、经历和特定行为。催眠治疗能够打开潜意识的入口，使被催眠者意识处于积极而活跃的状态，潜意识中的大量信息被重新组合，提取并与催眠者的意识发生连通产生的反应。催眠与其他一般状态是相似的，包括放松、正念和冥想。在治疗中，治疗师在引导正念冥想过程中，治疗者也容易进入一些浅层的催眠状态。

目前广泛用于CBT-I的主要有几种简单的正念冥想治疗方法：包括正念呼吸、渐进式放松和全身扫描。

二、物理治疗

（一）光照治疗

光线通过与视网膜神经节细胞相互作用，影响下丘脑控制昼夜节律的视交叉上核以及抑制松果体分泌褪黑素，同时激活下丘脑-垂体-肾上腺轴促进皮质醇分泌，从而达到抑制睡眠、促进觉醒的功能。因此早晨的光照有利于形成稳定的昼夜节律，而傍晚的光照因推迟褪黑素的分泌将延迟入睡时间。光照疗法适用于入睡困难的患者，有利于患者缩短入睡时间。推荐在上午暴露在2500～10 000 lux光照强度下。一般每天光照30～45 min为宜，应当短于2 h。光照治疗可能的不良反应包括头痛、恶心、口干和眼疲劳，对已有视网膜病变及使用光敏感药物的人可造成危险，也可能诱发轻度躁狂，光照治疗应在医生指导下进行。

（二）经颅电刺激治疗

目前有两种主要的经颅电刺激（cranial electrical stimulaton，CES）技术，即经颅直流电刺激（transcranial direct current stimulation，tDCS）和经颅交流电刺激（transcranial altermating current stimulation tACS）。两者均表现出一定的改变睡眠结构的功效。CES通过调节大脑神经细胞电活动的同步化和去同步化，从而调节大脑皮质的兴奋性和改变脑内神经递质释放。20世纪70年代低强度电流的CES获得了治疗焦虑症、抑郁症和失眠的适应证。该技术使用时应在意刺激部位和电极大小、刺激频率、电流强度、刺激时相以及刺激的持续时间和次数。

（三）重复经颅磁刺激治疗

重复经颅磁刺激（repetitive transcranial magnetic stimulation，rTMS）是基于电磁感应与电磁转换原理，用刺激线圈瞬变电流产生的磁场穿透颅骨，产生感应电流刺激神经元引发一系列生理、生化反应，从而改变刺激部位及与其存在功能连接部位神经元兴奋性的一种治疗方法。中国专家共识根据临床研究并基于循证医学标准，发布rTMS临床治疗方案推荐，包括抑郁症、疼痛、运动障碍、卒中、癫痫、耳鸣、焦虑障碍、强迫障碍、精神分裂症、物质成瘾和睡眠障碍等疾病。临床推荐rTMS低频1 Hz刺激双侧背外侧前额叶和顶枕区域治疗睡眠障碍。rTMS对失眠的疗效受刺激参数影响。

三、中医技法治疗

常用于治疗失眠的中医技法有许多种，包括耳穴疗法、拔罐疗法、针灸疗法、刮痧疗法、推拿疗法、手指按压，虽然目前缺乏令人信服的大样本对照研究资料，但在民间广泛使用。

四、其他治疗方法

治疗失眠的其他非药物治疗方法都来自于民间，种类比较多，都缺乏大规模临床研究。尽管如此，这些方法在失眠人群中广泛应用。

（一）运动锻炼

普遍性的认识是体育锻炼可增强睡眠质量。锻炼可使失眠主诉减少，而体力活动水平低联系着较高的失眠患病率。完成快步走或低强度有氧运动的患者感到入睡加快、总睡眠时间增加、醒后感觉更好。完成锻炼的次数和强度会影响对失眠的疗效，通常推荐每周完成3～4次锻炼，每次至少20 min，强度为轻到中度，完成时间不迟于就寝前3 h。长期适度的有氧锻炼，可使CID患者的睡眠、情绪和生活质量得到改善。上午和傍晚锻炼的疗效没有区别。锻炼对主观睡眠质量有中度益处，而客观睡眠时间参数（如睡眠时间、效率和紊乱的结构）没有改善。

（二）太极和瑜伽

两者均可以改善睡眠质量、缩短睡眠潜伏期和减轻失眠程度。太极是一种缓慢的运动形式，兼具放松和有氧运动要素，对老年人具有吸引力。太极较健康教育有效，实践者的睡眠质量、睡眠效率、睡眠持续时间和睡眠紊乱指标均显著改善。对于那些有失眠主诉但不满足失眠障碍诊断标准（缺乏日间临床损害）的老年人群，可能因有氧锻炼耐受性差，接受CBT-I又过于复杂或医生资源受限，太极可视为促进其睡眠质量的有益的非药物治疗方法。

失眠的非药物治疗方法很多，决定采用非药物治疗还是药物治疗的关键是患者的选择取向，因为这会增加安慰剂效应，而这种效应是各种疗法最终治疗效果的一部分。此外，要注意临床试验的疗效是统计学意义上的，它并不等同于满足了患者需求。比如某患者治疗前每晚只能睡眠不足1 h，经治疗后可以每晚睡眠4 h。这种改变在统计学上具有非常显著的意义，但患者对这种睡眠状态依然不满足。能最终解决失眠原发或继发病理生理学改变的疗法（药物和非药物），对最终治愈失眠障碍可能具有决定性作用，值得深入探讨。

参考文献

［1］李辰文好，姚蕴桐，胡远东．中国老年人心理健康的现状及干预建议．中国医药导报，2021，18（15）：192-196.

［2］于汶．心理心脏病的健康管理．中国临床医生杂志，2022，50（4）：388-390.

［3］陶建青．心血管疾病高危人群心理压力、抑郁、焦虑及睡眠状况调查．广西医学，2021，43（6）：760-762.

［4］曹源，徐延敏．睡眠障碍对心血管疾病的影响．中国心血管杂志，2020，25（1）：86-88.

［5］中华预防医学会等．中国健康生活方式预防心血管代谢疾病指南．中国循环杂志，2020，35（3）：209-230.

［6］陆林．中国睡眠障碍综合防治指南．北京：人民卫生出版社，2019.

［7］马云．运动康复及心理管理．北京：人民卫生出版社，2022.

（李小芬　常晓佳）

第八章　心脏康复之运动训练管理

第一节　心血管运动生理学

心血管系统作为运动的重要支持系统，在运动时不断产生相应的变化，以满足运动时机体组织器官的需求。

一、运动时心脏功能的调节

（一）心率（heart rate，HR）

机体运动过程中，最明显的变化就是心率加快。有研究发现，运动时心率增加与运动强度之间呈线性关系，直至达到最大心率。

1. 心率的生理调节

心脏传导系统的心肌细胞可以自发地产生动作电位，具有自律性，能够在没有外来刺激的情况下使心肌细胞收缩。成人的正常静息心率为60～100次/分，它的冲动来自于窦房结。一般来说，成年女性的心率比男性快，缺乏锻炼的人心率比经常锻炼的人快。心率会受到交感神经系统、副交感神经系统以及内分泌系统三个主要方面的调节而发生变化。交感和副交感神经系统对心率有兴奋和抑制两大作用，两者对心脏的作用具有拮抗性但又有协同性，当副交感神经的作用增强时，交感神经的作用将减弱。多数情况下，以副交感神经的作用为主，但在运动或紧张的情况下，交感神经的活动就会占据优势。在运动开始阶段或者低强度运动时，由于抵制迷走神经紧张而心率增加；随着运动强度的增加，交感神经激活，心率持续增加。内分泌系统主要依靠去甲肾上腺素和肾上腺素两种激素调节，交感神经的刺激可诱发这些激素的释放，而这些激素的活动又可以延长交感神经的反应。

2. 运动时心率的变化

当机体完成单一较低强度运动时，心率在运动初期会迅速上升，达到一定水平后会在较长时间内维持在相对稳定的范围，称为平台期，此时的心率称稳定状态心率。如果达到平台期后运动强度继续增加，心率将会在2～3 min内达到新的稳定状态。运动强度越大，达到这种稳定状态的时间就越长，或者无法达到稳态直至最大心率。运动时的心率与运动强度密切相关，所以，运动时心率的变化可以作为评价运动强度的生理负荷指标。峰值心率（peak heart rate）是指机体在运动过程中所能达到的最大心率，该指标因性别、年龄、运动形式等差异而有所不同，一般用220－年龄（岁）公式计算。需要注意的是，这种估算较为粗略，有条件时，峰值心率应通过心肺运动试验来确定。

3. 运动后心率的变化

运动后心率包括运动后即刻心率和恢复期心率。运动后心率的恢复可用于判断患者对训练量的适应情况以及身体功能的状况。通常运动后1 min心率下降12次/分或2 min后下降22次/分为正常状态。恢复期心率下降越快，时间越短，表示心血管功能越好。一般从运动后2 min开始测6 s、10 s或30 s的心率，可以观察患者对运动负荷和运动强度的反应和适应情况，从而用来评估运动效果和适宜运动强度。

值得关注的是，长期卧床制动可导致基础心率增加。基础心率加快，心室舒张期缩短，将会减少冠状动脉的血流灌注，长期卧床者即使从事轻微体力活动也可导致心动过速。所以，鼓励患者尽早活动，缩短卧床时间具有重要的临床意义。

（二）心搏量（stroke volume，SV）与心输出量（cardiac output，CO）

心输出量是判断心脏功能的重要指标之一。正常情况下，一侧心室一次收缩射出的血量，称为每搏输出量，简称心搏量（SV）；每分钟射出的血量称为心输出量（CO），即心搏量与每分钟心率的乘积之和。正常人左右心室每分钟输出量几乎是相同的。CO 的决定因素包含四个，有心率、前负荷、后负荷和心肌的收缩功能，其中心率的因素就占据了 60%～70%，其他影响因素占 30%～40%。因此，运动可明显提高 SV 和 CO。

1. 静息状态下的 CO

在心室舒张末期，心室完全充盈时心室腔容纳血液的容积称为舒张末期容积（end-diastolic volume，EDV）。成年人安静状态下正常 EDV 为（108±24）ml。在心室收缩末期，心室内残留的血液容积称为收缩末期容积（end-systolic volume，ESV），在安静状态下为（45±16）ml。SV 是左心室舒张末期容积和收缩末期容积的差值，即 SV ＝ EDV－ESV。SV 与 EDV 的比值称为射血分数（ejection fraction，EF），一般为 50%～70%，反映心室的收缩功能。成年安静状态下平均 SV 为 60～80 ml，平均 HR 为 70 次 / 分，故安静状态下 CO 为 4.2～5.6 L/min。成年男性的 CO 比女性高 10% 左右。长期卧床会导致骨骼肌萎缩，肌肉功能降低，使心室充盈压及心功能下降。正常状态下，不同生理条件的心搏量会存在变化，比如从卧位突然变为立位时，心搏量可降低 30% 左右，进食后也可出现增加心搏量的表现。

2. 运动时 CO 的变化

运动时会引起血流加速、静脉回心血量升高，舒张末期心室容积增大，即心室前负荷增加。根据 Frank-Starling 机制，在一定范围内，CO 随心室前负荷的增加而增加；同时，交感神经兴奋及儿茶酚胺分泌增加也使心肌收缩力增强，亦使 SV 明显增加。SV 下降与体温调节有关，血液流向皮肤血管可以增加散热功能，血容量下降后导致 SV 减少。在运动过程中，SV 的变化曲线规律为上升-稳定-下降的过程，而不是明显的抛物线趋势，平台期往往出现在 SV 达到最高点时。CO 增加主要由 SV 和心率的增加来决定，两个参数会在运动结束后 2 min 达到平衡并维持到运动结束状态。由于性别、年龄、体质等多种原因，SV 维持较高水平所对应的心率范围一般在 110～145 次 / 分。一般认为心脏功能好的人在 SV 达到最大值后随 HR 的加快仍能保持 SV 不下降或下降甚少。心脏功能越好，能维持高水平 SV 的 HR 范围越大；在较低的 HR 水平上 SV 下降，是心脏功能水平低下的表现。

二、运动时血管功能的调节

心室收缩时心室内压会升高，最终将血液泵入主动脉，使主动脉压急剧升高并达到最高值，此时的动脉血压称为收缩压；心室舒张时主动脉压下降，在心室舒张末期达到最低点，此时的动脉血压称为舒张压。

运动时血压会发生变化，而不同的运动形式对收缩压和舒张压的影响有所不同。等张运动时，收缩压会明显升高，而舒张压的变化相对较小，甚至可能出现下降的情况。其原因是在等张运动过程中心肌收缩力增强，血流加速，使收缩压明显增高。与此同时，交感舒血管神经的兴奋会使骨骼肌血管舒张，机体代谢加强可以引起肢体温度上升，从而扩张外周血管。在升压和降压的共同作用下，舒张压的变化相对较小。对于心血管疾病患者来说，安静状态下，正常成年人的收缩压约为 120 mmHg，运动时舒张压上升 15 mmHg 以上需要终止运动负荷试验。等长运动时，屏气动作会导致胸腔压力上升，后负荷增高，每搏输出量下降，心室血量较多，静脉回流阻力增加，肌肉紧张性收缩对外周血管的静力性压迫导致外周血流不畅，阻力明显升高。因此，等长运动时收缩压的升高幅度相对较小，而舒张压明显增高。长期卧床的患者易发生直立性低血压，当患者由卧位转为直立位时血压明显下降，引起头晕、恶心、出汗、心慌甚至晕厥等表现。因此，应尽可能鼓励患者在病情允许的情况下早期离床活动，减少卧床带来的不良影响。

三、运动对血液的影响

运动可以使血液的性状发生一系列适应性变化。安静状态下，动脉血中含氧量为每 20 ml/100 ml，运送回心脏的静脉血含氧量则降至 14 ml/100 ml，两者之差称为动脉-混合静脉氧差，代表血液流经组织时被消耗的氧。运动时，由于毛细血管内的静水压和运动肌肉中大量代谢产物造成肌肉内渗透压上升，使毛细血管内液体流向肌肉，血浆量的减少会增加血液的黏稠度，使血液中的氧气不容易进入组织，从而导致运动能力的减弱；同时，运动可以加强纤溶系统的活性，降低血小板的黏滞性，防止血栓形成。运动时骨骼肌需要大量氧气，血液中氧气被大量消耗，汇集到右心房的血液是来自全身各组织的静脉血，因此总体静脉血含氧量很少低于 4 ml/100 ml。此外，运动时白细胞会增加，这与神经体液调节可能相关，如儿茶酚胺、白介素 -6 以及糖皮质激素和粒细胞集落刺激因子等的增加，促使白细胞从脏器处游离释放入血。

四、运动时呼吸功能的调节

机体在新陈代谢过程中，需要通过呼吸不断从外界获取 O_2 和排出 CO_2。呼吸是指机体与外界环境之间气体交换的过程。人的呼吸过程包含三个互相联系的环节，外呼吸（包括肺通气和肺换气）、气体运输（O_2 和 CO_2 在血液中的运输）及内呼吸（组织细胞与组织毛细血管之间的气体交换以及组织细胞内的氧化代谢过程），三者共同构成人体与外界环境之间的气体交换全程。

（一）运动时肺通气的变化

运动时肺通气的变化主要是肺通气量的增加和时相性变化。通气变化的目的在于保证足够的 O_2 摄入，而这一过程需要一定的通气量作为保证。

1. 肺通气量增加

随着运动强度的加强，机体为适应和满足代谢的需求，需要消耗更多的 O_2 和排出更多的 CO_2。此时呼吸加深加快，肺通气量增加。潮气量可从安静时的 500 ml 上升到 2000 ml 以上；呼吸频率也可由 12～18 次 / 分增加到 40～60 次 / 分。结合潮气量与呼吸频率的变化，运动时的通气量可从安静时的 6～8 L/min 增加到 80～150 L/min。中等强度运动过程中，机体肺通气量的增加主要取决于呼吸深度的改变。而剧烈运动时，肺通气量的增加则主要是靠呼吸频率的增快来实现。

2. 肺通气的时相性变化

在运动开始及结束的初始阶段，机体通气量出现迅速升、降的过程，称为快时相；随后在前一时相升高、下降的基础上，出现持续平缓的上升、下降过程，称为慢时相。研究表明，机体呼吸频率随运动强度的增加而增加时，通常在 2～4 min 后达到稳态，而呼吸深度则需要 3～5 min 才能达到稳态。其中的时间差使得机体在剧烈运动时，出现呼吸频率上升，呼吸深度反而变浅的现象。

3. 氧通气当量的变化

人体每分钟的通气量（ventilation，VE）与摄氧量（oxygen uptake，VO_2）的比值称为氧通气当量（ventilatory equivalent for oxygen，EQO_2）。EQO_2 越小，O_2 的摄取效率越高。安静时人体的 EQO_2 约为 24，即人体在安静状态下从 24 L 的通气量中才能摄取到 1 L 的氧气。最大摄氧量（maximal oxygen consumption，VO_2max）是指在人体进行最大强度的运动时，各器官、系统机能达到最高状态，此时机体所能摄入的氧气含量。机体的 VO_2max 受年龄、性别、遗传、训练情况等多种因素影响。研究表明，人体在从事不超过 50%VO_2max 的运动时，EQO_2 保持恒定不变；当运动强度超过 50%VO_2max 时，每分通气量的增加将明显大于每分摄氧量的增加，EQO_2 将增加到 30～35，此时，机体要从 30～35 L 的通气量中才能摄取到 1 L 氧气，提示当运动强度增加到 50%VO_2max 以上时摄氧效率显著降低，无运动训练者难以坚持较长时间的运动。有研究表明，运动负荷相同时运动员的 EQO_2 较非运动员小，这是呼吸功能运动训练适应的表现。

（二）运动时肺换气的变化

运动时肺换气功能的变化主要是通过 O_2 的扩散和交换来体现。肺换气的具体变化为：①运动时人体各器官组织代谢加强，流向肺部静脉血中 PO_2 比安静时低，从而使呼吸膜两侧的 PO_2 差增大，O_2 在肺部的扩散速率增大；②血液中儿茶酚胺含量增多，导致呼吸细支气管扩张，使通气肺泡的数量增多；③肺泡毛细血管前括约肌扩张，开放的肺毛细血管增多，从而使呼吸膜的表面积增大；④右心室泵血量的增加也使肺血量增多，使得通气血流比值仍维持在 0.84 左右。成年人随着年龄增长，肺换气功能日趋下降；而经常参加体育锻炼的人，肺换气功能降低的自然趋势将延迟。

（三）运动时组织换气的变化

运动时肌肉 O_2 的利用率提高，具体表现为：①运动时组织毛细血管开放数量增多，加大了组织血流量，扩大了气体交换面积；②运动时肌肉组织耗氧量增加，组织的 PO_2 下降迅速，使组织和血液间的 PO_2 差增大，O_2 在肌肉组织部位的扩散速率增大；③运动时组织由于 CO_2 累积导致 PCO_2 升高和局部温度升高使氧离曲线右移，HbO_2 解离进一步加强。

（四）运动时呼吸的调节机制

呼吸运动是整个呼吸过程的基础，呼吸节律起源于呼吸中枢，受到中枢神经系统的自主性和随意性双重控制。呼吸运动的深度和频率可随机体内外环境的改变而发生相应变化，以适应机体代谢的需要。在运动时，机体代谢增强，呼吸运动加深加快，肺通气量增大，机体可摄取更多 O_2，排出更多 CO_2，这一过程受不同生理机制控制。

1. 神经机制

（1）条件反射调节：已有多项研究证实，人体在准备运动时呼吸功能就已经出现加强，这种现象是由经常运动过程中所形成的条件反射所致。因此运动时，与运动有关的信号和各种环境因素经常与呼吸的变化相联系，多次重复即可形成条件反射。当有相应的刺激出现时，即可引起呼吸功能的对应变化。

（2）大脑皮质运动中枢调节：运动前出现呼吸加深加快，是大脑皮质对环境条件变化做出的反应，从而促使人体为即将开始的运动提前做好准备。而在运动时，大脑皮质一方面发出神经冲动使肌肉收缩，另一方面其运动区的神经冲动也刺激呼吸中枢，使之发生兴奋，从而增强呼吸。

（3）本体感受性反射调节：动物实验发现，给予动物肢体被动运动也可使肺通气量立即增大，而当切断肢体的传入神经或背根时，这一反应则会消失。这提示以上现象是一种反射活动，即当肢体在做活动时，位于肌肉和关节的本体感受器受到牵拉刺激，继而产生冲动传至呼吸中枢，从而可引起肺通气量的增加。

2. 化学机制

（1）二氧化碳：它是调节呼吸运动最重要的生理性化学因素之一。当动脉血液中 PCO_2 降到很低水平时，会出现呼吸暂停的严重表现。因此，一定水平的 PCO_2 对维持呼吸中枢的基本活动是必需的。然而，研究显示当健康人在不断增加运动负荷时，通气量可以 5 倍、10 倍或 15 倍地增加，而动脉血 PCO_2 改变甚微。这说明 CO_2 并不能作为引起运动时呼吸增加的主要刺激因素。

（2）氧气：关于缺氧对呼吸的刺激作用已有很多实验研究。通过测量在运动期间动脉血的 PO_2，可以发现 PO_2 仅有很小的变化，而颈动脉体和主动脉体中 O_2 的化学感受器对这些较小的变化是不敏感的，所以目前认为运动时的呼吸增强并不是由缺氧刺激所引起的。但也有实验发现，在轻度运动期间，呼吸增强和氧气消耗之间具有显著相关性；在稳定运动期间，以吸入纯氧代替吸入空气时，通气量减少 10%～15%，这些现象是否与氧气的变化刺激了化学感受器而引起呼吸的改变有关，还待进一步证实。

（3）氢离子：当进行低或中等强度运动时，机体通过有氧代谢供给能量，此时通气量的增加可以满足 O_2 需要的增加，代谢终产物为 CO_2 和 H_2O，pH 保持稳定，这时 H^+ 很低，对化学感受器的刺激也可忽略不计；然而当进行高强度运动时，通气量的增加已不能满足机体对 O_2 的需求，有一部分能量需靠糖酵解来供给，造成酸性终产物乳酸的堆积，此时血液中的碱性缓冲物质可在一定范围内将乳酸中和缓冲。只有在进行剧烈运动时，即贮备的碱性缓冲物质被过多消耗后，H^+ 才会出现上升，此时血液的 pH 有所下降。因此，动脉血中 H^+ 的增加只能看作是剧烈运动时呼吸增强的因素之一。

（4）化学感受器：化学感受器分为外周化学感受器和中枢化学感受器，外周化学感受器有颈动脉体和主动脉体，其中绝大多数外周化学感受器存在于颈动脉体。当 PO_2 降低、PCO_2 升高及 pH 降低时，外周化学感受器兴奋，其发放的冲动传入呼吸中枢，引起呼吸功能的改变。中枢化学感受器位于延髓腹外侧，主要接受其周围脑脊液中 CO_2 和

H^+的刺激，由于血脑屏障限制了血液中H^+的通过，但CO_2可以自由弥散，故中枢化学感受器主要接受由CO_2而产生的H^+的刺激，其产生的冲动进一步兴奋延髓呼吸中枢。

3. 其他调节机制

运动时体液温度升高，通过体温调节机制，在促使肺通气量的增加中可能也有较重要的作用。运动时静脉血回流量增加，腔静脉和右心房的传入冲动对呼吸也有一定的刺激作用。

综上所述，运动时呼吸的变化可能是多种因素共同调节的结果。其中神经调节机制起主要作用，而化学机制和其他因素则起辅助和调整作用。由于这些因素共同的协调作用，使肺通气量能随着运动的类型、强度、持续时间和环境因素等的变化而改变，从而达到精确的适应。

五、长期运动训练后心血管系统的适应性改变

（一）心脏结构与功能的适应性改变

心脏的结构是功能评估中至关重要的一环，结构的完整是心脏发挥功能的形态学基础。人们常说，合适的运动训练可对心脏产生积极的影响。坚持适宜的运动训练可使心肌细胞发生生理性肥大，心肌纤维增粗，肌节变长，心肌线粒体均匀、体积增大，心肌收缩力增强；心瓣膜弹性增加，从而改变心脏形态，使心脏保持良好的功能。心肌生理性肥厚不同于病理性肥厚，不伴有心肌纤维化等病理性改变。不同类型的训练对心脏结构的影响不尽相同，长期的有氧训练和抗阻训练都会改变心脏的围度，表现为心室厚度和肌肉量的提高。有氧训练可以显著提高左心室的室腔大小及室壁厚度，以室腔增大为主要效应；而长期接受高强度抗阻训练虽然可以使得心室壁厚度增加，但左心室容量只会轻度改变或保持不变，这是有氧训练和抗阻训练效应的主要区别。此外，适度运动在增强心肌收缩力、抑制心肌纤维化和病理性重构方面发挥着重要作用，能够改善病理条件下的心肌结构和功能。长期运动训练对心肌会产生保护效应，表现为缺血再灌注损伤保护、阻止心肌细胞凋亡、减少梗死面积等。长期适量的运动训练可以使心血管功能发生一系列适应性变化，如静息心率减慢、SV与CO升高，心肌耗氧量下降、心肌做功效率提高、心脏储备增大，运动时心血管功能动员快，运动后恢复时间短，运动一停止就能很快恢复到安静时水平。

（二）血管系统的适应性改变

运动对血管的重塑包括：动脉血管口径变大和管壁变薄；动脉粥样硬化斑块内胶原和弹性蛋白含量增加，从而减少动脉粥样硬化引起的不良事件。运动对血管的影响还包括促进毛细血管和阻力血管新生，该效应可发生在已有血管（包括冠状动脉），是一种重要的血管适应性改变。长期运动训练还能增加冠状动脉血流和心肌灌注，改善心肌供血，主要表现为心脏中小血管直径和密度增加、冠状动脉侧支循环形成。研究发现，运动可以使内皮祖细胞释放及分化而促进血管生成，从而引起冠状血管调节能力发生变化。血管内皮细胞产生的血管收缩因子和舒张因子在正常情况下处于平衡状态，冠心病心肌缺血或梗死会使两者失去平衡，而运动训练对这种失衡有调节作用，这是运动防治心血管病的重要生理机制之一。另一方面，在动脉粥样硬化的条件下，运动可以增加循环内皮抑素的水平，抑制斑块组织的血管新生，从而抑制动脉粥样斑块的形成，这对于冠心疾的防治可能具有重要意义。

（三）血容量的适应性改变

血容量是指全身血液的总量，包含血浆容量和红细胞容量，根据其分布情况又分为循环血量和储存血量。运动过程中自身的储备血量可被释放出来以补充循环血量。研究证实，有氧耐力训练可提高血容量，训练后1～4天血容量大约比运动前增高10%，在初期的2周内主要是血浆容量增多，而红细胞计数、血红蛋白浓度和红细胞压积都会有所下降。作用机制主要是因为血浆蛋白总量增加，尤其是白蛋白总量增加，使胶体渗透压增高，促使更多水分潴留在血液循环中。在2～3周训练后患者红细胞容量开始缓慢增长，直至所有血容量成分都比运动前基础水平增长8%～10%，此时血浆和红细胞容积达到新的平衡。

（四）肺功能的适应性改变

长期规律性耐力训练能使呼吸的效率达到最大化。运动适应的主要表现包括：安静时潮气量和肺弥散不变，呼吸频率通常降低，肺通气量基本不变或稍下降；低中强度运动时潮气量上升，呼吸频率亦上升；亚极量或极量水平运动时潮气量增大、呼吸频率进一步加快、最大通气量增加、肺弥散功能改善，但动脉血氧含量基本保持不变。中高强度运动使得峰值通气量明显提高，同时 FEV_1 及 FEV_1/FVC 也得到提高，提示高强度训练可能更能增强患者的呼吸肌肌力和耐力，使原来塌陷的肺泡和远端小气道开放，从而提高肺的通气功能。此外，运动中呼吸与运动节律适配，可有效推迟机体运动性疲劳的发生。

第二节　心脏康复运动的一般原则

运动康复是心脏康复的核心组成部分，可以改善心血管病患者的心肺功能，减轻心血管症状，缓解焦虑、抑郁等心理压力，降低心血管疾病发病率和病死率，提高生存质量。因此，它被各国心血管病防治指南推荐作为一种安全、经济、可行的重要治疗措施，但是，运动康复也存在一定的风险。在制订运动处方时，应遵循运动康复的一般原则，根据患者病情的严重程度严格把握适应证和禁忌证，全面系统地进行评估，制订个性化、阶段性的康复目标和循序渐进的康复方案；在实施过程中，需在医务人员的指导和监督下，对患者的体征、症状、主观感觉及运动反应等进行实时观察，从而保证在安全的基础上进行科学的运动锻炼。

一、适应证与禁忌证

（一）适应证

运动康复的适用范围非常广泛，理论上所有心血管疾病及相关危险因素的患者都应该进行运动康复。但是考虑到风险和获益，经过全面评估后，可以优先从下列疾病患者开展运动康复。

（1）稳定型心肌梗死。

（2）稳定型心绞痛。

（3）冠状动脉血运重建术后：如 CABG、PCI 术后。

（4）心脏瓣膜病或手术。

（5）病情稳定的心力衰竭（心肌病）。

（6）心脏移植术后。

（7）外周血管疾病。

（8）心血管风险评估高危人群：如高血压、糖尿病、高脂血症、吸烟、饮酒、肥胖等人群。

（9）经过专科医生和康复团队评估，能从运动康复中获益的其他疾病患者。

（二）禁忌证

对于存在下列情况的患者，暂时不适合开始运动康复，但病情控制后应尽早开始。

（1）不稳定型心绞痛。

（2）安静时收缩压 > 200 mmHg 或舒张压 > 110 mmHg 的患者。

（3）直立后血压下降 > 20 mmHg 并伴有症状者。

（4）重度主动脉瓣狭窄。

（5）急性全身疾病或发热。

（6）未控制的严重房性或室性心律失常。

（7）未控制的明显窦性心动过速（>120 次 / 分）。

（8）未控制的心力衰竭。

（9）Ⅲ度房室传导阻滞且未植入起搏器。

（10）活动性心包炎或心肌炎。

（11）急性血栓性静脉炎。

（12）近期形成的血栓（体循环或肺循环）。

（13）安静时 ST 段压低或抬高（> 2 mm）。

（14）严重的可限制运动能力的运动系统异常以及其他代谢异常，如急性甲状腺炎、低血钾、高血钾或血容量不足。

（15）严重的心理障碍。

二、运动康复模式及流程

传统的心脏康复标准模式包括 3 期：即院内Ⅰ期康复、院外早期Ⅱ期康复和院外长期Ⅲ期康复。

其中Ⅱ期康复为运动康复的核心阶段，既是Ⅰ期康复的延续也是Ⅲ期康复的基础。

心血管病患者院内运动康复主要包括早期评估和动员，制订短期的活动计划。目的是帮助患者树立康复的信心，促进患者身体功能及日常生活能力的恢复，避免卧床带来的不利影响，缩短住院时间。早期下床活动应在专业人员的指导下进行，一旦基线评估确定病情稳定应尽早纳入心脏康复临床治疗路径，开始Ⅰ期运动康复治疗。住院患者运动康复指征包括：过去 8 h 内没有新的或再发胸痛，肌酸激酶及肌钙蛋白水平无进一步升高，没有出现新的心功能失代偿表现（静息时呼吸困难伴湿啰音），没有新的明显的心律失常或心电图动态改变，静息心率 50～100 次 / 分，静息血压 90～150/60～100 mmHg，血氧饱和度≥ 95%。这个时期的运动康复必须在专业人员指导和监督下，遵循循序渐进的原则，根据运动反应（心律、心率、血压、主诉以及自我疲劳感受等）和每日评估，确定运动训练的进阶。出院前需再次评估，根据患者病情及评估结果进行危险分层。通过对患者进行危险分层，评估运动中发生心血管事件的风险，进而帮助患者制订院外个体化的运动方案和运动监护级别。通过院外门诊监护下完成一定次数的运动治疗后转至社区或家庭继续心脏康复治疗，最大限度保证患者运动的安全性和有效性。

三、康复运动训练程序

经典的康复运动训练程序包括以下几个部分。

1. 热身运动

即准备活动，在运动训练前，持续 5～10 min，低到中等强度的有氧运动和肌肉耐力运动。通过热身可以提高机体对后续运动训练的适应性，减少运动中心脏事件和运动损伤的风险。

2. 运动训练阶段

包括有氧运动、抗阻运动、柔韧性运动、平衡性及协调性运动等。其中有氧运动是基础，抗阻运动、柔韧性运动是补充。

3. 放松运动

即整理活动，在运动训练之后，持续 5～10 min，低到中等强度的有氧运动和肌肉耐力运动。一般病情越重，放松运动持续时间宜越长。目的是让训练后心率和血压逐渐恢复到正常水平，同时消除肌肉在较大强度运动时所产生的代谢产物。

4. 拉伸

即柔韧性运动，热身和放松运动不能取代拉伸。由于肌肉温度升高可以提高关节活动范围，所以可以将拉伸安排在热身或整理活动之后进行，至少持续 10 min。

第三节　心脏康复患者运动评估

一、一般评估

（一）病史采集

实施心脏康复前，需对患者进行详细的病史记录，包括患者基本信息、主诉、现病史、既往史、个人史（如烟酒史、运动史、饮食及营养状况、睡眠情况等）、社会心理问题、治疗依从性、服用的药物及剂量等。尤其需要关注可能影响患者运动表现的疾病，包括心血管疾病、呼吸系统疾病、骨骼肌肉及神经系统疾病等。

（二）体格检查及辅助检查

全面的体格检查（重点关注生命体征、循环系统和呼吸系统，以及神经、骨骼和肌肉的功能状态），结合实验室检查、心电图、影像学检查等指标，了解患者病情的严重程度、治疗效果以及预后，有助于及时启动运动康复、制订康复方案及后续观察康复效果。

（三）心脏康复评估

康复评估是制订运动康复干预策略的基石，也是评价治疗效果的重要手段。包括：日常活动能力评估、体适能评估、营养评估、精神心理评估、自我管理能力评估等。

二、有氧运动能力检测

有氧运动是指运动时有充足的氧气供应，以有氧代谢为主要能量来源的运动方式，是大肌群参与、周期性的、较长时间的中等到较大强度运动。进行有氧运动时，机体需要大量呼吸空气，充分氧化代谢底物，增强肺活量和心脏功能。因此，有氧运动能力也称心肺耐力，是心肺功能最直接的体现，也是健康相关体适能的重要组成部分，是运动康复的核心。

有氧运动能力的金指标为最大峰值摄氧量，心肺运动试验是有氧运动能力评估的金标准。虽然心肺运动试验是制订有氧运动处方的基础，但并非必不可少。对于不能耐受或不愿意进行心肺运动试验的患者，可以选择 6 分钟步行试验、递增穿梭步行试验、1 分钟坐立测试、2 分钟踏步试验等方法进行评估，为运动处方提供参考。

（一）分类

1. 根据运动量分类

（1）极量运动试验：是指随时间的增加，运动负荷逐渐增加，如无不良事件，直至受试者主观停止试验。达到高水平运动量时，氧耗量达到最大，继续增加运动量，氧耗量不再增加，若受试者尽最大努力，此时的摄氧量为最大摄氧量。

（2）亚极量运动试验：亚极量运动试验是指事先设定一个运动试验的终止点，如峰值心率达到 150 次 / 分，或达到预计最大心率的 85%，这种低水平运动试验可为评估患者日常生活活动能力提供足够的信息，常用于急性心肌梗死恢复期的患者。

（3）症状限制性运动试验：临床实践中，冠心病、心肌病、心力衰竭患者往往还没有达到极量或次极量运动强度时，就开始出现必须终止运动试验的症状和指标，包括胸痛、心律失常、呼吸困难等。症状限制性运动试验以受试者出现严重临床症状作为运动终止指标，是临床上最常用的运动试验。

2. 根据运动功率分类

（1）递增功率运动：每隔 1 min 或几分钟增加一次等量的负荷，直到受试者不能耐受而终止运动。目的是测定受试者的最大运动能力，判断受试者是否存在运动受限以及分析运动受限的原因。

（2）恒定功率运动：运动过程中，功率恒定，以便受试者达到稳定状态。目的是评价某一治疗措施（手术或药物）对运动能力的改善作用。

（二）心肺运动试验（cardiopulmonary exercise testing，CPET）

1. 定义

心肺运动试验是指在逐渐递增的运动负荷下，通过测定人体静息状态到运动至最大用力状态及再恢复到静息状态过程中的气体代谢、心率、血压、血氧饱和度及心电图等一系列指标变化，观察人体的心血管系统和呼吸系统对同一种运动应激反应情况，客观定量地反映人体在不同负荷水平下发生的病理生理变化及功能受损程度，从而综合评价心肺等器官系统整体功能和储备能力的一种临床试验。

2. 临床应用

（1）通过量化受试者运动受限水平，从代谢水平、功能状态及储备能力方面评价其健康状况。

（2）定量监测气体代谢、气体交换等指标的特征性变化，主要用于心肺疾病严重程度的评价和危险分层，同时测定限制气体运输的器官系统的病理生理指标变化，鉴别诊断引起呼吸困难和运动受限的原因。

（3）确定运动强度的安全范围，作为指导运动处方制订及运动训练效果评价的重要工具。

（4）外科手术前风险评估及客观评价不同疾病的治疗效果。

（三）CPET 的实施流程

1. 适应证

临床上应根据受试者病史、心功能和运动能力选择不同的运动测试方案，例如低水平运动试验、亚极量运动试验和症状限制性运动试验等。主要用于疾病诊断和异常生理反应的症状评估、心肺严重程度和危险分层、术前风险评估、运动处方的制订和康复指导、医疗干预效果等。

2. 禁忌证

（1）绝对禁忌证：未控制的急性冠脉综合征；伴血流动力学改变的未控制的心律失常；活动性心内膜炎；有症状的严重主动脉瓣狭窄；失代偿性心力衰竭；急性肺栓塞、肺梗死或深静脉血栓形成；

急性心肌炎或心包炎；急性主动脉夹层；有安全隐患和不能完成测试的身体残疾。

（2）相对禁忌证：冠状动脉左主干 50% 以上狭窄或闭塞；无明显症状的中、重度主动脉瓣狭窄；梗阻性肥厚型心肌病；严重的肺动脉高压；静息心率＞ 120 次 / 分；未控制的高血压：收缩压＞ 180 mmHg 或舒张压＞ 100 mmHg；近期卒中或短暂性脑缺血发作；下肢肌间静脉血栓；尚未纠正的一些临床情况，如严重贫血、电解质紊乱、甲状腺功能亢进等；妨碍行走的骨科损伤；精神异常；不能配合者。

3. 仪器组成与功能

（1）气体交换测量系统：收集监测受试者单位时间内呼吸的呼出气容量、O_2 摄取和 CO_2 排出量，通过气体代谢测试技术，收集受试者运动过程中气体代谢指标的变化。

（2）容量和流量测量系统：监测受试者运动过程中呼吸气体的容量和流量变化，通过计算机程序，描记流量容积环的变化。

（3）功率测试设备：临床常用平板功率计和踏车功率计两种。平板功率计是通过改变皮带的运动速度和平板与水平面之间的角度（即坡度），从而改变运动负荷。踏车功率计是通过改变转动盘的阻力而改变运动负荷，当转动盘的阻力增加时，要保持转动盘的转速不变，必须增加做功来克服阻力的增加，从而达到增加负荷的目的。

（4）心电图和血压监测设备：采集静息和运动过程中心电图和血压的变化，收集并监测运动过程中血流动力学变化。

4. CPET 操作实施方法

（1）测试前准备：

1）环境及仪器准备：测试房间面积一般不小于 20 m^2，温度控制在 20～22℃，相对湿度 50% 左右，房间应具有良好的采光和通风及定时空气消毒杀菌，除放置检查仪器设备外应配备完好的急救药品和急救设备；测试前 30 min 应完成环境定标、流量计定标和气体分析仪定标，并做好相应物品及测试人员的准备。

2）受试者的准备：受试者应病情稳定，近期无治疗药物的调整，穿着舒适衣物，鞋类应适于走路和蹬踏，餐后 2～3 h 测试为宜。测试前 2 h 应避免剧烈活动、吸烟或饮用咖啡、茶、酒等刺激性饮料。测试开始前，应安排受试者试戴面罩，熟悉主观疲劳感觉量表（Rating of Perceived Exertion Scale，RPE）。

3）病情评估：医生应详细了解受试者的临床诊断、现病史、既往史和家族史等。重点关注受试者目前用药情况、日常活动水平，有无不稳定型心绞痛、未控制的高血压、严重心律失常或其他运动诱发的症状，以及肺、外周动脉、肌肉骨骼系统等有无可能限制运动的疾病史。

4）签署知情同意：测试前受试者必须认真阅读并签署书面知情同意书，内容包括告知受试者 CPET 试验目的、实施过程、注意事项、可能存在与运动有关的潜在不适和风险，并鼓励受试者试验前提出相关问题。

（2）运动方案实施：

1）静态肺功能检测：采用流量型肺量计测量受试者呼吸过程中的气体流量，主要检测过程包括慢肺活量、用力肺活量及最大自主通气量三部分内容，采集用力肺活量（forced vital capacity，FVC）、最大自主通气量（maximal voluntary ventilation，MVV）和第 1 s 用力呼气的容积（forced expiratory volume in one second，FEV_1）等呼吸参数以及最大流量-容量曲线，用于判断肺通气功能是否障碍，以及通气障碍的部位、性质及程度等。

2）功率测试设备选择：根据实验室具备的条件、测试目的选择合适的功率测试设备。一般认为平板功率计测得的 peakVO_2 比踏车功率计高出 10% 左右，对于老年受试者及关节活动障碍的受试者踏车更为安全。

3）运动测试方案：平板运动试验一般选用 Bruce 或 Bruce 改良方案；踏车运动试验一般选用 Ramp 方案，目前临床最常使用的 CPET 方案是用踏车进行症状限制性递增运动试验。Ramp 方案的功率递增幅度按照以下公式计算：预计无负荷 VO_2（ml/min）＝ 150＋［6× 体重（kg）］；预计 peakVO_2（ml/min）＝［身高（cm）－年龄（岁）］×20（男性）或 ×14（女性）。一般建议在 8～12 min 内完成递增运动试验，如按 10 min 完成，则每分钟递增功率（W）＝［peakVO_2（ml/min）－无负荷 VO_2（ml/min）］/100。功率递增幅度还应综合考虑受试者的病史、运动习惯、日常活动能力、心肺功能等状况决定。

4）递增运动负荷试验实施过程：

①静息期（3 min）：测量静息心率、血压、心电图、静态气体代谢等指标。

②无负荷热身期（3 min）：受试者开始运动适应阶段，保持踏车速度在 55～65 转 / 分，监测并观察受试者症状、心率、血压、气体代谢指标、血氧饱和度及心电图等指标变化。

③功率递增期：Ramp 方案功率每分钟递增，踏车速度保持在 55～65 转 / 分，测试者密切观察受试者症状、心率、血压、气体代谢指标、血氧饱和度及心电图改变，并观察受试者有无出现终止试验的症状及指标，及时终止试验并给予观察和处理。

④恢复期（6～8 min）：保持无负荷缓慢踏车 2～3 min，踏车速度可维持在 30～40 转 / 分，观察受试者的心率、血压、心电图以及症状变化情况；踏车停止后，继续观察受试者心率、血压等生命体征是否恢复至测试前水平，若受试者终止运动后症状和（或）异常指标持续时间超过 15 min，建议进一步观察或治疗。

5）运动试验终止指征：多数情况下临床进行的是症状限制性的 CPET，其终止指标如下。

绝对终止指征：①心电图示 ST 段抬高＞ 1.0 mm，但是无由于既往心肌梗死产生的病理性 Q 波（aVR，aVL 和 V_1 导联除外）；②随功率递增，血压下降＞ 10 mmHg，同时伴有其他缺血证据；③中等到严重心绞痛发作；④中枢神经系统症状（如：共济失调、眩晕、晕厥前兆）；⑤低灌注表现（发绀或苍白）；⑥持续室性心动过速或其他可能导致运动心排出量异常的心律失常，如Ⅱ度或Ⅲ度房室传导阻滞；⑦存在心电图和血压监测困难；⑧运动试验者要求停止运动。

相对终止指征：①可疑心肌缺血患者心电图示 J 点后 60～80 ms ST 段水平压低或下斜型压低＞ 2 mm；②随功率递增，血压下降＞ 10 mmHg，但无其他缺血证据；③进行性胸痛；④出现严重疲乏、气促、喘鸣音，下肢痉挛或间歇跛行；⑤非持续性室性心动过速的心律失常（可能演变为复杂的且影响血流动力学的心律失常），如多源室性早搏、室性早搏三联律、室上性心动过速、心动过缓；⑥运动中血压过度升高，收缩压＞ 250 mmHg，舒张压＞ 115 mmHg；⑦运动诱发束支传导阻滞未能与室性心动过速鉴别；⑧血氧饱和度≤ 80%。

5. 心肺运动试验报告解读

（1）CPET 报告主要内容：

1）受试者基本信息：记录受试者的一般资料（包括姓名、性别、年龄、身高、体重和病历号）、临床诊断、既往史、家族史及用药情况。

2）运动测试方案：记录所用功率测试设备的类型（踏车或平板）、递增或恒定功率方案类型、功率递增总时间、RPE 及终止原因。

3）运动测试指标：记录运动测试过程中的心肺功能、心率、血压、血氧饱和度及心电图等各项指标。

4）结论及总体评价：包括静态肺功能结果、心电踏车试验结论、最大运动耐量、氧脉搏、做功效率、心率储备和呼吸储备，总体评价心肺运动耐量和储备功能，为诊断和鉴别诊断提供参考和建议，为制订个性化的运动处方提供依据。

（2）CPET 主要参数指标：

1）CPET 原理：CPET 主要利用外呼吸与细胞呼吸耦联的原理，通过监测外呼吸氧气摄入量和二氧化碳排出量的变化，了解细胞呼吸过程中线粒体氧利用和二氧化碳生成的变化。通过监测气体代谢、心率、血压、血氧饱和度及心电图变化等指标及综合数据分析，客观反映受试者运动过程中肺通气与换气、细胞能量代谢及血流动力学变化，阐明运动受限的可能原因及发生机制。

2）CPET 主要参数分类：根据临床实践指南及最新规范将主要参数归为 3 类，详见表 8-3-1。

①峰值摄氧量（peak oxygen uptake，peakVO_2）与最大摄氧量（maximal oxygen uptake，VO_2max）：VO_2max 是指人体在极量运动时最大耗氧能力，它代表了人体供氧能力的极限水平，主要反映受试者的心肺功能储备和外周组织摄氧能力。参考值为预测值的 85% 以上。VO_2max 是在运动负荷逐渐递增的运动过程中，VO_2 不再随着运动负荷的增加而增加，出现一个平台所测得。实际测试中，有时受试者不能维持功率继续增加而达到最大运动状态，导致没有平台出现，此时称之为 peakVO_2，因此 peakVO_2 可能等于或小于 VO_2max。但是临床上常

表 8-3-1 CPET 主要参数分类

参数类型	主要参数指标
反映运动耐量即机体整体功能的指标	peakVO_2、AT、$\Delta VO_2/\Delta W$
反映心血管功能的指标	peakVO_2/HR、HRR、RQ 或 RER、$\Delta VO_2/\Delta W$、测试期的心电图、心率及血压变化
反映通气功能的指标	BR、MVV、VT、Bf、VE、FEV_1、VT/IC、EOV 等
反映气体交换的指标	VE/VO_2、VE/VCO_2、VD/VT、PaO_2、$P_{(A\text{-}a)}O_2$、$PaCO_2$、$P_{ET}O_2$、$P_{ET}CO_2$、SpO_2 等

注：peakVO_2，峰值摄氧量；AT，无氧阈；$\Delta VO_2/\Delta W$，氧做功效率；peakVO_2/HR，最大氧脉搏；HRR，心率储备；RQ，呼吸商；RER，呼吸交换比；BR，呼吸储备；MVV，最大自主通气量；VT，潮气量；Bf，呼吸频率；VE，分钟通气量；FEV_1，第 1 秒用力呼气容积；IC，深吸气量；EOV，运动振荡通气；VE/VO_2，氧通气当量；VE/VCO_2，二氧化碳通气当量；VD/VT，生理无效腔 / 潮气量比值；PaO_2，动脉氧分压；$P_{(A\text{-}a)}O_2$，肺泡与动脉氧分压差；$PaCO_2$，动脉二氧化碳分压；$P_{ET}O_2$，潮气末氧分压；$P_{ET}CO_2$，潮气末二氧化碳分压；SpO_2，外周血氧饱和度。

用 peakVO_2 来替代 VO_2max。其值受年龄、性别、身高、体重、运动种类以及日常活动水平影响，通常以 ml/min 为单位表示，也可以用 ml/（kg · min）表示来消除体重的影响。

②无氧阈（aerobic threshold，AT）：又称无氧阈摄氧量，是出现乳酸酸中毒前所能维持的最大 VO_2，用摄氧量的单位表示。正常值应大于 peakVO_2 的 40% 以上，相当于 peakVO_2 的 50%～65%。它与 peakVO_2 相关，但相对于 peakVO_2，AT 不受患者主观因素的影响，更能反映肌肉线粒体利用氧的能力，因此反映的是机体耐受负荷的潜能，也代表机体有氧代谢的运动强度上限值。其所对应的功率和心率通常作为个体持续的有氧运动训练起始运动强度。

③二氧化碳排出量（VCO_2）：是指呼气中 CO_2 排出量；VCO_2 参考值与运动时分钟通气量（VE）紧密相关；其临床指标变化受到每搏输出量、血液 CO_2 携带能力、CO_2 在组织之间的交换等因素影响。

④呼吸交换比（RER）：指 VCO_2/VO_2 的比值，是目前作为运动努力程度的最佳非侵入性指标。峰值 RER ≥ 1.10，代表非常努力的运动。

⑤ VE/VCO_2 斜率：指 VE/VCO_2 的比值。在无氧阈值时，斜率与生理性无效腔相关。其正常参考值＜ 30。随着年龄的增加，数值会轻微增加，但＞ 40 提示预后不良；临床意义主要提示肺通气和灌注之间的匹配，也是心衰患者预后最有利的预测指标之一。

⑥每搏氧耗量（O_2pulse）：也叫氧脉搏，是 VO_2 与心率的比值，反映心脏每次射血的供氧能力。正常范围是 11～17 ml/beat 或≥预计值的 80%，代表心血管功能正常。

（3）CPET 报告分析流程：

1）确定试验数据的可靠性：运动试验结束后，将运动试验数据信息与受试者临床表现比较是否相符，若不相符，仔细查找其原因，必要时需考虑重新进行 CPET 检查。

2）分析数据得出结论：根据 CPET 临床应用目的，分析数据信息得出试验结论。当鉴别运动不耐受的原因时，应结合终止运动试验的症状与测试过程中 peakVO_2、AT、BR 及 VE/VCO_2 斜率等主要参数指标综合分析，按照分析流程递进分析确定试验结论。

（4）CPET 指导有氧运动康复处方制订：CPET 通过测定患者的 peakVO_2、AT、峰值心率、峰值负荷等指标，评估有氧运动能力和心肺储备能力，制订运动处方的目标运动量、目标靶心率等；同时还可检测出运动相关不良反应，如缺血、缺氧、心律失常、血压改变等，评估患者的疾病危险分层，是准确、安全制订心脏康复运动处方的重要依据。以下总结通过 CPET 主要参数计算有氧运动强度的方法，见表 8-3-2。详细的计算方法见第四节。

表 8-3-2 使用 CPET 主要参数计算有氧运动强度的方法总结

方法及公式
（1）HRR 法：THR =（HRmax/peak－HRrest）× 运动强度 %＋HRrest
（2）HRmax 法：THR = HRmax/peak× 运动强度 %
（3）VO_2R 法：靶 VO_2R =（VO_2 max/peak－VO_2 rest）× 运动强度 %＋VO_2 rest
（4）VO_2 法：靶 VO_2 = VO_2 max/peak× 运动强度 %
（5）MET 法：靶 MET =［VO_2 max/peak÷3.5 ml/（kg · min）］× 运动强度 %

注：HRR，心率储备；THR，靶心率 / 目标心率；HRmax/peak，是在最大强度运动负荷试验中测得的最大值，或用"220－年龄"等其他推测公式得到的最大心率预测值；HRrest，静息心率或安静心率；VO_2R，摄氧量储备；VO_2 max/peak，在最大强度运动负荷试验中测得的最大值或通过次极量运动负荷试验推测出的摄氧量最大值，单位为 ml/（kg · min）；VO_2 rest，静息状态下摄氧量，单位为 ml/（kg · min）；MET，代谢当量；期望强度参考 HRmax/peak 或 VO_2 max/peak 相对强度对应程度分级的百分比。

（三）6 分钟步行试验（6 minute walk test，6 MWT）

6 MWT 是最常见的亚极量运动试验之一。测试患者在 6 min 内以能承受的最快速度徒步行走的距离。最早在 20 世纪 60 年代早期，Balke 提出让受试者全速跑 15 min 的距离，来区分生理和病理状态下活动能力。之后被 Cooper 改良为 12 分钟步行试验，但长时间步行患者容易疲惫，于是 Butland 等将时间缩短为 6 min，发现也不影响评价效果。由于 6 MWT 简单、经济、安全，易于使用，耐受性更好，更能反映患者日常体力活动下的运动耐量和心肺功能状态，特别适用于中重度运动能力下降的患者以及老年患者。

1. 适应证

6 MWT 适用但不局限于以下疾病的评估。

（1）功能评价（单次测试）：冠心病、肺动脉高压、心力衰竭、心房颤动、经导管主动脉瓣置入术后、经导管二尖瓣修复术后、肺静脉阻塞性疾病 / 肺毛细血管瘤病、外周动脉疾病、起搏器置入术后等。

（2）疗效评价（多次测试）：心力衰竭、肺动脉高压、冠心病、起搏器置入术后、经导管二尖瓣及主动脉瓣介入术后，以及心脏康复、肺康复及其他康复疗效评价等。

（3）疾病预后评估：心力衰竭、肺动脉高压、冠心病、经导管主动脉瓣置入术后、左心室辅助装置置入后、重度主动脉瓣狭窄、外周动脉疾病等。

（4）医疗干预资格评估：心脏移植术前评估、ICU 获得性虚弱等。

2. 禁忌证

多数禁忌证是针对安全问题提出来的建议。

（1）绝对禁忌证：未控制的急性冠脉综合征，急性心力衰竭，有症状的中度主动脉瓣狭窄、严重主动脉缩窄或降主动脉瘤，急性主动脉夹层，急性心肌炎、心包炎或心内膜炎，有症状或血流动力学不稳定的心律失常，急性下肢深静脉血栓，急性肺栓塞及肺梗死，急性呼吸衰竭，未控制的哮喘，急性感染性疾病，急性肝、肾衰竭，精神异常不能配合。

（2）相对禁忌证：已知的冠状动脉左主干 50% 以上狭窄或闭塞，中到重度主动脉瓣狭窄无明确症状，缓慢型心律失常或高度及以上房室传导阻滞，肥厚型梗阻性心肌病，严重的肺动脉高压，静息心率＞ 120 次 / 分，未控制的高血压：收缩压＞ 180 mmHg 或舒张压＞ 100 mmHg，近期卒中或短暂性脑缺血发作，心房内血栓，尚未纠正的临床情况（如严重贫血、电解质紊乱、甲状腺功能亢进等），休息时外周 SpO_2 ＜ 85%，行走功能障碍者。

3. 步行试验的准备和实施

（1）场地要求：室内长度 25 m 或 30 m 且少有人经过的平直走廊，每隔 3 m 做一个标记，两端的转弯点放置锥形路障，用有颜色的胶带标出起始线，代表每圈 50 m 或 60 m 的开始和结束。

（2）工具及设备：

1）可穿戴式心电、血压、血氧饱和度监测设备（按需选用），以上也可用智能化一体机替代。

2）计时器（或秒表）、计数器。

3）两个锥形路障。

4）一把方便移动的靠背椅。

5）抢救设备：抢救车（含抢救药物，如硝酸甘油、肾上腺素等）、除颤仪、吸氧设备等。

6)RPE 量表，即 Borg 自觉疲劳评分量表 6～20 级（表 8-3-3）或 0～10 级（表 8-3-4）。

表 8-3-3　Borg 评分 6～20 级

<table>
<tr><td>6</td><td>7</td><td>8</td><td>9</td><td>10</td><td>11</td><td>12</td><td>13</td><td>14</td><td>15</td><td>16</td><td>17</td><td>18</td><td>19</td><td>20</td></tr>
<tr><td colspan="3">极轻</td><td colspan="2">很轻</td><td colspan="2">比较轻</td><td colspan="2">有点用力</td><td colspan="2">用力</td><td colspan="2">很用力</td><td colspan="2">极用力</td></tr>
</table>

表 8-3-4　Borg 评分 0～10 级

评分	强度区分
0 分	一点也不觉得呼吸困难或疲劳
0.5 分	非常非常轻微的呼吸困难或疲劳，几乎难以察觉
1 分	非常轻微的呼吸困难或疲劳
2 分	轻度的呼吸困难或疲劳
3 分	中度的呼吸困难或疲劳
4 分	略严重的呼吸困难或疲劳
5 分	严重的呼吸困难或疲劳
6～8 分	非常严重的呼吸困难或疲劳
9 分	非常非常严重的呼吸困难或疲劳
10 分	极度的呼吸困难或疲劳，达到极限

7）6 MWT 记录单。

4. 测试者准备

测试者可以是医师、护士或治疗师，具备以下条件。

（1）完成 6 MWT 课程培训，并考核通过。

（2）熟悉心脏康复或肺康复相关内容。

（3）掌握心肺复苏技术。

5. 患者准备

（1）病情稳定，正常服用治疗药物。

（2）穿着舒适的衣物以及适宜步行的鞋子。

（3）日常步行时如需要使用辅具，如拐杖、助行器等应携带。

（4）测试当天规律饮食，餐后 2～3 h 测试为宜。

（5）开始测试前 2 h 内避免剧烈运动。

6. 操作规范

（1）测试开始前常规准备：

1）确认患者已经做好准备。

2）请患者在靠近起点的椅子上休息 5～10 min。

3）测量患者的心率、血压和血氧饱和度（SpO_2），采用 RPE 量表评估呼吸困难和疲劳程度，佩戴可穿戴设备，确认设备工作正常、数据稳定。

（2）向患者说明测试过程和注意事项：

1）测试的目标：评估 6 min 内尽可能走的最长距离。

2）测试注意事项：①需尽可能快地沿着走廊来回走动，转弯时不要犹豫及停留；②如果感到呼吸困难或疲劳，可以降低速度或暂停，也可以靠墙或坐下来休息；③一旦症状缓解，尽快恢复行走；④尽可能快地走 6 min，但不能跑；⑤过程中如有任何不适症状，比如胸闷、胸痛、呼吸困难、心悸、头晕等，随时告诉测试者。

（3）测试实施步骤：

1）和患者一起站在起点处，待患者走路开始的同时开始计时。

2）当患者每次返回起点时，计数器单击 1 次（或在记录单上标记次数）。

3）测试过程中，测试者以均匀的语速及平和的语气说出下列标准化语言（表 8-3-5），不要使用其他鼓励的话语（或肢体语言）。

（4）测试结束时记录内容：

1）测试结束时测量并记录患者的心率、血压、SpO_2 指标。

表 8-3-5　6 分钟步行试验的标准化语言

时间	标准化语言
1 min	您做得很好，您还有 5 min
2 min	继续保持，您还有 4 min
3 min	您做得很好，已经完成了一半
4 min	继续保持，您只剩 2 min 了
5 min	您做得很好，还有 1 min
剩余 15 s 时	测试即将结束。当我说“时间到”的时候，您不要突然停下来，而是放慢速度继续向前走

2）使用 RPE 量表评估其呼吸困难和疲劳程度。

3）询问患者过程中有何不适，以及影响行走距离的主要原因。

7. 测试过程注意事项

（1）尽全力步行最长距离，测试过程中，患者可根据自身情况调整速度。

（2）在测试过程中，如患者停止行走或示意需要休息时，需告诉患者：“如果您愿意，可以靠在墙上或坐在椅子上休息；当您觉得体力恢复后，请继续行走。”期间不停止计时。

（3）如果患者在 6 min 到达前停止并拒绝继续（或测试者决定停止测试），应让患者在椅子上休息，并记录步行距离、停止的时间和原因。

8. 测试终止指标

（1）出现胸闷、胸痛、无法忍受的呼吸困难、下肢痉挛、步态不稳、面色苍白或灰暗等。

（2）心电监护出现频发室性早搏、室性心动过速等严重心律失常。

（3）外周 SpO_2 下降，低于 85%。

（4）血压下降≥ 10 mmHg。

如出现以上任一情况，应及时判断并采取对应的措施。尽快安排患者坐位或卧位，立即报告医生，测量生命体征，必要时给予吸氧，或遵医嘱采取其他处置。

9. 6 分钟步行试验报告解读

（1）结果计算及表示形式：6 min 步行结束时，在最后的位置做好标记，根据患者行走的圈数及结束时的标记位置，以米为单位，计算步行距离。6 分钟步行试验距离（6 minute walk distance，

6 MWD）是 6 MWT 的主要结果，可以表示为绝对值（步行距离绝对值）或绝对值与预测值的百分比。目前多数研究采用绝对值。

（2）报告解读：与许多其他试验一样，6 MWT 的结果可能受到各种因素的影响。除患者的性别、身高、体重、年龄、疾病等因素外，还包括学习效应、测试者的经验和测试期间的鼓励程度等，见表 8-3-6。

表 8-3-6　影响 6 MWD 的因素

降低 6 MWD 的因素	增加 6 MWD 的因素
女性	男性
身材矮小、体重较大、年龄较大	身材高大
缺乏动力	强大动力（测试过程中的鼓励）
不舒适的鞋子	有测试经验
较短的走廊	测试前用药
慢性呼吸或循环系统、肌肉骨骼疾病	测试中出现低氧血症需要吸氧

1）单次测量结果的意义：功能状态评估。在左室射血分数降低的心力衰竭患者中，6 MWD 与患者的死亡率、非致命性心血管事件和心力衰竭住院率密切相关，也可用于量化心肺疾病的严重程度。《中国心力衰竭诊断和治疗指南 2018》建议将 6 MWD 用于评估患者的心力衰竭严重程度，一般认为，6 MWD ＜ 300 m 的患者预后较差。具体分级见表 8-3-7。

表 8-3-7　心力衰竭患者 6 MWD 分级

严重程度	6 MWD（m）
重度	＜ 150
中度	150～450
轻度	＞ 450

注：6 MWD，6 分钟步行试验距离。

2）多次测量 / 干预措施疗效评价的意义：最小临床重要差异值。最小临床重要差异值（minimal clinically important difference，MCID），即描述患者因功能改善或恶化而导致 6 MWD 变化的最小值，在分析医疗干预或康复前后的影响时常用该指标。多数学者认为，6 MWT 在评价疾病变化、运动康复及其他干预治疗时的 MCID 为 30～50 m，可显著提高患者的生活质量。

3）6 MWT 指导运动处方制订：在临床实践中，建议根据 6 MWT 平均步行速度，结合危险分层、RPE 量表指导运动处方制订，见表 8-3-8。

表 8-3-8　6 MWT 指导运动处方制订

危险程度	运动处方的初始强度	RPE 量表（Borg 评分）
低	6 MWT 平均步行速度的 70%～80%	4～7 分（0～10 级）或 14～17 分（6～20 级）
高	6 MWT 平均步行速度的 50%～60%	2～3 分（0～10 级）或 11～13 分（6～20 级）

注：6 MWT 的平均步行速度（m/min）= 6 MWD/6；运动处方初始强度（m/min）= 6 MWD/6×（50%～60%）或（70%～80%）。运动处方强度应根据后续复评结果进行动态调整。

10. 6 分钟步行试验质量控制

质量控制的目的是保证检查执行的一致性，减少步行距离差距，建议每 6 个月进行 1 次质量控制，详见表 8-3-9。

表 8-3-9　6 分钟步行试验质量控制

项目	选项
测试者接受 6 MWT 的标准化培训	□是　□否　□不适用
测试者接受心肺复苏培训	□是　□否　□不适用
测试者过程中使用标准化语言	□是　□否　□不适用
测试前患者不应进行“热身”	□是　□否　□不适用

（四）其他有氧运动能力检测方法

在大多数的有氧运动能力检测方法中，标准化运动试验所获得的数据、结论及相关的病理生理反应具有相当重要的意义。但受限于场地、设备、治疗师的专业技术知识、患者的病情或配合程度等多方面原因，CPET 及 6 分钟步行试验并不适用于所有的患者。因此，在开展运动康复前，可根据患者的病情和检测需求选择其他简单易行、安全、方便的有氧运动能力检测方法，以便了解患者康复前有氧运动能力的基线情况，制订个性化的运动处方。

1. 递增穿梭步行试验（incremental shuttle-walking test，ISWT）

ISWT 使用步行测试来模拟平板运动试验与心

肺运动测试，主要适用于体力稍差难以进行平板运动试验与心肺运动测试的患者。

（1）测试前准备：选择长度至少 15 m 的宽敞场地、锥形路障 2 个、秒表、软尺、音乐播放器。

（2）运动方案实施：

1）物品放置：间隔 12 m 将锥形路障放置稳妥；音乐播放器放置在居中的位置，测试音量。

2）开始测试：发出“开始”指令后，受试者按照有节奏的音乐或指令，在两个路障之间往返步行。随着时间推移，每 1 min 所需步行的速度（指令或音乐的速度）将会逐渐增加。每分钟末需向受试者提示“需要提升您的速度，跟上节奏”。

3）结束试验时机：①受试者无法按照指令或音乐的速度完成步行。②受试者主观上觉得气短无法继续试验。③患者出现以下任何临床症状：胸痛、神志状态改变或缺乏协调力、头晕、腿部痉挛或腿部肌肉极度疲倦、其他任何导致受试者无法继续步行的临床症状。

4）记录内容：往返步行的次数、步行总距离、步行时间、最高速度。

（3）结果解读：ISWT 的最高速度一般较快，受试者很难按照最高速度长时间地行走。因此，一般情况下选取最高速度的 75% 作为训练的步行速度（运动强度）。使用最高速度的 75% 步行时，相当于受试者在最高耗氧量预计值的 60% 下步行。在康复初期，每次训练时长应该从 5 min、10 min 开始连续步行，逐渐增加，最后到 30 min 左右。

（4）注意事项：ISWT 是一种“半定量”的测试方式，需严格执行检测标准，才能具有较好的重复性：①开始试验前，受试者应休息至少 15 min，多次试验应记录最好的一次步行成绩；如果测试是在同一天进行，2 次测试之间至少需间隔 30 min；②同一受试者多次试验时只能使用同一种递增的节奏和音乐，即采用同一运动方案。

2. 1 分钟坐立测试（1-minute sit-to-stand test，1-MSTST）

1 分钟坐立测试作为有氧运动能力检测的方法之一，其优势在于操作简便、场地限制小及不需要昂贵的设备。1-MSTST 可以在医院病房内或在门诊的小检查室中使用。

（1）测试前准备：秒表、标准高度（45.0～48.0 cm）的无扶手椅子。

（2）运动方案实施：

1）物品放置：将椅子靠墙放置，保持稳定。

2）患者准备：患者端坐（臀部要接触椅子），背部挺直，脚平踩在地板上，双手交叉并抱于胸前。测试开始前，指导受试者完成 1～2 次“坐-站-坐”的循环动作作为练习。

3）开始测试：进行口头指导：“当我说‘站’的时候，我希望你能开始以最快的速度重复进行‘站立-坐下-站立-坐下’的重复动作。我们将进行 1 min 的计时，如果你觉得很辛苦，需要休息，可以随时停下来，但要尽快恢复并继续，不然将影响到最终结果。”发出指令后，开始计时，并在剩余 10 s 时进行提示。

4）计算次数：全程秒表计时 1 min，完成从坐到站的完整动作计为 1 次，使用计次器进行次数记录。

（3）结果解读：1 min 内达标总次数即为最后结果。达标次数越多代表受试者心肺耐力越好。结果可按年龄段分为三个等级，见表 8-3-10、表 8-3-11。

表 8-3-10　1-MSTST 结果标准参考值（男性）

年龄段（岁）	低于平均水平（次）	平均水平（次）	高于平均水平（次）
20～24	＜41	41～57	＞57
25～29	＜40	40～56	＞56
30～34	＜40	40～56	＞56
35～39	＜38	38～58	＞58
40～44	＜37	37～53	＞53
45～49	＜35	35～53	＞53
50～54	＜35	35～52	＞52
55～59	＜33	33～48	＞48
60～64	＜31	31～46	＞46
65～69	＜29	29～44	＞44
70～74	＜27	27～40	＞40
75～79	＜25	25～37	＞37

表 8-3-11　1-MSTST 结果标准参考值（女性）

年龄段（岁）	低于平均水平（次）	平均水平（次）	高于平均水平（次）
20～24	＜39	39～55	＞55
25～29	＜40	40～54	＞54
30～34	＜37	37～51	＞51
35～39	＜37	37～50	＞50
40～44	＜35	35～50	＞50
45～49	＜35	35～48	＞48
50～54	＜33	33～47	＞47
55～59	＜30	30～43	＞43
60～64	＜28	28～40	＞40
65～69	＜27	27～40	＞40
70～74	＜25	25～36	＞36
75～79	＜22	22～30	＞30

（4）注意事项：①因个体差异，椅子高度可进行适当调整；②测试前应评估受试者是否可完成指定动作；测试过程中应随时关注患者，避免因下肢肌力弱而发生跌倒等事件。

3. 2 分钟踏步试验（two minute step test of exercise capacity，TMST）

TMST 作为有氧运动能力检测的方法之一，其优势在于操作简便、耗时短、无场地限制及无须昂贵的设备，是一种容易实施的替代运动能力测试，几乎可以在任何环境中进行。2 分钟踏步试验可以在医院病房的床旁进行。

（1）测试前准备：软尺、胶带、秒表、计次器。

（2）运动方案实施：

1）测量踏步抬膝高度：为了保证测量的准确性，应在试验前让受试者先原地踏步 2 min。测量膝盖、髂骨棘之间连线中点与地面的垂直高度，以此作为正式测试时的抬膝高度。

2）标记踏步抬膝高度：用胶带在墙壁、门框或椅背等地方标记抬膝高度。

3）开始测试：发出“开始”指令后，受试者开始原地踏步，每一步踏步膝盖都应抬到标记高度，持续 2 min，尽量踏出最多步数。

4）计算次数：全程秒表计时 2 min，右膝每抬高达到标记高度计为 1 次，使用计次器进行次数记录。

（3）结果解读：2 min 内达标总次数即为最后结果。达标次数越多代表受试者心肺耐力越好。能够维持功能性活动、生活自理的基本标准次数见表 8-3-12。

（4）注意事项：①试验过程注意提醒受试者动作规范，不可跑步；②如果受试者无法达到标记高度，可让受试者稍微减慢踏步速度或暂停踏步，直到能够再次达到标记高度，但过程中不停表；③平衡能力较差的受试者应站在靠近墙壁、门框等位置，指导者应特别注意安全性，万一有需要应随时提供支持；④避免受试者出现用力过度的情况。试验过程中，提醒脚步轻柔，避免踏步过于用力引起膝盖不适；试验结束后，指导受试者继续慢走 1 min，逐渐缓和过渡。

三、肌肉适能评估

肌肉适能主要包括肌肉力量、肌肉耐力和肌肉爆发力，其中肌肉力量与肌肉耐力是抗阻训练运动处方和效果评价的依据。提高肌肉力量与耐力可以改善骨骼与肌肉力量、肌肉与肌腱的完整性，减少骨质疏松与肌少症的发生，降低因平衡能力、姿势的控制能力及稳定性下降而发生跌倒、骨折等风险。评估方法分为徒手评估以及器械评估，评估前应明确禁忌证。

（一）禁忌证

绝对禁忌证：抗阻运动绝对禁忌证或有关节不稳、骨折未愈合未做内固定、骨关节肿瘤、关节活动范围极度受限、急性渗出性滑膜炎、急性扭伤、严重疼痛、中枢神经系统疾病等。

相对禁忌证：抗阻运动相对禁忌证或关节活动受限、严重骨质疏松、心血管疾病未稳定、骨化性

表 8-3-12　TMST 结果标准参考值

年龄	60～64 岁	65～69 岁	70～74 岁	75～79 岁	80～84 岁	85～89 岁	90～94 岁
女性	97	93	89	84	78	70	60
男性	106	101	95	88	80	71	60

肌炎、疼痛等。

（二）徒手评估方法

徒手肌肉适能评估利用自身重量或简单工具进行，虽有一定主观性，但操作简便易行，不受场所限制，具有实用价值。常用的方法包括徒手肌力评估、原地坐下站立试验、30 s 椅子站立试验、30 s 臂屈曲试验等。

1. 徒手肌力评估（manual muscle testing，MMT）

根据受检肌肉或肌群的功能，让患者在特定的体位下，分别在去重力、抗重力和抗阻力的情况下完成测试。测试者通过触摸肌腹，观察肌肉的运动情况、关节的活动范围、克服阻力的能力来判断肌力的大小，通常用此法仅反映肌力大小，不代表肌肉收缩耐力及协调性。常用评估方法有 Lovett 分级评估法（表 8-3-13）和 MRC 肌力评估法等（表 8-3-14）。

表 8-3-13 Lovett 分级评估法

分级	名称	标准
0	零（zero，0）	未触及肌肉收缩
1	微弱（trace，T）	可触及肌肉收缩，但不能引起关节活动
2	差（poor，P）	消除重力影响下，完成关节活动范围的运动
3	可（fair，F）	能抗重力做全关节活动范围的运动，但不能抗阻力
4	良好（good，G）	能抗重力及轻度阻力，完成全关节活动范围的运动
5	正常（normal，N）	能抗重力及最大阻力，完成全关节活动范围的运动

2. 原地坐下站立试验（sitting-rising test，SRT）

SRT 是评估下肢肌力的方法之一。测试方法：受试者用最少的支撑面完成“立位-原地盘坐-起立”动作过程，并对过程进行评分。过程中尽量不用手、前臂、膝或大腿的侧面等部位支撑。其中坐下及起立过程各 5 分，总分 10 分，每多用一个支撑面扣 1 分，总分越低提示肌力越差。

3. 30 s 椅子站立试验

30 s 椅子站立试验是一种评估下肢肌群及核心

表 8-3-14 MRC 肌力评估法

MRC 评估级别	标准
5	能对抗最大阻力，完成全范围的活动
5－	能对抗与 5 级相同的阻力，但活动范围在 50～100
4＋	在活动的初、中期对抗的阻力与 4 级相同，但在末期能对抗 5 级阻力
4	能对抗阻力，且能完成全范围活动，但阻力达不到 5 级水平
4－	对对抗与 4 级相同的阻力，但活动范围在 50～100
3＋	情况与 3 级相仿，但在运动末期能对抗一定的阻力
3	能对抗重力，且能完成全范围关节活动，但不能抗任何阻力
3－	能对抗重力，但活动范围在 50～100
2＋	能对抗重力，但活动范围在 50 以下
2	消除重力的影响，能完成全关节活动范围的运动
2－	消除重力的影响，关节能活动，但活动范围在 50～100
1	触诊发现有肌肉收缩，但不引起任何关节活动
0	无肌肉收缩

肌群力量的方法。测试方法：将椅子靠墙，受试者坐于椅子中间，背部挺直，双脚平踩于地面，双臂交叉抱于胸前，完全站立后坐下（臀部要接触椅子），尽可能多地重复上述动作。可在测试开始前，指导受试者完成 1～2 次练习做预试验，然后发出指令让受试者开始测试并计时，记录 30 s 内有效次数。得出的结果按年龄组来划分为 3 个等级，详细分级见表 8-3-15、表 8-3-16。一般认为低于该年龄组的平均值的受试者跌倒风险较高。

表 8-3-15 30 s 椅子站立试验结果参考值（男性）

年龄段	低于平均水平	平均水平	高于平均水平
60～64 岁	＜14 个	14～19 个	＞19 个
65～69 岁	＜12 个	12～18 个	＞18 个
70～74 岁	＜12 个	12～17 个	＞17 个
75～79 岁	＜11 个	11～17 个	＞17 个
80～84 岁	＜10 个	10～15 个	＞15 个
85～89 岁	＜8 个	8～14 个	＞14 个
90～94 岁	＜7 个	7～12 个	＞12 个

表 8-3-16　30 s 椅子站立试验结果参考值（女性）

年龄段	低于平均水平	平均水平	高于平均水平
60～64 岁	＜ 12 个	12～17 个	＞ 17 个
65～69 岁	＜ 11 个	11～16 个	＞ 16 个
70～79 岁	＜ 10 个	10～15 个	＞ 15 个
80～84 岁	＜ 9 个	9～14 个	＞ 14 个
85～89 岁	＜ 8 个	8～13 个	＞ 13 个
90～94 岁	＜ 4 个	4～11 个	＞ 11 个

4. 30 s 臂屈曲试验

30 s 臂屈曲试验用于评估上肢肌群力量。测试方法：受试者取坐位，双脚平踩于地面上；取优势手横握哑铃（男性 3.6 kg，女性 2.8 kg）垂放于身体一侧，与地板垂直，可重复 1～2 次手臂弯举动作进行预试验。指导受试者在 30 s 内完成尽可能多的弯举动作。然后发出指令让受试者开始测试并计时，记录 30 s 内有效次数。测试过程中，上臂必须保持不动，在弯举阶段，手掌应旋向上，在伸展时返回到横握姿势。

（三）器械评估方法

当肌力＞ 3 级时，为了进一步做较细致的定量评定，需用专门器械做肌力测试。根据肌肉的不同收缩方式，分为等长收缩、等张收缩和等速收缩。根据肌肉收缩时肌纤维长度的改变分为向心收缩及离心收缩，肌肉起止点相互接近即为向心收缩，肌肉起止点发生分离即为离心收缩。不同类型的收缩方式采用不同的方法测定。

1. 等长肌力测试

等长收缩即静力性收缩，指在肌肉收缩过程中，肌肉张力发生变化而长度保持不变，例如平板支撑。根据不同的肌群选择不同的测试方法，常见的有握力测试、捏力测试、背肌肌力测试、四肢肌力等长测试、腹肌耐力测试等。

（1）握力测试：握力是指手部等长收缩的肌肉力量，不仅反映上肢力量，也是全身肌肉力量状态的体现。常用的工具是弹簧式测力器。研究显示低握力是患者预后不良的强有力预测因素。握力测试容易执行、成本低且测试过程易标准化，可以作为运动康复前肌肉力量的基线评估和运动后效果评价。

测试方法：取立位或坐位，上肢在体侧下垂，屈肘 90°，前臂和腕关节中立位，握力计表面朝外，将手在握力计上调至适当的宽度，用力握 2～3 次，记录握力计上显示的数值，取最大值。目前普遍采用 2019 年亚洲肌少症工作组的握力标准，即男性＜ 28 kg，女性＜ 18 kg 为低肌肉力量，表明存在肌少症可能；也可以用握力指数评价，握力指数＝握力（kg）/ 体重（kg）×100，高于 50 为正常。

（2）捏力测试：取立位或坐位，调整好捏力计，用拇指分别与其他手指相对捏压捏力计，用力捏 2～3 次，取最大值，其值一般为握力的 30%。

（3）背肌肌力测试：两膝伸直，将拉力计把手调节至膝关节高度，两手抓住把手，然后伸腰用力上拉把手，此测试一般不用于腰痛患者。拉力指数＝拉力（kg）/ 体重（kg）×100，正常值为男性 150～200，女性 100～150。

（4）四肢肌力等长测试：标准姿势下通过钢丝绳及滑轮拉动固定的测力计，对四肢各肌肉的等长肌力进行个别测定。因腹肌大小不同而男女有异，女性上肢肌力为男性的 50%～55%，下肢肌力为男性的 65%～70%。

（5）腹肌耐力测试：取仰卧位，双下肢伸直并拢，抬高 45°，记录其能维持的最长时间，至少 1 min 为正常。

2. 等张肌力测试

等张收缩即动力性收缩，指肌肉收缩时肌纤维长度发生改变而张力不变，从而产生关节活动。测试肌肉等张收缩需牵引关节做全范围运动时所克服的最大阻力。患者尽力、尽快仅能完成 1 次全关节范围活动，所承受的最大阻力称为 1 次最大重复次数（1 repetition maximum，1-RM）。1-RM 有较高的危险性，因此临床常用 10-RM 来预测 1-RM。10-RM 指能完成 10 次规范的全关节范围活动，所能承受的最大阻力。一般未经训练者，10-RM 约为 1-RM 重量的 68%；受过运动训练者，10-RM 为 1-RM 的 79%。常见测试方法有 10-RM 肩部前屈测试和 10-RM 腿部推举测试。

（1）10-RM 肩部前屈测试：取站立位，选择合适重量的哑铃，伸直手臂缓慢平顺上举至 180°，再缓慢放下，重复 10 次。如能轻松完成，休息

2 min 后，换负荷大一级别的哑铃，直至找到受试者可以完成 10 次动作的最大级别的哑铃，再换算出 1-RM。

（2）10-RM 腿部推举测试：取坐位，选择合适长度、合适负荷的弹力带，一端固定在凳子上，另一端置于踝关节处，平顺地将脚踢直，再缓慢将脚弯曲，过程中避免膝盖过伸，重复 10 次。如能轻松完成，休息 2 min 后，换负荷大一级别的弹力带，直至找到受试者可以完成 10 次动作的最大级别的弹力带，再换算出 1-RM。

3. 等速肌力测试

等速收缩指肌肉以恒定的速度进行收缩，使关节活动所通过的角度相等，人体无法做到绝对的等速收缩运动，除非使用特定仪器。常用的仪器是等速测力器。测试前先进行 5 min 的热身运动，为避免肌肉疲劳，通常先测试肌肉的力量，再测试肌肉的耐力。根据患者病情，可选择性地进行关节屈 / 伸、外展 / 内收、内旋 / 外旋等运动平面的测试。可绘成力矩曲线，自动做数据记录，精准地提供多方面的数据。

（四）注意事项

（1）检查前向受试者说明检查步骤，适当进行预测试，使患者熟悉测试方法，取得最大的配合。

（2）避免受试者在疲劳状态下或饱餐后进行肌力测试。如需重复测试，应尽量安排在一天中相同时间内进行，以保证结果具有可比性。

（3）测试前按标准摆放体位，测试者在不妨碍患者运动的前提下，尽量靠近患者，以便固定体位实施测量。为使患者方便，在一种体位检查完所有内容后，再指导患者更换体位。

（4）检查时先检查健侧，再检查患侧以便比较。重复检查同一块肌肉时，前后间隔 2 min 为宜。施加阻力时，注意阻力的方向与肌肉或肌群牵拉力的方向相反；施加阻力的点，应在肌肉附着段的远端部位。检查中避免憋气，如有疼痛、肿胀、痉挛等情况应特殊标明。

四、柔韧性评估

柔韧性是体适能的重要标志之一，指某一关节达到最大关节活动范围的能力。它是日常生活活动中必要的能力，也是运动功能正常的前提，对于预防跌倒，保持生活质量有着重要的意义。而大多数心血管病患者，尤其是老年人，由于年龄的增加和运动的减少，关节囊、韧带、肌腱等组织逐渐发生变性、老化或慢性疼痛及保护性肌痉挛等导致柔韧性降低，因而限制身体正常运动，导致颈椎或腰椎间盘突出症、肩周炎、腰腿痛等退行性病变，影响日常生活能力，降低生活质量。因此，通过柔韧性评估，为患者制订个体化的柔韧性训练运动处方是非常重要的。

没有单一的柔韧性测试用于评价全身柔韧性，在实验室检查中通常使用关节活动度（range of motion，ROM）来量化柔韧性，用角度表示，常用的测试仪器包括多种量角器及测量尺等，但测试过程较为复杂。所以临床常用徒手评估法，例如：坐位前伸试验、坐椅前伸试验评价躯干和下肢柔韧性，抓背试验评价肩关节活动性，改良转体试验评价躯干旋转活动性。

（一）坐位前伸试验

1. 物品准备

一把足够长的尺子。

2. 试验方法

（1）受试者取坐位，背挺直，双腿伸直，双膝分开 20～25 cm。

（2）双腿间放一把标尺。

（3）上半身保持直立，双手交叠在一起，水平伸直，记录初始位置。

（4）身体尽力向前屈曲，并记录能到达的距离。

（5）每次做完后回到原位置，测试 3 次，取最好成绩。

（二）坐椅前伸试验

1. 物品准备

一把坐椅高度为 43 cm 的椅子，一把足够长的尺子。

2. 试验方法

（1）受试者坐椅子上。

（2）弯曲左腿，并将左脚平放在地面上，右腿右膝完全伸直，脚后跟着地，踝关节弯曲成 90°。

（3）向前向下弯曲身体，手臂伸直，优势手在上，手指向前向下缓慢沿着尺子滑动，努力通过脚尖，尽可能抬头、挺胸，保持呼吸顺畅，不可突然一下达到最大伸展。

（4）过程中提醒受试者膝盖伸直，不可弯曲。

（5）可进行2次预试验后进行2次正式试验，取能保持2 s以上的最好成绩。如不能通过脚尖，得到的即为负数；如能通过脚尖，得到的距离即为正数。

（6）换左腿重复上述试验。

（三）抓背试验

1. 物品准备

一把足够长的尺子。

2. 试验方法

（1）取站立位，后背挺直。

（2）右手绕过右肩放在背部，掌心朝背部，左手放在下背部，掌心背离背部。

（3）双手尽可能沿着脊柱向对侧手伸展，并试图让手指可以接触或者超过彼此。

（4）可进行 2 次预试验后进行 2 次正式试验，取能保持 2 s 以上的最好成绩。如双手手指不能接触，得到的即为负数；如双手手指尖超过彼此，得到的距离即为正数。

（5）换左手交换手的位置重复上述试验。

（四）改良转体试验

1. 物品准备

一把足够长的尺子。

2. 试验方法

（1）受试者取站立位，背挺直，肩膀垂直于墙面。在受试者肩峰水平处放一把标尺，指导受试者脚尖处于标尺 30 cm 位置的重力线上。

（2）让受试者手臂伸直，握拳，向后旋转身体，沿着标尺尽可能向前伸展。

（3）记录中指关节沿着尺子所能伸到的最大距离，所得数值减去 30 cm 即为实际测试结果。

（4）每次做完后回到原位置，测试 3 次，取最好成绩。

五、协调性评估

协调性是完成平稳、准确和良好控制运动的能力，包括按照一定的方向和节奏，采用适当的力量和速度，达到准确的目标等。除了遗传、心理、个性外，肌力与肌耐力、动作熟练度、运动速度和平滑性、身体平衡能力、肌肉柔韧性等均影响协调性，所以协调性训练通常是比较难的。心血管病患者由于运动能力下降，肌力减退，柔韧性下降等，通常都合并有协调功能的障碍。因此对心血管病患者的协调性进行评估，恢复其运动协调功能，提高动作的准确性，对预防跌倒的发生有着十分重要的意义。除了意识障碍、认知障碍以及不能主动配合的患者外，所有患者均能进行协调性评估。

（一）评估方法

协调性评估方法包括以下几种。

1. 指鼻试验

受试者取站立位，肩外展 90°，伸直位，然后用示指指鼻尖。

2. 指指试验

受试者取站立位，与测试者面对面，测试者将示指举至受试者面前，让受试者用自己的示指指尖触测试者的示指指尖，通过测试者变换示指位置，以评估距离、方向改变时受试者的应变能力。

3. 拇指对指试验

受试者拇指依次与其他四指相对，速度可以由慢渐快。

4. 示指对指试验

受试者双肩外展 90°，伸肘，再向中线运动，双手示指相对。

5. 握拳试验

受试者取站立位或坐位，交替地用力握拳和充分伸张各指，并逐渐加快。

6. 旋转试验

受试者双侧上肢屈肘 90°，前臂同时或交替旋前、旋后。

7. 轮替试验

受试者可取坐位，屈肘 90°，双手张开，一手掌心向上，一手掌心向下，交替变换，并逐渐加快。

8. 拍地试验

受试者取坐位，足跟不离地，用足尖交替拍地，膝不能抬起。

9. 跟–膝–胫试验

受试者取仰卧位，让其用一侧的足跟在另一

侧的膝及胫骨前方上下滑动。

（二）评分标准

评分标准见表 8-3-17。

表 8-3-17 协调性评估评分标准

分值	标准
5 分	正常
4 分	轻度障碍，能完成，但速度和熟练程度比正常稍差
3 分	中度障碍，能完成，但协调缺陷明显，动作慢，不稳定
2 分	重度障碍，只能开始动作而不能完成
1 分	不能开始动作

六、平衡性评估

平衡在临床上是指身体所处的一种姿势状态，能在运动或受到外力作用时自动调整并维持姿势的一种能力。维持正常的平衡能力，需要良好的肌力、肌张力、关节灵活性、视觉、躯体感觉（特别是本体感觉）、前庭功能以及中枢神经系统的整合功能。平衡反应使人体不论在卧位、坐位、站立位均能保持稳定的状态或姿势，是一种自主反应，受大脑皮层控制，属于高级水平的发育性反应，一般分为静态平衡和动态平衡两大类。心血管疾病患者由于运动能力下降，肌力减退，柔韧性以及协调性下降，进而导致平衡能力下降。通过有意识地训练，可以提高或改善患者平衡能力，提高运动功能，完成各类复杂的动作，防止意外跌倒的发生。通常平衡能力评估包括主观评定和客观评定两个方面，主观评定以观察和量表为主，客观评定主要是指使用平衡测试仪评定。

（一）观察法

1. 功能性前伸试验

（1）物品准备：一把足够长的尺子。

（2）试验方法：

1）受试者取站立位，右肩垂直于墙面，在受试者肩峰水平处放一把标尺。

2）右上肢水平伸直，右手握拳，使中指关节朝前，记录初始距离。

3）指导受试者在保持平衡的情况下，身体尽量前倾，中指关节沿着标尺缓慢移动。

4）当受试者双脚抬离地面时即停止试验，所得距离减去初始距离即为实际距离。

5）可进行 2 次预试验后再进行 2 次正式试验，取最好成绩。

2. 单腿直立试验

（1）物品准备：秒表。

（2）试验方法：

1）受试者取站立位，站于距离墙面或其他视线参考物 1 m 处，双脚并拢，手臂自然下垂于身体两侧。

2）指导受试者眼睛注视参考标识，一条腿屈膝，使脚抬离地面 15～20 cm，并保持在一个位置，站立的下肢垂直于地面，双腿略分开，不能相碰，保持双手自然下垂于身体两侧。

3）当受试者完成单腿站立动作时立即用秒表计时，若双臂偏离身体两侧，或站立的下肢偏离原来的位置，或抬起的下肢接触到地面，立即停止测试。

4）可进行 2 次预试验后再进行正式试验，若单腿直立时间超过 60 s，可认为其平衡功能较好，可指导患者在闭眼状态下重复试验。

3. 起立行走计时测试（the time up & go，TUG）

准备一张标准高度的椅子（座椅高度 46 cm，扶手高度 67 cm）放置在起点，测量并标出一条 3 m 的走道。受试者坐在椅子上，背部靠在椅背上，双手放在扶手上。当患者准备好，就说“开始”。记录受试者从座椅站起，按日常步行速度向前走 3 m，再折返回来臀部接触到座位的时间，并观察患者在行走中的动态平衡。≤ 10 s 为正常；≤ 20 s 表示受试者移动性好，可单独外出，移动无需辅助用具；≤ 30 s 表示活动不稳定，不能单独外出，需要步态辅助；＞ 30 s 表示存在活动障碍；如果老年人完成时间≥ 13.5 s 表明跌倒风险增加，需要预防跌倒康复干预。

4. 跪位平衡反应

取跪位，测试者将受试者上肢向一侧牵拉，使之倾斜。

（1）阳性反应：头部和躯干上部出现向中线的调整，被牵拉一侧出现保护性反应，对侧上、下肢伸展并外展。

（2）阴性反应：头部和躯干上部未出现向中线的调整，被牵拉一侧和另一侧上、下肢未出现上述反应或仅身体的某一部分出现阳性反应。

5. 坐位平衡反应

在椅子上取坐位，测试者将受试者上肢向一侧牵拉。

（1）阳性反应：头部和躯干上部出现向中线的调整，被牵拉一侧出现保护性反应，另一侧上、下肢伸展并外展。

（2）阴性反应：头部和躯干上部未出现向中线的调整，被牵拉一侧和另一侧上、下肢未出现上述反应或仅身体的某一部分出现阳性反应。

6. 站立位平衡反应

（1）Romberg 征：双脚并拢直立，观察在睁、闭眼时身体摇摆的情况，又称为“闭目直立检查法”。

（2）强化 Romberg 检查法：两脚一前一后、足尖接足跟直立，观察其睁、闭眼时身体的摇摆，最长维持时间为 60 s。

7. 跨步反应

取站立位，测试者向左、右、前、后方向推动受试者身体。

（1）阳性反应：脚快速向侧方、前方、后方跨出一步，头部和躯干出现调整。

（2）阴性反应：不能为维持平衡而快速跨出一步，头部和躯干不出现调整。

8. 活动

评定在活动状态下能否保持平衡。例如，坐、站立时移动身体；在不同条件下行走，包括脚跟碰脚趾、足跟行走、足尖行走、走直线、侧方走、倒退走、走圆圈、绕过障碍物行走等。

（二）量表法

由于评定简单，使用方便，广泛应用于临床。常用的量表为 Berg 平衡量表，见表 8-3-18。

表 8-3-18 Berg 平衡量表

序号	动作	评分				
1	从坐位站起	0	1	2	3	4
2	无支持站立	0	1	2	3	4
3	无支持坐位	0	1	2	3	4
4	从站立位坐下	0	1	2	3	4
5	转移	0	1	2	3	4
6	闭目站立	0	1	2	3	4
7	双脚并拢站立	0	1	2	3	4
8	上肢向前伸展并向前移动	0	1	2	3	4
9	从地面拾起物品	0	1	2	3	4
10	转身向后看	0	1	2	3	4
11	转身 360°	0	1	2	3	4
12	将一只脚放在凳子上	0	1	2	3	4
13	两脚一前一后站立	0	1	2	3	4
14	单腿站立	0	1	2	3	4

评分标准：每个项目均分为 0～4 分 5 个等级。4 分表示能够完成所检查的动作，0 分表示不能完成。0～20 分：提示平衡功能差，患者需要坐轮椅。21～40 分：提示有一定的平衡能力，患者可在辅助下步行。41～56 分：提示平衡功能较好，患者可独立步行。< 40 分：提示有跌倒的危险。

（三）平衡测试仪

能准确测量人体重心位置、移动的面积和形态，判断有无平衡功能障碍或病变的部位和程度，其结果可以保存，不仅可以定量评定平衡功能，还可以明确平衡功能损害的程度和类型，有助于拟定治疗和康复措施，评价治疗和康复效果，同时，平衡测试仪本身也可以用作平衡训练，因此，临床应用范围广。

七、躯体功能测试

躯体功能指为了在日常活动中独立工作而执行身体任务的能力。它是一个多维度的概念，不仅涉及肌肉功能，还涉及神经系统功能，反映全身性躯体运动功能。常用的测量方法是简易体能状态量表（Short Physical Performance Battery，SPPB），它侧重下肢功能测试，包括 4 米步行速度测试、平衡测试和椅子站起测试，最高得分为 12 分，分数越高者体能越好。研究表明它与移动能力、残疾和患者结局相关，包括住院率和死亡率，SPPB 得分 ≤ 9 分或 5 次起坐测试≥ 12 s 表示身体功能下降。

（一）平衡测试

1. 双脚并排站立

（1）告知受试者双脚并排站立，尽量坚持 10 s 左右。

（2）测试过程中，受试者可以通过移动手臂、弯曲膝盖、晃动身体等姿势维持平衡，但不能移动双脚，直到测试人员告知停止。

（3）测试人员站在受试者周围，做好防护，以防跌倒。

（4）当受试者双脚并排后，询问受试者“准备好了吗”。

（5）当测试人员说“开始”的同时，秒表计时开始。

（6）当受试者完成 10 s 测试，或者双脚移动或者扶住测试人员时，测试结束。

（7）得分：10 s 得 1 分；＜ 10 s 得 0 分，记录下坚持的时间，直接进入 4 米步行速度测试。

2. 半前后脚站立

告知受试者，一只脚的脚后跟对准另一只脚大脚趾侧面站立。得分：10 s 左右得 1 分（其他与“双脚并排站立”测量方法一致）。

3. 前后脚站立

告知受试者，一只脚尖对另一只脚跟成一条直线站立 10 s（其他与“双脚并排站立”测量方法一致）。得分：10 s 得 2 分，3～9.99 s 得 1 分，＜ 3 s 得 0 分。

4. 注意事项

（1）受试者可以借助工具或他人帮助站起来。但在测试过程中，不能借助任何辅助工具或者他人帮助。

（2）测试时按照双脚并排站立→半前后脚站立→前后脚站立顺序依次进行，不能完成者，则直接进入 4 米步行速度测试。

（二）4 米步行速度测试

步行速度被认为是肌肉衰减综合征的快速、安全和高度可靠的测试，常用方法为 4 米步行速度测试，速度可通过秒表测量，测定方法为一个 8 m，前后各预留 2 m 的直线距离，让受试者以平时的行走速度完成，记录中间 4 m 的行走时间，测试 2 次，取最好成绩。＜ 4.82 s 得 4 分，4.82～6.20 s 得 3 分，6.21～8.72 s 得 2 分，＞ 8.7 s 得 1 分，不能完成得 0 分。

（三）5 次起坐测试

受试者坐于椅子的 2/3 处，上身保持直立，体位放松，双臂交叉于胸前并尝试一次从椅子上站起。若能完成，指导受试者以最快的速度完成 5 次双手抱胸起立-坐下的动作，并记录时间。若 ≤ 11.19 s 得 4 分，11.20～13.69 s 得 3 分，13.70～16.69 s 得 2 分，＞ 16.7 s 得 1 分，＞ 60 s 或不能完成得 0 分。

第四节　运动处方的制订

心脏康复的运动处方（exercise prescription）指康复医师或康复技师对体育锻炼者或患者，根据医学检查资料（包括运动试验和体力测验），按其健康、体力以及心血管功能状况，用处方的形式规定运动频率（frequency，F）、强度（intensity，I）、时间（time，T）、方式（type，T）以及总量（volume，V）和进阶（progression，P），即 FITT-VP，并提出运动中的注意事项。理想的运动处方应该是在患者的健康状况、功能能力以及自然环境和社会环境允许的范围，满足患者对健康和体适能的要求，带来生理、心理和健康的获益。运动处方是于 20 世纪 50 年代由美国生理学家卡波维奇提出的，随着冠状动脉粥样硬化性心脏病等运动康复的开展越来越受到重视。最终，1969 年世界卫生组织（WHO）开始使用运动处方术语，从而在国际上得到认可。

一、运动处方内容

（一）运动频率

指每周锻炼的次数。运动的频率过大或过小都无法取得好的锻炼效果。

（二）运动强度

是运动处方的核心指标。运动强度大小直接关系到锻炼的安全性和效果，需要以科学的评估为前提进行个性化制订。其中不同的运动类型运动强度的制订标准不同。

（三）运动时间

指一段时间内进行运动训练的总时间，即每次训练时长、每天或每周的运动时间，可以连续完成运动训练的推荐时间，也可以在一天中通过短时间运动活动累计完成。一般情况下，每次运动持续的时间与运动强度成反比。运动强度大时，运动持续时间应缩短；运动强度小时，运动持续时间应延长。对于年龄小、病情轻、体力好的患者采用较大强度较短时间的运动方式为主，对于老年或者肥胖患者采用强度较小持续时间较长的方式为好。

（四）运动方式

包括有氧运动（如跑步、骑自行车、划船、步行、游泳等）、力量或抗阻运动、柔韧性运动、协调与平衡运动等。某些将神经肌肉运动与抗阻、柔韧性运动相结合的综合性训练方式被称为神经肌肉练习，如太极、气功和瑜伽等。从目前关于运动和心血管病的研究结果来看，有氧耐力训练和抗阻训练是心血管病患者运动方式的良好选择，建议心血管病患者的最佳运动方案为有氧耐力训练和间歇性力量性训练相结合。

（五）运动总量

由运动的频率、强度和持续时间共同决定，即训练的 FIT。它是一个综合指标，与健康获益和促进体适能直接相关，对于身体成分和体重管理的重要性也尤为突出。

（六）运动进阶

取决于患者的健康状况、体适能、训练反应和运动计划的目的。一般情况下，运动进阶可分为三个阶段：初级阶段、进阶阶段和保持阶段。为了达到获得心血管益处所需的每周能量消耗总量，可以通过增加运动处方的 FITT 原则中患者可以耐受的一项或几项内容来达到目的，而不是突然和偶尔地增加，从而提高运动的依从性，降低心血管事件和运动相关的肌肉骨骼损伤的发生风险。尤其在初级阶段，应强调低起始剂量、循序渐进的原则，待运动耐力有所改善再逐渐加强。

二、基本原则

（一）安全性原则

指在合理的运动治疗改善心血管疾病时，应避免发生因不恰当的运动形式或强度造成的严重的心血管事件（如心肌缺血、心律失常、猝死等）、代谢紊乱、骨关节韧带损伤以及其他不良事件（如非计划性拔管、跌倒等）。因此，心血管疾病的运动治疗要严格掌握适应证和禁忌证，运动前中后必须要在专业的医护团队的指导或监督下完成，治疗中密切观察、避免疲劳、防止损伤，以保证运动过程的安全性。

（二）科学性原则

科学的运动处方应该以科学的运动评估为前提，按照康复体育、临床医学、运动医学等学科的要求，满足患者个性化需求，在安全的运动过程中取得良好的效果。

（三）有效性原则

指通过运动处方的实施，患者的功能状态得到有效改善。因此运动处方制订要结合自身实际情况和喜好选择，将多样性、趣味性以及有益的体力活动融入日常生活，使患者积极地主动参与，才有利于患者开始和维持运动治疗，并且要持续一定时间的训练才能获得显著效应，同时注意训练强度和方法的选择，才能激发潜能，获得最佳的治疗效果。

（四）个体化原则

指根据心血管疾病患者的病程、严重程度、并发症等心血管疾病本身的特征，并综合患者的年龄、个人条件、社会家庭情况、运动环境等多种因素制订运动方案。医护人员首先要明确患者应避免参加的运动项目、教会患者训练时自我观察的指标以及当指标出现异常时应立即中止运动，应贯彻循序渐进和区别对待原则，制订个体化的运动处方。

三、有氧运动训练处方的制订及实施方案

有氧运动是指有氧供能为主的运动，通常包

括大肌肉群参与、持续运动至少几分钟的全身性运动。它是心血管疾病患者康复的重要基础，也是提高心肺功能最有效的方法。合理的有氧运动可有效控制心血管疾病患者的危险因素，减轻症状，提高患者运动耐量和生存质量。有氧运动适用于所有心血管疾病患者。

（一）运动频率

推荐每周至少 5 天中等强度的有氧运动；或每周至少 3 天较大强度的有氧运动；或每周 3～5 天中等和较大强度相结合的运动。不推荐每周仅锻炼 1～2 次的运动计划，虽然可以获得健康益处，但是也会增加肌肉骨骼损伤和心血管意外的风险。

（二）运动强度

心血管疾病患者以中等强度为宜。对于进行 CPET 的患者，可以采取以下直接和间接的方法制订有氧运动强度，常用的有无氧阈法、心率储备法以及最大心率法。这些方法的准确性均会受到 CPET 测试准确性或推算方法的影响，目前也没有研究对所有方法进行比较，因此没有必要要求不同计算方法的结果一致。

1. 无氧阈法

即 AT 法，是目前制订运动强度常用的方法。采用 AT 水平对应的功率和心率，或其所对应的功率或心率的 80% 作为起始运动强度。因为 AT 水平相当于最大摄氧量的 60% 左右，因此在这个水平运动能产生较好的训练效果，而不会引起血液中乳酸大量堆积。

2. 心率储备法

即 HRR 法，此法不受 β 受体阻滞剂等药物的影响，临床上较常用，是间接制订运动强度的金标准。公式如下：目标心率=（最大心率－静息心率）× 运动强度 %+ 静息心率，即 THR =（HRmax－HRrest）× 运动强度 %+HRrest，其中 HRmax 通过 CPET 测得。

3. 最大心率法

即 HRmax 法，最大心率可以通过测试或推算得出。公式如下：目标心率=最大心率 × 运动强度 %，即 THR = HRmax× 运动强度 %。其中推算的 HRmax 常用公式为“220－年龄”。虽然这个公式简单，但是与实际所测量的 HRmax 可能有差异。研究显示根据不同人群选择改良公式推测 HRmax 会更加准确，见表 8-4-1。

表 8-4-1　改良的推测 HRmax 的公式

公式	适用人群
HRmax ＝ 220－年龄	小部分男性和女性
HRmax ＝ 216.6－0.84× 年龄	4～34 岁男性和女性
HRmax ＝ 208－0.7× 年龄	健康的男性和女性
HRmax ＝ 207－0.7× 年龄	所有年龄段和体适能水平的成年男女
HRmax ＝ 206－0.88× 年龄	运动负荷中无症状的中年女性

注：HRmax：最大心率。

举例：表 8-4-2 是一名扩张型心肌病患者的心肺运动试验报告部分数据。我们分别用以上的方法进行计算。

表 8-4-2　心肺运动试验报告部分数据

项目	结果
AT 水平功率	45 W
AT 水平心率	101 次 / 分
HRmax	115 次 / 分
HRrest	86 次 / 分

无氧阈法：该患者 AT 水平功率 45 W，心率 101 次 / 分。

计划起始运动强度：按 AT 对应的功率和心率或其 80%，即 45 W×80% ＝ 36 W 或心率＝ 101×80% ＝ 81 次 / 分。

心率储备法：该患者测得 HRmax ＝ 115 次 / 分，HRrest ＝ 86 次 / 分，计划运动强度：50%～60%。

按公式计算：THR ＝（HRmax－HRrest）× 运动强度 %＋HRrest ＝（115－86）×（50%～60%）＋86 ＝ 101～103 次 / 分

最大心率法：采用推算的 HRmax，即 220－年龄，计划运动强度：50%～60%。

按公式计算：THR ＝ HRmax× 运动强度 % ＝（220－35）×（50%～60%）＝ 93～111 次 / 分。

对于未进行 CPET 的患者，可以根据 6 MWD 制订运动强度。公式如下：步行距离（m）＝

[6 MWD（m）÷6] × 运动强度 %× 运动时间（min）。其中，6 MWD（m）÷6 表示 6 分钟步行试验的每分钟平均速度（m/min）。

举例：患者 6 MWD 为 360 m，计划运动强度：50%～60%，运动时间：30 min。

按公式计算：30 min 步行距离（m）= 6 分钟步行试验的平均速度（m/min）× 运动强度 %× 运动时间（min）=（360÷6）×（50%～60%）× 30 min = 900～1080 m。

无法进行 CEPT 和 6 MWT 的患者，建议采用保守的运动训练方案，同时给予密切监测。监测至少包括体征、症状、Borg 评分（6～20 级）、心率以及过度运动的指征。尤其是在最初的阶段建议使用心电监护。建议初始强度可以从 2～3 METs 开始，观察心率、血压和包括疲劳在内的其他生理反应，并结合 RPE 量表，评估患者对运动负荷的耐受性，进行调整或细化运动强度，建议范围在 Borg 评分 11～13。常见的各种身体活动和运动的代谢当量见表 8-4-3。另一种常用的初始强度是以静息心率 +（20～30）次 / 分，但是要注意 METs、心率或 RPE 的水平（表 8-4-4）。如果患者无症状，可以逐渐增加运动训练的强度。

表 8-4-3　各种身体活动和运动的能量消耗水平

能量消耗水平	日常生活活动	职业相关活动	休闲活动	体育锻炼活动
＜ 3 METs	洗漱，剃须，穿衣，伏案工作，洗盘子，开车	端坐，打字，伏案工作，站立（店员）	乘车旅游，编织，手工缝纫	固定自行车，很轻松的健美操
3～4 METs	擦窗，耙地，使用自动除草机，铺床或脱衣服，搬 6.5～13.5 kg 重物	摆货架（轻物），修车，轻电焊，木工	交际舞，高尔夫（步行），帆船，双人网球，6 人排球，乒乓球	步行（4.8～6.4 km/h），骑行（10～13 km/h），较轻松的健美操
5～6 METs	花园中简单的挖土，手工修剪草坪，慢速爬楼梯，搬 13.5～27.5 kg 重物	户外木工，铲土，锯木，操作气动工具	羽毛球（竞技），网球（单人），滑雪（下坡），低负荷远足，篮球，橄榄球，捕鱼	步行（7.2～8.0 km/h），骑行（14.5～16.0 km/h），游泳（蛙泳）
7～8 METs	锯木，较重的挖掘工作，中速爬楼梯，搬 27.5～40.0 kg 重物	用铲挖沟，林业工作，干农活	划独木舟，登山，乒乓球，步行（8 km/h），攀岩，足球	慢跑（8 km/h），游泳（自由泳），划船机，高强度健美操，骑行（19 km/h）
＞ 9 METs	搬＞ 40 kg 的重物爬楼梯，快速爬楼梯，大量的铲雪工作	伐木，重体力劳动，重挖掘工作	手球，足球（竞技），壁球，越野滑雪，篮球比赛	跑步（＞ 10 km/h），骑行（21 ＞ m/h），跳绳，步行上坡 8 km/h

注：MET（metabolic equivalent of energy）即代谢当量，是用于表示相对能量代谢水平和运动强度的重要指标。1 MET 定义为每千克体重每分钟消耗 3.5 ml 氧气，大概相当于一个人在安静状态下坐着，没有任何活动时，每分钟氧气消耗量。

表 8-4-4　有氧运动和抗阻运动的强度计算方法

	有氧运动				抗阻运动	
	相对强度				绝对强度	相对强度
强度	RPE	%HRmax	$\%VO_2max$	%HRR 或 $\%VO_2R$	MET 值	%1-RM
极低	很轻松（Borg ＜ 9）	＜ 57	＜ 37	＜ 30	＜ 2	＜ 30
低	很轻松到轻松（Borg 9～11）	57～63	37～45	30～39	2.0～2.9	30～49
中	轻松到有些吃力（Borg 12～13）	64～76	46～63	40～59	3.0～5.9	50～69
高	有些吃力到很吃力（Borg 14～17）	77～95	64～90	60～89	6.0～8.78	70～84
极高	很吃力（Borg ≥ 18）	≥ 96	≥ 91	≥ 90	≥ 8.8	≥ 85

注：Borg，Borg 评分；RPE，主观疲劳感觉；HRmax，最大心率；VO_2max，最大摄氧量；VO_2R，摄氧量储备；MET，代谢当量；1-RM，1 次最大重复次数。

（三）运动时间

推荐每天应累计进行 30～60 min 或以上（每周不少于 150 min）的中等强度的有氧运动，或每天 20～60 min 或以上（每周不少于 75 min）的较大强度的有氧运动，或中等和较大强度相结合的有氧运动。完成这一推荐量可以是连续的，也可以是一天中每次至少 10 min 的多次活动累计完成。即便小于 10 min 的运动对于体适能极低的人或作为间歇高强度训练的一部分都可以使机体获得良好的适应，从而为这部分人群带来获益。

（四）运动方式

推荐进行规律的、有目标的、能动用主要肌肉群、表现为持续有节律性的运动，如步行、踏车、游泳、骑自行车、爬楼梯等，结合患者的喜好及运动耐力的不同，选择不同的运动种类。步行是最简单易行的有氧运动方式，可以在任何时候进行，并可随时调节速度，而且多数人能够长期坚持。因此，步行是心脏病患者出院后早期运动的最佳选择。

（五）运动总量

通常以每周消耗能量的千卡（kcal）或每分钟代谢当量（MET-min）来衡量运动量的大小，即 kcal/w 和 MET-min/w。对于大多数成年人推荐的运动量是≥ 500～1000 MET-min/w，这一运动量大约相当于每周消耗 1000 kcal 的中等强度体力活动，或大约每天 150 min 中等强度的运动，或每天至少步行 5400～7900 步。不能或不愿意达到推荐运动量的患者进行小运动量的运动也可能获得健康益处。kcal 和 MET-min 计算方法如下。

kcal：指 1 kg 水温度升高 1℃所需要的热量。可以通过 METs 先计算 kcal/min 后，再计算每周消耗的 kcal，即 kcal/w = kcal/min× 每次运动时间（min）× 每周运动次数（次 / 周）=［METs×3.5 ml/（kg · min）× 体重（kg）÷1000×5］× 每次运动时间（min）× 运动天数（次 / 周）。

MET-min：是对人们从事各种体力活动的总量进行量化。计算方法是用一项或多项体力活动的 METs 乘以进行每项活动的时间（即 METs×min）；通常用每周或每天的 MET-min 来衡量运动量的大小。

举例：某男性患者，体重 70 kg，每次进行 30 min 的步行锻炼（步行速度约 4 METs），每周运动 5 次，那么他每周的总运动量为：

kcal/w =［4 METs×3.5 ml/（kg · min）×70 kg÷1000×5］×30×5 = 735 kcal/w，MET-min/w = 7 METs×30 min×5 次 /wk = 1050 MET-min/w

（六）运动进阶

推荐一般成年人较合理的进度是在计划开始的 4～6 周中，每 1～2 周将每次训练的时间延长 5～10 min，每次只对运动处方的 1 项内容（如时间、频率、强度）进行调整，建议首先增加有氧运动的持续时间至预期目标，然后增加频率和（或）强度。当运动者规律锻炼至少 1 个月之后，在接下来的 4～8 个月（老年人和体适能较低的人应延长时间）里，逐渐增加频率、强度和时间直到达到指南推荐的数量和质量。对运动处方进行任何调整都应该监测运动者的反应，观察运动者是否发生了因运动量增加而产生的不良反应，当运动者无法耐受调整后的计划时应降低运动量。如果开始每次持续时间低于 10 min，建议逐渐增加时间，增加幅度可以小至每次 1～5 min 或每周 10%～20%。

四、抗阻训练运动处方的制订及实施方案

抗阻训练，也叫力量训练，指身体克服阻力做动态或静态收缩的主动运动，以达到肌肉增长和力量增加目的的过程。抗阻训练是有氧训练的补充，有利于控制心血管疾病患者的危险因素如肥胖、糖尿病、高脂血症，对冠心病、高血压、心力衰竭等患者均适用。相较于有氧运动，抗阻训练心肌耗氧量更低、缺血反应减弱、心内膜下灌注增加。同时，增加肌肉量可以提高基础代谢率，有利于患者达到或保持健康的体重。提高和保持肌肉力量和耐力也可以促进患者更好地回归工作和生活。

（一）运动频率

推荐抗阻运动频率为每周 2～3 次，每次同一组肌群至少间隔 48 h。

（二）运动强度

抗阻运动强度客观的标准是以局部肌肉反应为标准，而不是以心率等指标，通常以 1-RM 作为参照。对于心血管疾病患者，一般根据其具体情况以及行为习惯，选择 40%～60% 1-RM 强度或 Borg 评分 11～13 为宜。例如：心力衰竭和心脏移植患者建议上肢以 40% 1-RM 开始，下肢以 50%～60% 1-RM 开始，通过数月逐渐增加到 70% 1-RM。

（三）运动时间

对于抗阻运动的有效时间目前没有明确的证据。

（四）运动方式

多种抗阻运动的工具都可以有效提高肌肉适能，建议选择患者使用起来安全、舒适的工具进行抗阻训练。常见的工具有自身重量、健身器械、哑铃或杠铃以及弹力带等。初学者或体适能低的患者可以通过克服自身重量进行练习，有助于练习和感受发力，改善肌肉的协调性。弹力带适用于任何年龄段、任何场所或任何气候，风险系数较低，并且对全身的大肌群都能有所锻炼，训练效果较为理想，尤其适用于老年患者。

抗阻运动应包含多关节或复合练习，以调动多个肌群参加运动；也应包括单关节练习，以及核心肌群的练习。同时训练时应发展主动肌和拮抗肌，从而保持肌力平衡，避免肌肉损伤。主动肌指那些产生关节运动所涉及的肌肉，主要通过如屈曲、外展等特定活动使关节产生运动。与主动肌执行相反活动的肌肉称之为拮抗肌。如：股四头肌和腘绳肌相互拮抗。常用的抗阻运动如下。

1. 多关节或复合练习

（1）前平举：

1）锻炼肌群：上半身的肩部肌群、肩袖肌群。

2）动作要求：双脚分开，距离与肩同宽，保持直立姿势，手心向内握住哑铃。手臂朝前，双臂置于大腿前。从定位开始缓慢向前抬起哑铃至肩部高度，再缓慢落下回原位，重复这一动作。注意不要靠蛮力和反冲力完成动作。

（2）侧平举：

1）锻炼肌群：上半身的肩部肌群、肩袖肌群。

2）动作要求：双脚分开，距离与肩同宽，保持直立姿势，手心向内握住哑铃。双臂自然垂于身体两侧。从定位开始缓慢向两侧抬起哑铃至肩部高度，再缓慢落下回原位，重复这一动作。注意不要靠蛮力和反冲力完成动作。

（3）屈膝卷腹：

1）锻炼肌群：腹直肌上部、腹内斜肌、腹外斜肌。

2）动作要求：仰卧，臀部、腰、后背部贴地，两脚分开，距离与肩同宽，膝关节弯曲呈 90°，双手置于耳侧。注意不要借助反冲力，固定手臂的位置，头和肩慢慢抬起，抬到后背 1/3 左右离地为止，再缓慢回到初始位置，腹部有意识地用力。重复该动作。

（4）深蹲：

1）锻炼肌群：股四头肌、竖脊肌、臀大肌。

2）动作要求：屈膝下蹲，双上肢前平举，屈膝、屈髋应同步。膝关节尽量不要超过脚尖，髋膝踝在一条直线上，避免膝盖内扣，躯干尽量保持伸直位。

（5）仰卧位蹬球：

1）锻炼肌群：背肌、臀大肌、腘绳肌。

2）动作要求：仰卧，双臂置于体侧，双脚并拢放于瑞士球上。收紧臀大肌，抬起臀部离开地面，使膝、髋、肩于一条直线。收紧腹部，脐部贴向脊柱。保持 3～5 s，然后还原，重复动作。注意动作中保持正常呼吸。

2. 单关节练习

（1）肱二头肌屈伸抗阻训练：身体自然站立位，起始位双手自然下垂，手握合适重量的哑铃，缓慢匀速屈肘至 90°，再缓慢放下，重复。

（2）上腹肌抗阻训练：仰卧位，选择合适负荷的哑铃，双手上举握住哑铃保持，缓慢匀速卷腹至上半身与床面呈 30°，再缓慢放下，重复。

（3）俯卧腿弯举抗阻训练：选择合适负荷的弹力带，一端固定在床头，一端固定在踝关节附近，缓慢匀速屈膝至 90°，再缓慢放下，重复。

（4）腓肠肌训练：坐位，选择合适负荷的弹力带，一端手部固定，一端固定在脚掌，缓慢匀速做跖屈动作，即用脚掌踩弹力带，再缓慢放松，重复。

（5）弹力带踝背屈训练：坐位，双手体后支撑，一腿屈膝，将环形弹力带放于另一腿足背处，踝关节用力背屈，缓慢还原，反复进行。锻炼的过程中，注意呼吸的配合，即发力时呼气，放松时吸气。

3. 核心肌群练习

桥式运动是核心稳定性训练最基础的训练方法，可以激活核心区的稳定肌，帮助维持脊柱的稳定性。包括背桥、腹桥和侧桥，以背桥为例进行介绍。

锻炼肌群：腹横肌、臀大肌、腘绳肌、竖脊肌。

动作要求：取仰卧位，膝关节屈曲 90°，双足底平踏在床面上，臀大肌收紧向上抬起臀部。膝、肩呈一条直线维持一段时间后，还原重复动作。注意身体抬起时呼气，下放时吸气。如果患者不能主动完成，可一只手放于患侧膝关节稍上方，在向下按压膝部的同时向足前方牵拉大腿，另一只手帮助臀部抬起。慢慢逐渐减少帮助，增加患者自己的控制动作。

（五）运动总量（组数和重复次数）

建议心血管疾病患者抗阻运动每次运动至少 1 组，最多 3 组，在没有疲劳的情况下每组重复 10～15 次，组间休息 2～3 min，避免过度劳累。一旦习惯了训练内容，如果想要达到更好的效果，则需要进行 8～10 种不同的训练，包括上、下肢与躯干的大肌群。对于初学者和老年人而言，仅练习 1 组也是有效的，而且在多组训练中，第 1 组对肌肉适能的提高最有益。如果采用不同动作来锻炼相同肌群，每个动作完成 1 组，相当于对这一组肌群进行 2 组锻炼。

每组动作重复的次数和抗阻运动的强度呈负相关，也就是强度越大，需要完成的重复次数越少。较低的重复次数和较重的重量可以更好地优化强度和力量，而较高的重复次数和较轻的重量可以更好地增强肌肉耐力，8～15 次 / 组重复的重量负荷通常将同时促进肌肉力量和耐力的改善。当抗阻运动的目的是提高肌肉耐力而不是力量和体积，那么应选择重复次数较多（可能 15～25 次 / 组），组间休息较短（1～2 min 或小于 1 min），且组数较少（同一肌群 1 或 2 组）的练习。这种练习的强度或阻力建议不超过 50% 1-RM 为宜。

（六）运动进阶

推荐逐步增加阻力和（或）每组的重复次数和（或）增加频率进阶。增加阻力或重量前，应增加每一组完成的重复数量。当患者可以连续 2 个训练日超过预定重复次数 1～2 次或者能够舒适地达到规定的重复训练范围的上限时，训练负荷可以增加 2%～10%，小肌群可增加较小百分比，大肌群可增加较大百分比。

（七）注意事项

（1）在抗阻运动前，应熟悉重量器材或仪器的操作。同时在专业人士的指导下测量肌肉力量的基线水平，制订安全和个性化的运动处方，以正确的姿势和技术进行练习，包括以低速或中速的重复动作，在 ROM 内活动肢体。

（2）在训练过程中，需配合适当的呼吸方法，即向心阶段或用力时呼气，离心阶段或放松时吸气，避免屏住呼吸做 Valsalva 动作。

（3）在启动＞ 50%1-RM 负荷的抗阻运动时，应注意：心肌梗死或心脏术后至少 6～10 周，并持续参加 4 周有监测的有氧训练；接受介入治疗术后 3 周，并持续参加 2 周有监测的有氧训练；稳定期慢性心衰患者需在 3～4 周有氧训练后方可进行。同时在进行有氧训练时未出现急性充血性心力衰竭、未控制的心律失常、严重的瓣膜病和未控制的血压（收缩压＞ 160 mmHg 或舒张压＞ 100 mmHg）及其他不稳定的症状。

（4）开胸手术患者运动时应采取胸骨固定措施，一般建议 8～12 周内避免上肢负重超过 2.2～4.5 kg。

（5）肌肉力量不平衡会引起肌肉损伤，因此在进行抗阻运动时应同时练习主动肌和拮抗肌，如可以用蹬腿和小腿弯曲分别锻炼股四头肌和腘绳肌。

五、柔韧性训练运动处方的制订及实施方案

柔韧性训练（拉伸）可提高关节的 ROM、韧带的稳定性和平衡性，迅速降低爆发力和力量，在意外事件发生时可能避免和减轻损伤。老年人普遍缺乏柔韧性，导致日常生活活动能力降低。因此，柔韧性训练对老年人特别重要，特别是上下躯干、颈部和臀部。一般情况下，在肌肉温度升高后进行拉伸效果最好。因此可以将其安排在有氧或抗阻运动之后进行，或者单独进行。

1. 颈部拉伸

（1）颈伸肌拉伸：取坐位，背部挺直，双手交叉放于脑后顶部，向下轻轻牵拉头部，下巴尽量靠近胸部。

（2）颈屈肌拉伸：取坐位，背部挺直，双手交叉放于前额，向后轻轻牵拉头部，鼻子朝上，不要耸肩。

（3）颈伸肌旋转拉伸：取坐位，背部挺直，将右手绕过脑后放于对侧头顶，向右、向下牵拉头部，下巴尽可能靠近右肩，左侧同法。

（4）颈屈肌旋转拉伸：取坐位，背部挺直，将右手放于前额，向右、向后牵拉头部，左侧同法。

2. 肩部、胸部拉伸

（1）肩屈肌拉伸：取站立位，十指交叉置于头顶，收缩背部肌肉向后牵拉双肘，使双肘靠近彼此。

（2）肩内收肌、伸肌和提肌拉伸：取站立位，双脚与肩同宽，将左手靠近右髋部，右手于左前臂内侧握住左肘，朝下、后方牵拉左肘，右侧同法左侧同法。

3. 手臂、手腕和手掌拉伸

（1）肱三头肌拉伸：取坐位或站立位，抬高左臂，左手靠近右肩胛骨，右手握住左肘，朝头后、地面方向拉动左肘，右侧同法。

（2）肘和腕屈肌拉伸：取站立位，双脚与肩同宽，脚尖朝前，将左臂伸直与肩同高，掌心朝前，手指朝向地面，右手抓住左手手指向后拉动，右侧同法。

（3）指屈肌拉伸：取坐位或站立位，将左肘弯曲 90°，手指朝上，尽可能伸展手腕，用右手朝左手肘部方向推左手手指，右侧同法。

（4）指伸肌拉伸：取坐位或站立位，将左肘弯曲 90°，手掌朝上，弯曲左手手指朝向左腕，将右手放在左手手指上，朝左前臂方向按压左手手指，右侧同法。

4. 腰部训练

取坐位，挺胸，双上肢伸直，向前折体弯腰，两手尽量伸向前方，使胸部贴近腿部。

5. 髋部训练

（1）屈膝髋内收肌拉伸：取站立位，双脚比肩宽，弯曲右膝，左脚向左侧滑出并保持左膝伸直，双手放于右膝上支撑以保持平衡，左侧同法。

（2）坐姿髋内收肌拉伸：在地面上取坐位，双脚脚底相接触，脚跟尽可能贴近臀部，抓住双脚或脚踝上方，双肘贴近双腿前侧，朝双脚方向弯曲躯干。

6. 膝和大腿拉伸

（1）坐姿膝屈肌拉伸：在长凳、沙发或床上取坐位，左脚放于地面，右腿伸直，双手放于右膝盖或小腿旁，弯腰并朝右膝方向下压头部，双手朝右脚滑动，保持在右小腿旁，左侧同法。

（2）股四头肌拉伸：右手扶住右踝朝向臀部，支撑腿稍弯曲，髋关节不外展，左手可扶住固定物以做支撑。

7. 足部和小腿拉伸（跖屈肌拉伸）

离墙 30～60 cm 远处，面朝墙取站位，双手支撑在墙上，左脚不动，右脚后退至离前脚 30～60 cm 远，保持脚尖朝前，右脚跟着地，前倾胸部，可稍弯曲左膝，左侧同法。

8. 柔韧性训练运动处方

（1）运动频率：2～3 次 / 周，每天练习，效果最好。

（2）运动强度：达到拉紧或轻微不适状态。

（3）运动时间：建议保持拉伸状态 10～30 s，每个动作重复 2～4 次。老年人建议逐渐延长至保持 30～60 s。

（4）运动形式：拉伸，重点关注四肢和腰部。

（5）运动总量：每个柔韧性训练的总时间为 60 s。

（6）运动进阶：尚无最佳进阶计划建议。

六、协调性训练运动处方的制订及实施方案

协调性训练是恢复平稳、准确、高效运动能力的方法，即利用残存部分的感觉系统以及视觉、听觉和触觉来促进随意运动控制能力的训练方法。其本质在于集中注意力，进行反复正确的练习。主要方法是不同体位下分别进行躯体、手、足协调性的活动训练，反复强化练习。

（一）训练方法

1. 卧位开始

一般从卧位训练开始，待熟练后再取坐位、

站立位、步行中进行训练。

2. 简单动作开始

从简单的单侧动作开始，逐步过渡到比较复杂的动作；最初几天的简单运动为上肢、下肢和头部单一轴心方向的运动，然后逐渐过渡到多轴心方向；复杂的动作包括：双侧上肢（或下肢）同时动作、上下肢同时动作、上下肢交替动作、两侧肢体做互不相关的动作等。

3. 大动作开始

先做大范围、快速的、容易完成的动作，熟练后再做小范围、缓慢动作的训练。上肢和手的协调训练应从动作的正确性、反应速度快慢、动作节律性等方面进行；下肢协调训练主要采用下肢各方向的运动和各种步态训练。

4. 睁眼条件下练习开始

先睁眼条件下练习后再闭眼训练。两侧视力程度不等时先从轻侧开始。

5. 上肢协调性训练运动方法

（1）双上肢交替上举：取坐位或站立位，左右臂交替上举，超过头顶，并尽量伸直。

（2）双侧交替屈肘：双臂向前平举（肩屈曲90°），掌心朝上，左右交替屈肘拍肩、伸肘。

（3）两臂前平举，左右前臂交替旋前旋后。

（4）轮替训练：双手放于双膝，一手掌心朝上，一手掌心朝下，交替进行。

（5）指鼻训练：将手臂伸直外展，示指摸触自己的鼻尖，以不同方向、速度、睁闭眼重复多次进行训练。

（6）对指训练：左右示指指尖接触后朝反方向分开，再相互靠近进行对指，再分开。

6. 下肢协调性训练运动方法

（1）拍地训练：双脚交替拍打地面。

（2）坐位抬腿踏步。

（3）交替屈髋训练：仰卧位，膝关节伸直，左右侧交替屈髋至90°。

7. 协调性训练运动处方

（1）运动频率：3～4 次 / 周。

（2）运动强度：Borg 评分 11～13 分。

（3）运动时间：10～20 次 / 组，2～3 组 / 日。

（4）运动形式：协调性训练。

（5）运动总量：总时间 15 min。

（6）运动进阶：速度可逐渐加快，由易到难逐渐过渡。

（二）注意事项

训练时应给予患者足够时间休息，练习时间与休息时间相等。所有训练要在可移动范围内进行，并注意保护，应同时进行相应的肌力训练、平衡性训练等其他训练。若患者有严重的心律失常、心力衰竭、严重感染或严重痉挛等，则不宜训练。

七、平衡性训练运动处方的制订及实施方案

平衡训练可以加强关节的本体感受，刺激姿势反射。根据平衡功能的分类，可将平衡训练分为静态平衡训练和动态平衡训练两种。

（一）静态平衡训练

主要依靠肌肉协调等长收缩维持平衡。一般由稳定的体位开始，逐渐过渡至不稳定的体位。

1. 坐位平衡训练

主要适用于具有一定的躯体运动控制力，但是不能保持坐位平衡的患者。

（1）Ⅰ级平衡：在无外力和身体移动的情况下保持坐姿稳定。

（2）Ⅱ级平衡：可独立完成身体重心转移，躯干屈曲、伸展、左右倾斜及旋转运动，并保持坐位平衡。

（3）Ⅲ级平衡：能抵抗外力保持身体平衡，如患者胸前抱肘，治疗者从不同方向推患者以诱发头部及躯干向正中线的调整反应。

2. 手膝位平衡训练

此训练可作为站立位平衡训练和平地短距离移动动作前的准备训练，可借助瑞士球练习，但瑞士球练习难度相对较大，在临床中应根据患者实际情况安排。

（1）Ⅰ级平衡：患者手膝位，在能控制静止姿势的情况下保持稳定。

（2）Ⅱ级平衡：在手膝位能完成身体重心转移，进行身体前后及左右的移动，并保持平衡。开始时治疗师双手固定患者髋部协助完成重心转移和

躯体活动，逐步过渡到患者独立完成。

（3）Ⅲ级平衡：在手膝位能较好地控制姿势体位后，指示患者将一侧上肢或一侧下肢抬起，随着稳定性的加强，再将一侧上肢和另一侧下肢同时抬起并保持姿势稳定，以增加训练的难度。

3. 立位平衡训练

通常在坐位平衡能够达到2级时可以尝试立位平衡训练。

（1）Ⅰ级平衡：在无外力和身体移动的前提下保持站立稳定，开始时两足分开站立，逐步缩小两足间距，以减小支撑面，增加难度。

（2）Ⅱ级平衡：在站立姿势下独立完成身体重心转移，躯干屈曲、伸展、左右倾斜及旋转运动，并保持平衡。开始时治疗师双手固定患者髋部协助完成重心转移和躯体活动，逐步过渡到患者独立完成。

（3）Ⅲ级平衡：在站立姿势下抵抗外力并保持身体平衡。患者可以借助于平衡板或在站立位完成作业训练等。

（二）动态平衡训练

可以通过两种方式进行练习。一是改变姿势或体位保持平衡，如从坐位站起到站立位、躯干左右侧屈、前屈和左右旋转运动；二是调整肌肉张力保持平衡，如坐位交替屈髋触摸不同方位的物件、站立位完成抛接球、在单脚站立的条件下对侧下肢完成不同方位触碰标志碗等。在完成这些训练时，也可加入迷你蹦床、平衡垫等器材而增加难度。

（三）平衡性训练运动处方

（1）运动频率：3～4次/周。

（2）运动强度：Brog评分11～13分。

（3）运动时间：10～20次/组，2～3组/日。

（4）运动形式：站立位抛接球。

（5）运动总量：总时间15 min。

（6）运动进阶：由易到难逐渐过渡。

（四）注意事项

（1）训练环境中应去除障碍物，并提供保护措施，以免跌倒。

（2）动作由易到难进行训练。支撑面从稳定到不稳定，逐步缩减支撑面积；训练体位从卧位、坐位到立位，逐渐提高重心；动作从简单到复杂，在保持稳定性的前提下逐步增加头颈和躯干运动；从睁眼条件下训练过渡到闭眼训练；由静态平衡训练到动态平衡训练。

（3）训练强度由低到高；训练时间开始较短，逐渐延长，并根据患者的疲劳程度调节；训练频率由少到多。

第五节　运动训练的安全管理

心脏康复的核心内容是运动训练，但心血管病患者由于存在心脏功能下降、心肌缺血、心律失常等问题，在康复过程中的潜在风险相对更多，其风险不仅表现在康复治疗过程中，还表现在康复治疗后次日，甚至更长时间。此外，心血管病患者以中老年群体居多，机体功能减退，合并退行性疾病、慢性肺部疾病、糖尿病等，加之老年人是跌倒的高危因素，更增加了运动训练过程中的风险。因此，如何进行风险评估，加强高危患者运动监护，明确暂停或延缓运动康复的指征，遇到突发心血管事件时快速启动急救流程，是心血管病患者康复治疗过程中确保患者安全的重要内容。

一、运动风险评估

心血管病患者在进行运动康复之前都应进行细致的医学评估和运动耐力评估，有条件者可以结合运动试验指标，明确运动危险分层。通过对患者进行危险分层，可以评估运动中发生心血管事件的风险，以便确定运动监护级别，最大限度保证安全，降低风险（表8-5-1）。

二、运动监护

训练过程中的运动监护是为避免患者因不适应运动处方而导致病情突发或加重等情况。传统的心脏康复治疗在医院或者心脏康复中心进行，需要

表 8-5-1 心血管疾病患者运动康复危险分层

	项目	低危	中危	高危
运动试验指标	心绞痛	无	可在≥5.0 METs活动时出现，但心电图ST段下移<2 mm	<5 METs的低水平运动或恢复期间出现
	无症状但心电图有心肌缺血改变	无	可出现，但心电图ST段下移<2 mm	有，心电图ST段下移≥2 mm
	其他明显不适症状，如气促、头晕等	无	可在≥5.0 METs活动时出现	<5 METs的低水平运动或恢复期间出现
	复杂室性心律失常	无	无	有
	血流动力学反应（随着运动负荷量的增加，心率增快、收缩压增高）	正常	正常	异常，包括随着运动负荷量的增加，心率变化时功能不良或收缩压下降
	功能储备（METs）	≥7	5.0～7.0	≤5.0
非运动试验指标	左室射血分数	≥50%	40%～49%	<40%
	猝死史或猝死	无	无	有
	静息时复杂室性心律失常	无	无	有
	心肌梗死或再血管化并发症	无	无	有
	心肌梗死或再血管化后心肌缺血	无	无	有
	充血性心力衰竭	无	无	有
	焦虑抑郁	无	无	有

物理治疗师或健康管理专业人员的密切监督，监护主要包括临床监护和心电监护。近年来，远程康复（telerehabilitation，TR）作为一项健康服务项目备受关注，能够让更多的患者在不受地域限制的情况下参与运动康复。远程监护能够监测患者运动训练时的生命体征、脉氧等指标，有助于医护人员对患者进行远程指导与管理，提高训练安全性和依从性（表 8-5-2）。

表 8-5-2 运动危险相关的观察监测强度推荐

人群	观察监测强度
运动低危患者	最初的运动周期最好在医学监督下进行，完成6～12次中等强度有氧运动，开始时给予连续心电监护，逐渐降为间歇心电监护，监测运动中的症状、心电图和血压等。 对于低危患者，心电图和血流动力学应保持正常，在运动中和运动后不应该出现异常的症状和体征，表明运动方案的具体进程是适中的。后续在社区或家庭进行运动康复时无需心电监护；有条件者推荐使用可穿戴设备，评估运动中的心率和血压等指标，以更好地判断运动强度及对运动的反应。建议每3个月1次前往心脏康复中心进行再评估及修订运动处方。
运动中危患者	所有运动周期均需在医学监督下进行，完成12～24次或以上中等强度有氧运动，开始时给予连续心电监护，在完成12～18次运动后逐渐降为间歇心电监护，监测运动中的症状、心电图和血压。运动可在社区或居家进行。建议每月1次前往心脏康复中心进行再评估及修订运动处方。 对于降至低危的患者，运动中心电图和血流动力学应保持正常，在运动中和运动后不应该出现异常的症状和体征，表明运动方案的具体进程是适中的。后续可转至社区或家庭继续心脏康复治疗。 运动中出现心电图或血流动力学异常、运动中或运动后出现异常症状和体征或需大幅度降低运动水平，此类患者应保持在中危范围内甚至转到高危范围。
运动高危患者	所有运动周期均需在医学监督下进行，完成18～36次或以上中等强度有氧运动，开始时给予连续心电监护，适当时逐渐降为间歇心电监护，监测运动中的症状、心电图和血压。为保障安全，建议在心脏康复中心进行运动康复。 对于降至中危的患者，运动中心电图和血流动力学应保持正常，在运动中和运动后不应该出现异常的症状和体征，表明运动方案的具体进程是适中的。 对于运动期间出现心电图或血流动力学异常的患者，应立即重新评估，参与能力显著受限者可能导致停止运动；经适当评估、干预后可再恢复运动。

（一）临床监护

密切临床监护对于保证患者安全，可能比心电监护更加重要，是心脏康复最基本也是最重要的安全因素。动态评估患者的主观感觉、客观体征及检查结果，评估患者 Borg 评分，根据评估结果及时调整康复方案。同时，注意患者所服用的药物对心血管的影响，加强与患者的沟通，可促进患者对运动处方的适应，提高患者战胜疾病的信心。

（二）心电监护

心电监护的意义在于确定康复运动过程中生命体征的变化，以及有无心律失常或心肌缺血等，评价患者对运动处方的适应性，特别是心率和血压水平，增加康复运动的安全性。心电监护主要有以下种类。

1. 心电监护系统和多功能床旁监护仪

心电监护系统由一台中央监测仪和多台床旁监护仪组成。多功能床旁监护仪可持续显示心电波形、心率、呼吸、血压、体温和血氧饱和度等多参数监测数据。通过心电监护，可以对所监测的各参数进行 24 h 实时显示、存储和记录，可以观察患者症状、生命体征、心电图变化与运动之间的关系。监护期间应注意保护电极片部位皮肤，根据病情合理设置报警参数，以利于及时发现运动过程中的病情变化。

2. 远程监护

远程监护是利用现代通信技术将患者监护范围从医院内扩展到通信网络可以达到的任何地方，为医疗机构的分级管理提供了可能，可以实现患者与诊所、诊所与医院或医院间医疗信息的传送。远程监护缩短了医护人员和患者之间的距离，医护人员可以根据这些远程传来的生理信息为患者提供及时的医疗服务。远程监护设备包括遥测心电监测仪、电话传输心电监护系统、心血管可植入式电子装置（cardiovascular implantable electronic devces，CIEDs）等。远程心电监护的特点是不仅具有生理参数监测、数据分析和传送功能，还能在紧急情况下自动报警，使患者得到及时救助，有效降低运动中的心血管事件。

三、暂停或延缓运动康复的指征

不同患者在运动康复治疗过程中可能会出现不同的变化，运动后出现心率血压适当增加、轻微出汗、稍感费力，这都是运动的正常反应。但有些危险信号可能是心肺疾患本身进展的结果，或是疾病急性加重的先兆，这些危险信号往往是心脏康复运动的禁忌证或终止指征，一旦出现应暂停或延缓运动治疗。护士应熟练掌握这些指征，确保患者安全。

暂停或延缓运动康复的指征包括：①患者自觉胸痛、心慌、呼吸困难、眩晕、出冷汗和疲劳，关节或肌肉不寻常疼痛等；②心率超过 120 次 / 分或基础心率增加 40 次 / 分以上；③收缩压上升＞ 30 mmHg 或降低＞ 10 mmHg；④心电图 ST 段压低＞ 0.2 mV 或心肌梗死部位相应导联 ST 段显著上升；⑤严重心律失常，运动负荷时应观察心电图变化，无论患者有无自觉症状都应行心电图监测，出现上述信号时应立即停止运动，查看 12 或 18 导联心电图。另外，运动前后应监测患者生命体征。停止运动 3～5 min 后，心率仍持续增加，或出现致命性心律失常或心肌损伤等，应立即终止运动，行床旁心电图检查，通知医生，启动应急预案。

四、运动康复相关意外事件的应急预案与急救流程

尽管在进行运动康复训练之前已经对患者进行评估，但是在训练过程中患者的临床状况可随时发生变化。指南明确要求所有从事心脏康复的场所都要有应急预案及相应流程。发生紧急医学情况时，应该按照相应的应急预案进行干预，并对干预措施及过程进行及时记录。定期进行不良事件讨论。

与运动康复相关的应急预案包括心搏骤停应急预案、恶性心律失常应急预案、高血压急症应急预案、低血糖应急预案、跌倒及管道意外滑脱应急预案等。医生、护士、康复治疗师等健康从业人员均应定期接受应急预案演练，以保持对意外事件的警惕性，熟悉心脏康复过程中突发意外事件的处理流程，至少每半年组织应急演练 1 次。演练的形式包括单项演练、多项演练和综合演练，一般是以情境角色扮演为主，通过设置不同情境的反复演练实

现灵活应变，提升协同反应水平和实战能力。对于居家康复的患者，应指导照顾者学会突发状况的简单处理程序，以备应急需要。

（一）跌倒

患者运动康复过程中若发生跌倒，护士应立即奔赴现场，同时通知医生，勿随意搬动，安抚患者情绪并进行病情初步判断及开展紧急抢救措施，病情允许时将患者移至床上或安全位置，积极配合医师诊疗，开始必要的检查及治疗，密切观察病情变化。向护士长汇报，并通知患者家属，及时准确记录，做好交接，完成不良事件上报（图 8-5-1）。

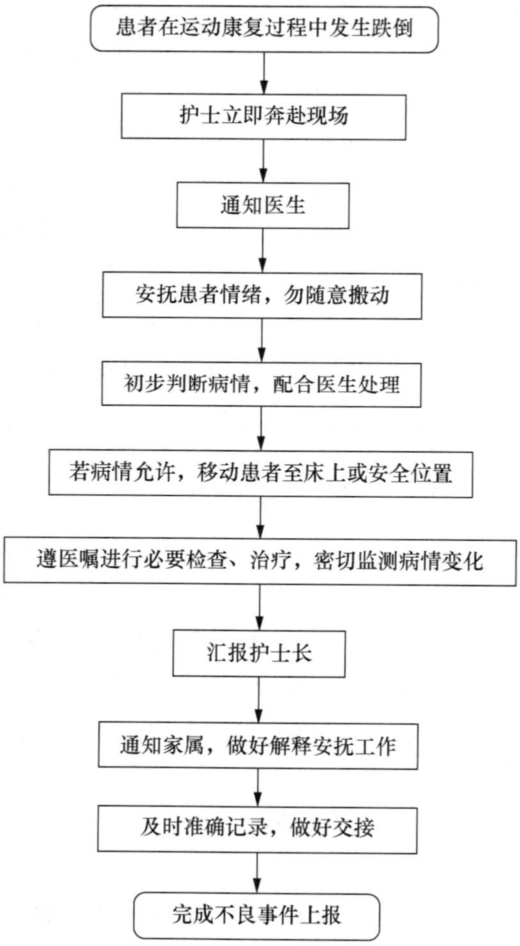

图 8-5-1　运动中跌倒处理流程

（二）管道意外滑脱

患者康复运动过程中若发生管道滑脱，安抚患者取合适体位，通知医生。根据管道类型不同进行相应的评估和紧急处理，测量生命体征，密切观察病情变化，积极配合医生诊疗，遵医嘱进行必要的检查及治疗，必要时重新置管。向护士长汇报，并通知患者家属，及时准确记录，做好交接，填写非计划拔管报告单（图 8-5-2）。

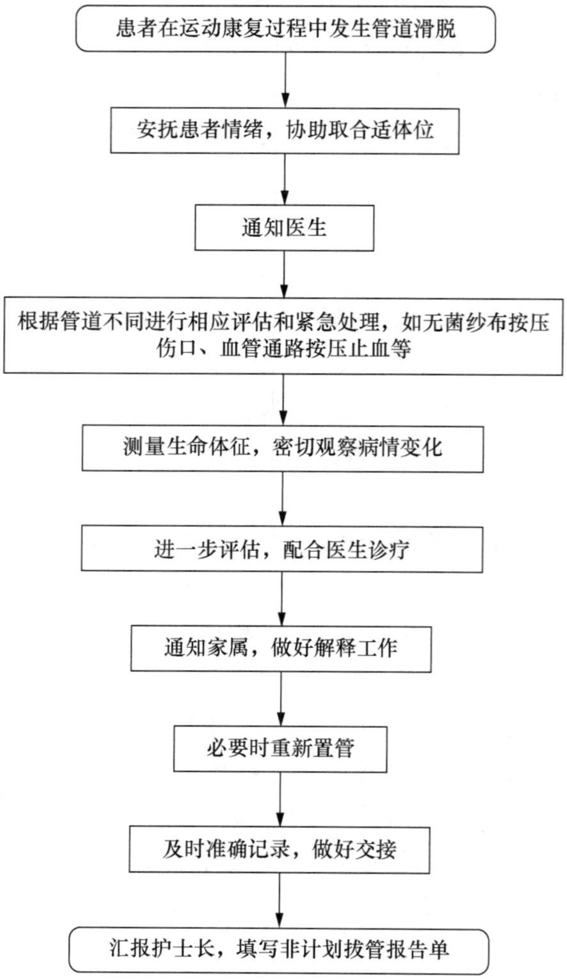

图 8-5-2　运动中管道滑脱处理流程

（三）胸痛

如果患者发生胸痛，应立即停止运动，坐下或躺下。注意症状发生时有无头晕、出汗，立即检查脉搏、心率、血压、血氧饱和度，关注症状发生时的运动负荷和心率血压乘积。若患者伴有发绀或呼吸窘迫，应予以吸氧，保证血氧饱和度＞90%，如休息 1～3 min 后无缓解，舌下含服硝酸甘油 0.5 mg 或硝酸异山梨酯片。立即行 12 或 18 导联心电图检查，急查肌钙蛋白、心肌酶、凝血功能、电解质、生化、血常规等，并通知心内科医生。心绞痛发作时心电图 ST 段抬高和压低的动态变化最具诊断价值，应及时记录发作时和症状缓解后的心电图。胸痛经休息或含服硝酸酯类后好转，心电图未提示ST段抬高，应由心内科医生根据心绞痛危险分层决定下一步策略：药物保守治疗或尽快行冠脉介入治疗。患者如胸痛持续不缓解，心电图提示ST段抬高，立即启动急性ST段抬高心肌梗死绿色通道抢救流程，将患者转运至急诊室、导管室或冠心病监护病房进行评价与治疗（图8-5-3）。

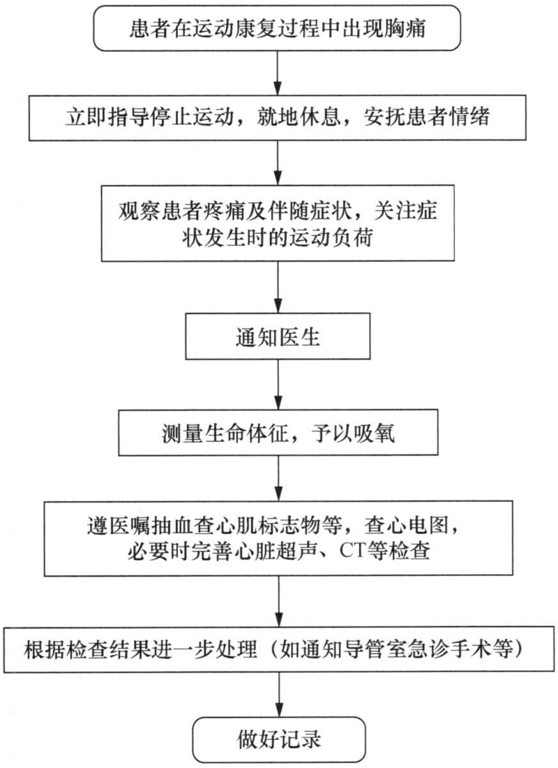

图8-5-3　运动中胸痛处理流程

（四）急性左心衰竭

有慢性心力衰竭病史或器质性心脏病史的患者在运动中有突发急性左心衰竭的风险。如果患者突然发生呼吸困难，咳白色或粉红色泡沫痰，气急、咳嗽、喘息、大汗、颜面发绀，听诊肺部满布湿啰音或哮鸣音，应立即停止运动，采取紧急抢救措施。让患者取端坐位，双腿下垂，拉上床栏，注意安全，防止坠床。立即高流量鼻管给氧，对病情严重者应给予储氧面罩给氧，必要时予无创或有创呼吸机辅助通气。采血查血气分析、电解质等。建立静脉通道，遵医嘱给药：吗啡5～10 mg缓慢静脉输注，必要时每间隔15 min重复1次，共2～3次，老年患者可酌减剂量或改为肌内注射，用药过程中观察患者呼吸状况；予呋塞米或托拉塞米静脉输注快速利尿，观察尿量；血管扩张剂首选硝普钠或硝酸甘油静脉滴注，以输液泵控制滴速，根据血压调整用量，维持收缩压在100 mmHg左右；硝普钠应避光，用药时间不宜连续超过24 h；洋地黄类药物可考虑用毛花苷丙稀释后缓慢静脉注射，最适合用于急性左心衰伴快速心房颤动的患者。氨茶碱可解除支气管痉挛，并有一定的正性肌力及扩血管利尿作用，可起辅助作用。执行口头医嘱时应复述一遍，保留安瓿，及时补开医嘱，6 h内做好抢救记录（图8-5-4）。

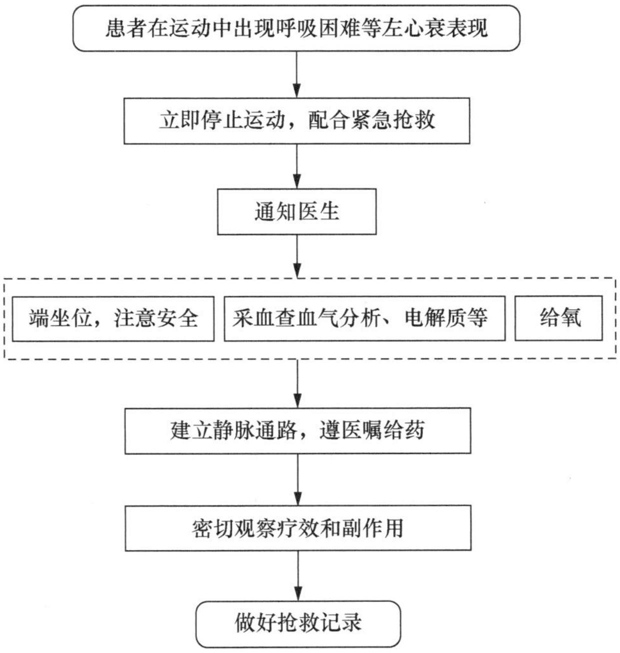

图8-5-4　运动中突发急性左心衰的处理流程

（五）心搏骤停

如果患者运动时突发意识丧失，应立即呼叫患者，轻拍患者肩部，若没有反应，启动应急反应系统；同时判断患者呼吸和颈动脉搏动，确定患者意识丧失，颈动脉搏动和呼吸丧失，立即呼救，呼叫医护人员带上除颤仪、抢救车，呼叫心内科专科医师到场，通知家属到场。立即规范进行心肺复苏。当协助抢救人员携除颤仪、抢救车到位后，立即评估心脏节律，一旦监视器显示为心室颤动或扑动，立即予电除颤，注意及时建立静脉通道。待患者心跳、呼吸恢复后进行高级生命支持。6 h内做好抢救记录（图8-5-5）。

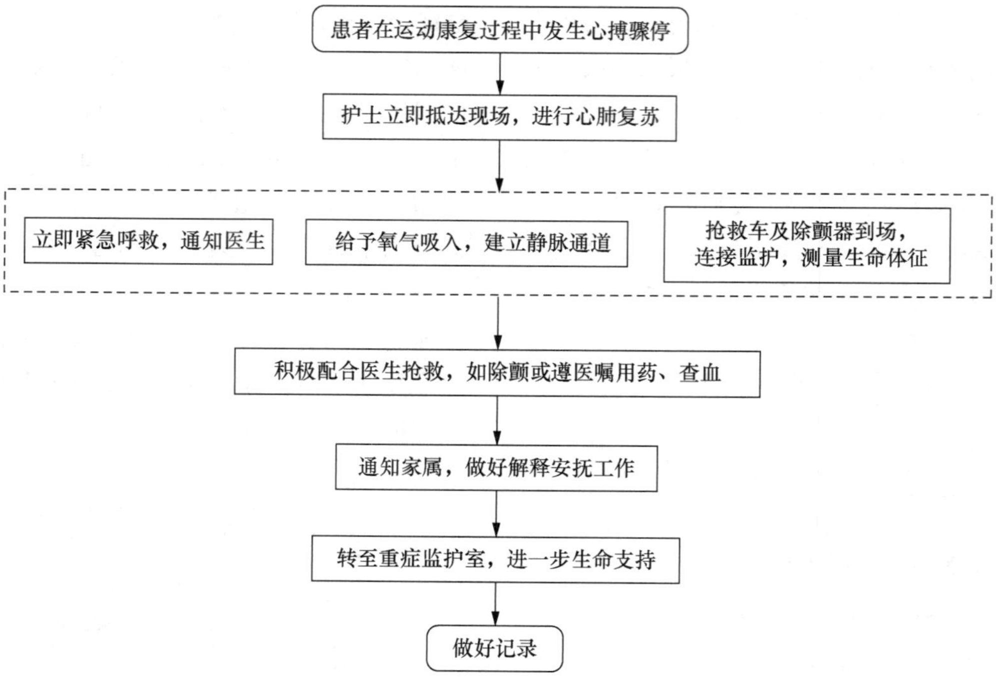

图 8-5-5　运动中心搏骤停抢救流程

（六）高血压急症

如患者在运动过程中血压监测提示血压进行性升高达 170/100 mmHg，需暂停运动，让患者坐下，5 min 后重新检查血压，如患者血压持续较高，停止运动，通知心内科医师做进一步评估及处理。如患者突然出现剧烈头痛、头晕、恶心、呕吐、心悸、烦躁不安、视力模糊、皮肤潮红等症状甚至昏迷、抽搐，或出现胸闷、呼吸困难、心绞痛、急性左心衰竭、半身麻木、偏瘫、失语等症状，血压急剧上升，收缩压超过 200 mmHg 或舒张压超过 120 mmHg，需考虑出现高血压急症。立即采取急救措施：吸氧、卧床休息；检查并持续监测意识、瞳孔、血压、脉搏、心电等，必要时查头颅 CT；建立静脉通道，遵医嘱用镇静、降压、脱水药；控制血压降低不宜过快，24 h 内逐渐使血压降低至 160/100 mmHg，可选择硝苯地平片舌下含服，或用硝酸甘油、硝普钠静脉泵入；降低颅内压：伴脑水肿者，可用 20% 甘露醇静脉滴注，或呋塞米静脉推注，两者可配合使用。控制抽搐等症状可选用地西泮等。6 h 内做好抢救记录（图 8-5-6）。

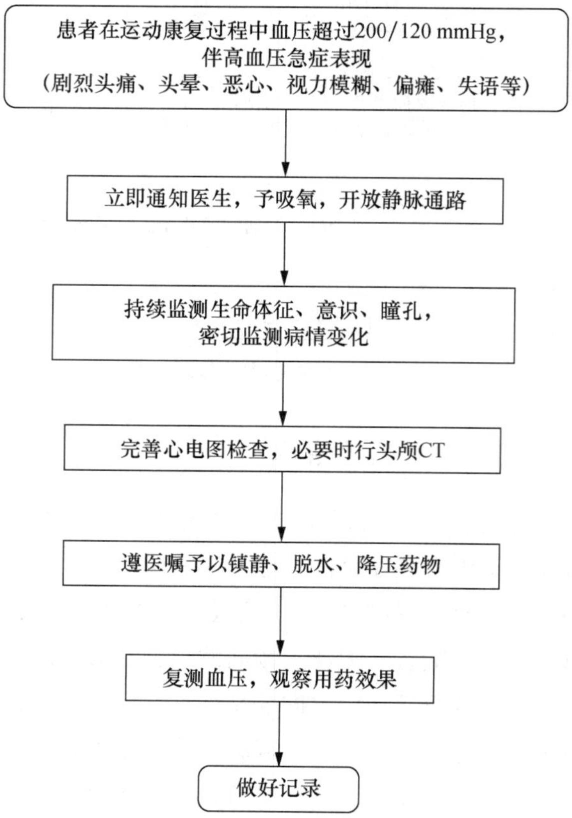

图 8-5-6　运动中高血压急症抢救流程

（七）心律失常

如患者在运动中心电监护提示心律失常，立即终止运动，完善 12 导联心电图，快速诊断心律失常类型。连接心电监护，检查并持续监测意识、血压、心率、血氧饱和度、心电波形等，注意观察有无血流动力学恶化表现。吸氧，保持呼吸道通畅，建立静脉通道。

1. 快速性心律失常的处理

如患者快速心律失常呈持续性，需立即判断血流动力学变化；如患者为室性心律失常伴血流动力学持续恶化，需立即电复律或电除颤；如患者终止运动后心律失常终止，可继续观察，寻找病因（图 8-5-7）。

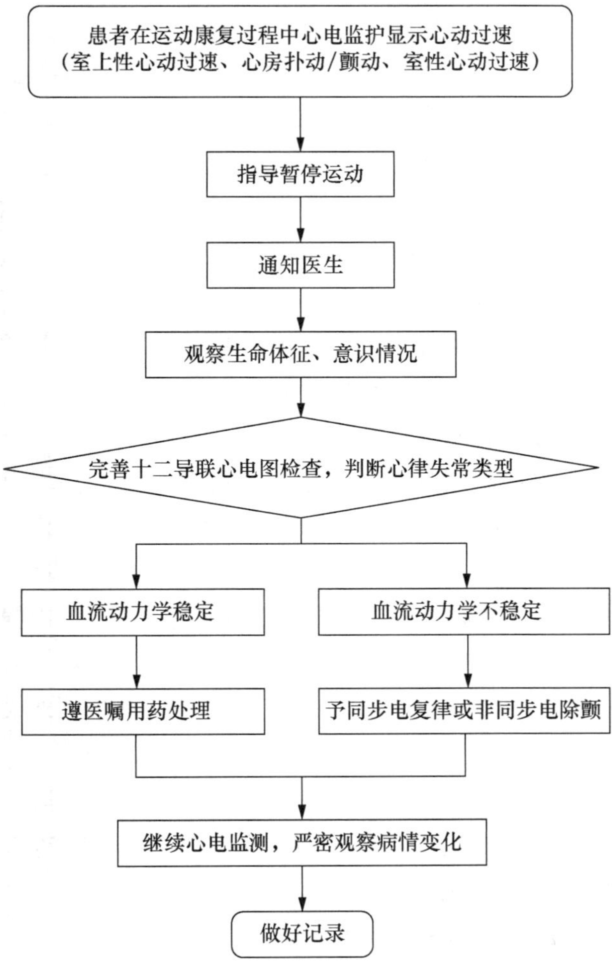

图 8-5-7　运动中快速性心律失常处理流程

2. 缓慢性心律失常的处理

若心电监护提示无症状的窦性心动过缓，心率≥ 45 次 / 分，Ⅰ度和Ⅱ度Ⅰ型房室传导阻滞，可进一步观察，查找与纠正病因，一般不需要急诊处理。如患者呈显著性窦性心动过缓、窦性停搏、Ⅱ度Ⅱ型或完全性房室传导阻滞，伴头晕、黑矇、晕厥等，立即使用阿托品或异丙肾上腺素提升心率、改善传导，预防跌倒，同时做好行起搏器安装的准备（图 8-5-8）。

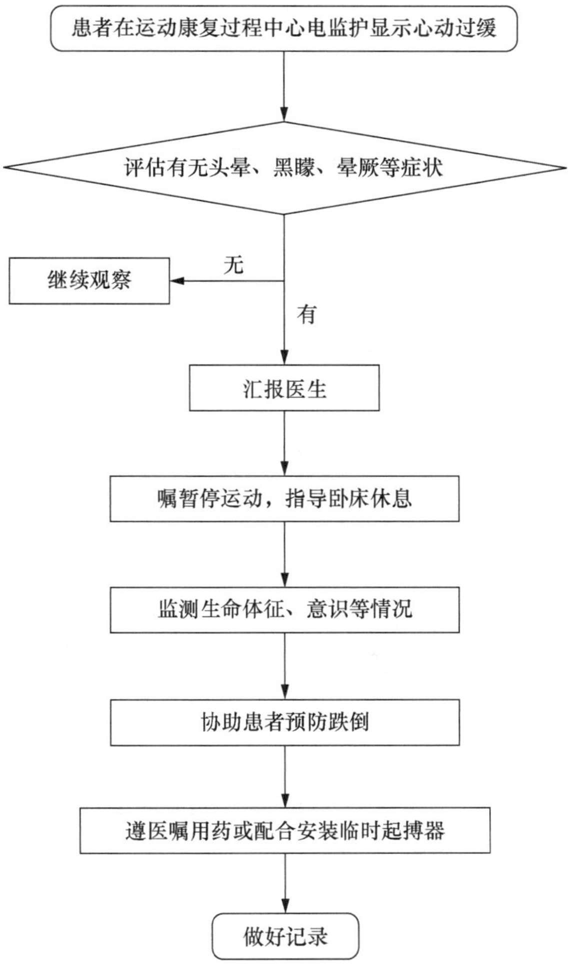

图 8-5-8　运动中缓慢性心律失常处理流程

（八）低血糖

如患者运动中出现心慌、出冷汗、饥饿、头晕、眼花、发抖、四肢乏力等症状，应检查并监测生命体征（意识、血压、脉搏、血氧饱和度等），并立即行指尖快速血糖监测，如空腹血糖＜ 3.9 mmol/L，或者患者持续有症状，立即给予口服含糖食品或口服葡萄糖，15 min 后复查指尖快速血糖。如患者无好转并出现意识改变立即建立静脉通路，给予 50% 葡萄糖溶液静脉滴注，联系内分泌科医师评估下一步治疗方案（图 8-5-9）。

五、运动性疲劳与运动损伤的预防和处理

（一）运动性疲劳

运动性疲劳是运动引起的机体工作能力暂时降低，经过适当的休息和调整即可恢复的生理现

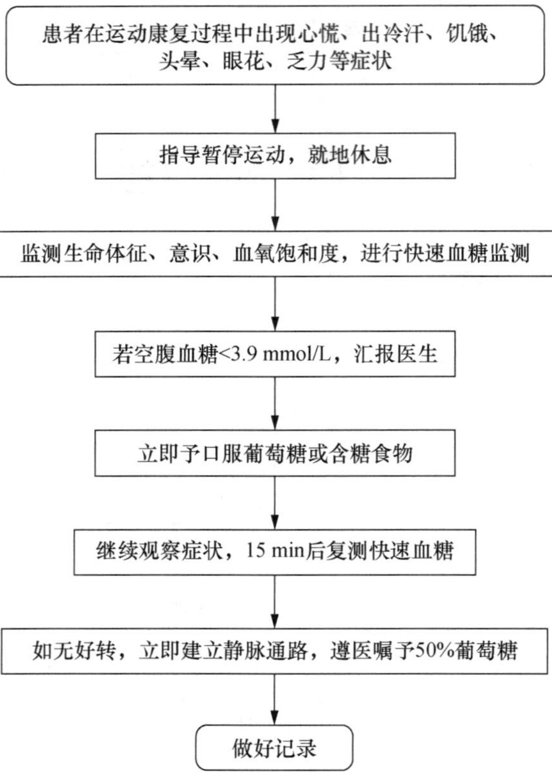

图 8-5-9　运动中低血糖处理流程

象，对人体而言是一种保护性机制。但是如果机体经常处于疲劳状态而不能得到及时恢复，将会产生过度疲劳。运动性疲劳的产生机制有多种学说，包括：能源衰竭学说、代谢产物堆积学说、内环境稳定性失调学说、保护性抑制学说、突变理论、自由基损伤学说等，由于不同运动项目的代谢差异，其运动性疲劳的机制或有不同。根据出现疲劳的部位不同可将运动性疲劳分为三类，分别是肌肉疲劳、神经疲劳、内脏疲劳。肌肉疲劳可表现为肌肉力量下降，收缩速度放慢，肌肉出现僵硬、肿胀和疼痛，动作慢、不协调。神经疲劳则表现为神经反应迟钝，出现判断错误，注意力不集中等情况。内脏疲劳表现为呼吸变浅变快，心跳加快等。根据疲劳程度可将疲劳划分为三个层次：轻度疲劳、中度疲劳和重度疲劳。轻度疲劳大多能够在短时间内恢复消除。中度疲劳的恢复则需要借助一系列手段，但也能很快消除，不会对身体造成影响。但重度疲劳不同，如果不能及时消除，将会对身体造成损害。对运动性疲劳的判断方法包括：主观疲劳感觉（RPE）、骨骼肌力量测试、呼吸肌耐力测试、神经系统与感觉机能测定、肌电图、肌肉硬度、血乳酸测定等。运动性疲劳的恢复与消除方式主要有保证充足的休息和睡眠、养成规律的运动习惯、营养补充、温水浴、中医药、按摩、负氧离子、精神心理恢复等。由于运动量不同，运动性疲劳的表现因人而异。心血管病患者的运动量应循序渐进，应关注患者在运动康复过程中的主观疲劳感觉，控制 Borg 评分在 11～13 分比较适宜，即从轻松到有点吃力，避免重度疲劳，保证运动安全。

（二）运动损伤

运动损伤是指在运动过程中由于身体状态、身体姿势不当等原因造成的身体损伤。造成运动损伤的原因主要有：缺乏自我保护意识，身体功能和心理状态不良，准备活动缺乏或不充分，过早参加运动，场地、保护用具、服装不合要求，不良的气候或环境因素等。因此，在运动中要注意运动损伤发生的各种因素，以预防为主要原则，采取有效的安全措施，可以避免大部分运动损伤的发生。

1. 运动损伤的表现

在运动损伤中，软组织损伤和肌肉损伤占第一位，其次是关节损伤及骨质损伤。软组织损伤一般为挫伤，常表现为局部疼痛、肿胀、皮肤青紫、皮下淤血或血肿，受伤部位功能活动受限。肌肉损伤中以肌肉拉伤居多，主要发生在手臂、大腿等肌肉较多的部位。在关节损伤中，关节囊韧带损伤最多，主要发生在踝关节、腕关节、膝关节等部位。骨质损伤中骨膜损伤主要发生在踝、腰骶等部位，骨折则主要发生在腕关节、踝关节、肘关节等部位。特别关注出血并发症。

2. 运动损伤的预防

对于软组织损伤的预防，关键在于加强自我保护，在必要时穿戴好相关保护装置。对于肌肉拉伤的预防应从两个方面入手：①应加强易受伤部位肌肉的力量和柔韧性练习；②在运动锻炼前应做好充分的准备活动，并及时纠正错误的锻炼动作。对于患者腰部损伤的预防：①运动时应注意力集中，对所承担的负荷和动作要有思想准备，运动前做好充分的准备活动；②应掌握正确、科学的锻炼动作；③加强对腰腹肌的力量与伸展性训练；④对于曾有过腰部损伤的患者，应用宽腰带加以支持、保护。

3. 运动损伤的处理

较轻的软组织挫伤一般不需特殊处理，若挫

伤较重，早期可局部冷敷，亦可用弹力绷带加压包扎，随后抬高伤肢制动 24 h，较为严重者则为 48 h；后期改为热敷，条件允许时可尝试理疗、按摩、中药烫洗或红外线照射。开放性软组织损伤应以常规的止血、清洁、保护伤口、预防和治疗感染为主。肌肉损伤的处理与软组织损伤类似，早期以冷敷、加压包扎为主，受伤 48 h 后可进行局部按摩、理疗。关节、韧带损伤的处理要点包括：①受伤后应立即抬高患肢，伤情严重时需要立即冷敷或用自来水冲淋，随后加压包扎固定休息，上述措施能够促进局部毛细血管的收缩，防止局部肿胀；②受伤后 24 h 即可拆除包扎，此时可采用热敷、理疗等方式，该阶段应促进毛细血管的扩张，加速血液循环；③对于较为严重关节脱位或韧带断裂，应尽快到医院缝合或做固定处理。当患者出现腰部损伤时，应及时让患者卧于有垫子的木板床上进行短期休息结合按摩、理疗，必要时遵医嘱局部注射泼尼松龙或口服止痛药，外贴止痛膏。

六、运动过程中的注意事项

1. 运动时间及地点选择

早晨冠状动脉张力较高，交感神经兴奋性也较高，早晨 6 时至中午 12 时心血管病发病率最高，应尽可能避免在该时间段运动。空腹晨练易造成低血糖；饭后立刻运动易造成消化不良，且饭后大量血液进入胃肠道导致脑部供血减少，会使人产生困意；饭后心脏负荷增加，餐后立刻运动对心血管系统有明显的负面作用。因此，应该避免在空腹或饱餐后立即进行运动锻炼。不宜在车流较多的马路旁、树林密集的地方晨练，因为这些地方聚集有大量的二氧化碳，无益健康。

2. 避免运动剧烈或过度

太过剧烈的运动会造成心肺超负荷运转，对于有心血管病的人来说有一定的危险性。应遵照医生的运动处方。心血管患者运动的目的是促进血液循环，增强肌肉和心脏的能力。过度运动会促使身体释放大量激素来分解蛋白产生能量来补充过度运动的需要，造成身体组织的过多消耗、心脏功能衰退，反而有害于身体。

3. 避免随意增加运动量

心脏康复运动应循序渐进，不能突然增加运动强度和运动量，因为突然增加运动量可能会增加心血管事件的发生率。

4. 避免体感不适时强行运动

身体状况不好或没有休息好时，或者在运动中出现不适甚至心绞痛的症状时，应当适当减少运动量，不要强行运动。

5. 避免运动替代药物或药物替代运动

心血管患者的康复运动是建立在心血管药物治疗基础之上的，两者有各自的临床治疗作用，且不能相互替代。

6. 其他

注重自我感觉，在个体可承受范围内；尽可能结伴运动或有一名照顾者陪伴；随身携带关键的医学资料；定期进行复查。

第六节　呼吸训练管理方案的制订

呼吸训练通过诱导外周肌肉适应来缓解由于呼吸运动时不适宜的肌肉运动而造成的呼吸困难。该训练旨在增强吸气肌和呼气肌的收缩力、耐力或速度，以此纠正病理性的呼吸模式、促进痰液排出、改善肺的通气和换气功能、提高日常生活能力，同时由于呼吸困难和缺氧时间的减少，运动能力也将有所改善。呼吸训练在循环系统疾病中应用较为广泛，主要应用于冠心病、高血压、心衰以及心脏外科围手术期等。

一、呼吸功能的评估

对呼吸功能进行评估可以了解受试者基线和呼吸训练后呼吸肌力量或呼吸功能的情况，其中最大呼吸肌力量的评估还可以作为呼吸训练的处方依据。

（一）主观评估

1. 改良英国医学委员呼吸困难量表（the modified Medical Research Council，mMRC）

该量表适用于呼吸困难的评定，通过受试者

在进行不同活动强度时气喘出现的情况，将其划分为 0～4 级。0 级提示受试者只在剧烈活动时才出现呼吸困难，4 级提示受试者即使在最轻微的体力活动中也会出现呼吸困难。此分级体系确保了评估过程的准确性，有助于对受试者病情进行更客观的判断。见表 8-6-1。

表 8-6-1　mMRC

分级	气喘的活动程度
0	仅剧烈活动会引起呼吸困难
1	在平地上快速行走或上坡时会呼吸困难
2	步行速度比同龄人慢即可引起呼吸困难，行走 15 min 后需短暂休息
3	在平地上步行 100 m 左右或数分钟后需要停下来喘气
4	在家休息时或穿脱衣服时出现喘气

2. 主观疲劳感觉（RPE）

该量表适用于呼吸努力程度的评估，通过受试者在运动期间呼吸努力的程度，将其划分为 6～20 分。6 分提示呼吸轻松且无明显费力感，20 分提示呼吸已达极限，处于筋疲力尽状态。该量表常与心肺运动试验配合应用，试验开始前让受试者阅读量表并说出最能描述其呼吸努力程度的等级，运动后再次评价。详见第八章第三节 RPE 量表。

3. 视觉模拟量表（visual analog scale，VAS）

该量表适用于呼吸困难程度的评估，采用长度为 100 mm 的水平或垂直直线为基准，在直线的不同位置排列出关于呼吸困难严重性的描述。呼吸困难的具体得分通过测量直线一端（无呼吸困难端）和受试者标记点之间的距离测得。

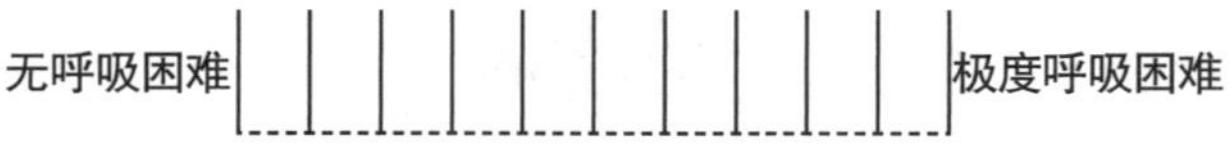

0 cm：0 分，无呼吸困难。

1～3 cm：1～3 分，轻度呼吸困难，不影响工作、生活。

4～6 cm：4～6 分，中度呼吸困难，影响工作，不影响生活。

7～10 cm：7～10 分，重度呼吸困难，影响工作及生活。

（二）客观评估

1. 肺功能评估

肺功能评估可通过标准或简易肺功能仪、肺量计检测等方法进行测量。它是呼吸系统疾病诊断、肺功能受损监测、肺通气储备力评估、治疗及肺功能康复疗效评估的关键手段。肺功能正常指通气功能参数或核心参数如用力肺活量、第 1 秒用力呼气容积（FEV_1）及第一秒用力肺活量占用力肺活量的百分比（简称 1 秒率，FEV_1/FVC）正常；同时，弥散功能参数如一氧化碳弥散量（diffusion capacity of carbon monoxide in the lung，D_LCO）、每升肺泡容积的一氧化碳弥散量（diffusion capacity for carbon monoxide per liter of alveolar volume，D_LCO/V_A）的测定结果均正常。

肺功能障碍含通气功能障碍与换气功能障碍两类，通气功能障碍进一步可细化为阻塞性、限制性、混合性三种基本类型。为评估肺功能障碍的严重程度，依据通气功能、换气功能占正常预计值的百分比，将其划分为三个等级（表 8-6-2）。

表 8-6-2　肺功能障碍分级

分级	标准
轻度	$FEV_1 \geqslant 60\%$ 或 D_LCO（或 D_LCO/V_A）% pred $< 80\%$
中度	$FEV_1 \geqslant 40\%$ 或 D_LCO（或 D_LCO/V_A）% pred $< 60\%$
重度	FEV_1 或 D_LCO（或 D_LCO/V_A）% pred $< 40\%$

2. 呼吸肌力量测定

呼吸肌力量的评估有助于识别低通气，评估呼吸肌无力及其严重程度，也可量化呼吸肌训练效果。呼吸肌无力使呼吸的相对负荷增高，这将引发一系列严重的临床症状，如运动耐力下降、无效性咳嗽、呼吸困难、呼吸衰竭乃至死亡，深刻影响患者预后及生存质量。临床用经口腔测定最大吸气压力（maximal inspiratory pressure，PImax）和最大呼气压力（maximum expiratory pressure，PEmax）来测定呼吸肌力量。

PImax 指受试者呼气至残气位通过口件与其相连的闭合管道做最快最大吸气时所测得的最大并维持 1～2 s 的口腔压，反映了膈肌和其他吸气肌（如肋间肌、胸锁乳突肌）的力量。对于机械通气患者，PImax 反映其自主呼吸力量，＞ 20 cmH_2O

可考虑撤机。PEmax 指受试者在吸气至肺总量位通过口件与其相连的闭合管道做最大用力呼气时所测得的最大并维持 1～2 s 的口腔压，反映了腹肌和其他呼气肌的力量。测量结果受年龄、性别、受试者的主观努力程度、检查者的解释和操作等多方因素影响。排除上述影响因素，受试者测量值在正常范围的下限或低于正常下限时，将反映呼吸肌无力（表 8-6-3）。通常 PImax ＜预计值的 70% 或 PImax ≤ 60 cmH_2O 提示吸气肌无力。

表 8-6-3　PImax 和 PEmax 正常参考范围和正常下限

正常参考范围	LLN
男性 PImax 参考＝120－（0.41× 年龄）	男性 PImax LLN ＝ 62－（0.15× 年龄）
男性 PEmax 参考＝174－（0.83× 年龄）	男性 PEmax LLN ＝ 117－（0.83× 年龄）
女性 PImax 参考＝108－（0.61× 年龄）	女性 PImax LLN ＝ 62－（0.50× 年龄）
女性 PEmax 参考＝131－（0.86× 年龄）	女性 PEmax LLN ＝ 95－（0.57× 年龄）

注：LLN，正常下限。

3. 动脉血气分析

动脉血气分析可客观评价患者氧合、通气、酸碱平衡情况及其肺部、肾与其他脏器功能。动脉血氧分压 PaO_2 正常值范围是 80～100 mmHg，是判断缺氧和低氧血症的客观指标，通常 PaO_2 ＜ 60 mmHg 可诊断低氧血症。低氧血症三级分类法，即轻度：60 mmHg ≤ PaO_2 ＜ 80 mmHg；中度：40 mmHg ≤ PaO_2 ＜ 60 mmHg；重度：PaO_2 ＜ 40 mmHg。

4. 呼吸肌超声评定法

呼吸肌超声目前临床应用广泛。尤其是危重而无法解释的呼吸困难患者的呼吸肌功能障碍可以通过超声快速评估和诊断，以及时纠正诱因给予治疗，并早期启动呼吸训练。

（1）呼气末膈肌厚度：评估膈肌萎缩程度。

1）测量方法：仰卧位，高频探头（线阵探头、血管探头，探头朝向头侧），腋前线或腋中线 7～8 肋间或 8～9 肋间、肋膈角下方 0.5～2 cm，探测深度 3～4 cm，静态图像显示两条平行的高回声线分别为壁胸膜和腹膜，之间的低回声为膈肌，在相邻处测得三组数据取平均值。

2）正常值：呼气末膈肌厚度＞ 0.2 cm。≤ 0.2 cm 或与基线相比减少≥ 10% 提示膈肌萎缩可能。

3）影响因素：不随年龄改变，受姿势、身高、人体成分影响。

（2）膈肌增厚分数：评估膈肌肌纤维的主动收缩功能，可量化膈肌的收缩力量。

1）测定方法：在（1）测量方法的基础上，采用 M 型超声测量膈肌增厚分数，即 M 超显示膈肌厚度沿着测量线呈周期变化，可以在呼气末和吸气末测量膈肌厚度。

2）计算方法：膈肌增厚分数（thickening fraction，TF）＝（最大吸气末膈肌厚度－平静呼气末膈肌厚度）÷ 平静呼气末膈肌厚度 ×100%。

3）正常值：正常人 TF 为 28%～96%，危重症患者机械通气支持下＞ 29%，膈肌增厚分数＜ 20% 提示膈肌功能障碍，膈肌瘫痪的变化范围为－35%～5%。

（3）膈肌移动度：指膈肌在吸气收缩时的位移。膈肌位移越大，肺容积越大，吸入肺内气体越多。适用于评价呼吸功能。

1）测定方法：仰卧位，低频探头（腹部探头、探头朝向外下方），右肋缘下的右腋前线与右锁骨中线的中点，探头指向头部、背侧，与膈肌运动方向垂直，用 M 型超声测量膈肌轨迹，测得波峰与波谷垂直距离，进行两次测量。

2）正常值：平静呼吸时，膈肌移动度一般为 1.8±0.3 cm（女性 1.6±0.3 cm），深呼吸标准为 7±0.6 cm（女性 5.7±1.0 cm）。膈肌移动度＜ 1 cm 提示膈肌功能不良。

3）影响因素：对呼吸模式的变化敏感，与 FVC 相关。

（4）膈肌外吸气肌：超声评估辅助的吸气肌有助于全面了解患者吸气强度、患者与呼吸机相互作用等信息。健康受试者仅在最大吸气努力期间才观察到胸骨旁肋间肌增厚，ICU 患者的初步发现表明，呼吸负荷与胸骨旁肋间增厚分数之间存在剂量反应相关性。

三、呼吸训练的方法

呼吸训练可提升心力衰竭患者 VO_2 峰值、缓解其呼吸困难、强化其肌肉力量。它可作为体能低下的心力衰竭患者最初的训练形式，并贯穿在运动康复活动的全程，以达到优化心肺耐力的目的。

（一）训练前准备

1. 康复护士 / 康复治疗师准备

详细了解患者病史资料，有无禁忌证；建立患者数据库，方便后续评估整理；设定呼吸训练总体计划和优先顺序，根据患者情况及时调整进阶方案等。

2. 患者准备

在运动前注意休息，避免饱腹，并将疼痛、不适减至最轻；穿着宽松的衣服；取舒适的体位。

（二）呼吸训练方法

目前临床上常用的呼吸训练类型方法：吸气肌训练、其他呼吸肌训练、排痰训练、呼吸电刺激训练等。

1. 吸气肌训练

30%～50% 的心力衰竭患者存在吸气肌无力，即 PImax ＜ 70%，它是心力衰竭患者全因死亡率的独立预测因子。吸气肌训练（inspiratory muscle training，IMT）能有效提升吸气肌的力量与耐力，进而缓解呼吸困难症状，改善个体的日常活动能力及健康相关的生活质量，有助于慢性心衰患者峰值摄氧量及吸气肌力量的提高。目前吸气肌训练方法包含目标流阻负荷、机械阈值负荷、渐减式流阻负荷训练。推荐吸气肌训练的强度范围为 PImax 的 30%～60%，每周 5～7 天，每天 15～30 min，平均持续 10～12 周。

（1）目标流阻负荷：患者需要按照指示通过不同直径的小孔呼吸并产生高吸气流量。孔径减小，吸气过程中的阻力相应增大。流速阻力负荷的不足之处是患者可以通过降低吸气流速而减少吸气做功，从而减小吸气阻力。

（2）机械阈值负荷：在 IMT 训练中最常见。这项技术通常包含一个弹簧阀，通过努力吸气达到目标水平，以克服阻力并产生气流。阈值负荷的优势在于能够依据预设的 PImax 百分比精确调整吸气负荷的大小，从而满足特定的训练需求。

（3）渐减式流阻负荷：这种新的负荷训练方式结合了上述两种负荷方式的优点。在克服流量非依赖的阈值负荷后，流量依赖的渐减式流阻的阻力在吸气时随之下降，并适应呼吸系统的压力容量关系。相对于机械阈值负荷，它允许在更高的训练阻力下，仍保持充分的吸气容量。因此，渐减式流阻负荷的训练强度可以更高。

2. 其他呼吸肌训练

（1）缩唇呼吸：缩唇呼气可增加气道外口段的阻力，防止过早的气道闭合。

具体做法：取仰卧位或坐位，指导患者鼻腔吸气、经口呼气，平静深呼吸后，呼气时嘴唇呈吹口哨状，缓慢将气体经缩窄的嘴唇呼出，吸气时默念“1、2、3”，呼气时默念“1、2、3、4、5、6”，吸气与呼气时间之比为 1∶2 或 1∶3。缓慢呼吸对于减少解剖无效腔、增加肺泡通气量具有积极作用，但过度缓慢呼吸会增加呼吸功，导致耗氧量上升，因此建议每分呼吸频率维持在 10 次左右以确保训练的有效性。

（2）腹式呼吸训练：深而缓慢的腹式呼吸可降低呼吸阻力，增大潮气量，防止通气 / 血流比例失调。并且腹肌主动地舒张与收缩可增强膈肌运动能力，提高通气量，降低氧耗量，缓解呼吸困难，提升个体活动耐力。

具体方法：取仰卧位、立位或坐位，一手置于腹部，一手置于胸部，吸气时挺腹，保持胸部稳定不动；呼气时内收腹部，呼尽气体。每分钟重复 7～8 次，每次训练 10～30 min，建议每天 2 次。掌握腹式呼吸后，可结合缩唇呼吸训练，能有效提高呼吸运动的力量和效率，调动通气的潜力。

（3）持续深快呼吸训练：最大通气容积的深快呼吸可强化吸气肌耐力。具体做法：患者保持最大通气持续一段时间，通常是 2～3 次 / 天，每次 15 min。它的优点是不需要施加额外的阻力，但需要密切监测，避免低碳酸血症发生。对于无法长时间耐受的患者，可以酌情缩短训练时间。

（4）呼吸操：以缩唇呼吸训练结合肢体动作为主，经鼻吸气，经口呼气。

具体做法：第一节全身放松训练，安静仰卧或坐位，轻闭或半睁眼睛，意识集中于腹部，吸气时挺腹，呼气时内收腹部，平静缓慢呼吸，持续 3 min。第二节胸廓扩张训练，双手上举时经鼻吸气，放下时经口呼气，重复 10～20 次。第三节蝶式呼吸训练，仰卧或坐位，双手交叉于脑后，身体放松，吸气时双手张开后仰，肩关节外展，脊柱逐渐伸直；呼气时双臂贴近脸颊，重复 10～20 次。第四节交替出拳训练，双手握拳，双肘屈曲，向斜前方交替出拳，出拳吸气，还原呼气，重复 10～20 次。第五节下肢伸展运动，屈膝 90°，双腿交替伸直，抬起吸气，放下呼气，重复 10～20 次。第六节吹悬浮球训练，每组 15～20 次，重复 2 组。第七节整理，全身放松，安静仰卧或坐位，轻闭或半睁眼睛，平静缓慢呼吸，持续 3 min。

3. 排痰训练

对于合并肺部感染的心血管患者，除上述呼吸训练方法外，可指导其使用气道廓清技术进行排痰训练。气道廓清技术可以在短期内有效地清除气道分泌物，改善呼吸功能。研究表明，有效咳嗽的方法、主动循环呼吸技术（包括呼吸控制、胸廓扩张运动和用力呼吸技术）、体位引流、高频胸壁震荡、呼气末正压仪等气道廓清技术均能获得较好疗效。认知功能良好情绪稳定的重症患者在胸廓放松基础上，可通过各类呼吸运动及治疗技术重建正常呼吸模式。神志清楚、依从性好、咳痰能力下降的患者，应训练正确的咳嗽、排痰方法。这里介绍一些常用的排痰训练方法。

（1）有效咳嗽的方法：咳嗽是排出黏液的最有效手段，咳嗽时有较大的吸气量和较高的呼气流速，可以清除第六或第七节段支气管的分泌物。一个有效咳嗽分为 4 个阶段：第一阶段需要吸入足够的空气为有力咳嗽提供必要的气体，咳嗽时需充分吸气，吸气量至少要达到当前肺活量的 60%；第二阶段涉及关闭声门和腹部及肋间肌肉准备；第三阶段是主动收缩相关呼吸肌；第四阶段是声门打开和用力呼气。通常，一次用力呼气过程中患者可以咳嗽 3～6 次。

具体做法：向患者解释咳嗽要领，第一步缓慢深吸气，扩张胸腔获取必要吸气容量；第二步吸气后稍作闭气，优化气体的肺内分布，维持气管到肺泡的驱动压；第三步关闭声门，可进一步提高气道内压力；第四步增加腹压来增加胸膜腔内压，高压气流在呼气时产生；第五步声门开放，肺内压力升高时，迅速开放声门，高压气流冲出，促使分泌物移动随咳嗽排出。咳嗽时腹肌用力收缩，腹壁内陷，一次吸气可连续咳嗽 3 声，停止咳嗽，并缩唇呼尽余气，再缓慢吸气或平静呼气片刻，准备再次咳嗽。若需更强咳嗽反应，可断续分次吸气，促进肺泡膨胀，提升咳嗽频率和效果。

（2）主动呼吸循环技术（active cycle of breathing techniques，ACBT）：是一种灵活、可自主控制的弹性治疗和康复呼吸训练模式，ACBT 被证实在不加重低氧血症和气流阻力前提下，可实现支气管分泌物的有效清除及肺功能的改善。患者需主动参与全过程，共有三部分：①呼吸控制（breathing control，BC）：取前倾的坐姿或半卧位，放松上胸部和肩部，按自身的节律和深度放松呼吸，重复 3～5 次。尽可能利用腹式呼吸来完成该动作。旨在放松紧张的呼吸肌，避免气道痉挛。②胸廓扩张运动（thoracic expansion exercises，TEE）：将手放在胸廓两侧，指导患者深呼吸，感受胸廓扩张。吸气后保持 3～5 s，重复 3～5 次。旨在松动分泌物、预防肺不张。③用力呼气技术（forced expiration technique，FET）：患者正常吸气后，嘴巴张开呈“O”型，保持声门持续开放，同时收缩胸部和腹部，快速用力呵气（huffing）1～2 次。快速用力呵气促进低肺容积区分泌物向更大、更近端上气道移动。分泌物到达适宜位置后，通过在高肺容积位执行快速用力呵气或咳嗽动作，可有效清除。该动作可能是胸科物理治疗中最有效的组成部分。整个过程中均采用鼻吸气，嘴呼气的方式，张口呼吸比较困难的患者，亦可采用缩唇吐气的方式。

（3）体位引流：也称支气管引流，是一种患者被放置在特定体位上，待引流的每个肺叶置于高处，利用重力帮助分泌物从外周向更大、更中央的气道移动的特定技术，促进分泌物排出。

具体做法：体位引流时需抬高患部位置，以确保引流的支气管开口向下。基于影像学资料，识别患者病变的具体肺叶或段，实施针对性的体位引流。例如病变在肺部右上叶尖段，可采取半坐卧位；病变在肺部左上叶后段，可采用右斜俯卧位等。

（4）高频胸壁震荡：包括人工叩击排痰及机械振动排痰，人工叩击患者背部通过胸壁振动气道使附着在肺、支气管内的分泌物松动脱落，并刺激患者咳嗽，排出痰液。机械振动排痰通过机械振动方式对患者进行排痰治疗。垂直向作用力具备叩击、震颤效能，可松弛液化呼吸道黏膜表面黏液；水平向作用力则具备定向挤推、震颤效能，推动已液化的黏液排向主气道，便于痰液排出。

人工叩击排痰具体做法：患者取半坐卧位或侧卧位，操作者将手弯曲成杯状，利用腕部力量从肺下叶部向上叩击。叩击的力度依据患者病情而定。频率 30～40 次 / 分，边拍边鼓励患者咳嗽，促进痰液从周边肺野向中心呼吸道流动。必要时吸痰。

振动排痰机具体做法：患者取侧卧位，操作者手握排痰设备把手，缓慢匀速地将叩击头从患者前胸逐步向上移动至侧面及后背部，确保各部位均得到适当的处理。根据患者情况适时调节力度大小、振动频率及治疗时长，以保证施力均匀和频率稳定。在调节频率时，应紧握叩击头并确保其暂时不接触患者的身体。该操作通常在餐前 1～2 h 或餐后 2 h 进行，每次 10～15 min，每天 2～4 次，建议排痰前 20 min 雾化治疗，排痰后 5～10 min 吸痰。

4. 呼吸电刺激训练

呼吸电刺激训练又称反馈式呼吸电刺激训练，旨在强化血液循环，加速炎性渗出物的有效排出，提升呼吸肌的力量和耐力。常见的呼吸康复理疗设备如下。

（1）膈肌电刺激：膈肌起搏器是一种通过膈神经电刺激技术增强膈肌收缩力、改善呼吸功能的医疗仪器，分为植入式膈肌起搏器和体外膈肌起搏器。前者主要适用于高位截瘫和各种病因所致的低通气综合征，但体内植入电极易诱发神经损伤、局部或全身感染等医源性并发症，且治疗费用高昂，限制了临床应用。体外膈肌起搏器（external diaphragm pacemaker，EDP）结构简单、操作方便，但目前尚缺乏相关研究数据，临床应用有待进一步验证。主要适用于机械通气诱导的膈肌功能不全、呼吸衰竭、肺心病、中枢神经系统疾病以及顽固性呃逆等。禁用于气胸、胸膜粘连增厚、活动性肺结核。使用体外膈肌起搏治疗时，可结合膈肌超声同步评估疗效。

（2）腹肌电刺激：腹肌是重要的呼气肌肉，对腹肌进行训练不仅可以提升腹肌的力量，促进呼气，还可以间接强化膈肌肌力，对整个呼吸过程都有帮助。使用低频电刺激患者腹横肌促进腹肌收缩，从而减少危重症患者呼吸过程中的残气量，改善通气效果。而且与膈肌电刺激训练配合交替进行往往能够取得更好的训练效果，既能减少单一肌肉训练导致的肌肉疲劳，也有助于提高患者训练效果感知度，增强依从性。

（三）注意事项

（1）由于存在过度通气和呼出过多二氧化碳的可能性，所以避免患者多次深呼吸，以免出现头晕眼花；同时要注意其骨骼和躯干的位置。

（2）训练过程中患者出现咳嗽、咳痰等不适症状时，应及时暂停训练，终止训练或待患者缓解后继续训练。训练过程中注意观察患者的反应、监测生命体征，不应出现呼吸急促、心率增快、面色潮红等训练过度的表现。及时询问患者的感受、调整训练强度可以避免不良反应。

参考文献

［1］中华医学会，中华医学会杂志社，中华医学会全科医学分会，等．冠心病心脏康复基层指南（2020 年）．中华全科医师杂志，2021，20（2）：16.

［2］Azambuja ACM，de Oliveira LZ，Sbruzzi G. Inspiratory Muscle Training in Patients With Heart Failure：What Is New？Systematic Review and Meta-Analysis. Phys Ther，2020，100（12）：2099-2109.

［3］袁月华，谢立新，葛慧青，赵红译．肺康复成功指南．4 版．北京：人民卫生出版社，2019.

［4］中国病理生理危重病学会呼吸治疗学组．重症患者气道廓清技术专家共识．中华重症医学电子杂志（网络版），2020，6（3）：272-282.

［5］高怡，郑劲平．肺功能检查管理规范．北京：人民卫生出版社，2020.

［6］焦海旭．抗阻运动对心血管疾病患者心脏康复作用的研究进展．齐齐哈尔医学院学报，2020，41（9）：2.

［7］中华医学会心血管病学分会，中国康复医学会心肺预防与康复专业委员会，中华心血管病杂志编辑委员会．6 分钟步行试验临床规范应用中国专家共识．中华心血管病杂志，2022，50（5）：432-442.

［8］周明成．《美国心肺康复协会（AACVPR）心脏康复指南第六版》关于科学运动与训练的更新要点．实用心脑肺血管病杂志，2021，29（6）：1-6.

［9］朱蕾，陈荣昌．成人肺功能诊断规范中国专家共识．临床肺科杂志，2022，27（7）：973-981.

（陈媛　孙国珍　吴林静　李家华　王琴　郑亚敏　闫微　薛萌萌　刘雪竹　李巧燕　张美玲　张佳虹　韩琼）

第九章　辅助疗法在心脏康复中的应用

第一节　体外反搏

一、概念及原理

体外反搏（external counter pulsation，ECP）是一种通过体外无创性按压下半身的方法，减轻和消除心绞痛症状，改善机体重要脏器的缺氧缺血状态。增强型体外反搏（enhanced external counter pulsation，EECP），是由心电 R 波同步触发，在心脏舒张期和收缩期，对各段气囊进行充气、排气的一种无创性辅助循环装置。按照小腿、大腿到臀部进行序贯充气加压，通过多种机制改善器官缺血。在心脏的舒张期时，通过对下肢及臀部进行分段气囊充压，使得下肢血液加力驱回心脏，促进心、脑等器官的血液循环及全身的微循环。在心脏收缩期时，气囊同步排气体，下肢减压后动脉舒张，减轻心脏的后负荷。

二、作用机制

（一）对动脉血压改变的作用

EECP 能够通过减轻心脏后负荷，增加肾血流量及冠状动脉和其他器官的侧支开放，使得全身外周阻力降低，反搏时使舒张压升高，交感神经抑制、迷走神经兴奋，导致血管扩张血压下降。

（二）对左心室功能的作用

EECP 时静脉回心血量明显增加，导致心输出量增加，对低血容量性休克有纠正作用，促进心源性休克的治疗。

（三）对冠状动脉血流的作用

在灌注压特别高或低的情况下，身体自动调节机制丧失自动调节能力时，主动脉球囊反搏（IABP）能够使冠脉血流增加；严重的冠脉狭窄（超过管径的 90%）时，IABP 不能使狭窄后的冠脉血流发生改变。

（四）对外周循环的作用

1. 可适度增加血流剪切力

体外反搏可导致血管内皮细胞被拉长，有益于血管内皮的保护，从而延缓动脉粥样硬化的发生及发展。

2. 改善内皮功能

EECP 可以通过双脉动血流冲击，促进某些生物活性物质在血管内皮合成并分泌，刺激血管内皮细胞释放舒血管活性物质，调整血管内皮细胞形态与功能，达到改善血管内皮功能的目的。

3. 降低心肌氧耗量

EECP 可在心脏收缩前迅速将气囊排气，使外周阻力下降的同时左心室后负荷减轻，减少心肌氧耗，达到改善心肌供血。

4. 炎症因子和促炎黏附分子的下调作用

EECP 可将炎症基因表达下调，减轻血管内皮的某些炎症反应，抑制动脉粥样硬化心血管疾病的发生、发展。

三、适应证、禁忌证及注意事项

（一）适应证

1. 心血管疾病

（1）患者出现心绞痛、心肌梗死后、冠状动脉支架置入术后 / 冠状动脉旁路移植术后、非阻塞性冠心病等症状。

（2）慢性稳定型心力衰竭患者（缺血性，NYHA Ⅱ～Ⅲ级）。

2. 神经系统疾病

如出现缺血性脑卒中、短暂性脑缺血发作、帕金森病、阿尔茨海默病、睡眠障碍等。

3. 其他老年性疾病

如缺血性疾病合并2型糖尿病、糖尿病视网膜病变和糖尿病肾病、突发性耳聋、缺血性疾病合并焦虑症或抑郁症等。

（二）禁忌证

（1）下肢深静脉血栓、活动性血栓性静脉炎。

（2）中-重度心脏瓣膜病变，特别是主动脉瓣关闭不全或（和）狭窄。

（3）中-重度肺动脉高压（平均肺动脉压＞50 mmHg）和（或）右心功能不全。

（4）夹层动脉瘤：胸腹主动脉瘤、脑动脉瘤。

（5）未控制的高血压（≥ 170/100 mmHg）。

（6）心力衰竭急性发作期。

（7）心律失常未进行有效控制的，如频发期前收缩、异位心动过速、Ⅱ度或Ⅲ度房室传导阻滞，心房颤动（心室率＞ 100 次 / 分）、心房扑动等。

（8）瓣膜病、先天性心脏病、心肌病。

（9）出血性疾病或明显出血倾向，或用抗凝剂，INR ＞ 2.0。

（10）反搏肢体有感染灶或中重度水肿。

（11）下肢动脉支架置入。

（12）妊娠。

（三）注意事项

（1）血压≥ 170/110 mmHg 者，应先将其血压控制在 140/90 mmHg 以下。

（2）伴充血性心力衰竭者在行治疗前，应先控制好基本病情，下肢无明显水肿，治疗期间应严密监测心率、心律和血氧饱和度（SpO_2）等指标。

（3）心率≥ 120 次 / 分者，应控制其心率在理想范围内（100 次 / 分）。

（4）电极的位置：在胸部贴好电极，取 R 波峰值最高的位置；皮肤干燥者可将皮肤湿润后将电极粘贴紧密，以减少心电干扰。

（5）气囊套沿躯干方向进行包扎，治疗过程中要观察囊套是否有松弛。

（6）充气压力：依据患者的实际情况，使用高反搏波的情况下，选最小压力。

（7）充排气时间：T 波顶峰充气，P 波之前或 P 波顶峰排气，可调整气囊的充排气时间以获得最佳反搏波波幅、峰值比（D/S）和面积比（DP/SP）。

（8）对冠心病患者，EECP 血流动力学效果在 D/S ＞ 1.2、DP/SP 1.5～2.0 时为最佳。选择合适的气囊套、重新包裹、调整充气压力、充 / 排气时间等有助于达到理想比值。

（9）治疗中观察血氧饱和度，如降至 90% 以下，应停止治疗予以适当处理。

（10）禁止采用反搏仪的内触发模式对患者进行治疗。

四、操作方法

第一步：开机，将内囊中的空气排尽，外囊摊平后检查有无漏气。

第二步：将电极片贴在指定位置，胶带固定导联线，佩戴指脉探头。

第三步：患者平卧，尾骨对准臀部囊套中心点，确定合适位置依次从大腿、小腿、臀部包裹。

第四步：选择初始治疗压力，设定治疗时间，适时调整参数。

第五步：开始 EECP 治疗。

五、治疗方案

（一）第一阶段（即住院期康复或Ⅰ期康复）

对心血管病患者进行健康宣教，宣教内容包括：心血管疾病相关的基本知识及风险控制、戒烟及健康生活方式的宣教、EECP 治疗方法及运动锻炼的基本原理、心血管疾病危险症状的识别和急救方法。

出院前 1～2 周对冠心病患者进行全面的心脏康复评估，根据评估结果，确定患者可能出现心血管事件的危险性分层。心力衰竭患者可做运动心肺功能检测（CPET）或 6 分钟步行试验替代运动平板试验，进行危险分层。在患者身体情况允许时，心力衰竭患者可尝试在监护下进行 30 min 至 1 h 的 EECP 治疗，如果能够耐受，可第二日继续治疗 1 h。

如果仍然能够耐受，则可进行标准 EECP 疗程，并始终需要密切监护。对于高危患者，或虽然属于中危但存在运动中有不适症状、暂时对运动有顾虑或运动耐量低下的患者，可先行 EECP 治疗，待危险等级下降或运动耐量增加时，再行运动训练。

对存在运动禁忌，如不稳定型心绞痛、直立性低血压、静息心电图显示严重心肌缺血改变，合并肢体活动障碍如偏瘫，严重的骨关节疾病等情况，可先予以 EECP 治疗，待情况好转无运动禁忌时再开始运动训练。对合并运动障碍和严重骨关节疾病的患者，可以 EECP 作为运动训练的替代方式。

（二）第二阶段

可对患者实行继续健康教育、生活方式调整，监督患者的个体化运动训练及 EECP 治疗、营养和饮食咨询、心理咨询服务和药物调整。第二阶段的重点在于 EECP 治疗和运动训练。个人训练计划应该根据患者的危险分层确定。定期进行心率、血压、12 导联心电图和超声心动图检查，评估患者的安全和健康状况。第二阶段计划可在心血管事件发生的 2 周后开始。建议患者每周进行 3～5 次的 EECP 治疗和训练。每次治疗包括 60 min EECP 和医务人员监护下的个体化运动训练。一般情况下为 5～10 min 热身，20～30 min 中等强度的有氧运动［60%～80% 最大摄氧量（VO_2max）］，逐渐增加到 60 min。运动结束应有 5～10 min 放松。可通过心率、自我疲劳评分和谈话试验来控制运动强度。EECP 治疗与运动训练结合的方案可参考表 9-1-1。

表 9-1-1　EECP 治疗与运动训练结合的参考方案

周期	项目	风险		
		低危	中危	高危
1～14 d	EECP 治疗	可以进行	可以进行	可以进行
	运动训练	可以进行	可以进行	暂不进行
15～21 d	EECP 治疗	继续进行	继续进行	继续进行
	运动训练	继续进行	可以进行	暂不进行
22～35 d	EECP 治疗	继续进行	继续进行	继续进行
	运动训练	继续进行	继续进行	可以进行
第二阶段	EECP 治疗	继续进行	继续进行	继续进行
	运动训练	继续进行	继续进行	继续进行

EECP 治疗已被证实可提高患者的运动耐量。针对低危组、有运动能力的患者，运动训练与 EECP 治疗可同步进行；针对中危组、运动能力较差的患者，EECP 治疗被证实在 14 d 后开始帮助患者增加体力、精力，同时患者可以在医疗监督下进行运动训练直至完成 35～36 h 的锻炼。对于高危组患者，可在 EECP 治疗后运动耐量有所改善时开始运动训练。

（三）第三阶段

心脏康复维持阶段，主要向患者宣教如何长期维持健康的生活方式、二级预防药物服用及运动训练。例如持续进行体育训练，改善饮食生活习惯，控制危险因素，如高血压高危组患者应当尽可能 1 周接受 1～2 次 EECP 治疗。应与低危或中危组患者保持联系，确保其服药依从性良好，以及中等强度以上的有氧运动训练及抗阻训练，必要时可再次接受 EECP 治疗。再次的 EECP 治疗周期持续 15～20 d，每天 1 h，保持心脏功能在日常生活中处于更佳状态。

六、常见的临床问题及处理

随着 EECP 治疗应用日益普及，老年人或伴有糖尿病、低体重、肥胖、心力衰竭及外周血管疾病和接受抗凝治疗的患者在实施 EECP 治疗时应注意舒张期增压不理想、房颤和起搏器患者同步化等问题。

1. 老年患者

合并症多，有骨质疏松、尿频等问题。

2. 糖尿病患者

糖尿病患者容易出现皮肤损伤，建议可在治疗裤内穿着袜子。若发生皮肤损伤，可在后续的治疗中将损伤部位的囊套打开。

3. 肥胖或低体重者

肥胖患者腿部、髋部的赘肉和皮下脂肪会影响 EECP 舒张期增压，因此在治疗时需要在这些部位放置囊套。

4. 心力衰竭者

EECP 能够对患者的活动耐量、心力衰竭症状及生活质量等有所改善。研究显示，有心绞痛症状、左室射血分数≤ 35% 的在接受 EECP 治疗达到 35 h 的患者，大部分患者的心绞痛症状明显缓解或消失，生活质量显著改善，仅 3% 的患者心衰症状有所加重。因此，心功能Ⅱ～Ⅲ级的缺血性心力衰竭患者在药物治疗基础上应考虑 EECP 治疗。有明确的失代偿、容量负荷增加的患者需在病情稳定后再接受 EECP 治疗。

5. 外周血管疾病患者

近些年研究认为无论患者疾病的严重程度高低或是否进行过再灌注治疗，EECP 在这类患者中是安全、有效的，只需避开下肢血管支架植入部位。但是在治疗前需排除腹主动脉瘤。

6. 接受抗凝治疗者

EECP 治疗中，施加于下肢的压力为 220～300 mmHg，接受抗凝治疗的患者应谨慎选择。国际标准化比值（INR）＜ 3.0，患者还是可以接受 EECP 治疗，并且从中获益的。

7. 心房颤动患者

大多数房颤患者能接受 EECP 治疗，需要将心率控制在 50～100 次 / 分，但若是心室率过快，＞ 100 次 / 分或者频发早搏，气囊充气过快不能产生有效反搏效果；若是心动过缓，＜ 50 次 / 分，气囊充气时间过长有可能导致患者不适。如发生以上情况，应在患者心率得到适宜控制后再行 EECP 治疗。

8. 永久起搏器置入后的患者

永久起搏器置入后的患者在 EECP 治疗中要注意，在气囊充、排气过程中产生的躯体运动，有可能导致频率应答起搏器在 EECP 治疗过程中触发起搏器介导心动过速。这种情况下应程控关闭频率应答功能，心脏电除颤器不需要重新程控。

七、体外反搏的护理

反搏治疗过程中有振动状态，会使患者出现不同程度的恐惧和焦虑心理，不能很好地配合治疗。

（一）治疗前的护理

1. 环境准备

保持治疗室清洁、安静、舒适，室温保持在 22～24℃、湿度保持在 55%～65%，可播放轻音乐，以放松患者的紧张心情。

2. 询问病史

首先了解患者有无本次治疗的禁忌证，其次了解患者的既往史和对本治疗的了解程度，最后了解患者经济状况和有无医保等。

3. 心理护理

①对于首次接受治疗的患者，应消除患者的心理恐惧，应用简单易懂的语言让患者对增强型体外反搏装置有初步认识。②告知患者治疗过程中有可能出现的不适（如皮肤的受损，慢性头晕的患者治疗初期有可能症状会加重等）和对应的处理措施。③根据患者的心理状态给予相应的安抚。④增加与患者之间的沟通，可以让曾多次接受治疗并获益的患者讲解自我体会。

4. 监测患者的血压和心率

如患者发生严重的心律失常（频发早搏 10～15 次 / 分，阵发性心动过速、房颤伴心动过速等）、心率＜ 40 次 / 分或＞ 120 次 / 分、血压＞ 170/110 mmHg 均应报告医生。

5. 告知患者注意事项

①治疗前禁茶、酒、咖啡等易引起兴奋的饮料和相关药物，治疗前半小时禁进食和饮水。②指导患者选择舒适贴身的裤子并清空口袋内物品。③提前 10 min 到达反搏室。④嘱患者进行反搏前排空大小便，避免因此中断治疗。

（二）治疗中的护理

1. 粘贴电极

增强型体外反搏治疗仪粘贴电极应掌握以下原则：①保证心电图中 R 波主波向上；②心电波不发生或少发生漏触发、误触发；③避免影响气囊的包扎；④选择不受振动或少受振动的部位；⑤红白电极彼此不要靠近；⑥不会增加患者的痛苦。

2. 囊套的包扎

①根据患者的体型选择大小合适的囊套；②保持患者衣服和囊套平整，无皱褶；③包扎时囊套尽量贴近躯干方向，由小腿套开始依次为患者绑上大腿囊套和臀部囊套，绑定位置以小腿囊套上缘距离下膝关节 2 cm 位置最佳、大腿囊套上缘紧贴腹股沟为准；④气囊包扎松紧以能放入一个手指为度。

3. 正确选择压力

机型压力可调范围为 100～350 mmHg，但临床操作应根据以下 4 个条件选择不同的压力：①调节压力使增压波达到最高；②在保持最高增压波原则下，选择最小压力；③根据患者耐受情况（包括患者的肢体和病情耐受情况）调整压力，对于多次反搏的患者压力一般不小于 260 mmHg；④对于高血压的患者如出现 D/S 大于 1.5 时，应测量未包扎气囊上臂的血压，以不超过 180 mmHg 为宜，否则应适当减少压力。

4. 严密观察

①心电监护的波形是否正常和心律的变化；②气囊充气的顺序是否正确；③气囊有无漏气；④气囊排气是否充分和统一；⑤询问患者压力是否合适以及有无压痛和不适感；⑥反搏波的峰值比和面积比。

（三）治疗后的护理

1. 测量血压

询问患者感受，协助患者缓慢起离反搏床，检查患者有无皮肤破损，在反搏室休息 10 min 以防体位性低血压。

2. 填写记录单

治疗结束时填写患者本次治疗的生命体征、反搏压力、D/S 和 DP/SP、患者的主诉和治疗时间等。

第二节　体外心脏震波

体外心脏震波治疗（cardiac shock wave therapy，CSWT）是利用超声定位技术，依靠心电图门控技术触发，对确定好的心肌缺血靶区域释放脉冲式声能量（震波）。震波可通过一系列的作用机制诱导局部心肌一氧化氮的合成，以及表达多种血管生长因子，可以促进缺血部位毛细血管再生以及局部微循环的重建，可以增加心肌冠脉流量、减少心绞痛的症状、改善心肌缺血、提高心脏射血分数、减少左心室的重构、降低病死率。因此，它是一种安全有效，又无创、无痛的新型血管再生疗法，可以改善患者临床预后。

一、体外心脏震波工作原理

（一）体外心脏震波的构造

体外心脏震波治疗系统由主机、震波治疗源、治疗臂、控制与操作系统、超声定位系统、心电监护系统、治疗床等组成。

（1）主机：主要由电源系统（PCU）、主控制系统、震波发生和触发系统（PCCU）、水循环系统、治疗臂锁紧液压装置组成。①电源系统：为治疗系统各部分提供稳定而符合要求的电源。②主控制系统：实现对全系统的电气控制。③震波产生和触发系统：为震波治疗线圈提供高压脉冲电流，并产生触发脉冲。④水循环系统：为震波治疗源耦合水囊提供无气泡、与体温相近、具有一定压力的循环水，调节水囊高度，以保证震波治疗源电磁震波和定位超声波有良好的传导、缓冲和散热，使患者有较舒适的感觉，并能保证不同体型患者治疗震波准确对焦。系统包括：循环泵、加热和冷却装置、排气装置、温度和水压控制组件等。⑤治疗臂锁紧液压装置：为治疗臂各运动支点提供可靠、便捷的锁紧或释放，使其定位移动、旋转更加稳固、灵活。

（2）震波治疗源：主要由电磁线圈、反射器、同轴超声探头、超声探头升降装置、耦合水囊组成。①电磁线圈：产生治疗电磁震波；②反射器：将线圈产生的治疗电磁震波聚焦于距反射器端面约 150 mm 的治疗焦点，保证震波有一定的治疗深度；③同轴超声探头：用于对治疗部位的定位和电磁震波的准确对焦，由于超声探头与治疗电磁震波源同轴，能保证更好的定位精度；④超声探头升降装置：用于超声探头定位时的快速升降；⑤耦合水囊：为震波治疗源与患者的耦合体，又是震波治疗源耦合水的容器，其具有耐热、抗老化、塑性好、无毒无害、抗过敏的特性。

（3）治疗臂：治疗臂是震波治疗源与主机的连接体，它可使震波治疗源按照治疗的需要准确移动、旋转、定位。

（4）控制与操作系统：用于调整和控制治疗能量、频率、水囊高度、功能模式、脉冲计数显示等，方便地进行治疗操作。

（5）超声定位系统：用于对治疗靶区的定位、治疗震波的准确对焦、实时显示治疗过程。

（6）电监护系统：用于对患者的心电监护、利用R波触发震波治疗源发射电磁波，治疗波在每一次QRS波后触发一次，在正常心电活动时绝对不发放，保证了患者的安全。

（二）体外心脏震波的物理原理

CSWT采用低噪声、高压强、短脉宽、波型稳定的低能电磁震波为治疗波源，通过其主机震波发生和触发系统（PCCU）高压脉冲电路电容充放电产生高压脉冲电流，在触发脉冲（心电触发模式或复合触发模式）的触发下，高压脉冲电流流过震波治疗源电磁线圈产生脉冲磁场，推动覆盖在线圈上的金属振膜在震波治疗源耦合水囊内的水介质中振动产生电磁冲击波，这些电磁波经过抛物面反射器反射、聚焦，形成一个圆柱状电磁冲击震波焦点区。震波通过耦合水囊导入体内治疗区域（如心肌缺血靶区）进行震波治疗，通过超声探头，能够准确定位电磁震波焦点于治疗区域，并通过B超定位系统显示屏实时显示对焦和震波治疗的图像。通过治疗臂上的调整装置可调整震波治疗源的位置和角度，准确、方便地进行超声波和治疗震波的定位。

二、体外心脏震波的作用机制

1. 对血管再生的影响

血管再生（angiogenesis）是指在机体的生长和发育的过程中或是修复创伤、缺血缺氧及炎症等情况下，原有的微血管内皮细胞（endothelial cell，EC）经过生芽、迁移、增殖与基质重塑等形成新毛细血管的过程。CSWT的剪切力将血管内皮生长因子和抑制因子的平衡打破，使血管内皮生长因子增多，使得内皮细胞逐渐向周围组织迁移，然后生成毛细血管网；同时诱使心脏组织和内皮细胞释放出一氧化氮（nitric oxide，NO）和血管内皮生长因子（vascular endothelial growth factor，VEGF），促使缺血组织的血管再生，建立侧支循环，使心肌组织再灌流，达到改善心肌供血的目的，减少心脏缺血事件的发生。

2. 对心肌细胞凋亡的影响

心肌细胞凋亡可造成心肌细胞减少和心脏功能降低。CSWT通过抑制心肌细胞的凋亡，从而减少心肌损伤，抑制心肌重构，提高心功能，保护了缺血缺氧的心肌，从而改善心肌梗死患者的预后。

3. 对干细胞功能表达的影响

干细胞疗法可治疗缺血性心脏病存在移植后细胞归巢到局部损伤组织引起的细胞数量减少和移植后细胞存活率较低等问题。CSWT不仅能够抑制细胞凋亡，还有抑制抗氧化应激等作用，从而促进干细胞在心脏的归巢和分化。

4. 对心肌梗死后心肌纤维化的影响

心肌纤维化常发生在心肌梗死区域及其边缘区域，是发生心肌梗死后出现心力衰竭症状的主要原因之一，CSWT抑制心肌纤维化可能是发挥心肌保护效应的重要机制。

三、体外心脏震波的临床应用

（一）心绞痛治疗

1. 顽固性心绞痛

顽固性心绞痛是指冠状动脉疾病导致的冠状动脉供血不足引起的持续性心绞痛状态，不能被常规药物及再血管化治疗（PCI或CABG），且症状持续3个月以上，生活质量下降。CSWT可缓解顽固性心绞痛患者心绞痛症状、减少常规用药、改善心肌供血状态、提高活动耐量，且具有无创、安全等特点，目前可作为难治性心绞痛患者的一种新选择。

2. 稳定型心绞痛

CSWT可作为心绞痛患者缓解病情发作的一种心脏康复疗法。2018年国外学者在随访6个月后，发表了关于稳定型心绞痛患者的前瞻性、随机、对照系列研究，显示CSWT组平板运动试验ST段压低幅度和频率明显下降，心绞痛发作次数明显减少。

（二）缺血性心力衰竭治疗

冠状动脉粥样硬化的终末期表现会出现缺血性心力衰竭，不仅严重影响患者生存质量，还增加死亡率。CSWT能够有效改善缺血性心力衰竭患者的症状、提高其生活质量及活动耐力，使得缺血心肌血流得以改善，促进血管内皮生长因子和趋化因子的表达，从而抑制细胞凋亡。

（三）心肌梗死治疗

急性心肌梗死早期为心血管事件的高发期，有研究对急性心肌梗死行直接 PCI 术后 48～72 h 内的患者实施 3 次 CSWT，经过 6 个月的随访发现 CSWT 组左室射血分数明显改善，左心室内径有减小的趋势。

（四）特殊情况下的 CSWT

CSWT 安全性较好，对于存在特殊情况的患者，可作为常规药物治疗外的其他治疗选择。

1. 慢性肾功能不全患者

慢性肾功能不全合并冠心病患者往往血管病变严重，再血管化治疗效果欠佳，更容易诱发肾功能不全急性加重。采用 CSWT 的患者中有近 50% 合并慢性肾功能不全，包括部分透析患者，治疗后患者临床症状改善的同时均未出现慢性肾功能不全症状。

2. 碘对比剂严重过敏患者

碘对比剂严重过敏的冠心病患者，再行冠状动脉造影及介入治疗时，出现严重过敏反应的风险较高。这类患者可酌情选择 CSWT。

3. 高出血风险患者

冠状动脉术后抗栓药物治疗存在一定出血风险，尤其是高出血风险患者。目前临床研究均未观察到震波治疗部位或全身其他部位出血情况，理论上 CSWT 可安全地应用于出血高风险患者。

四、体外心脏震波的适应证、禁忌证及注意事项

（一）适应证

冠状动脉造影或冠状动脉 CT 血管成像中，提示血管存在中度至重度狭窄，经常规药物治疗、再血管化治疗［PCI 和（或）CABG］后仍出现缺血相关胸痛发作，且症状持续 3 个月以上，但不适合（如复杂弥漫病变、严重钙化病变、反复介入术后再狭窄病变、冠状动脉远端病变等）或不愿意接受 PCI 或 CABG 治疗，并同时满足以下条件的患者。

（1）CCS 心绞痛分级Ⅱ级及以上，NYHA 心功能分级Ⅰ～Ⅲ级。

（2）影像学检查［负荷超声心动图和（或）负荷心肌灌注显像］提示存在可逆性心肌缺血客观证据。

（3）血流动力学稳定。

（二）禁忌证

（1）心脏移植术后。

（2）机械瓣置换术后。

（3）心腔内血栓。

（4）严重且难以控制的心衰及血流动力学不稳定者。

（5）严重心律失常。

（6）感染性心内膜炎。

（7）严重的慢性阻塞性肺疾病及肺大疱。

（8）妊娠期妇女。

（9）假乳置入术后。

（10）恶性肿瘤或肿瘤切除术后 5 年内。

（11）室颤或心率＜ 40 次 / 分或＞ 120 次 / 分。

（12）左室射血分数（LVEF）＜ 30%。

（13）治疗区域皮肤严重破溃、湿疹或感染。

（三）相对禁忌证

（1）远离治疗区域的主动脉瘤。

（2）严重凝血机制障碍、血小板减少症或有出血倾向。

五、评估内容

（一）临床症状评估

可采用 NYHA 心功能分级、CCS 心绞痛分级、西雅图心绞痛量表（Seattle Angina Questionnaire，SAQ）、每周硝酸甘油用量等。

（二）专科疾病评估

1. 冠状动脉造影检查

可行冠状动脉血流储备分数评估或冠状动脉 CT 血管成像评估，从而判断冠状动脉病变程度。

2. 核素心肌灌注显像［SPECT/ 动态单光子发射型计算机断层显像（dynamic-single-photon emission computed tomography，D-SPECT）］或双核素心肌灌注 / 代谢显像

用于定位缺血心肌、评估缺血范围及代谢状态。

3. 超声心动图

观察心脏整体结构、功能和室壁运动状况，借助辅助药物/运动负荷超声心动图和应变成像技术，更加准确地定位缺血心肌部位并测定局部收缩功能。

4. 心脏磁共振成像

评估患者心脏结构、功能、心肌灌注及心肌活力，评价心肌梗死范围和程度。

5. 心脏正电子发射断层显像

用于评估和明确心肌缺血部位和范围，评价存活心肌和测定冠状动脉血流储备等。

6. 24 h 动态心电图

分析治疗前后心率、心律及 ST-T 改变。

（三）生活质量评估

6 MWT、平板运动试验或心肺运动试验，评估患者运动耐力和心肺功能，以及生活质量评估量表（如 SF-36、SAQ 等）。

（四）生化指标评估（可选）

为评估 CSWT 安全性，可通过评估心肌坏死标志物、B 型利钠肽/N 末端 B 型利钠肽原、肝肾功能、血糖、血脂等，以了解患者基本情况。

六、体外心脏震波操作流程

1. 确定治疗靶心肌

实行体外心脏震波治疗的患者，均采用小剂量多巴酚丁胺负荷超声心动图（LDDSE）与静息及多巴酚丁胺负荷状态下的心肌核素扫描（99mTc-MIBI 心肌灌注显像，MPI）对定位缺血心肌进行识别。可采用美国超声心动图学会推荐的 16 节段划分的方法，用室壁运动评分指数（WMSI）对存活的心肌进行识别。室壁运动评分标准如下：运动正常＝1；运动减弱＝2；运动消失＝3；反常运动或者室壁瘤＝4。存活心肌节段为用药时 2 个相邻异常节段有收缩运动改善（减少≥1 分）。然后接受 MPI，依据美国核心脏病学会推荐的方法分别从短轴、水平长轴、垂直长轴三个层面 17 个节段的半定量评价，采用四点记分法：摄取正常＝3，轻度降低＝2，中度降低＝1，重度降低或者是缺损＝0。治疗后心肌灌注评分增加值：1 分＝轻度改善，2 分＝中度改善，3 分＝完全恢复。

2. 生命体征监测

患者在治疗时取平卧位并处于安静状态，对患者进行 12 导联体表心电图，连接心电、血压及血氧饱和度监测。

3. 设置水囊高度

根据靶心肌部位调节水囊高度（定位），之后使超声探头下移并略突出于水囊表面达到清晰定位。为减少震波传导过程中的能量衰减，可增加水囊高度至轻触但不压迫患者胸壁的位置。

4. 机载超声寻找靶心肌节段

当探头向下接触胸壁后，先显示左心室长轴影像，继而顺时针旋转超声调节钮，依次显示出左心室短轴、四腔和左心二腔切面，当 2 个以上切面共同锁定同一个节段时视为定位成功。

5. 能量控制

定位完成之后升高探头以免干扰震波释放。之后按下震波释放器，从小能量 0.8 级（相当于 0.024 mJ/mm^2）开始，成功释放的标志为出现与患者心率快慢一致的“哒、哒”声，每 200 个点为 1 个频率周期。若无特殊，能量级别可逐渐调至 3 级（0.09 mJ/mm^2）。

6. 靶区内治疗点微调

常规情况下，我们对每个区域在 1～0～－1 或 2～0～－2 之间行 9 点组合，每点发放 200 次脉冲，共发放 1800 次（9×200）脉冲。

7. 治疗过程中监测

观察患者症状并观察生命体征及心电图，若出现不适症状或心电图改变，可降低能量级别并继续观察，仔细记录并分析原因。

目前，有两种治疗方案供患者选择：①每个月治疗 1 周，休息 3 周，每个治疗周进行 3 次 CSWT，分别在治疗周的第 1、3、5 天，需要持续 3 个月，共 9 次；②每周进行 3 次 CSWT，一次性当月完成 9 次治疗。

七、体外震波的护理

（一）治疗前护理

1. 健康教育和心理护理措施

护理人员对患者讲解 CSWT 的基本原理、治疗措施及治疗过程中、治疗以后出现的相关问题情况，消除患者的恐惧心理，增强患者治疗依从性和配合程度。护理人员要熟悉治疗过程出现的不良反应以及有效的处理措施。

2. 相关检查

在治疗前，护理人员协助患者完善其相关检查：超声心动图、心电图、胸部X线片、出凝血时间、心肌标志物、SPECT心肌显像检查等。

（二）治疗中护理

指导并协助患者采取平卧位，测量心率、血压、呼吸、血氧饱和度及心电图，通过术前MPI及LDDSE定位结果，判断出缺血心肌；在治疗过程中严密监测心电、血压动态变化：及时发现心电图变化；随着震波能量的调节，严密观察患者有无胸痛、胸闷等不适及心电、血压的变化并做好记录，治疗过程中随时询问患者的实时感受（例如有无心悸、胸痛、呼吸困难、眩晕等）；治疗结束后询问患者感受，记录CSWT治疗结束时间，同时记录结束时的心电图、血压、呼吸、血氧饱和度的数值，用于对比治疗前的变化。

（三）治疗后护理

患者术后回病房后仍予以心电、血压及血氧饱和度监测，严密观察患者是否出现心悸、胸痛等症状，及时通知医生处理。协助医生完成相应的项目复查，并为患者做好治疗后的健康宣教。

第三节 心脏康复物理治疗

一、电刺激疗法

（一）定义

电刺激是指用特定参数的脉冲电流，刺激组织器官或支配它们的中枢神经或外周神经，从而引起组织器官的功能发生改变。电刺激治疗于1958年由Caldwell首先提出，而应用于临床则始于20世纪70年代中期。近年来电刺激疗法在康复领域也广泛应用，可以消炎镇痛，延缓偏瘫患者因为肌肉失用引起的肌萎缩、加速患者康复，发展至今已获得了较好的治疗效果。医学上把频率范围在0～1000 Hz的脉冲电流划分为低频电流，而应用低频电流治疗相关疾病的方法称为低频电刺激疗法。低频电刺激疗法常应用于心脏康复早期，可以有效防止肌肉萎缩，提高肌肉力量和功能，维持血液流动，减少水肿，减轻疼痛等。其特点是可调的低压低频电流；对于感觉、运动神经的刺激作用较强；没有明显电解作用；止痛但没有热作用。因其具有安全有效、费用低廉、易操作等特点，已成为精准医学的重大趋势，且在多种临床疾病上已被验证有良好的临床疗效，值得在医学领域进一步研究和推广。

（二）分类

临床上常用的低频电刺激疗法主要有以下三种：神经肌肉电刺激疗法、功能性电刺激疗法、经皮神经电刺激疗法。神经肌肉电刺激疗法（neuromuscular electrical stimulation，NMES）作用机制主要为低频电流刺激神经或骨骼肌或平滑肌，以恢复其本身功能的方法，是应用低频脉冲电流刺激神经或肌肉使其收缩，以恢复其运动功能的方法。这种方法主要用以刺激失神经肌、痉挛肌和平滑肌，亦可用于治疗失用性肌萎缩，是目前心血管康复治疗手段中一种具有应用前景的新兴训练模式。功能性电刺激疗法（functional electrical stimulation，FES）利用一定强度、特定程序的低频脉冲电流刺激指定的肌肉群，诱发相应的肌肉运动，从而改善相应肌肉群的运动功能。经皮神经电刺激疗法（transcutaneous electrical nerve stimulation，TENS），是通过皮肤将特定的低频脉冲电流输入人体，刺激神经达到镇痛目的的方法，也称为外周神经粗纤维刺激疗法。

（三）作用原理

细胞在进行生命活动时都伴随电现象，即细胞生物电。电刺激是以低频脉冲电流刺激的方式对神经的反射性刺激或神经肌肉的直接刺激，细胞膜两侧电位改变，唤醒本体感受器，使肌肉被动锻炼、肌纤维增粗、肌肉的体积和重量增加、肌肉内毛细血管变丰富，从而增加肌肉强度；通过增加血管扩张性，改善局部血液循环和淋巴回流，促进新陈代谢，营养神经，促进术后恢复；通过调动机体内源性镇痛系统及神经递质起到镇痛作用。

1. 兴奋神经肌肉组织

（1）刺激中枢性瘫痪的肌肉时，肌肉的收缩可向中枢输入皮肤感觉、运动觉、本体感觉的信息冲动，促进中枢运动控制功能的恢复和正常运动模式的重建。

（2）刺激失神经支配肌肉发生节律性收缩，肌肉收缩的泵效应可增强肌肉的血液循环，减轻水肿，防止肌肉萎缩的发生，防止纤维化、硬化和痉挛，可保持肌肉性能与质量，有利于运动功能的恢复。

（3）刺激运动神经可引起较大的募集活动，激活较多肌纤维，肌肉发生收缩，增强肌力。

（4）刺激平滑肌，可提高平滑肌的张力，锻炼肌肉。

2. 改善局部血液循环

（1）肌肉“泵”作用：电刺激被动的节律性收缩和舒张产生的泵作用，可改善血液循环，促进静脉淋巴回流，改善水肿。

（2）组胺和乙酰胆碱作用：作用于表皮组织的低频电流刺激使细胞兴奋，释放组胺促使毛细血管扩张。同时神经受到电刺激后，细胞释放少量的乙酰胆碱等物质，可使血管扩张。

（3）轴突反射原理：低频电流刺激皮肤，使神经兴奋传入冲动同时沿着与小动脉壁相连的神经元轴突传导，使小动脉壁松弛而扩张，在治疗中和治疗后电极下的皮肤浅层轻度充血潮红。

3. 镇痛作用

（1）即时镇痛作用：使用电刺激时可刺激周围神经粗纤维，以“闸门控制学说”来解释。

（2）累积镇痛作用：多次治疗后的累积镇痛作用与产生即时镇痛作用的各种因素和局部血液循环改善密切相关。局部血液循环的改善能减轻局部缺血、缺氧、加速致痛物和酸性代谢产物的清除、减轻组织和神经纤维间水肿、改善局部营养代谢，从而消除或减弱了疼痛的刺激因素，达到镇痛效应。

（3）电针镇痛作用：以外周镇痛机制和中枢镇痛机制来解释（表 9-3-1）。

表 9-3-1 不同频率的刺激对肌肉的作用

频率	对肌肉的作用
2～9 Hz	改善血液循环
10～20 Hz	增加肌肉耐力
20～30 Hz	增加肌肉维度与体积
40～70 Hz	紧致肌肉与塑形
75～100 Hz	增加肌肉力量与神经肌肉募集
100 Hz	增强肌肉爆发力

（四）适应证与禁忌证

1. 适应证

（1）神经失用症，各种原因导致的失用性肌萎缩，肌腱移植等手术后姿势性肌肉软弱，因长期卧床、活动减少等所致的轻度静脉回流不畅等。

（2）下运动神经元病损所致的肌肉失神经支配。

（3）脑血管意外、小儿脑瘫、产后引起的痉挛性瘫痪、脑外伤、脊髓损伤、多发性硬化等。

（4）心脏病重症患者。

2. 禁忌证

有出血倾向、急性化脓性炎症、严重心力衰竭、感觉过敏者、对电流过敏患者、植入心脏起搏器者、孕妇等。

（五）在心脏康复中的应用

1. 在心血管疾病重症患者康复中的应用

NMES 作为一种无创、安全、可行的干预方式，一旦符合康复的介入指征，则应尽早开始，尤其是对于那些不能自主活动的患者，如昏迷的或者镇静的患者。心脏重症患者由于心脏泵血功能的下降，外周实际血液供应减少，进一步加重骨骼肌失用性萎缩，且多采用机械通气、ECMO、IABP 辅助支持手段，限制了主动运动康复的实施。因此，早期康复治疗多以物理治疗仪如神经肌肉电刺激以及被动关节活动度训练为主。临床证据表明，NMES 不依赖于患者严重程度、意识和配合水平，可以在极早期应用于 ICU 患者以加速其康复，因此是一个非常有前景的治疗手段。

2. 在心血管疾病恢复期或稳定期患者康复中的应用

心脏病患者住院期间因病情和条件限制无法进行早期主动活动，如急性心力衰竭患者、急性心肌梗死患者，因为血流动力学不稳定、持续的呼吸困难、极度虚弱或恐动症而拒绝早期心脏康复治疗。同时研究调查发现，20% 的冠心病患者会发生恐动症，其中 AMI 患者恐动症表现尤为突出。因此通过肌肉电刺激和神经肌肉电刺激可以进行早期辅助治疗，其在心脏病患者中得到了广泛研究，尤其使慢性心力衰竭患者受益，可以防止肌肉萎缩和肌力的下降，最大限度地维持患者的功能，并且不会引起过度的心血管反应。而且 NMES 对中老年心力衰竭患者运动功能起到一定的改善作用，可作为一种辅助干预方式被运用到心脏疾病康复中，特别是对于进行运动有困难的中老年心力衰竭患者。但是 NMES 并不能代替早期活动和运动训练，如患者病情平稳，经过专业评估符合心脏康复标准，应尽早鼓励患者进行主动活动和训练。

（六）操作流程及注意事项

1. 操作流程

（1）治疗前向患者说明治疗过程中可能出现的感觉，如麻颤感、震颤感或肌肉抽动感等。

（2）患者取舒适体位，使肌肉放松，暴露治疗部位，找出需要刺激的肌肉点。

（3）打开电源，根据治疗部位正确放置电极片。

（4）合理选择参数，如治疗频率、脉宽、治疗时间，再调输出的电流强度。在调节电流强度时，速度应缓慢，以引起不过于强烈但有明显可见的肌肉收缩而无明显皮肤疼痛为度。

（5）治疗结束后，关闭电源，取下电极。

2. 注意事项

（1）皮肤有瘢痕、溃疡或皮疹时，电极片应避开这些部位；电极与皮肤应充分接触，以免电流集中引起损伤；电极部位保持清洁，便于通电。

（2）健康宣教：在治疗中不得随意取下电极片，不得随意加大电流量，以免被电击。治疗中患者不得任意挪动体位，以免电极脱落直接接触皮肤而发生烧伤，治疗时电极下不应有痛灼感。治疗中如出现疼痛，应中止治疗。

（3）开始治疗前应向患者讲解治疗时应有的感觉，治疗剂量缓慢增加。

（4）治疗中应经常巡视，对有局部感觉障碍、血液循环障碍的患者尤其注意，防止烧伤。

（5）此疗法必须与其他疗法，如运动训练、心理治疗相结合，才能取得很好的效果。

二、气压治疗

（一）定义

气压治疗主要是指通过加大气压对身体的软组织动脉、静脉、血管以及神经施以一定的压力，从而缓解不适症状的治疗方式。气压治疗通常采用气压治疗仪，多指空气波压力治疗仪，又称循环压力治疗仪、梯度压力治疗仪、四肢循环仪或压力抗栓泵等。通过多腔气囊有序充放气，对组织和肢体形成梯度压力，对下肢进行均匀挤压，从而加速下肢血液回流，改善血液循环，预防血栓形成，直接或间接治疗与血液循环有关的疾病。气压治疗具有安全、简单、无痛苦、副作用小的特点，因此广泛应用于临床。

（二）工作原理

气压治疗属于复合物理治疗方法，主要是依据流体力学原理、三级压力系统理论设计而成，通过对多腔气囊由远心端至近心端有顺序地节律性反复充放气，形成了对肢体和组织的循环压力，能够将淤积的淋巴液推回血循环中，促进血液和淋巴的流动及改善微循环，加速肢体组织液回流，有助于预防血栓的形成、预防肢体水肿。预防凝血因子的聚集以及对血管内膜的黏附，防止静脉血栓的形成，且增加纤溶系统的活性；通过被动均匀的按摩作用，随着血液循环的加速，可以加速血液中代谢废弃物、炎症因子、致痛因子的吸收。

（三）适应证与禁忌证

1. 适应证

（1）术后卧床不能下地活动者，如心血管疾病（如经皮冠状动脉造影术 / 支架植入术、起搏器植入术、射频消融术等）围手术期患者。

（2）深静脉血栓（DVT）形成高危人群。

（3）长期卧床自理能力中、重度依赖的患者。

（4）合并有以下疾病的患者：静脉功能不全、静脉曲张、糖尿病足、糖尿病引发的末梢神经炎。

2. 禁忌证

（1）严重心功能不全、主动脉瘤及夹层动脉瘤。

（2）近期下肢深静脉血栓形成、深静脉血栓栓塞、血栓性静脉炎者。

（3）肢体弥漫性感染未得到有效控制者。

（4）有严重凝血功能障碍的患者。

（5）骨肿瘤、骨关节结核、骨折后固定不充分者。

（6）有手术伤口或创伤伤口者。

（7）严重骨质疏松患者。

（四）在心脏康复中的应用

1. 在心血管疾病合并糖尿病患者康复中的应用

该类患者由于血糖、血脂等多种代谢紊乱，致血管内皮细胞损伤，释放血管性假血友病因子增加，促使血小板黏附，血浆纤维蛋白原增加，血液黏滞度增加，导致凝血功能异常，增加下肢静脉血栓的发生风险。采用加压泵治疗，增加神经血流灌注和氧合作用，从而减轻肢体麻木，达到改善功能的目的。

2. 在心血管疾病重症患者康复中的应用

重症监护病房患者由于卧床及制动、无法主动转变体位、组织供血异常、受压肢体抗压水平降低、疾病种类多、管道多等原因，是下肢深静脉血栓发生的高危人群。研究发现气压治疗可显著加快腘静脉和股静脉血流速度，降低下肢肿胀发生率，并降低重症患者住院期间下肢 DVT 发生率，不影响患者的凝血功能，不增加患者的并发症，安全、有效。

3. 在心血管疾病相关术后康复中的应用

冠心病是常见的心血管疾病，其发病机制主要与冠状动脉粥样硬化病变有关，多数患者及时接受介入治疗后能够稳定病情，挽救生命。PCI、射频消融术或行起搏器植入术的患者，术后通常需要制动。由于术后易造成患者血液处于高凝状态，加之术后长期卧床制动，导致下肢肌肉、血管长时间放松，使患者下肢肌力和泵血功能部分丧失，从而引起下肢静脉回流变慢，血运情况不佳，容易形成深静脉血栓（DVT），舒适度下降，增加患者预后风险。研究发现 PCI 术后采用气压治疗联合多维化个体护理模式，能够显著改善老年冠心病介入术患者心理状态，提高其生活质量，减少相关风险事件，提高患者及家属满意度。

（五）操作流程及注意事项

1. 操作流程

（1）检查气压治疗仪性能是否良好。

（2）治疗前告知患者穿舒适的棉质薄长衣裤，协助患者取坐位或仰卧位。

（3）检查皮肤情况有无异常或破溃。

（4）将型号适宜的压力保护套置于患者肢体合适的位置，充气囊置于肢体下方，将肢体包裹，确保松紧适宜。

（5）确保气压治疗仪各接口连接正确，设置参数（包括充气压力值、时间），调节压力值，压力通常为 25～30 mmHg（1 mmHg ＝ 0.133 kPa），治疗频率通常为充气 1 min，休息 10 s，按照脚、小腿、膝盖、大腿的顺序反复对患者下肢施加及释放压力，反复操作。

（6）观察患者耐受情况，以患者自觉舒适为宜，患者若出现不适，应立即停止使用。

2. 注意事项

（1）治疗前检查设备是否处于功能状态。

（2）每次治疗前检查肢体是否有尚未结痂的溃疡或压疮，如有，应加以隔离保护后再进行治疗；若有出血伤口则应暂缓治疗。

（3）治疗应在患者清醒的前提下进行，患者应无感觉障碍。

（4）治疗过程中应注意观察患者肢体皮肤颜色变化情况，并询问患者的感觉，根据情况及时调整治疗剂量。

（5）向患者说明治疗的作用，解除其顾虑，鼓励患者积极参与配合治疗。

（6）老年、血管弹性差的患者，压力值从小开始，逐步增加到患者耐受为止。

（7）如果患者暴露肢体 / 部位，请注意穿一次性棉质隔离衣或护套，防止交叉感染。

（8）治疗过程中多巡视患者，应注意观察患肢的肤色变化情况，并询问患者的感觉，根据情况及时调节治疗压力，及时处理异常。

三、体外膈肌起搏

（一）定义

体外膈肌起搏（external diaphragm pacemaker，EDP），是一种无创、安全、简便可行、能有效提高患者生活质量的一种呼吸肌辅助治疗和锻炼的方式，通过体表电极刺激膈神经，使膈肌规律地收缩和舒张，增加膈肌移动度，增强膈肌肌力和耐力，增加肺通气量，改善呼吸困难，提高运动耐力，降低静息心率，从而改善心功能，改善患者的生活质量，EDP亦可以辅助排痰，降低肺部并发症的风险。EDP技术应用于临床已有30余年，适用于中枢性病变引起的呼吸肌麻痹、慢性阻塞性肺疾病、顽固性呃逆以及肺功能较差患者的呼吸功能支持等。EDP属于被动式训练，无需主动配合，绕过传统运动训练的限制和影响因素，认知功能障碍、昏迷等配合度低的患者亦可使用。

（二）作用原理

膈肌是最主要的呼吸肌，承担人体60%～75%的通气功能。据测定，膈肌收缩而增加的胸腔容积相当于肺通气总量的4/5。成年人膈肌每下降1 cm，胸腔容积增大约350 ml。体外膈肌起搏通过体外电极对膈神经进行功能性无创的电刺激，提高膈神经的兴奋性，使膈肌有规律地收缩，从而使胸腔容积相应增加，提高肺泡有效通气量，维持患者膈肌功能，并逐渐恢复患者膈肌的正常功能。

1. 兴奋神经肌肉组织

（1）通过膈神经肌肉接头兴奋膈肌细胞（纤维），引起膈肌纤维收缩，临床表现为深吸气。

（2）运动神经受刺激兴奋的同时，感觉神经纤维也会受刺激兴奋，间接影响膈肌收缩，使呼气中枢兴奋，吸气中枢抑制，促使吸气转为呼气，从而加速了吸气与呼气活动的交替，在临床上表现为补呼气增加。

2. 对机体的影响

（1）对膈肌的影响：通过提高患者膈肌移动度，改善患者的通气功能及血气情况。

（2）对肺动脉压的影响：可降低肺动脉压力。

（三）适应证与禁忌证

1. 适应证

（1）慢性心力衰竭。

（2）肺源性心脏病。

（3）肺动脉高压。

（4）肺康复（如COPD康复）。

（5）咳嗽排痰能力下降。

（6）脱机/拔管/脱氧困难。

（7）肺炎、间质性肺病。

2. 禁忌证

（1）气胸。

（2）胸膜粘连增厚。

（3）活动性肺结核。

（4）使用植入式电子装备（如心脏起搏器、主动脉球囊反搏）的患者除在医生指导下外禁止使用EDP。

（四）在心脏康复中的应用

1. 在心血管重症机械通气患者中的应用

机械通气是危重患者常见的生命支持手段，随着机械通气患者的增加，呼吸机相关膈肌功能障碍（ventilator-induced diaphragmatic dysfunction，VIDD）发生率也逐渐增加，VIDD是指由呼吸机诱发，因长时间机械通气导致的膈肌无力。研究表明，机械通气期间每天膈肌萎缩率为2.4%～10.9%。EDP体表电极可通过一定的放电频率刺激膈神经，支配膈肌运动单位的收缩，从而对呼吸系统产生2种效应，即离心性膈神经兴奋（表现为深吸气）和向心性膈神经兴奋（表现为补呼气增加），进而改善患者的呼吸功能。研究显示，EDP可改善呼吸机依赖患者的膈肌功能。通过改善膈肌功能，从而改善通气功能，减少机械通气时间，使自主呼吸能满足自身需求，尽早恢复自主通气，撤除机械通气支持。

2. 在慢性心力衰竭患者中的应用

呼吸肌是一组特殊的骨骼肌，包括膈肌、肋间肌、腹直肌、腹横肌及其他辅助肌肉，其中膈肌是最重要的吸气肌，在静息和活动时承担超过60%的潮气量支持功能。因此，膈肌的萎缩和功能下降常引起吸气肌无力和通气功能障碍。多项研究证实，心力衰竭患者出现吸气肌无力较下肢无力更为常见。此外，还因存在不同程度的肺水肿、肺淤血、肺毛细血管通透性增加，影响肺泡的通气和换气功能，患者往往过度启用辅助呼吸肌，形成低效呼吸模式，如耸肩呼吸，加重吸气肌疲劳，进而加重心脏负荷。EDP 可增加摄氧量，促进 CO_2 排出，改善机体缺氧，使肺动脉压降低；同时可以增加胸腔内负压，心排出量增多，降低心脏后负荷，从而改善心肺耐力，减轻呼吸困难症状，提高运动耐力。

（五）操作流程及注意事项

1. 操作流程

（1）治疗前向患者解释说明仪器的使用方法及作用，取得患者的配合。

（2）检查患者治疗处皮肤有无破溃，是否对电极片过敏等。

（3）协助患者取仰卧位、床头抬高至 60°或坐位，保持皮肤清洁。

（4）正确放置电极片，电极片分别置于患者双侧胸锁乳突肌外侧缘下 1/3 处和锁骨中线第 2 肋间胸大肌处。

（5）正确调节参数，采用平衡双向刺激，脉冲频率为 40～50 Hz，脉宽在 100～200 μs，脉冲幅度≤ 30 V，电流强度通常在 10～15 mA，以患者感觉舒适为宜。起搏次数成人：9 次 / 分（默认值）或根据（呼吸频率 ÷2）来调节。儿童：10～12 次 / 分或根据（呼吸频率 ÷2）来调节。

2. 注意事项

（1）请按照指示贴电极片。如果将电极片贴在了颈动脉窦处，可能出现头晕、头痛、视力模糊、全身软弱等不适症状，在这种情况下请迅速移除电极片并平卧，一般很快就能恢复。

（2）因电极片较大，可刺激到臂丛神经，可见手臂和手指的收缩，如收缩明显，建议将强度下调 1～2 Hz。

（3）治疗过程中应保持放松，尤其是高血压患者，充分沟通，避免紧张。

（4）治疗时尽量减少言语、大笑、转头和剧烈运动等动作，以免小电极片松动导致治疗无效以及因局部放电而疼痛。尤其是三凹征明显者，可用胶带固定，防止电极片脱落。

（5）昏迷或无法反馈强度调节的患者，以能看到胸锁乳突肌跳动的强度减 1 Hz，同时结合患者的肢体和头部反应来决定。

（6）可以和呼吸机同时应用，但只能在辅助模式和自主模式下。如为控制通气，病情允许的情况下，建议改为辅助模式和自主模式后应用 EDP。

（7）因为膈肌运动导致耗氧增加，部分患者治疗时 SaO_2 下降，建议配合吸氧使用（＞ 3 L/min）；对于已知 SaO_2 低者，配合吸氧使用。

（8）治疗 3～5 min 内，人机逐渐趋于同步，但不可能完全同步。绝大部分患者在同步的过程中无任何不适感。

（9）如已调至治疗强度，患者无任何感觉，建议更换导线或电极片。

（10）脉冲幅度不宜过高，电流强度不宜过大，膈肌本身易出现疲劳，膈肌过强的收缩会使肌细胞能量代谢发生障碍。

第四节　数字健康在心脏康复中的应用

随着信息技术、数字技术的蓬勃发展，医疗健康领域迅速向数字化、智慧化方向发展。近年来国外数字疗法发展飞速，其最早在美国起步，伴随着智能手机和移动互联网在 2010 年代的快速普及，国内数字疗法产品虽起步较晚，但紧跟国际发展，2016 年就有国内药企关注并投资数字疗法，随着 2017 年美国率先完成数字疗法审批，陆续有符合数字疗法定义的医疗器械通过了审批。近年由于 2019 冠状病毒病疫情发展的催化，智能手机及应用程序、可穿戴设备、云存储的发展，数字疗法得到更迅猛发展，用户可通过手机应用程序、电脑软件或可穿戴设备对自身健康状况进行监测并实时上传数据，使健康管理服务的空间范围逐步从医疗机构内部拓展到广泛的数字世界，成为数字技术与医疗技术结合的重要发展方向，尽管数字疗法仍处于发展初期，但已展现出巨大的发展潜力。

一、数字疗法概念

国际数字疗法联盟（Digital Therapeutics Alliance，DTA）作为在美国成立的非营利性行业协会，由全球数字疗法行业内的领军者于2017年创立，权威性来自各成员价值观的一致性和公认标准，具有审慎的学术态度和基于证据的信仰，使得数字医疗像传统医疗一样，让人们相信从数字疗法上能够使健康获益。DTA对数字疗法（digital therapeutics，DTs）的定义是：使用基于证据的、经过临床评估的软件直接向患者提供医疗干预，以治疗、管理和预防广泛的疾病和病症。简单理解为借助软件程序驱动，以循证医学为基础为人们制订干预方案，用来治疗、管理或预防疾病。其本质是服务的数字化，将医生的经验转化为软件，通过数据沉淀，不断迭代优化，最后将所有能数字化的服务内容全部变成数字疗法，核心功能则是用于预防、管理或治疗某种疾病。数字疗法可以单独使用，也可以与药物、医疗器械或其他疗法配合使用。其通过信息（如App上的文字、图片、视频）、物理因子（如声音、光线、电流、磁场及其组合）、药物等对患者施加影响，以优化患者护理和健康结果。

二、数字疗法与数字医疗、数字健康的关系

数字疗法与数字健康、数字医疗的概念常被混淆使用，三者之间理应是层层包含的关系，即数字健康＞数字医疗＞数字疗法。当然，根据各地区的具体情况，在数字疗法尚未被严格定义的地区，三个概念的定义存在不同程度的交叉。世界卫生组织在2019年发布的《数字健康全球战略（2020—2024）》中提出，数字健康可被理解为“与开发和使用数字技术改善健康相关的知识和实践领域”，数字健康（digital health）包括干预消费者生活方式、健康状况和其他与健康相关的技术、平台和系统。数字健康定义最为宽泛，相较于数字健康，数字医疗（digital medicine）是具有循证依据基础的，适用于医疗流程的技术、平台或者产品，包括数字化诊断、数字化生命标志物、远程监控等产品，但不一定采用软件驱动的干预及治疗措施。而数字疗法相较于数字医疗，核心功能是由软件驱动的，服务对象更强调着眼于患者，是对患者特定疾病提供的预防、管理、治疗等干预措施（图9-4-1）。

经过上述分析可以看出，数字健康是一个很广泛的概念，一切和健康相关的系统都可以称之为数字健康产品。相比之下，数字医疗和数字疗法的

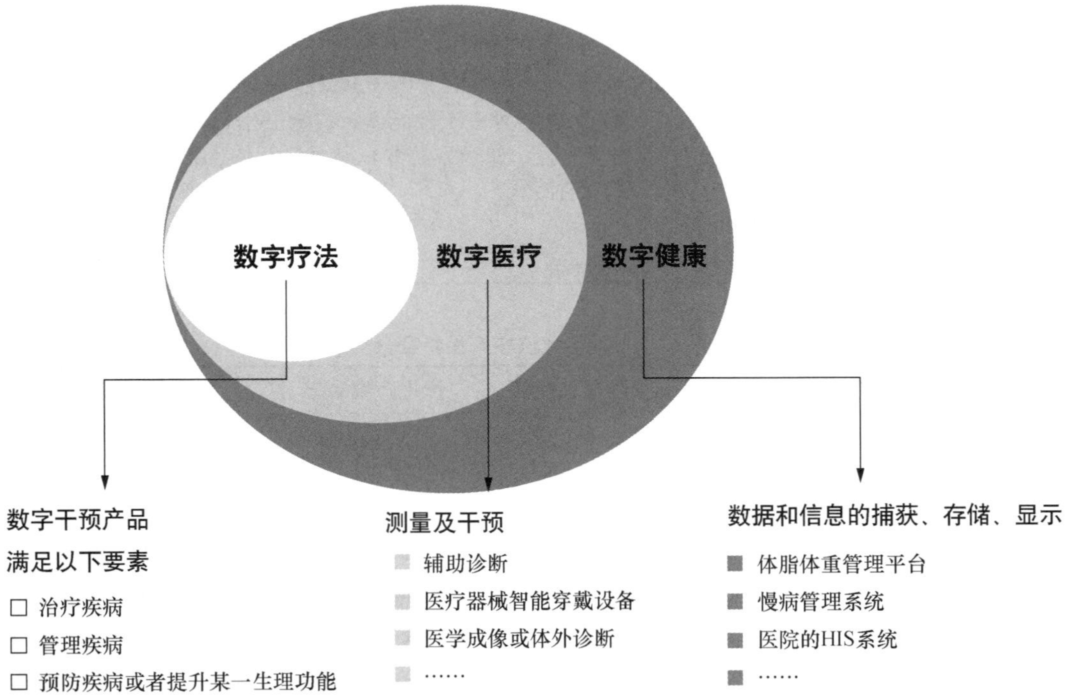

图9-4-1　数字疗法与数字医疗、数字健康的关系图

定义要更严格一些，这两类产品都需要对人体的健康起到测量或干预的作用。数字疗法产品则更需要针对某一种具体的医学疾病起到作用（表 9-4-1）。

三、数字疗法产品

为有效识别数字疗法产品，DTA 定义了 10 条数字疗法产品的辨识原则，这些原则分别从医疗、伦理、软件、监管等方面给出了明确的要求，具有严格的适用范围，且需要经过严格的临床试验认证。所有数字疗法的产品都应该符合下述原则。

（1）预防、管理或治疗（处置）失调症或疾病。

（2）医学干预措施由软件驱动产生。

（3）综合设计、制造和质量保证的最佳实践。

（4）能让用户参与产品开发和可用性评测过程。

（5）考虑患者隐私和安全保护。

（6）应用产品部署、管理和维护的最佳实践。

（7）在同行评审期刊上发表包括有临床意义结果的试验结果。

（8）由监管机构根据需要进行审查、批准或认证，以支持产品风险、功效和预期用途的声明。

（9）根据临床评估和监管状况做出相应的声明。

（10）收集、分析和应用真实世界证据和（或）产品性能数据。

四、数字疗法产品分类

数字疗法可作为单一疗法使用，也可与现有的其他疗法联合使用，加强其他疗法的干预效果。但需注意的是，数字疗法的适应证是有限的，且无法提供高难度的服务内容。随着数字疗法的发展，其应用范围逐渐打开，尤其是具备管理周期长、干预措施多、循证有依据、患者依从性低等特征的疾病。根据不同的研究目的，对数字疗法产品进行以下分类。

（一）按照目标产品特征分类

数字疗法联盟将数字疗法根据其目标产品特征分为四类：解决某种身体病况、管理或预防某种疾病、优化药物治疗、治疗某种疾病（表 9-4-2）。

表 9-4-1　数字疗法与数字医疗、数字健康的比较

	数字健康	数字医疗	数字疗法
临床证据	不需要通过临床证据证明产品的有效性	全部需要临床证据	需要临床证据，还需要真实世界效果
监管	不需要满足医疗器械的监管标准，并且不需要受到医疗相关部门的监管	所受监管有所不同。医疗器械的数字医疗产品，需要接受监管认证。用于开发药物，器材或相关医疗产品的数字医疗产品则仅需要接受监管部门适当的评审	必须接受监管部门的评审，并需要就产品的安全性、疗效和可能的使用方式取得监管部门的认证
产品举例	用户直接使用的应用程序产品，如生活方式类 App、健身类 App、营养管理类 App、用药提醒类 App 健康信息系统，如电子病历系统，电子处方系统	数字诊断，如各种人工智能诊断系统。患者远程监控，如患者药物依从性监测，患者监控系统	预防某种疾病：如预防糖尿病的软件系统。管理某种疾病：如帮助高血压患者管理血压的 App。治疗某种疾病：如治疗儿童多动症的游戏和治疗物质使用障碍的 App

表 9-4-2　数字疗法按产品特征分类

	解决某种身体病况	管理或预防某种疾病	优化药物治疗	治疗某种疾病
安全监管程度	监管部门有自由裁量权，不需要明确的监管	第三方机构的有效性验证；国家监管部门的安全声明	第三方机构的有效性验证；国家监管部门的安全声明	第三方机构的有效性验证；国家监管部门的安全声明
与疾病的关系	不需要对产品对于某一种疾病的有效性进行声明	中低程度的有效性说明，如可以缓解病情发展	中高程度的有效性说明，如提高辅助疗法的功效	中高程度的有效性说明，如对临床结果有帮助
用户获取方式	直接获取	非处方或处方	非处方或处方	处方
使用方式	单一疗法或者间接辅助另外的疗法	单一疗法或者直接辅助某种并行治疗	直接辅助某种并行治疗	单一疗法或者直接辅助某种并行治疗

（二）按照功能分类

数字疗法产品按照功能分类，可以分为预防、管理、治疗三大类，覆盖患者病情演进过程中三大重要场景（表 9-4-3）。

表 9-4-3　数字疗法按功能分类

	预防疾病类	管理疾病类	治疗疾病类
特点	提供生活方式（睡眠、饮食、运动等）上的指导，从而预防或延缓慢性病的发展	记录症状和生理指标，提高患者对治疗的依从性，从而帮助患者管理疾病；通常与药物干预同时进行	常常作为单一疗法（仅靠数字疗法产品进行干预）出现，可以取代药物治疗
功能	预防	康复	治疗
应用领域	常应用于慢性病预防，如预防肥胖症、维持心理健康、干预糖尿病前期等	应用领域最广，包括对心理健康、心血管疾病、呼吸系统疾病、慢性病等管理和干预	常用于精神、心理领域，依靠数字认知行为疗法来治疗心理健康异常和行为障碍
是否需要处方	可自行购买或需要处方	可自行购买或需要处方	需要处方
目标人群	所有人	患者	患者

（三）按照适应证分类

现有的数字疗法产品按照适应证可以分为呼吸系统类疾病、运动系统类疾病、精神类疾病、内分泌系统类疾病、皮肤疾病、神经系统类疾病、消化系统类疾病、循环系统类疾病、眼科类疾病、肿瘤类疾病、免疫系统类疾病、血液系统类疾病十二大类，具体有 30 多种适应证，虽然种类繁多，但具有一些共同特点。

（1）病程长需要居家管理的慢性疾病，如高血压、糖尿病、冠心病、脑卒中、精神心理疾病，癌症，对于这些常见慢性病的治疗，目前最佳的干预措施仍然是对患者的饮食、运动、用药等进行多方面自我管理。然而患者的生活习惯和思维惯性通常较为固化，很难得到及时纠正，且这种自我管理一般要求患者具备一定的医学知识储备，因此数字疗法的作用就凸显出来了。

（2）对服药依从性或者对自我管理需求高的疾病，如糖尿病、高血压、心理健康疾病，患者需长期服药，但患者服药的依从性较低，自我管理水平也低。

（3）干预措施较多的疾病，特别是出院后的干预治疗措施较多者，如需要通过信息（App 上的图片、视频）、物理因子（声音、光线、电流等）进行干预的疾病。

（4）有循证依据，如临床指南及专家共识，数字疗法产品的开发就是在遵循临床指南的基础上，将传统由人工提供的服务变为数字化产品。

（四）按照使用方式分类

按照使用方式，数字疗法产品可以分为软件单独使用、软件搭配药品或器械使用、软件搭配药品及器械使用三类。软件单独使用是指基于某一医学原理、医学指南或者标准治疗方案的数字化干预手段，由软件独立发挥作用，以实现对于疾病的干预。软件搭配药物或者器械使用是指需搭配药物或者器械使用，以实现对疾病的干预。软件搭配药物及器械使用是指需同时搭配药物和器械使用，才能实现对疾病的干预。

五、数字疗法在心脏康复中的作用

数字疗法已在国外心脏康复 / 二级预防中得到较为广泛的运用，并取得相似甚至优于传统心脏康复方案的效果。它不仅可以提高患者自我管理能力、提升体验感及满意度、提高生活质量，还有助于医院控制医疗成本，提高医护人员工作效率，提升医疗服务水平和治疗效果。对于社会而言，可以节约社会医疗成本及费用，也有助于建立良好的医患关系。

1. 提高心脏康复的可行性

当前，患高血压、血脂异常、糖尿病及肥胖的绝对人数不断攀升，未来我国心血管病的死亡率可能会进一步升高。国内外大量数据表明，心脏康复可以改善心肌梗死、血运重建、心力衰竭后患者的临床指标、生活质量和预后结局，同时缩短心血管病患者住院时间，节省心血管病患者住院费用。由于医疗资源有限，中国的心脏康复服务还处于起步阶段，但心脏康复中心往往因成本与效率问题未能大规模快速复制，因此中国医疗体系都在积极探索术后康复及居家健康管理场景下的可行的产品和服务，以提高医疗机构对疾病预警、风险评估以及患者管理能力，最终使患者受益。在以往的心血管疾病管理模式下，往往存在“重症状咨询、轻疾病管理，重购药服务、轻患者关怀”等问题，利用新技术、新手段、新模式实现对心血管疾病患者的居家智能康复管理，将成为当前心血管疾病防治的关键。

2. 提高心脏康复医疗服务水平

数字疗法的重大意义之一是通过软、硬件实现院外监督、指导、评估、反馈等功能，可以形成治疗行为的完整闭环。借助数字疗法，患者可以得到量身定制的支持服务和治疗建议，能够实现医疗专业人员对患者的个性化医疗干预和护理。数字疗法的兴起给临床医生提供了更多的创新机会，不仅可以提高医疗服务水平和效率，还能协助临床科研学术。当前市面上 90% 的数字疗法都集中在四大领域，即精神疾病领域、慢性病领域、肿瘤领域和康复领域。目前，数字疗法企业最多集中于精神神经疾病领域，但心血管疾病等慢性病领域也开始发力。心血管疾病往往由不良的生活习惯和各类风险因素累积而成，因此安全且持续性地提前筛查、预警能帮助患者及时就医，提高医生的诊疗效率。高效的预警系统对术后患者来说将变得越发重要，因为在康复过程中，即使是已经接受手术，由于不良的习惯和风险因素，仍然可能短时间内再次患病，而通过数字疗法的介入，提前向患者预警可能的病变，从而达到提前预防和治疗的作用。一项关于经皮冠状动脉介入（percutaneous coronary intervention，PCI）治疗术后患者心脏康复安全性及疗效研究中发现智能手机辅助的居家心脏康复模式是降低冠心病患者心血管风险和改善患者健康的一种安全有效的方法。

3. 提高心脏康复依从性

康复训练与服药、手术、理疗等其他治疗方式相比，面对的核心问题就是患者依从性。心脏康复主要分为三期，一期是院内康复期；二期是院外早期康复或门诊康复期；三期是院外长期康复，也称社区或家庭康复期。中国心脏康复正逐渐由中心心脏康复向家庭心脏康复延伸，而家庭心脏康复作为新生代事物也面临着挑战，如何监测以保证安全性以及如何设置并调整干预居家心脏康复内容是目前亟待解决的问题，而数字疗法刚好解决上述问题。从另一方面而言，患者的依从度高低则直接影响康复治疗效果的好坏。数字疗法通过各种远程心电监护和分析设备，实现远程监管下家庭式的心脏康复方案，并通过小程序远程查看患者康复运动过程中的心率、呼吸、血氧等状态，查看患者康复报告，并根据患者情况随时修改方案，从而实现个性化康复管理。数字疗法在心脏康复领域不断发展，大大提高心脏康复的推广力度和患者的接受度。

六、数字疗法在心脏康复中的应用

随着人们的寿命更长同时社会老龄化加剧，越来越多的人患有复杂的慢性疾病，各种慢性病已成为影响患者生活质量，加重社会负担。数字疗法可以突破传统药物治疗的局限性，以应用软件的方式呈现治疗和管理方案，以实现干预和治疗。在慢病管理领域，数字疗法的作用原理通常包括基于患者个体化病情的药物使用建议、自动化的数据分析测量、基于大数据的治疗方案推荐等。此类数字疗法更偏重个性化的精准管理疾病，帮助患者提高疗效，降低治疗成本，更好地进行慢病管理。同时，数字疗法可帮助患者减少前往门诊和住院的时间，持续的健康管理又可以提前进行干预、降低疾病复发率，并提供急诊就诊服务，整体上降低了医疗保健成本。心血管疾病患者的心脏康复包括患者评估、体育活动咨询、运动训练、饮食和营养咨询、体重控制管理、脂质管理、血压管理、戒烟和社会心理管理，总结起来就是心脏康复五大处方，药物处方、营养处方、戒烟处方、运动处方及心理处方，每个处方与数字疗法息息相关。数字疗法产品由患者端 App、医生端管理后台，以及可穿戴传感器套装组成，能够覆盖骨科、运动医学科大部分术后康复和非手术治疗，并将康复场景从传统医疗机构，扩展至用户家中。

1. 心脏康复数字化工具的使用

（1）信息通信技术：信息通信技术主要指使用短信、电话、语音或视频进行沟通；信息通信技术的发展在很大程度上促进了人们生活水平的提高，经过逐渐发展与完善，信息通信技术已经在心脏康复中应用，医护人员通过信息通信技术可以对患者进行知识强化和行为激励，还可以给患者提供个性化的支持和反馈。

（2）可穿戴设备：可穿戴设备是指可以穿戴或佩戴在人身体上的设备的总称，智能化可穿戴设备将成为人类身体的“延伸”，成为居家期间的健康管家。生命体征数据是判断个人健康状况的重要依据，各项生理指标可以直接且精准地反映出人们的健康状况。在心脏康复中医护人员通过可穿戴设备采集各项人体健康数据，如生命体征、睡眠和运动情况等，从而掌握患者的健康状况和心脏康复计划执行情况，及时发现突发的紧急情况，保障患者安全。

（3）智能运动器材：智能运动器材除了具备运动强度调节、娱乐、视频播放等常用功能外，还有生理信息（心率、能量消耗、体脂测量）监测、虚拟场景及健身计划定制等功能。在心脏康复中医护人员可借助智能运动器材反馈的数据制订个性化的运动处方，精准把握患者运动康复的执行情况，运动过程中实时监测各项生理信息以保证患者安全。

（4）智能手机应用程序：一项全球调查显示，九成左右的人主动借助 App 获取健康有关的服务。因此在心脏康复中医护人员借助智能手机应用程序监测患者，并进行健康知识强化和行为激励。患者可通过应用程序设定个人目标，应用程序具备自动提醒、评估任务及显示每周目标完成情况的功能，研究人员根据患者任务完成情况给予个性化的动机反馈。

2. 居家心脏康复系统

居家心脏康复系统目标是实现“远程监测”+“线上随访”+“居家康复”+“线上复诊”为一体的居家康复管理新模式，由个案管理师介入服务流程，打通“线上+线下”的医患闭环，让患者通过数字疗法就能得到专业、便捷、贴心的康复管理服务。

Chung 等以家庭为基础开发了心脏康复运动锻炼系统，该系统是典型的居家心脏康复系统，由医学工作站、智能手机 App 和可穿戴设备组成。在医疗站，医生及康复师可以查看和监控患者的运动记录，并通过智能手机 App 为患者开出心脏康复运动处方。患者通过智能手机 App，确认处方并通过蓝牙将其发送到自己的可穿戴设备。患者在手腕上佩戴可穿戴设备在家庭进行心脏康复锻炼。在运动过程中，可穿戴设备可以测量动态心率，并通过心率判断运动强度。心脏康复运动完成后，智能手机 App 会显示运动记录供患者查看。同时运动记录还会被发送到医疗站，医生及康复师可以查看患者运动记录并动态调整运动处方。在安全有效的前提下大大提高医生管理患者的效率。心脏康复中心线下治疗模式，因患者需要频繁往返医院，受限于时间、距离等因素，导致参与率偏低。使用居家心脏康复系统的患者可以居家执行运动处方，兼顾操作便捷与私密性，且不受时间和空间的限制。

心脏康复是医学中的重要领域，可以促进患者健康、合理利用医疗资源、减轻财政负担，数字疗法有助于心脏康复的发展。将数字疗法引入到心脏康复工作中能够提升心脏康复资料信息的整合利用成效，可以依托各类软硬件技术来创建一个成熟的心脏康复信息化管理系统，为医院心脏康复诊疗医生整合大量的病例数据资料，实现医护人员和患者的在线交流。目前，心脏康复现状不容乐观，参与率较低，困扰医护人员。医护人员将致力于建立一个医疗保健系统，将广泛的患者数据（包括参数、运动、心电图、实验室测试、基因组学等）汇集到一个电子健康记录中，通过计算系统可以精确定位心血管疾病高危人群，预防心脏疾病的发生，降低心脏病负担。建立心脏康复管理智能系统，以患者为中心，实现医护人员和患者实时对话，精准记录患者的各项参数，并根据参数动态调整心脏康复方案，同时采取有效措施提高患者心脏康复依从性，这是数字化在心脏康复领域的最佳发展方式。在数字技术的帮助下，不仅心脏康复将能够实现跨越式发展，而且能够以患者为中心的方式提供高质量、更合理的个性化医疗保健，在保证对患者实施有针对性的康复护理服务的同时还能够提升医护人员的业务能力，促进现代医院的长远发展。

参考文献

[1] 杨梦璇，黄维，苏建华，等. 神经肌肉电刺激治疗在

加速重症监护病房患者康复方面的应用进展．中国康复医学杂志，2021，36（3）：370-374.
[2] 杨劲峰，李娜，廖远朋．神经肌肉电刺激对中老年心力衰竭患者运动功能的影响：meta 分析．中国康复医学杂志，2022，37（1）：84-89＋143.
[3] 高米，黄梨．气压治疗联合多维化个体护理模式预防老年冠心病介入术后深静脉血栓的效果．中国社区医师，2022，38（28）：112-114.
[4] 朱允和，马路景．体外膈肌起搏在临床疾病中的研究进展．中国继续医学教育，2021，13（22）：117-120.
[5] 吴月红，梁红霞，席芳，等．体外膈肌起搏预防无创机械通气患者膈肌功能障碍的效果研究．中华护理杂志，2022，57（9）：1029-1034.
[6] 李宇欣，高向阳，李斯琦，等．数字疗法的应用现状及未来展望．中国数字医学，2022，17（7）：39-44＋84.
[7] 杨吉江，雷毅，武文杰，等．数字疗法发展与应用综述研究．中国卫生信息管理杂志，2022，19（2）：211-216.
[8] 中国心血管健康与疾病报告（2021）节选二：心血管病康复．心脑血管病防治，2022，22（5）：8-14.
[9] 刘会，易琦峰，严谨，等．移动医疗在慢性心力衰竭患者家庭心脏康复中的研究进展．护理实践与研究，2022，19（12）：1784-1787.

（于水　王莉莉　王璇　薛芬菲　宋龄）

第十章　中医护理特色疗法在心脏康复中的应用

第一节　中医对心脏康复的作用

心血管疾病属于胸痹、真心痛范畴。"胸痹"，又称"心痛""心痹""卒心痛"等，最早见于《黄帝内经·灵枢》，"肺大则多饮，善病胸痹，喉痹，逆气"，是以胸部疼痛，心痛彻背、背痛彻心，胸闷喘息、不能平卧为主证的一种疾病。汉代张仲景在《金匮要略》中将胸痹的病机归纳为"阳微阴弦"，为本虚标实之证。晋代葛洪《肘后备急方》中记载，"胸痹之病，令人心中坚痞忽痛，肌中苦痹。绞急如刺，不得俯仰，其胸前皮皆痛，不得手犯，胸满短气，咳嗽引痛，烦闷自汗出，或彻引背膂，不即治之。数日害人"。近代，后人在总结历代医家经验的基础上，根据不同辨证及患者特质，对胸痹病因病机进行了新的阐释。国医大师邓铁涛将胸痹的病因归纳为"气虚"和"痰瘀"，治疗中注意扶正与驱邪兼顾。而刘志明则认为胸痹的病机是"肾虚血瘀"，"肾元亏乏"是其发病的重要因素。

中医心脏康复旨在通过良好的日常生活模式，结合药物、运动、饮食、情志调节等综合干预措施，恢复心主血脉的功能，体现在调神为先、形神俱养；扶正固本、养气保精；天人相应、起居有常；动静结合、中和为度等方面，使人体达到阴平阳秘，气血调和的状态。

一、中医康复内涵

"康复"一词源于《尔雅·释诂》："康，安也""复，返也"，即为恢复健康之意。中医康复是在中医理论的指导下研究康复医学的理论、方法及其应用的一门学科，整体观、形神合一和辨证论治是中医康复学的理论基础。中医认为心脏康复须顺应"天人合一"的思想，根据"春生、夏长、秋收、冬藏"的自然规律采取适当的生活方式，与自然相顺应，使人体自身功能达到平衡。养神和养形是中医康复治疗的基本原则，养神即排除杂念与精神刺激，使机体身心宁静、情绪乐观，达到精神舒畅、气血调和之态。养形重在调护脏腑功能，使其恢复"阴平阳秘"的平衡状态。

二、中医心脏康复原则

（一）整体康复

中医认为，人体是统一的有机整体，以五脏为中心，各脏腑经络等组织相互联系，局部的病变可与多个脏腑的功能失调有关。同时，人体与自然、社会环境也是有机联系的。中医在心脏康复的过程中应综合调理五脏六腑，从整体出发，全面考虑，标本兼治。"天人相应""形神合一"的整体观是中医康复理论体系的核心。整体康复内涵有：整体脏腑经络及肌肉筋骨的康复，躯体-精神-社会的全方位康复与回归，综合运用多种方法和手段，全方位、多角度进行康复。

（二）功能康复

根据中医学整体观和恒动观，重视神形合一，注重运动形体，促进气血流通，以恢复患者脏腑组织功能和生活、工作能力的思想。功能康复观包括了恢复脏腑生理功能、恢复生活及职业能力、功能补偿三方面内容。功能康复观重视身心合一，注重体形运动。通过合理的运动锻炼，帮助患者改善心脏功能，恢复心主血脉功能，延缓病情，提高生活质量。

（三）综合康复

综合康复观是针对个体状况和病情变化，综合运用中药调治法、饮食调理法、情志调养法、环境养生法、传统体育康复法、针灸康复法、推拿康复法、传统物理康复法等多种康复疗法，使患者全面康复，回归社会的康复治疗思想与方法。

（四）辨证康复

辨证，是将望、闻、问、切四诊所收集的资料、症状和体征，通过分析、综合，辨清疾病的病因、性质、部位，以及邪正之间的关系，概括、判断为某种性质的证。论治，是根据辨证的结果，确定相应的治疗方法。辨证康复是根据中医辨证论治的基本特点，在全面分析病情、掌握病证病机的特点、辨病与辨证相结合的原则基础上，通过临床辩证与康复相结合，制订相应的康复方案与选择具体康复疗法。

三、中医心脏康复方式

（一）运动疗法

中医运动疗法是以中医运动养生和传统体育康复方法进行锻炼，达到祛除疾病，增进健康目的的康复疗法。中医心脏康复运动遵循阴平阳秘，精神乃治的原则，强调形体宜动，心神宜静，静以养神，动以养形，以达到形神并养。一般运动方法有：散步、慢跑、劳动、游泳、爬山等。传统体育康复方法有：太极拳、易筋经、导引术、五禽戏、八段锦等。

（二）中药调治法

中药药物康复是建立在科学的整体观和准确的辨证施治基础上，根据中药的性味、归经、升降、补泻理论和方剂的配伍原则，针对患者机体脏腑阴阳气血盛衰的具体情况分别施治，以帮助患者恢复健康的方法。包括了药物内治法和药物外治法。

1. 药物内治法

使用中药制剂，如：汤剂、丸剂、片剂、滴丸、胶囊、膏方等，补养脏腑、气血、阴阳，或活血化瘀、疏通经络，以达到祛病健体的目的。

2. 药物外治法

将药疗与热疗等物理疗法相结合，使药物经皮肤从外而内被人体吸收，通过经络系统被输送到体内脏腑，起到舒筋通络、祛风除湿、理气活血、恢复人体阴阳平衡的作用。常用的药物外治法有贴敷法、脐疗法、热熨法、熏蒸法、洗泡法等。

（三）饮食调理法

在中医理论思想指导下，中医药膳基于药食同源理论，以辨证论治为基础，以膳食和药膳为工具，以食疗和食养为手段。根据食物或药材的升降沉浮、寒凉温热进行性味、归经，选用能养生、益寿、防病、治病的食材，进行辨证施食，以药入膳，滋养人体，从而达到防治疾病、延年益寿、康复身心目的的治疗方法。中医理论认为：药食与人体脏腑均秉自于天地之气，具有阴阳五行的特性，可用药食的性味偏颇，依据不同时节、不同地域、自然界阴阳变化和个人体质之不同，调整机体的阴阳失衡，纠正脏腑功能的盛衰偏差，促进恢复，并减少疾病再发率和病死率。

（四）情志调养法

在中医养生康复技术理论的指导下，通过调畅人体情志活动，维护人体精神健康，达到形神统一、康复疾病的目的。中医认为心为五脏六腑之主，怒、喜、忧、思、悲、恐、惊七情过极会损伤心脏。常用的情志调养法有：五志相胜疗法、言语疏导疗法、清心静神疗法、疏导宣泄疗法、移情养性疗法、行为暗示疗法、中药干预疗法等。

（五）中医外治法

中医外治法是通过人体体表、孔窍、穴位给予不同制剂的药物或者物理治疗的方法，以中医学整体观念和辨证论治为指导，通过整体调节，在多环节发挥功能，适用于心脏康复Ⅰ期～Ⅲ期。中医外治的方法有整体治疗，皮肤、官窍黏膜治疗，经络腧穴治疗等。整体治疗是指以人整体为对象进行治疗，主要有导引、体育疗法、音乐疗法等。皮肤、官窍黏膜治疗是指药物通过皮肤、官窍黏膜吸收进入局部或者机体循环系统起治疗作用的方法，如敷贴疗法、熏洗疗法等。经络腧穴治疗是指药物、手法、器械从外施于经络、腧穴起效的治疗方法，如推拿、艾灸疗法等。目前临床运用中药、针刺、艾灸、推拿、按摩、药膳、太极拳、八段锦等中医传统手段和方式，针对冠心病、心力衰竭等病种进行了中医康复的有益探索，在缓解临床症状、改善心功能、提高生存质量、降低再入院率等方面具有一定的优势。

（六）环境养生法

环境养生法是在中医养生学理论的指导下，以取法自然，顺应自然环境为特点，以健康为核心，通过坚持科学的行为方式增加人体自身免疫力来防病、治病、康复的一种绿色疗法。环境养生法强调机体的自愈能力，充分利用大自然的环境、物质如阳光、温泉、泥疗、森林、芳香、色彩、水及草药来进行疾病康复，尽量避免采用各种削弱机体自身免疫力的侵入方法。如气候环境养生——顺天时，地理环境养生——审地势，居住环境养生——慎起居。中医环境养生在《黄帝内经》的“天人相应”和整体观思想的指导下，通过顺天时、审地势和慎起居等养生手段，可以达到人与自然和谐相处，提高生命的整体质量的效果，这对现代人的养生具有重要的指导意义。

第二节　中医护理技术在心脏康复中的应用

一、耳穴贴压在心血管疾病中的应用

（一）定义

“耳者，宗脉之所聚也”。运用耳郭诊断疾病，在《黄帝内经》中早有记载。我国古代医学已经注意到通过观察耳郭的位置、大小、厚薄形态及颜色诊断脏腑机能。十二经都通于耳，在人体的机体组织当中，脏腑器官占据着非常重要的地位，这些器官在耳郭上都有其独特的代表区，且规律性地分布于耳穴之上。找到这些阳性反应点（耳穴点），根据植物神经皮肤和内脏反射的基础理论，可采取全息经络耳穴贴压法来治疗相应的疾病。

耳穴贴压是遵循耳针、中医辨证的原则，根据不同的临床表现，选择一定的穴位进行组合，使用王不留行籽、莱菔子、磁珠等进行耳穴压贴，刺激耳郭上的穴位或反应点，以疏通经络、调和气血、调理脏腑，从而达到防治疾病目的的一种操作方法。

1. 适应证

高血压、低血压、冠心病、心律不齐、心动过速、心衰、高血压引起的头痛、失眠、冠脉介入术后功能性便秘等。

2. 禁忌证

对胶布、酒精、王不留行籽、油菜籽过敏者禁用，耳朵皮肤破溃者禁用，幼儿、孕妇、年老体弱者、神经衰弱者、严重器质性病变者禁用。

（二）耳穴贴压的临床应用

1. 评估及观察要点

（1）临床表现、既往史、过敏史。

（2）耳部皮肤情况，对疼痛的耐受程度、对治疗的配合。

2. 治疗疾病及取穴、频次及时间

（1）治疗疾病及取穴：

1）高血压选穴：角窝上、肝、肾、肝阳、心、降压沟、枕、交感等阳性反应点。

2）低血压选穴：心、肾上腺、肝、皮质下、升压点等阳性反应点。

3）冠心病选穴：心、肝、小肠、交感、胸、肝、心血管系统皮质下等阳性反应点。

4）心律不齐选穴：神门、枕、小肠、心、肺、胸等阳性反应点。

5）心动过速选穴：心、神门、枕、腕、外耳、皮质下、交感、小肠等阳性反应点。

6）心衰选穴（强心扶脉）：心、皮质下、肺、

内分泌、交感、小肠、肝、脾、肾等阳性反应点。

7）高血压引起的头痛：神门、皮质下、降压沟等阳性反应点。

8）失眠：贲门、神门、枕、腰、十二指肠、垂前、耳尖等阳性反应点。

9）眩晕：内耳、贲门、枕、神门、交感。肝阳上亢者加配穴：心、肝、肾、三焦等阳性反应点。

10）冠脉介入术后功能性便秘：①实秘取大肠、直肠下段、便秘点、交感、肺、肝、胆穴等阳性反应点。②虚秘取脾、胃、肾、大肠、直肠下段、皮质下、便秘点穴等阳性反应点。③虚实兼顾，选穴大肠、直肠下段、脾、胃、三焦、便秘点等阳性反应点。

（2）频次及时间：每次可贴压一侧耳穴，两耳轮流，也可双耳同时贴，3～7 日更换一次。急性病可稍短、慢性病可稍长，每天患者可自行按压 4～5 次，每穴 0.5～2 min，贴压 5 次为一疗程。

（三）技术操作流程图

耳穴贴压治疗操作流程如图 10-2-1 所示。

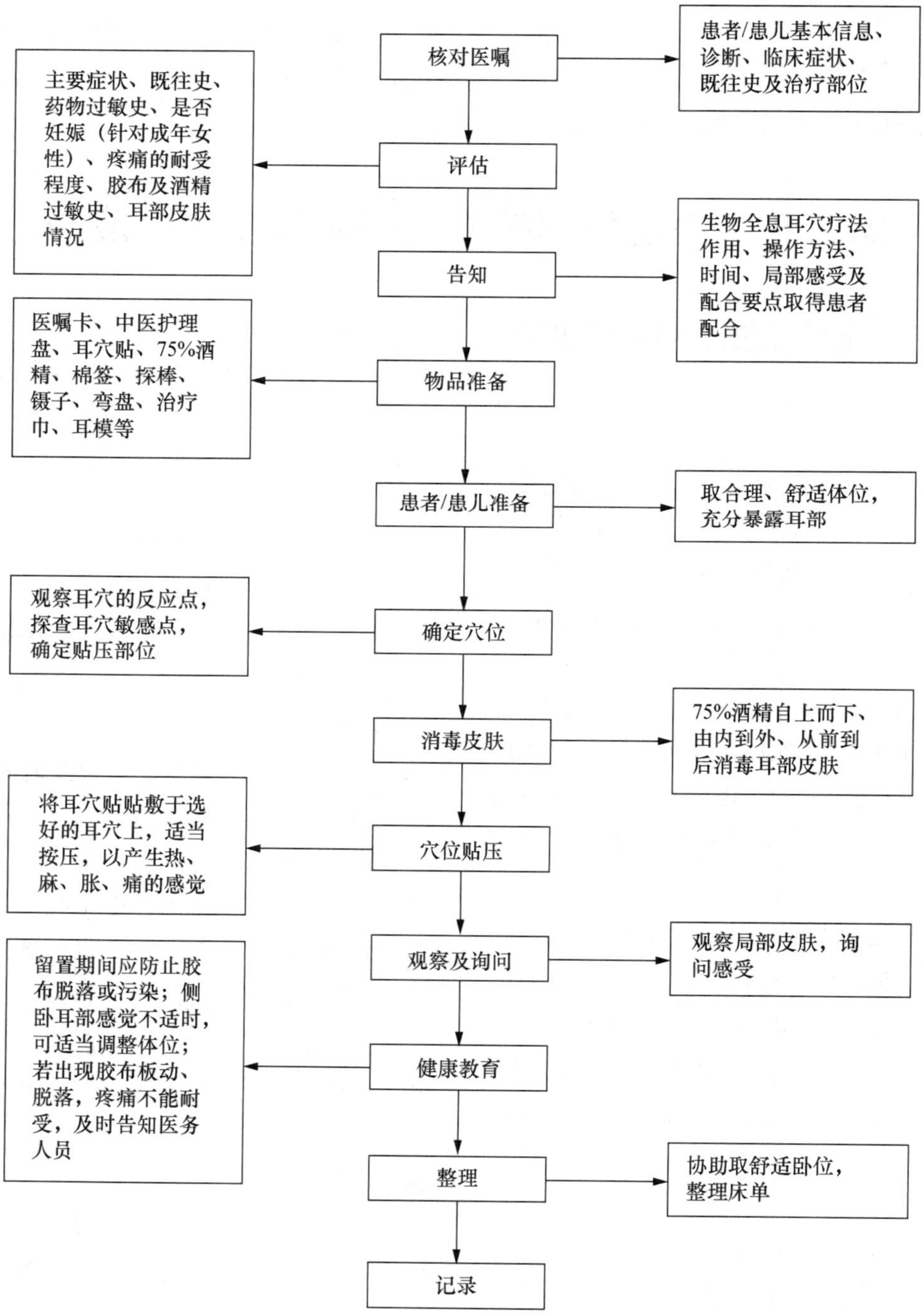

图 10-2-1　耳穴贴压治疗操作流程

二、穴位贴敷在心血管疾病中的应用

穴位贴敷现存最早的医方专著《五十二病方》，即用芥子泥贴敷于百会穴治疗毒蛇咬伤。东汉医圣张仲景在《伤寒杂病论》中记述了烙、熨、外敷、药浴等多种外治之法，而且列举的各种贴敷方，有证有方，方法齐备。穴位贴敷的成熟阶段在清朝，其中程鹏所著《急救广生集》及“外治之宗”吴师机所著《理瀹骈文》最为著名。

（一）穴位贴敷疗法

是以中医的经络学为理论依据，把药物研成细末，加适量赋形剂调成糊状后，敷布于腧穴或患处（阿是穴），通过药物和穴位的共同作用纠正脏腑阴阳的偏盛或偏衰，改善经络的气血运行，以达到防病治病的目的。常用的赋形剂有水、酒、醋、蜂蜜、饴糖、植物油、鸡蛋清、葱汁、姜汁、蒜汁和凡士林等。

1. 穴位贴敷的主要功效

温经活血、行气止痛、疏经活络、调和阴阳、健脾。

2. 适应证

冠心病、高血压、心力衰竭、失眠、头痛以及冠脉介入术后功能性便秘等。

3. 禁忌证

（1）患者的眼部、唇部等处慎用。

（2）有药物过敏史或者皮肤容易起丘疹、水疱的患者慎用。

（二）临床应用

1. 评估及观察要点

（1）临床表现、既往史、过敏史。

（2）皮肤完整情况。

2. 治疗疾病方剂及取穴，频次及时间

（1）治疗疾病方剂：

1）益气活血方：丹参、黄芪、桂枝、川芎、红花、木香、赤芍＋凡士林（气虚血瘀型冠心病）。

2）祛痰化瘀方：赤芍、川芎、桂枝、薤白、丹参、木香，陈皮＋凡士林（痰瘀闭阻型冠心病）。

3）降压方：附片、细辛、肉桂＋凡士林（高血压）。

4）安神方：吴茱萸＋白醋（失眠＋高血压）。

5）润肠通便方：大黄＋麻油（热秘、实秘型便秘）。

6）益气通便方：制大黄、火麻仁、肉纵容、生黄芪＋凡士林（冷秘、虚秘型便秘）。

7）止汗贴：五倍子＋白醋（自汗、盗汗）。

8）青敷膏：青黛散＋饴糖（痛风、静脉炎）。

（2）取穴：常用穴位：膻中、中脘、神阙、天枢、足三里、内关、定喘、丰隆、大椎、肺俞、脾俞、神门、涌泉等或遵医嘱。

（3）频次及时间：

1）频次：每日 1 次，或遵医嘱。

2）时间：6 个月至 1 岁儿童贴 2～4 h 或遵医嘱；1 岁至 3 岁贴 4～6 h 或遵医嘱；其他年龄段贴 6～8 h 或遵医嘱。

3. 注意事项

（1）治疗前清洁皮肤，以防感染。

（2）刺激性强、毒性大的药物，贴敷腧穴不宜过多，贴敷面积不宜过大，时间不宜过长。

（3）幼儿、久病、体弱者一般不贴刺激性强、毒性大的药物，注意贴敷面积和时间，随时观察病情变化。

（4）治疗不宜空腹，注意休息，不宜吃生冷、海鲜、辛辣等刺激性食物。

（5）敷药治疗后尽量减少出汗、注意局部防水。

（6）治疗后出现局部皮肤色素沉着、潮红、微痒、烧灼感、疼痛、轻微红肿、轻度水疱等反应，可自行吸收，无需处理。

（三）技术操作流程图

穴位贴敷法操作流程如图 10-2-2 所示。

三、艾灸在心血管疾病中的应用

灸法早在春秋战国时期，已经开始广泛使用，如《庄子》中有“越人熏之以艾”，《孟子》中也有“七年之病求三年之艾”的记载。

（一）灸法

指以艾绒为主要原料，点燃后直接或间接熏灼体表穴位的一种治疗方法。也可在艾绒中掺入少量辛温香燥的药末，以加强治疗作用。该法有

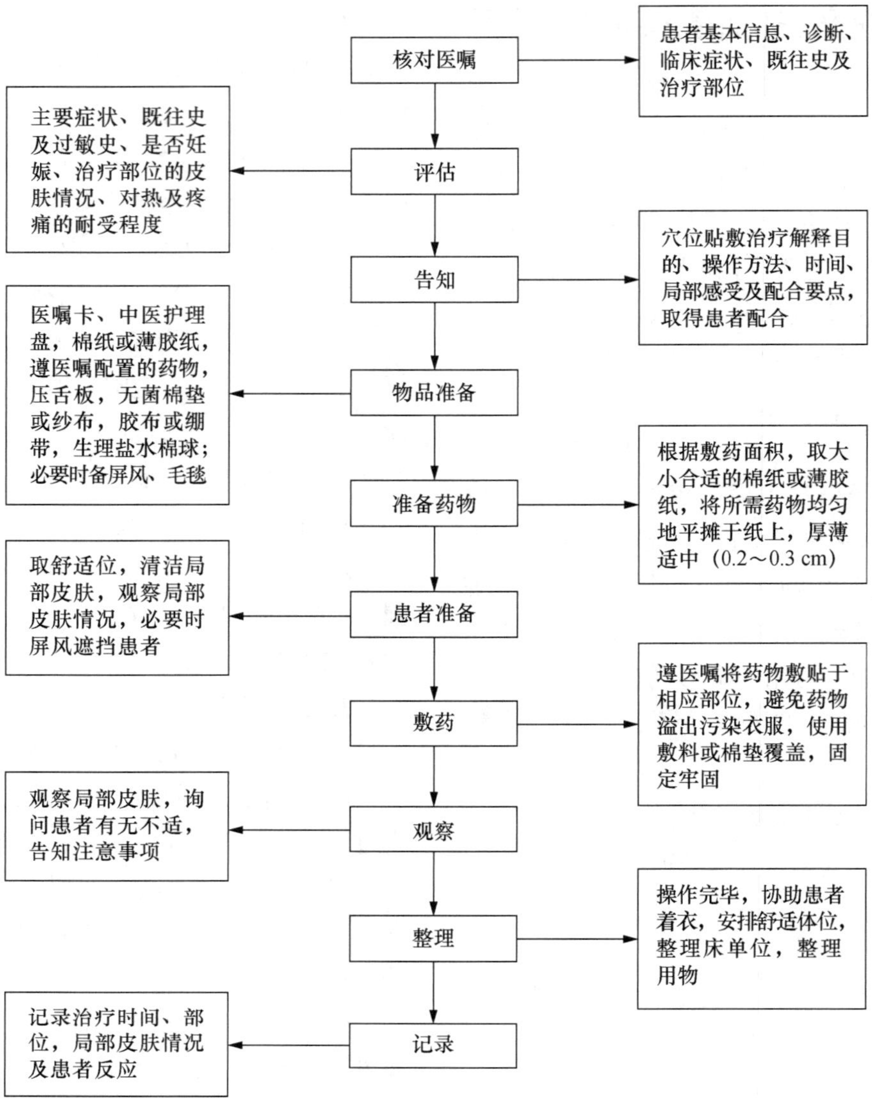

图 10-2-2　穴位贴敷法操作流程

温经通络、升阳举陷、行气活血、祛寒逐湿、消肿散结、回阳救逆等作用。灸法可分为艾条灸、艾炷灸、温针灸和温灸器灸等数种。艾条灸里的悬起灸包括：温和灸、雀啄灸、回旋灸；艾炷灸里的间接灸包括：隔姜灸、隔蒜灸、隔盐灸、隔附子饼灸。

1. 概念

“三伏天灸，三九天灸”是运用“春夏养阳，冬病夏治”理论最具代表性的方法。

2. 适应证

常用于痹症、气喘、虚寒型胃肠病等。

3. 禁忌证

（1）阴虚发热、实热证者禁灸。

（2）心前区、大血管部和关节部位；孕妇的小腹、骶尾部不宜施灸。

（3）一般空腹、过饱、过饥、醉酒、大渴、极度疲劳、对灸法恐惧者，应慎灸。

（二）临床应用

1. 评估及观察要点

（1）临床表现、既往史、过敏史。

（2）施灸部位皮肤情况，对热疗的耐受程度、对治疗的配合。

2. 治疗疾病取穴、频次及时间

（1）疾病取穴：

1）心悸：选穴膻中、太冲、期门、血海等。

2）胸痹：选穴膻中、内关、心俞、膈俞、气海、足三里、丰隆、三阴交等。

3）心衰：大椎、心俞、脾俞、膈俞、至阳、三焦俞、天枢、中脘、足三里、水分、水道、气海、关元等。

施灸顺序一般是先上后下；先灸背部，后灸胸腹部；先灸头、躯干部，后灸四肢。如遇特殊情况，因人而异。

（2）频次及时间：每日 1 次或遵医嘱，每次 20 min。

3. 注意事项

（1）施灸前应向患者做好解释，并协助患者摆好体位，避免患者因疲劳而移动体位，造成烫伤。

（2）施灸过程中要密切观察患者的病情及对施灸的反应。若发生晕灸应立即停止艾灸，使患者头低位平卧，注意保暖，轻者一般休息片刻，或饮温水后即可恢复；重者可掐按人中、内关、足三里即可恢复；严重时按晕厥处理。

（3）若为皮肤感觉迟钝的患者或小儿、老年人等，施术者可将拇、示二指或示、中二指，置于施灸部位两侧，通过施术者的手指来感知患者局部的受热程度，以便及时调节施灸距离，防止烫伤皮肤。如是隔姜灸时，患者感觉灼热不可忍受时，可将姜片向上提起，或缓慢移动姜片。

（4）及时除去灰烬，防止烫伤皮肤。污物盘内可盛少许水，将燃剩的艾灰放入，以防复燃。

（5）施灸后如局部皮肤出现潮红或有灼热感，属正常现象，无须处理。如灸后局部起疱，小者可自行吸收，较大的水疱可用无菌注射器抽出液体，用无菌纱布覆盖，防止感染。

（三）技术操作流程图

艾灸操作流程如图 10-2-3 所示。

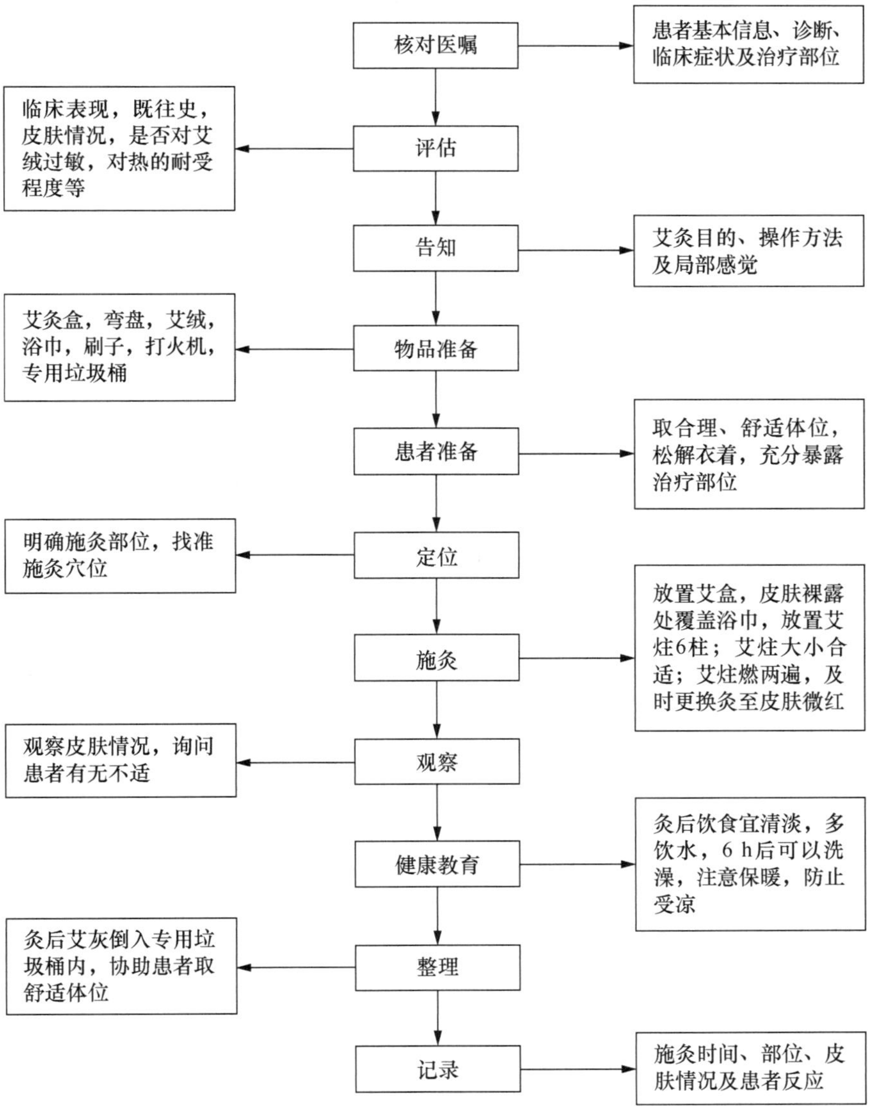

图 10-2-3 艾灸操作流程

四、拔罐疗法在心血管疾病中的应用

拔罐疗法是以罐作工具，借助热力或燃烧方法，排出罐内空气，造成负压，使罐吸附于身体的一定部位，产生温热刺激并造成淤血现象，达到治病目的的方法，古称为“角法”，最早文献《五十二病方》中记载，用于吸出痔疾痔核。《外台秘要》中首先载录了竹罐的制作以及水煮罐的吸拔方法，宋明时期，角法仍用于治疗痈、疽、疡等外科疾病。

（一）拔罐

拔罐能够使局部毛细血管扩张，局部充血，并通过机体调整功能，以疏血，宣泄风寒湿邪。故此法具有温经通络，祛寒逐湿，行气活血，消肿止痛的作用。

1. 种类

目前使用的有竹罐、抽气罐、陶罐、玻璃罐等数种。

2. 适应证

心内科肝阳上亢、痰湿郁结的患者，或者有颈肩腰腿痛，慢性疲劳综合征、亚健康状态、痛经、胃肠功能紊乱综合征、广泛性肌筋膜炎、脊椎炎、体质调理等需求的患者。

3. 禁忌证

（1）严重心脏病、心力衰竭、呼吸衰竭、严重水肿者不宜拔罐。

（2）高热抽搐，凝血机制障碍患者。

（3）皮肤过敏、溃疡破溃处，水肿、肿瘤和大血管处，骨骼凹凸不平和毛发较多处。

（4）孕妇腹部及腰骶部等。

（5）精神紧张、疲劳、饮酒后，以及过饥、过饱、烦渴、过劳时不宜拔罐。

（6）活动性肺结核患者不宜拔罐。

（二）临床应用

1. 评估及观察要点

（1）评估患者的病情、既往史、有无感觉迟钝或障碍、对疼痛的耐受程度及心理状况、局部皮肤情况。

（2）环境准备：环境应光线充足、安静整洁、温度适宜，无易燃物品。

2. 治疗部位、频次及时间

（1）治疗部位：背部督脉膀胱经或遵医嘱。

（2）频次及时间：隔日 1 次或遵医嘱，每次大约 30 min。

3. 拔罐手法

（1）闪罐：拔、启。沿督脉及膀胱经，从患者背部按左上-左下-中上-中下-右上-右下顺序进行。拔罐时要快、突然、有爆发力，负压大并要连贯，反复吸拔至局部潮红，或罐体底部发热为度。

（2）揉罐：热罐揉。揉罐用温热的闪罐火罐，均匀揉背部 1 min。

（3）走罐：涂润滑剂，用玻璃罐沿督脉及膀胱经上下走罐 3 个来回，以走罐部位皮肤潮红或紫红为度。走罐顺序：先中间后两边。

（4）抖罐：移动罐体垂直于神经或经络走向的方向快速抖动，从上到下，从左到右。频率 120 次 / 分，施术时空心握罐，手腕灵活。

（5）留罐：大椎、肩井（双）、长强为必留穴；辨病证选重点穴留罐穴位定位准确。也可以选排罐法留罐。5～10 min 询问患者感觉，如有不适，及时起罐防止烫伤。

4. 注意事项

（1）拔罐时要选择肌肉丰厚的部位和舒适合理的体位。

（2）根据所拔部位选择大小适宜的罐，器具均需消毒，注意检查罐口是否边缘平滑、无裂缝。

（3）拔罐时动作要稳、准、快，才能使罐拔紧，吸附有力。

（4）拔罐过程中注意询问患者的感觉，观察局部皮肤情况。当患者感觉所拔部位发热、发紧、发酸、疼痛、灼热时，应取下重拔。

（5）留罐时应帮助患者盖好衣被以保暖，起罐时切勿强拉或扭转，以免损伤皮肤。

（6）拔火罐或水罐时要避免灼伤或烫伤皮肤。若烫伤或留罐时间过长而皮肤出现小水疱时，可外敷无菌纱布加以保护，防止水疱被擦破感染；水疱较大时应经消毒后用无菌注射器将渗液抽出，再用无菌纱布覆盖以防感染。

（7）注意有无晕罐先兆。当患者出现头晕、恶心、面色苍白等晕罐反应时，应立即停止拔罐，将罐具全部取下。使患者平卧，注意保暖，待患者仰卧片刻，饮温开水或糖水后，即可恢复正常。重者通知医生并对症处理。

（三）技术操作流程图

拔罐法操作流程如图 10-2-4 所示。

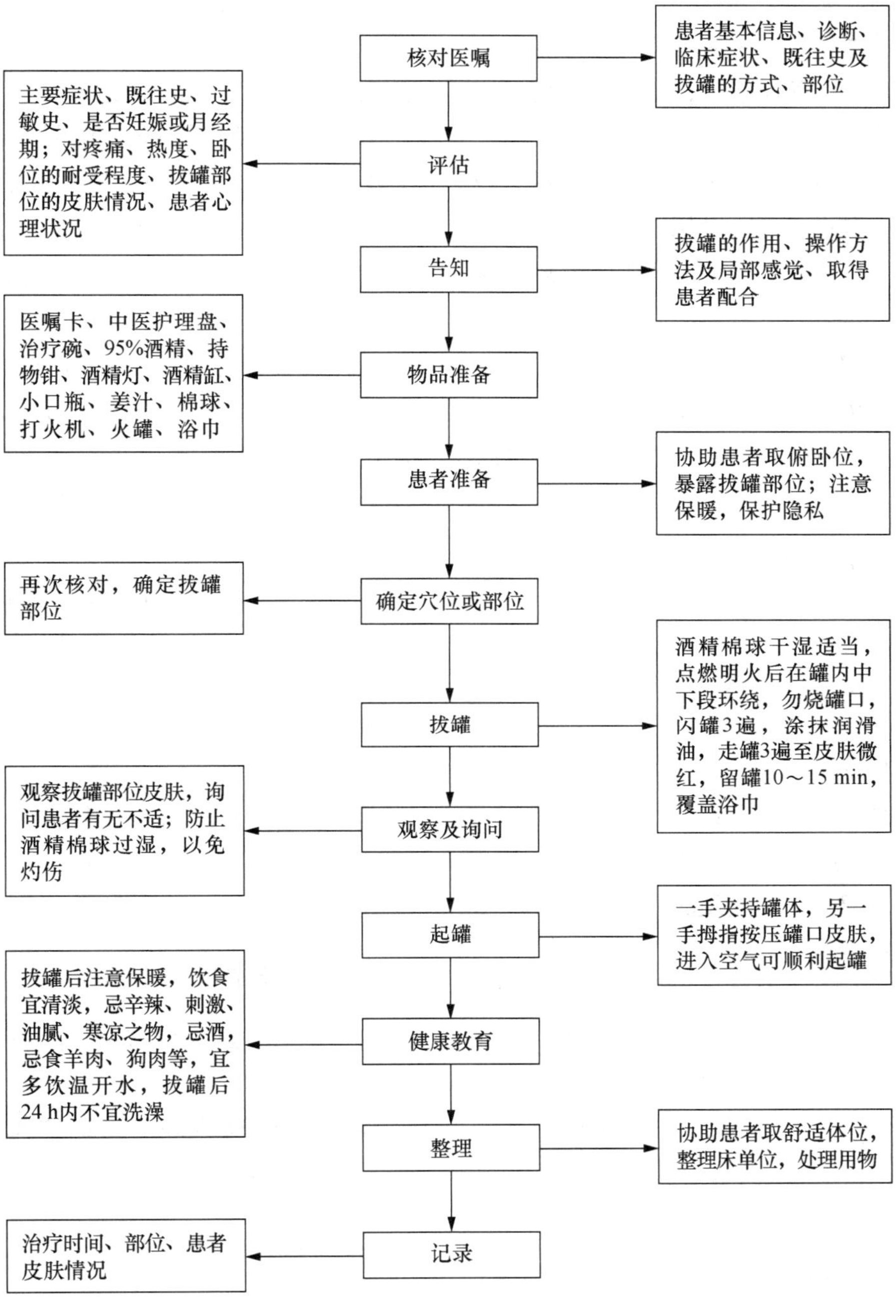

图 10-2-4　拔罐法操作流程

五、刮痧在心血管疾病中的应用

刮痧是指用边缘钝滑器具（牛角刮板、瓷匙、虎符铜砭等）蘸取刮痧油或润滑油等介质，在皮肤上依据特定经络穴位沿单一方向进行刮摩，使局部皮下出现瘀斑或瘀点以疏通腠理、和谐脏腑，使污浊之气通达于外。

（一）刮痧

1. 适应证

（1）高血压、低血压、冠心病、心律不齐、心动过速、心衰引起的眩晕、头痛、失眠、心悸等。

（2）颈肩腰腿痛、落枕、肩周炎等。

2. 禁忌证

（1）有严重心脑血管疾病、肝肾功能不全等疾病者禁用。

（2）患有出血倾向疾病者禁用，如白血病、血友病等；服用抗凝药物的患者慎用。

（3）有感染性疾病者禁用，如急性骨髓炎、结核性关节炎、皮肤病等。

（4）患者皮肤出现肿胀破溃、起因不明的肿块及恶性肿瘤时，其患处部位禁用。

（5）刮痧不配合者禁用，如醉酒、精神分裂症、抽搐等。

（6）过饥、过饱、过度疲劳、疼痛不耐受者禁用；身体虚弱及极度消瘦者慎用。

（7）处于月经期或妊娠期女性患者的腹部、腰骶部禁用。

（二）临床应用

1. 评估及观察要点

（1）临床表现、既往史及过敏史。

（2）刮痧部位的皮肤情况。

（3）对疼痛的耐受程度。

（4）年龄、体质及心理状况。

（5）女性患者是否处于经期或妊娠期。

2. 治疗疾病及取穴、频次及时间

（1）治疗疾病及取穴：

1）眩晕：①头部：刮拭神庭、太阳、风池、百会、风府、天柱等穴位。②颈背部：督脉，风府至陶道；足太阳膀胱经，天柱至大杼，补法刮大杼至肾俞；足少阳胆经，风池至肩井。③四肢：手阳明大肠经，重点刮拭合谷；手厥阴心包经，重点刮拭内关。

2）失眠：①头颈部：重点刮拭神庭、头维、风池、安眠穴、四神聪等。②背部：督脉，大椎至至阳，重点刮拭神道；足太阳膀胱经，重点刮拭心俞。③上肢：手少阴心经，重点刮拭神门穴。④下肢：足太阴脾经，重点刮拭阴陵泉、三阴交。

3）头痛：①头部：重点刮拭神庭、头维、风池、率谷、四神聪等。②背部：足太阳膀胱经，重点刮拭肺俞、肝俞、脾俞、肾俞。③上肢：手阳明大肠经，重点刮拭合谷穴。④下肢：足少阳胆经，重点刮拭阳陵泉、足临泣，辅以点压、按揉足厥阴肝经之太冲穴。

4）胸痹：①刮拭手厥阴、手少阴、任脉、足太阳经穴部位为主。②主刮经穴部位：大椎、大杼、膏肓、神堂。③配刮经穴部位：郄门至内关，通里至神门、膻中至巨阙。

寒凝气滞加刮心俞、厥阴俞经穴部位；痰浊壅盛加刮丰隆经穴部位；瘀血阻滞加刮膈俞、三阴交经穴部位。重刮主刮经穴部位 3～5 min，以局部紫红或出现瘀点为度；重刮其他经穴部位 3 min 左右。

5）心悸：①刮拭足太阳膀胱经、手少阳心经、手厥阴心包经穴部位为主。②主刮经穴部位：大椎、天柱至大杼，至膏肓，至神堂、风池至肩井。③配刮经穴部位：心俞、侠白、曲泽、郄门至内关、神门，膻中至巨阙。

心血不足加刮脾俞、足三里经穴部位；痰火内动加刮丰隆经穴部位；水饮内停加刮脾俞、三焦俞经穴部位。重手法刮拭主刮经穴部位 3 min 左右，以局部出现红点痧点为好；轻手法刮拭其他经穴部位 3～5 min。

（2）频次及时间：每个部位一般刮拭 20～30 次；局部刮痧一般 10～20 min，全身刮痧 20～30 min。

（三）技术操作流程图

刮痧疗法操作流程如图 10-2-5 所示。

六、中药烫熨疗法在心血管疾病中的应用

（一）中药烫熨疗法

中药烫熨疗法是指将中药饮片与大青盐混匀后，将其用特制的棉布袋装好，加热到适当的温度，放在人体腧穴上热熨，通过热力作用使药物经皮肤渗透至特定的腧穴内，直达病所，从而达到内病外治、行气活血、散寒止痛、祛瘀消肿功效的一种中医疗法。

1. 适应证

高血压所致的头痛、眩晕，脾胃虚寒所致胃痛，冠脉介入术后功能性便秘，介入术后尿潴留，

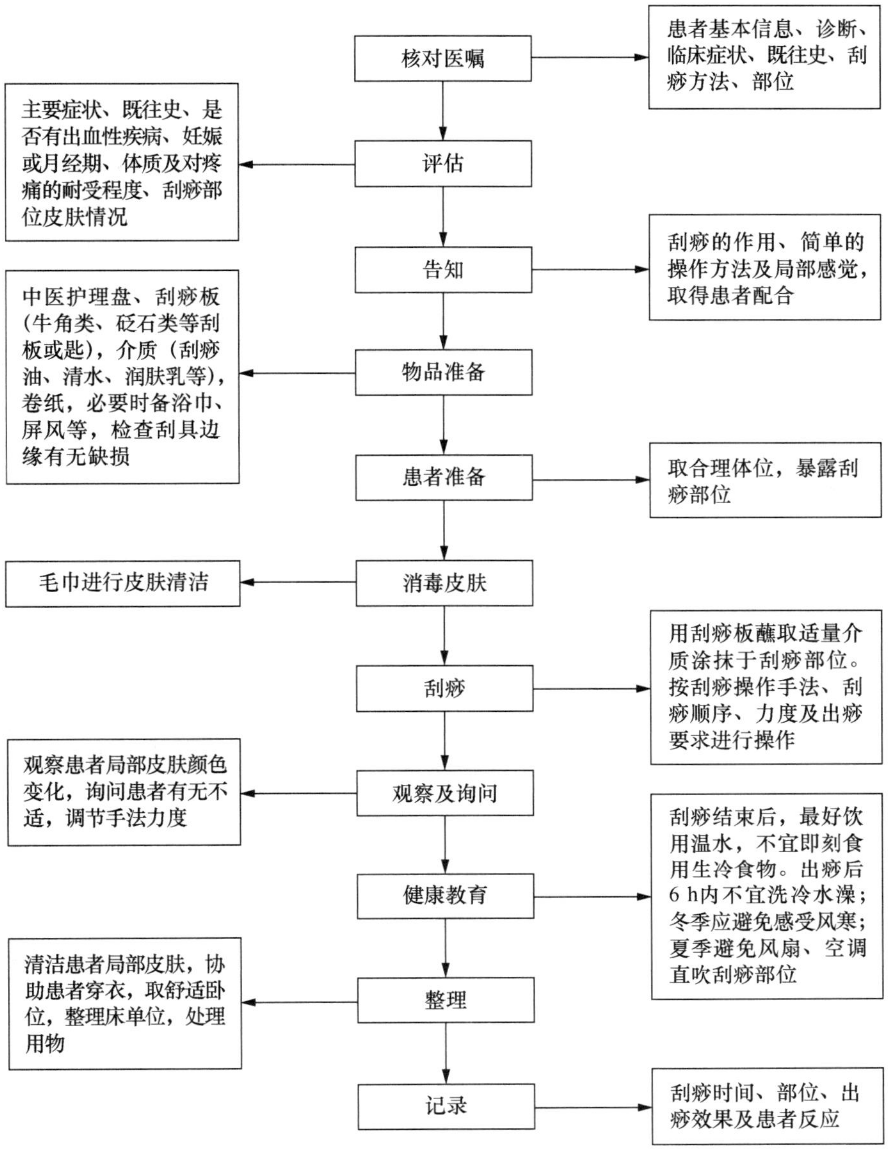

图 10-2-5　刮痧疗法操作流程

女性痛经，跌倒损伤所致局部瘀血、肿痛，腰扭伤，肩周炎及风寒湿痹症可在局部进行熨烫。

2. 禁忌证

（1）有肿瘤、结核病、局部皮肤溃烂、急性出血性疾病的患者禁用。

（2）各种实热证或麻醉未清醒者禁用。

（3）孕妇腹部及腰骶部禁用。

（4）严重的糖尿病、截瘫、偏瘫、脊髓空洞等感觉神经功能障碍者禁用。

（二）临床应用

1. 评估及观察要点

（1）临床表现、既往史及过敏史。

（2）烫熨部位的皮肤情况。

（3）对热、疼痛的耐受程度及心理状况。

2. 治疗疾病及取穴、频次及时间

（1）治疗疾病及取穴：

1）高血压所致的头痛、眩晕：取大椎、双侧风池、天柱、天宗、风门、肩俞、夹脊穴等穴位进行熨烫。

2）脾胃虚寒所致的胃痛：取上脘、中脘、下脘、关元等穴位进行熨烫。

3）冠脉介入术后功能性便秘：取天枢、关元、气海、足三里等穴位进行熨烫。

4）介入术后尿潴留：取水道、关元、气海等穴位进行熨烫。

5）女性痛经：取中极、关元、上髎、中髎、次髎、下髎、肾俞进行熨烫。

6）跌倒损伤所致局部瘀血、肿痛，腰扭伤、肩周炎及风寒湿痹症：可在局部进行熨烫。

7）肝阳上亢型原发性高血压：取涌泉、曲池、神阙进行熨烫。

8）其他：遵医嘱选取部位。

（2）频次及时间：每日 2 次，或遵医嘱执行，每次 20～30 min。

（三）技术操作流程图

中药烫熨疗法操作流程如图 10-2-6 所示。

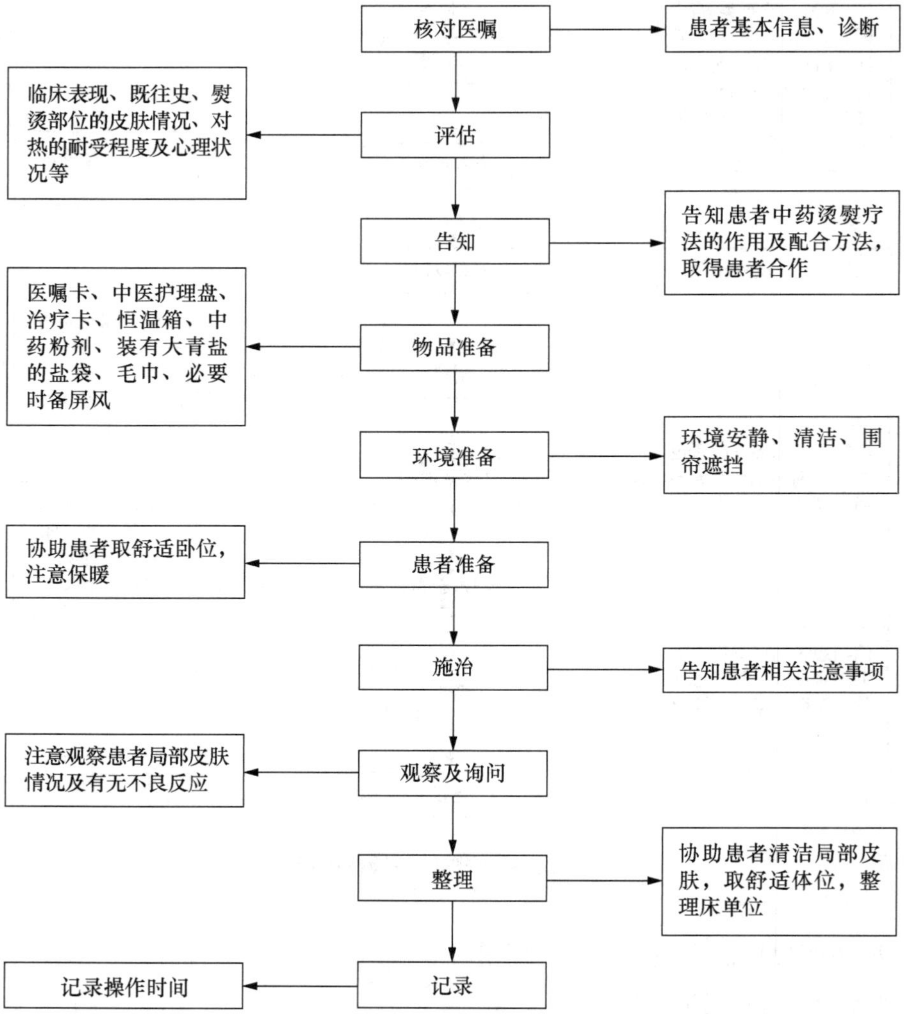

图 10-2-6　中药烫熨疗法操作流程

七、中药足浴在心血管疾病中的应用

《黄帝内经》记载：阴脉集于足下，而聚于足心。所谓经脉之行，三经皆起于足。即足部是三条阴经的起点，三条阳经的终点，足部六条经脉的井、荥、俞、原等穴位均位于足部。依据经络学说，五脏六腑自足三阴经（脾、肝、肾）始，踝部以下有 66 个穴位。这些穴位对各种刺激都非常敏感，穴位又与全身各脏腑器官密切相连，通过中草药足浴可起到促进气血运行，温煦脏腑，健身防病的功效。从而达到内病外治、上病下治的效果。脚又被称作人体的第二心脏。现代医学测定，人脚的温度保持在 28～33℃时感到最舒服。

（一）中药足浴

中药足浴是依据经络学说、生物全息论，遵循中医辨证的原则，选择一种或多种中草药组成适合病证的方剂，煎汤取汁后浸泡双足及膝关节以下部位，通过药液的温热作用对双足经络穴位进行良性刺激，从而改善体质、调理身体、治疗疾病的一种操作方法。

1. 适应证

高血压、头痛、头晕、失眠，发热、感冒、腹泻、血栓闭塞性脉管炎、闭塞性动脉硬化症、雷诺综合征、糖尿病肢体病变、末梢循环障碍、卒中后遗症、脑萎缩等。

2. 禁忌证

妊娠及月经期的女性患者慎用；足部患有皮肤病者慎用；患严重出血性疾病者禁用，如呕血、便血、脑出血、胃出血等；危重患者禁用，如肾衰竭、心力衰竭、心肌梗死、肝坏死等。

（二）临床应用

1. 评估及观察要点

（1）临床表现、既往史、过敏史、患者年龄、心理状况。

（2）足部皮肤情况、对热的耐受程度。

2. 治疗疾病部位、频次及时间

（1）治疗部位：双足部。

（2）频次及时间：每日 1 次，每次以 30 min 为宜。

（三）技术操作流程图

中药足浴法操作流程如图 10-2-7 所示。

八、穴位注射在心血管疾病中的应用

“气穴所发，各有处名”，穴位早在《黄帝内经》就已被指出，并记载了 160 个穴位名称。《类经 · 人之四海》载：“输、腧、俞，本经皆通用。”因此，腧穴又有输穴、俞穴之称，也有叫穴位、穴道或孔道的。按照中医基础理论，人体穴位主要有三大作用，它既是经络之气输注于体表的部位，又

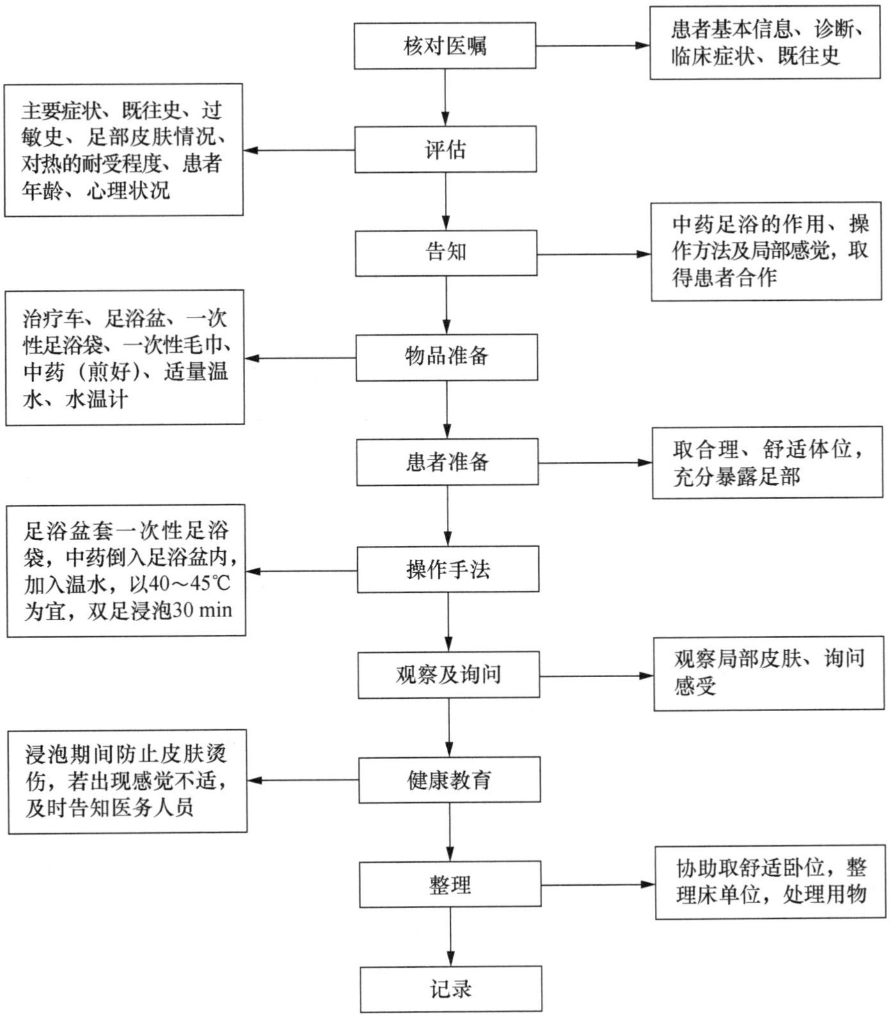

图 10-2-7　中药足浴法操作流程

是疾病反映于体表的部位，还是针灸、推拿、气功、穴位注射等疗法的施术部位。穴位具有“按之快然”“驱病迅速”的神奇功效。

（一）穴位注射

穴位注射是依据中医经络学说，遵循中医辨证的原则，根据不同的疾病，将小剂量药物注入腧穴内，通过针刺和药物渗透，将穴位刺激和药理作用结合在一起，充分发挥其综合效能，从而达到治疗疾病的一种操作方法。

1. 适应证

胃痛、呕吐、腹痛、介入术后胃部不适、恶心、肠胀气等，卒中后遗症、痿证，盆腔炎，运动功能损伤及痹症。

2. 禁忌证

局部皮肤有感染、溃疡、瘢痕者或肿瘤患者禁用；劳累、过度饥饿，精神高度紧张禁用；对药物过敏者禁用；孕妇下腹、腰骶部和合谷、三阴交等穴禁用。

（二）临床应用

1. 评估及观察要点

（1）临床表现、既往史、过敏史。

（2）是否妊娠。

（3）治疗部位皮肤情况。

（4）患者年龄，体质等。

2. 治疗疾病及取穴、频次及时间

（1）治疗疾病及取穴：

1）介入术后疼痛：足三里、阿是穴。

2）心绞痛：内关（双）、心俞（双）、阳陵泉（双）、足三里（双）、阿是穴等。

3）高血压眩晕：太冲、太溪穴、曲池穴。

4）恶心、呕吐、呃逆：足三里。

（2）频次及时间：一般急症患者每日 1～2 次，慢性患者每日或隔日 1 次，6～10 次为 1 个疗程。反应强烈者，可隔 2～3 日 1 次。穴位可左右交替使用，一般每次 2～4 穴，一次不宜注射过多穴位。每个疗程间可休息 3～5 日。

（三）技术操作流程图

穴位注射法操作流程如图 10-2-8 所示。

九、经穴体外反搏在心血管疾病中的应用

（一）经穴体外反搏法

经穴体外反搏法是指在丰隆、足三里等穴位放置刺激穴位的中药颗粒或磁珠，借助气囊压强行穴位局部按压刺激，将经络气血循行理论应用于体外反搏的一种操作方法。

1. 适应证

（1）心血管疾病：如心绞痛、心肌缺血、有心肌梗死病史、冠脉内支架植入术后、冠脉搭桥术后、微血管性心绞痛等。

（2）脑血管疾病：如脑动脉硬化、脑血栓形成、腔隙性脑梗死、短暂性脑缺血发作、椎基底动脉供血不足、脑萎缩等。

（3）眼部疾病：如视网膜中央动脉栓塞、缺血性视神经病变、中心性浆液性视网膜脉络膜病变等。

（4）其他疾病：如突发性耳聋、轻中度高血压、失眠、记忆力减退、老年性痴呆、运动性肌肉疲劳等。

2. 禁忌证

（1）各种心瓣膜病或先天性心脏病合并心功能不全者禁用。

（2）严重的主动脉瓣关闭不全者禁用。

（3）有高血压（170/110 mmHg）、未控制的心律失常及频发期前收缩者禁用。

（4）肢体有血栓性静脉炎或感染病灶者禁用。

（5）出血性疾病者禁用。

（二）临床应用

1. 评估及观察要点

（1）临床表现、既往史、过敏史、凝血机制、是否处于妊娠期及月经期。

（2）有无主动脉关闭不全、心瓣膜病、先天性心功能不全、心肌病及严重左心衰竭。

（3）肢体有无血栓性静脉炎、感染病灶及夹层动脉瘤。

（4）反搏过程中加强巡视，注意观察心率、节律等情况，发现问题及时处理。

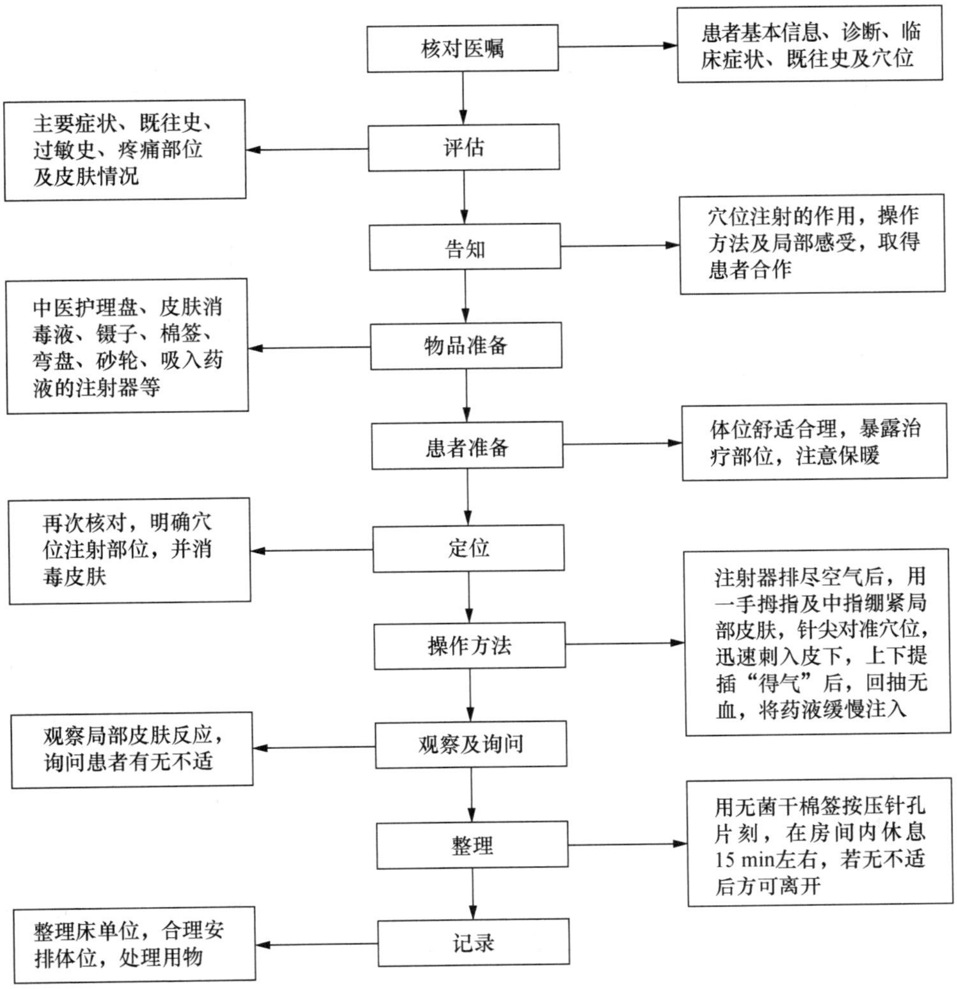

图 10-2-8　穴位注射法操作流程

2. 治疗部位和时间

（1）部位双侧足三里，丰隆。

（2）时间每日治疗 40～60 min，3～6 周为 1 个疗程，或遵医嘱。

3. 注意事项

（1）做体外反搏前先排空膀胱、穿紧身衣。

（2）操作时禁止进食，防止窒息。

（3）包扎过程注意包套的平整，防止损伤皮肤，并嘱患者若包扎部位有烧灼感，须及时告知医务人员。

（三）技术操作流程图

经穴体外反搏法操作流程如图 10-2-9 所示。

十、穴位按摩（开天门）在心血管疾病中的应用

《保赤推拿法》记载“先从眉心向额上，推二十四数，谓之开天门”有发汗解表、开窍醒神等作用。

（一）开天门法

开天门法是通过运用特殊的手法，刺激头部末梢神经，使机体产生感应，疏通经络，从而达到镇静安神、提神醒脑、缓解眼部和头面部疲劳、促进血液循环、增强机体代谢功能。

1. 适应证

（1）神经衰弱、失眠、高血压引起的头晕头胀等。

（2）除治疗病症外，此法还可起到增强体质、预防保健等功效。

2. 禁忌证

（1）头部有外伤、皮疹的患者禁用。

（2）有出血倾向或血液病、内科危重病患者禁用。

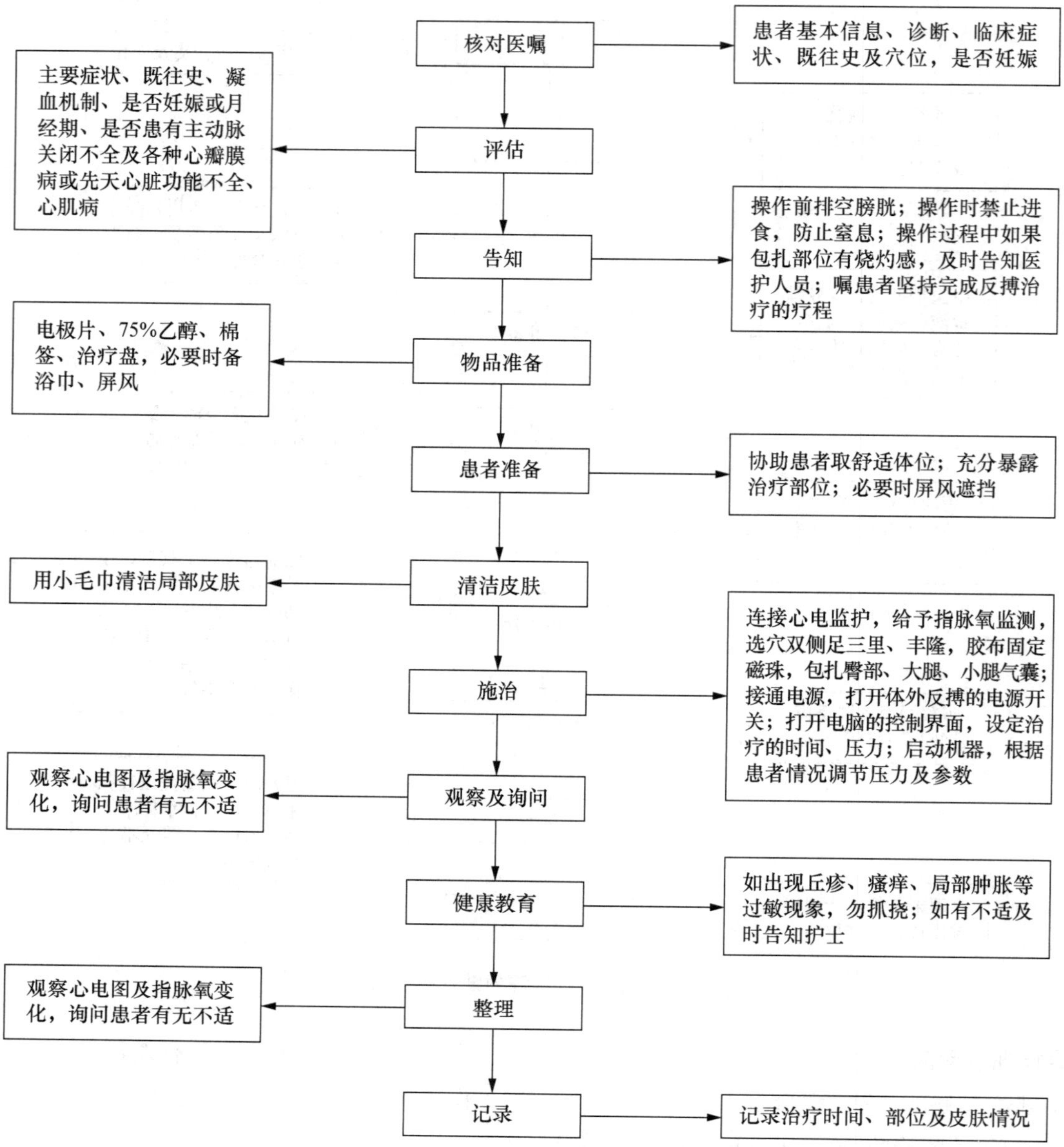

图 10-2-9　经穴体外反搏法操作流程

（二）临床应用

1. 评估及观察要点

（1）临床表现、既往史。

（2）头面部的皮肤情况、心理状况。

（3）对手法刺激的强度、卧位的耐受程度。

（4）根据患者身体状况、年龄等确定手法轻重：体质强壮者手法可稍重；体质柔弱者、年老者手法稍轻；小儿气血未充、肌肤娇嫩，手法宜轻。

2. 治疗部位、频次及时间

（1）部位：

第一步：推上星：印堂→上星 36 次。

第二步：抹头维：印堂→头维 36 次。

第三步：抹眉：攒竹→丝竹空 36 次。

第四步：梳理太阳经：双手指端交替梳推头额 10～20 次。

第五步：叩印堂 36 次。

第六步：叩百会 36 次。

第七步：揉太阳顺、逆时针各 10 次。

第八步：轻拍头部；前额→左太阳、前额→右太阳、前额→额顶（共 3 min）。

第九步：结束按双侧风池穴及肩井穴 5～10 次。

（2）频次及时间：视患者情况而定，一般每日 1～2 次或遵医嘱，时间每次 10～15 min。

3. 注意事项

（1）操作时应采取合理体位。

（2）操作时注意保暖，操作后适当休息后再坐起，避免体位突然改变引起不适。

（3）操作者应剪指甲、洗手，以防损伤患者皮肤。

（4）操作过程中随时询问患者对手法的治疗感受，及时调整。

（三）技术操作流程图

开天门法操作流程如图 10-2-10 所示。

十一、中药溻渍在心血管疾病中的应用

（一）中药溻渍法

中药溻渍法是指将溻法和浸渍法相结合，通过湿敷、淋洗、浸泡对患处的物理作用，以及不同药物对患处的药效作用而达到治疗目的的一种操作方法。

1. 适应证

（1）介入术后穿刺处局部瘀血、肿痛等。

（2）心脏病合并风湿痹症引起的关节冷痛、麻木、沉重、酸胀等。

（3）心脏病合并脾胃虚寒引起的畏寒泄泻、脘腹部疼痛、呕吐等。

（4）血管活性药物引起的静脉炎。

（5）带状疱疹。

（6）水肿、尿潴留、便秘。

2. 禁忌证

（1）患者局部皮肤有感染、破溃、皮肤病的患处禁用。

（2）有肿瘤、结核病、急性出血性疾病及不明原因急腹症的患者禁用。

（3）年老体弱者、孕妇腹部及腰骶部禁用。

（4）患者大血管、局部感觉障碍处禁用，麻醉未清醒的患者禁用。

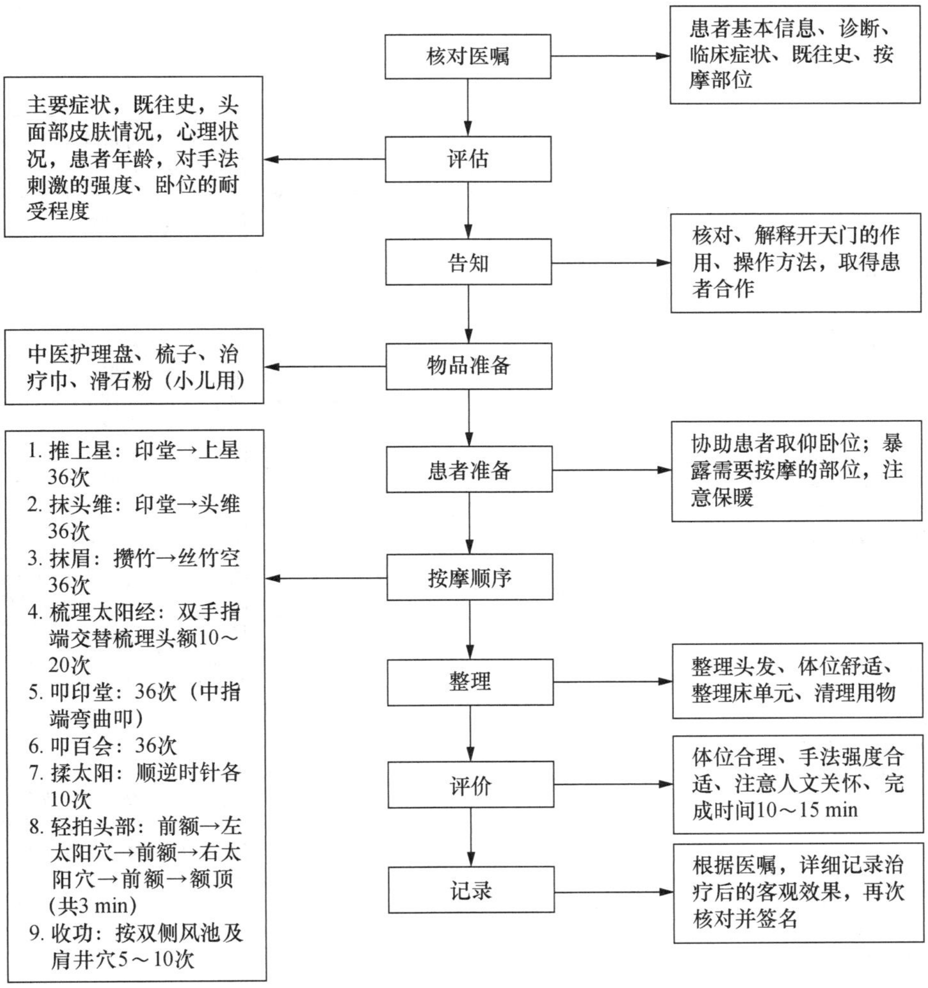

图 10-2-10　开天门法操作流程

（二）临床应用

1. 评估及观察要点

（1）临床表现、既往史及过敏史。

（2）溻渍部位的皮肤情况。

（3）对温热、疼痛的耐受程度及心理状况。

2. 治疗疾病及取穴、频次及时间

（1）治疗疾病及取穴：

1）关节疾病：应敷于患处。

2）胃肠道疾病：取胃脘部、中上腹部，选穴中脘、神阙、天枢。

3）尿潴留：取关元、气海、肾俞、命门、腰俞、八髎。

4）静脉炎、局部淤血应敷于患处。

5）其他：遵医嘱选取溻渍部位。

（2）频次：跌打损伤性疾病及关节疾病每日3～4次；其他疾病每日2次，或遵医嘱。

（3）时间：每次15～30 min，或遵医嘱。

3. 注意事项

（1）治疗过程中避免大幅度活动，防止溻渍敷料脱落；烦躁不配合者，可配合音乐等分散注意力。

（2）告知患者治疗过程中局部皮肤可能产生烧灼、热烫感，如出现小水疱，可不予处理，其会自行吸收；水疱较大时，可用无菌注射器抽去液体，用无菌纱布覆盖，保持干燥，防止感染。

（3）治疗过程中患者如出现头痛、头晕、恶心、心悸、心慌等反应，立即告知医务人员，遵医嘱处理。

（4）治疗后清淡饮食，避免辛辣、刺激食物。

（三）技术操作流程图

中药溻渍法操作流程如图10-2-11所示。

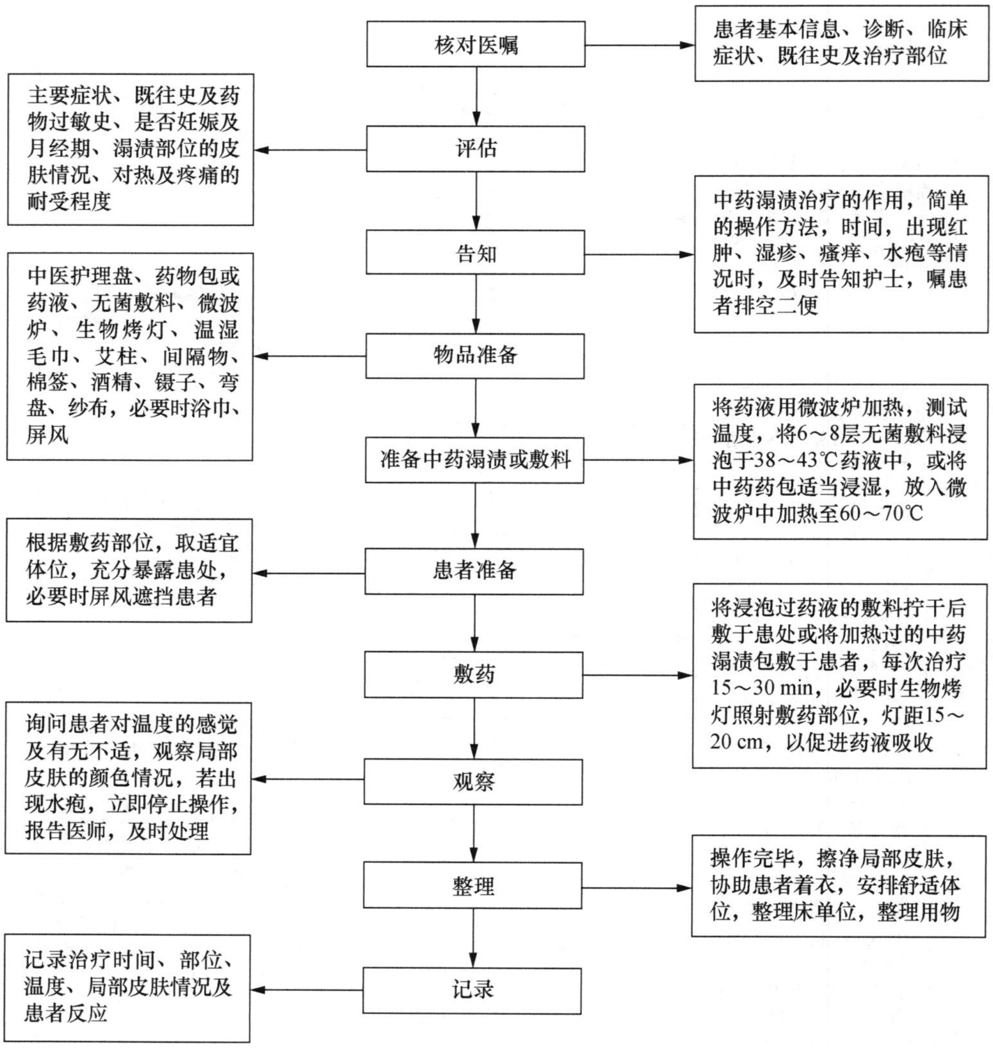

图10-2-11 中药溻渍法操作流程

第三节　中医养生功

一、八段锦

（一）八段锦动作详解及要领

1. 起式

双脚并立，全身放松，两臂自然下垂，眼看前方。接着双脚微曲，膝盖不超出脚尖，重心右移，向左迈出左脚与肩同宽，双脚伸直，双手内旋环抱于腹前，掌心向内，指尖相对，距离不超过10 cm，拇指不要翘起。同时双脚再次微曲。

2. 第一式：双手托天理三焦

双手交叉于腹前，掌心向上，目视前方，接着吸气，双脚慢慢直立，双手在胸前翻掌，眼跟手走，双手举于头顶，低头双眼平视前方，两手打开，呼气，两臂分别从身体两侧下落于腹前，掌心向上，目视前方。同时双脚恢复到原来的微曲状态，重复动作6次。

3. 第二式：左右开弓似射雕

重心右移，左脚左移，双臂交叉，左手在前，膝关节缓慢伸直，双手向上交叉于胸前，目视前方，展臂拉弓，肘部抬平。两腿屈膝半蹬成马步，重心在中间，双眼目视左手食指指尖。重心右移，两手自然打开，右手向右划弧，双眼跟着右手动，左脚收回，两掌捧于腹前，掌心向上，目视前方。右式与左式相反。左右式分别做3次。

4. 第三式：调理脾胃须单举

两腿伸直，左手手心向内，指尖向上，从身前缓慢上举至头，同时吸气，翻掌于头顶，指尖向右。左手手心向下，指尖向前下按于髋旁，同时呼气，双手收回，屈膝。右式动作与左式相同，重复以上动作左右分别3次。

5. 第四式：五劳七伤往后瞧

两膝伸直，双手下垂，掌心向后，目视前方，两臂外旋，掌心向外，头往左后方瞧，吸气，头部回正，呼气，同时两腿微曲，两臂内旋按于髋旁，指尖向前，目视前方。左右动作分别重复3次。

6. 第五式：摇头摆尾去心火

重心左移，右脚向右开步站立，同时双手向上举于头顶，掌心向上，指尖相对，目视前方，双腿成马步，同时两手打开从身体两侧下落反按于双腿上，重心右移，目视右脚背，右脚尖，右脚内侧，重心左移，看右脚后跟，头向后摇，重心在中间，目视前方。右式动作与左式相同，重复以上动作左右分别3次。摆动时吸气，复原时呼气。

7. 第六式：两手攀足固肾腰

两腿挺膝站立，两臂向前向上举起，掌心向前，目视前方。两臂屈肘，两掌心向下，按至胸前，两掌反穿至背后，沿着脊背向下摩运至臀部，同时上体前屈，两掌沿腿至脚面，两膝挺直，目视前下方；两掌前举上升，脊柱随之升起。一上一下为一次，共做6次。

8. 第七式：攒拳怒目增气力

左脚向左开步，脚蹬马步，两掌握拳于腰侧，大拇指在内，拳眼向上。左拳向前冲出，拳眼向上，怒目而视，左拳变掌，再旋腕握固成拳，收回腰处。一左一右做3次。

9. 第八式：背后七颠百病消

两脚跟提起，头上顶，稍停，目视前方。两脚跟下落，轻震地面。一起一落为一次，共做7次。

10. 收势

最后两掌合于腹前，呼吸均匀，周身放松。

（二）八段锦在冠心病康复中的中医辨证施治

冠心病根据其常见的症状可归类为中医的“胸痹心痛”，胸痹心痛的主要病机为心脉痹阻。病位在心，涉及肝、脾、肾等。心主血脉，心病失于推动，血行瘀滞；肝病疏泄失职，气滞血瘀；脾虚失其健运，聚生痰湿，气血乏源；肾虚藏精失常，或肾阴亏损，或肾阳虚衰，均可引起心脉痹阻而发生胸痹心痛。

根据八段锦各式不同的功效，运用中医辨证施治的基本原则，拟采用八段锦辨证康复。

1. 心脉痹阻

常见心胸刺痛，部位固定或痛引肩背，或伴胸闷心悸。可以加强“左右开弓似射雕”的训练，促进胸部血液循环，活血化瘀；加强“五劳七伤往后瞧”“摇头摆尾去心火”的训练，锻炼颈部和背部肌肉，疏通督脉，促进气血运行。

2. 气滞心胸

常见心胸满闷，时欲太息，情志不遂时易诱发或加重，或兼胃脘胀闷，得嗳气则舒。可以加强“双手托天理三焦”的训练，起到提升阳气，升清降浊的作用；加强“调理脾胃须单举”的训练，起到恢复脾胃升降秩序，开郁行气的作用。

3. 痰浊痹阻

常见心胸窒闷疼痛，多形体肥胖，肢体沉重，痰多气短，遇阴雨天易发作或加重，伴倦怠乏力，纳呆便溏，口黏。可加强“调理脾胃须单举”的训练，起到恢复脾胃升降，祛湿化痰的作用；加强“攒拳怒目增气力”的训练，通过发力激发脾胃功能，健脾利湿，增大运动量，消耗多余脂肪。

4. 寒凝心脉

常见猝然心痛如绞，形寒肢冷，面色苍白，甚则冷汗自出，心悸气短，多遇风寒发病或加重，可以加强“双手托天理三焦”的训练，起到激发阳火，温化伏寒的作用。

5. 气阴两虚

常见心胸隐痛，心悸气短，动则益甚。伴有倦怠乏力，声音低微，易出汗，可见脉结代。可以加强“五劳七伤往后瞧”的训练，放松颈部肌肉，调节自主神经的兴奋性，同时此式有调神的作用，帮助恢复心脏节律，减少期前收缩发生；加强“摇头摆尾去心火”的训练，起到按摩内脏、温补阳气、调节自主神经兴奋的作用。

6. 心肾阴虚

常见心痛憋闷，心悸盗汗，虚烦不寐，腰膝酸软，头晕耳鸣，可以加强“两手攀足固肾腰”的训练，起到收敛肾气、补益肝肾的作用；加强“摇头摆尾去心火”的训练，起到清心除烦、宁心安眠的作用。

7. 心肾阳虚

常见胸闷气短，心悸而痛，动则更甚，自汗神倦，畏寒蜷卧，四肢温或水肿，可以加强“背后七颠百病消”的训练，起到激发肾气，温补命门的作用；加强“两手托天理三焦”的训练，起到提升阳气的作用；加强“攒拳怒目增气力”的训练，增进脾胃之气，促进气血生化。

（三）八段锦对冠心病的一级预防作用

冠心病的一级预防是指对冠状动脉粥样硬化的早期预防。1998 年 WHO 全球健康报告显示，如果不加以控制，到 2030 年，我国冠心病患病率将比 2000 年增加 3.7 倍。冠心病的常见危险因素为血压、血脂、血糖的异常，以及吸烟史和相关家族史。对冠心病高危人群，调整体质比对症治疗更重要。此类患者常见体质为痰湿内生，故应加强“调理脾胃须单举”“攒拳怒目增气力”的训练。训练时间应在清晨餐前，起到调理脾胃，运化痰湿的作用，进而改善痰湿体质，降低冠心病发生风险。

（四）八段锦对稳定型劳力性心绞痛的作用

稳定型劳力性心绞痛，常由一过性心肌耗氧量增加引起，在劳累、情绪波动等因素下诱发。其特点为发病时病情危重，需要速效救心丸、硝酸甘油等含服才能缓解症状。瘀血质、气虚质和痰湿质为冠心病患者的常见体质类型，此类患者应加强“左右开弓似射雕”“五劳七伤往后瞧”“摇头摆尾去心火”动作的训练，起到活血化瘀的作用，能够改善胸部的血液循环，调节自主神经系统的兴奋性，降低心绞痛发作频率。训练时间应选择在下午。

（五）八段锦对冠心病抑郁焦虑状态的改善作用

在冠心病的发生发展过程中，患者常出现不同程度的焦虑、抑郁等负面情绪，其中抑郁的发生率最高，对患者的影响也最突出，同时抑郁者发生心血管疾病的可能性是非抑郁者的 2～4 倍，两者相互引发恶性循环。此类患者多为肝郁体质，应加强“双手托天理三焦”“摇头摆尾去心火”“两手攀足固肾腰”等式的训练可以疏肝解郁，调达阳气，有利于肝气升发，同时可以改变患者抑郁焦虑状态，使患者更加积极地生活和接受治疗。训练可以在清晨。

二、二十四式太极拳动作分解

（一）二十四式太极拳动作详解及要领

起势：

左脚开步、两臂前举、屈膝按掌。

左右野马分鬃：

左野马分鬃：抱球收脚、转体迈步、弓步分手。

右野马分鬃：后坐翘脚、抱球跟脚、转体迈步、弓步分手（动作重复两遍）。

白鹤亮翅：

跟步抱球、后坐转体、虚步分手。

左右搂膝拗步：

左搂膝拗步：转体落手、转体收脚、迈步屈肘、弓步搂推。

右搂膝拗步：后坐翘脚、转体跟脚、迈步屈肘、弓步搂推（转身左搂膝重复此动作）。

手挥琵琶：

跟步松手、后坐挑掌、虚步合臂。

左右倒卷肱：

右倒卷肱：转体撤手、提膝屈肘、退步错手、虚步推掌。

左倒卷肱：转体撤手、提膝屈肘、退步错手、虚步推掌（动作重复两遍）。

左揽雀尾：

转体撤手、抱球收脚、迈步分手、弓步棚臂、转体伸臂、转体后捋、转体搭手、弓步前挤、后坐收掌、弓步按掌。

右揽雀尾：

转体扣脚、抱球收脚、迈步分手、弓步棚臂、转体伸臂、转体后捋、转体搭手、弓步前挤、后坐收掌、弓步按掌。

单鞭：

转体扣脚云手、勾手收脚、转体迈步、弓步推掌。

云手：

云手：转体扣脚、转体撑掌、转体云手、撑掌收步。

云手：转体云手、撑掌出步、转体云手、撑掌收步（动作重复两遍）。

单鞭：

转体勾手、转体迈步、弓步推掌。

高探马：

跟步松手、后坐翻掌、虚步推掌。

右蹬脚：

穿掌提脚、弓步分手、跟步合抱、提膝分手、蹬脚撑臂。

双峰贯耳：

收腿落手、迈步分手、弓步贯拳。

转身左蹬脚：

后坐翘脚松手、转体扣脚分手、收脚合抱、提膝分手、蹬脚撑臂。

左下势独立：

收脚勾手、蹲身仆步、转体穿掌、弓腿起身、提膝挑掌。

右下势独立：

落脚勾手、蹲身仆步、转体穿掌、弓腿起身、提膝挑掌。

左右穿梭：

左穿梭：后坐翘脚、抱球跟脚、迈步滚球、弓步推架。

右穿梭：落脚坐盘、抱球跟脚、迈步滚球、弓步推架。

海底针：

跟步松手、后坐提手、虚步插掌。

闪通臂：

提手收脚、迈步分手、弓步推掌。

转身搬拦捶：

转体扣脚、坐身握拳、踩脚搬拳、转体旋臂、上步拦掌、弓步打拳。

如封似闭：

穿掌翻手、后坐收掌、弓步按掌。

十字手：

转体扣脚、弓步分手、坐腿扣脚、收脚合抱。

收势：

翻掌前撑、分手下落、收脚还原。

（二）太极拳对冠心病心脏康复作用

中国传统太极拳运动对促进冠心病患者心脏康复的优势已经初步显现，符合现代提倡的低强度、有氧运动的特点，十分适合冠心病患者的康复运动，被越来越多的西方人称为“新时代的传统能量”。现就将太极拳对冠心病心脏康复作用的研究进展综述如下。

1. 提高患者左室射血分数

左室射血分数与心肌的收缩能力有关，是评估预后的重要预测因素。研究显示，冠心病合并左心室收缩功能不全（LVEF ≤ 50%）患者 10 年、20 年、30 年累积无事件生存率分别仅为 65%、20%、6%，与左心室功能正常的患者相比，冠心病合并左心室收缩功能不全患者年龄大、病变血管复杂、合并症较多、临床症状严重。相关现代研究表明，太极拳等可以提高心脏的泵血功能，促进血管平滑肌有节律地收缩与舒张。说明太极拳锻炼能有效改善心功能，改善心肌代谢，促进心肌梗死患者的康复。

2. 减少患者心绞痛发作次数

心绞痛是冠状动脉供血不足，心肌急剧的暂时缺血与缺氧所引起的，以发作性胸痛或胸部不适为主要表现的临床综合征。心绞痛的直接发病原因是心肌供血的绝对或相对不足，大多数患者经治疗后症状可缓解或消失。减少心绞痛发作次数，不只是改善了患者症状，提高患者生活质量，更是冠状动脉供血改善的标志。运动训练能提高内皮依赖的血管舒张功能，从而增加心肌的血流灌注。

3. 调节血脂异常

血脂异常是冠心病的重要危险因素，通过调整血脂代谢，有助于延缓动脉粥样硬化的形成，从而对冠心病的发生、发展起到延缓作用。规律的有氧运动可中等程度地降低体脂含量，降低甘油三酯水平，提高高密度脂蛋白水平，以运动为基础的康复训练可降低患者的总胆固醇水平和甘油三酯水平。研究发现冠心病患者经过三个月的太极拳运动训练后，患者的血清 TG、TC、LDL-C 水平明显下降，HDL-C 水平有所提高，与国外有关心脏康复可改善冠心病患者血脂水平的研究相一致。说明太极拳运动能明显改善老年冠心病患者的血脂水平。

4. 减轻患者焦虑抑郁情绪

大量研究提示焦虑、抑郁是影响冠心病进展及预后的独立危险因素。有数据表明，有 40% 以上的冠心病患者合并焦虑、抑郁，大部分冠心病患者存在潜在的焦虑、抑郁因素。这些负性情绪可增加患者再发冠心病的危险性，影响康复进度，常预示不良的预后，降低患者的生活质量。Nicholson 等的研究结果显示，有抑郁表现的患者冠心病发生的危险及由冠心病引起的死亡危险比无抑郁表现者高 80%，而且抑郁症状越明显，发生冠心病的概率就越大。乐观的心态与冠心病患者临床不良事件发生率较低相关。许多研究观察到运动训练可有效减轻冠心病及心力衰竭患者的抑郁症状，且年轻患者较年老患者获益更多。一项研究纳入了 60 例冠心病合并焦虑、抑郁的患者，结果发现，与未参与太极拳心脏康复的 60 例患者比较，参与太极拳心脏康复的患者抑郁相关危险因素明显改善（$P < 0.01$）。另一项纳入了 108 例老年冠心病患者的随机对照试验显示，太极拳能明显改善患者焦虑、抑郁的不良心理，提高患者生活质量。

冠心病常伴自主神经调节功能受损，有氧运动被证实可明显提高患者的心脏负荷能力，降低冠心病风险，改善自主神经调节功能，长期太极拳锻炼可增强患者 HRV，增强迷走神经调制，改善心脏自主神经功能，促进患者早日康复。

（三）太极拳在心脑血管疾病中的应用

预防心脑血管疾病，除了戒烟和调节饮食外，最主要的手段是运动。而太极拳则是最有效的运动项目。因为太极拳要求“用意不用力”，这种缓慢柔和的运动，会促使血管弹性增加，毛细血管增强，加强心肌的营养，同时使血管神经稳定性增强，更能适应外界的刺激。医学科学家证实，运动可以提高血中高密度脂蛋白（HDL）浓度，它是血液中的良性胆固醇，可以帮助身体除去或减低恶性的低密度脂蛋白（简称 LDL），进而减低动脉硬化以至心脑血管梗死的危险。科学实验证明，柔和缓慢的运动可以稀释血液。因此，太极拳对于预防心脑血管疾病无疑是理想的手段。

高血压的病因，除继发性高血压即某疾病引起的高血压外，大约 90% 的患者都是查不出原因的原发性高血压。一般认为这类高血压系长期的精神紧张刺激和情绪激动，致使大脑皮层功能减退，导致皮层下神经中枢功能紊乱，引起全身小动脉痉挛（收缩）所致。因此，除了遵照医生嘱咐服药外，通过练习太极拳，使精神放松，恢复神经中枢的功能，使全身小动脉避免痉挛是有效的办法。据北京运动医学研究对比观察，经常打太极拳的老人平均血压为 134.1/80.8 mmHg，动脉硬化率为 39.5%；而对照组一般正常老人，平均血压为 154.5/82.7 mmHg，即收缩压比练太极拳的老人高出 20 mmHg，动脉硬化率为 46.4%，比练太极拳的老人高出 7 个百分点。

太极拳锻炼能增强心脏功能。经常练习太极拳，可以使心神得到静养，并且延缓心脏舒张期，使心肌得以充分休整，使心肌收缩力加强，输出增加，提高了心脏的工作能力。在练习太极拳时，动作灵活自然，全身肌肉有节奏地收缩弛张，使血液流畅，静脉回流增加，从而加速了血液循环，减轻了心脏负担，对心脏起到了健护作用。

1. 太极拳运动对心脏功能的影响

人体的不断老化，心脏的收缩力量进行性减退，平均以每年 10% 的速度呈直线下降。末梢阻力增加，心率减慢，心脏每搏输出量减少。心脏的储备力量也明显降低，心脏的结构和功能均发生衰老性的变化。研究表明：太极拳运动能使心肌纤维变粗，防止纤维化和变性，心肌壁变厚而有力，心瓣膜弹性增加，心率变慢，心肌收缩力加强，心输出量增加，心脏的顺应性和心脏泵血功能得到极大改善。

2. 太极拳运动对血管功能的影响

太极拳对人的血管功能具有良好的影响，体现在其具有降低血管外周阻力和收缩压，提高血管弹性，增加血流量，改善外周循环的作用上。毛细血管是微循环物质交换的场所。经常练习太极拳，能使微循环功能加强，有利于毛细血管内外的物质交换，促进组织对氧的利用率，减少肌酸的蓄积，减缓疲劳，益于疾病的恢复，特别是对慢性冠心病、高脂血症、动脉硬化症都有较好的防治作用。

3. 太极拳对心血管疾病的干预

太极拳运动在练习过程中，要求锻炼者情绪平静，保持心情轻松舒畅，聚精会神，全身各部分肌肉、关节轻柔而有规则地进行，从而增加全身血液循环和冠状动脉血流量，增加迷走神经的兴奋性，使心率减慢，同时加强调节血压的血管舒缩中枢功能，增加冠状动脉侧支循环，使血管管腔加宽，管壁弹性增强，心肌血流量改善。

4. 太极拳运动使外周阻力降低和血管舒张的原因

（1）“身心合一”的太极拳运动有助于消除练习者的焦虑紧张心理，降低交感缩血管神经的紧张度，其末梢释放去甲肾上腺素减少。

（2）全身各部骨骼肌肉的周期性的收缩与舒张，可以加强静脉的血液循环，肌肉的活动保证了静脉血液回流，及向右心室充盈必要的静脉压力。

（3）可促进心肌分泌心钠素增多，血管内皮细胞释放内源性气态血管舒张因子如一氧化氮、一氧化碳等，使外周阻力降低，血管舒张。

（4）太极拳运动能使肌肉交感舒张，血管神经的兴奋性提高，局部代谢产物如乳酸、二氧化碳、腺苷、腺苷酸等舒血管物质增多肌肉血管舒张。

（5）太极拳独特的呼吸方式，在改善心血管系统的功能上有其独到的作用。在腹式呼吸中，随膈肌的一升一降，也使胸腹腔的压力一张一弛，腹部压力随之有规律地升降，这种运动极有利于推动胸腹腔内的动脉和静脉的血液输送和回流。腹式呼吸所形成的腹压升降，有利于血液的循环，这样就使躯体和内脏获得更充足的血液营养。

（6）太极拳运动过程中下肢肌肉“处处有虚实”的交替收缩与放松，使流经下肢静脉中的血液在肌肉作用下加速回流。在这一系列的作用下，就有可能保证心脏在舒张期处于良好的充盈状态。

三、五禽戏

（一）五禽戏动作详解及要领

预备式：

两脚分开，松静站立，两臂自然下垂，目视前方，调匀呼吸，意守丹田，起式调息：配合呼吸，两手上提吸气，两手下按时呼气。两手上提至与胸同高，掌心向上，屈肘内合，转掌心向下，按至腹前，速度均匀柔和，连贯，排除杂念，宁心安神。

虎戏手型是虎爪，手掌张开，虎口撑圆，第一二指关节弯曲内扣。摹似老虎的利爪。练习虎戏时，要表现出虎的威猛气势，虎视眈眈。虎戏由虎举和虎扑两个动作组成。

虎举：

掌心向下，十指张开弯曲，由小指起依次屈指握拳，向上提起，高与肩平时拳慢慢松开，上举撑掌，然后再屈指握拳，下拉至胸前，再变掌下按。

虎扑：

左式，两手经体侧上提前伸，上体前俯变虎

爪，再下按至膝部两侧，两手收回。再经体侧上提向前下扑。上提至与肩同高时，抬左腿，向左前迈一小步，配合向前下扑时落地，先收回左脚，再慢慢收回双手。换作右式，动作和左式相同，唯出脚时换成右脚。

鹿戏的手型是鹿角，中指、无名指弯曲，其余三指伸直张开，练习鹿戏时要临摹鹿轻盈安闲，自由奔放的神态。鹿戏由鹿抵和鹿奔两个动作组成。

鹿抵：

练习时以腰部转动来带动上下肢动作，上肢动作握空拳，两臂向右侧摆起与肩等高时拳变鹿角，随身体左转，两手向身体左后方伸出，下肢动作，两腿微屈，重心右移，左脚提起向左前方着地，屈膝，右腿蹬直，左脚收回。

鹿奔：

左式，左脚向前迈步，两臂前伸，收腹拱背，重心前移，左脚收回。注意腕部动作，两手握空拳向前划弧形，最后曲腕，重心后坐时手变鹿角，内旋前伸，手背相对，含胸低头，使肩背部形成竖弓，同时尾闾前扣，收腹，腰背部开成竖弓，重心前移，成弓步，两手下落，换右式，收左脚。脚掌着地时，右脚跟提起，向前迈步，重心后坐在向前一同左式。鹿奔动作使肩关节充分内旋，伸展背部肌肉，运动了脊柱关节，鹿戏结束，两手侧前上提、内合下按，做一次调息。

熊戏的手型是熊掌，手指弯曲，大拇指压在食指中指的指节上，虎口撑圆。大自然的熊表面上笨拙缓慢，其实内在充满了稳健厚实的劲力。熊戏由熊运和熊晃两个动作组成。

熊运：

两手呈熊掌置于腹下。上体前屈，身体顺时针划弧，向右，向上，向左，向下，再逆时针划弧，向左，向上，向右，向下。开始练时要体会腰腹部的压紧和放松。

熊晃：

提髋带动左腿，向左前落步，左肩前靠，屈右腿，左肩回收，右臂稍向前摆，后坐，左手臂再向前靠，上下肢动作要配合协调。换右式，提右胯，向右前落步，右肩前靠屈左腿，右肩回收，左臂稍向前摆，后坐，右手臂在向前靠。

猿戏有两个手形：猿勾，五指撮拢，屈腕；握固，大拇指压在无名指指根内侧，其余四指握拢。猿猴生性活泼，猿戏要临摹猿猴东张西望，攀树摘果的动作。猿戏由猿提和猿摘两个动作组成。

猿提：

两手置于体前，十指张开，快速捏拢成猿勾，肩上耸，缩脖，两手上提，收腹提肛，脚跟提起，头向左转，头转回肩放松，脚跟着地，两手变掌，下按至腹前。再做右式。重心上提时，先提肩，再收腹提肛，脚跟着地。以膻中穴为中心，含胸收腹，缩脖提肛，两臂内夹，形成上下左右地向内合力，然后再放松还原。重心上提时要保持身体平衡，意念中百会上领，身体随之向上。猿提可以起到按摩、上交内脏、提高心肺功能的作用。

猿摘：

退步划弧，丁步下按，上部摘果。猿摘，临摹猿猴上树摘果。手型和眼神的变化较多，眼先随右手，当手摆到头的左侧时，转头看右前上方，臆想，发现树上有颗桃，然后下蹲，向上跃步，攀树摘果，速度要快，握固，收回，变掌捧桃，右手下托。下肢动作是左脚左后方退步，右脚收回变丁步，右脚前跨，重心上移，再收回变丁步。猿戏结束，两手侧前上提、内合下按，做一次调息。

鸟戏手型是鸟翅，中指和无名指向下，其余三指上翘，练习鸟戏时，臆想自己是湖中仙鹤，昂首挺立，伸筋拨骨，展翅翱翔。鸟戏由鸟伸和鸟飞两个动作组成。

鸟伸：

双腿稍向下蹲，双手为掌，在小腹前重叠。左掌压在右掌上，上举至头前上方，手掌水平上举时耸肩缩颈，尾闾上翘，身体稍向前倾。两手下按至腹前，再向后呈人字形分开后身，后伸左腿，两膝伸直，保持身体稳定。双手后展，后展时手变鸟翅，鸟伸动作借助手臂的上举下按，身体松紧交替，起到吐故纳新，疏通任督二脉经气的作用。

鸟飞：

两手在腹前相合，两侧平举，提腿独立，立腿下落，再上举提腿，下落。换做右式。平举时手腕比肩略高，下落时掌心相对，再上举时手背相对，形成一个向上的喇叭口。可以先单独练习上肢动作，先沉肩，再起肘，最后提腕。下落时先松肩，再沉肘，按掌。使肩部、手臂形成一个波浪蠕动，有利于气血运行。再练习下肢动作，立腿提膝时，支撑腿伸直，下落时支撑腿随之弯曲，脚尖点地再提膝。练习鸟飞时，要上下肢协调配合，身体保持平衡。常练可锻炼心肺功能，灵活四肢关节，提高平衡能力。鸟戏结束，两手侧前上提、内合下按，做一次调息。

引气归元：

是收功动作，可以调和气息。两手侧举向上，配合吸气，体前下落，配合呼气。两手侧举，掌心向上，举至头顶上方，掌心向下，沿体前自然下落。意念可随两手而行，上举时如捧气至头顶上方，下落时内行外导，身体放松，意念下行，两手在腹前划弧合拢。虎口交叉，叠于腹前，闭目静养，调匀呼吸，意守丹田，能起到和气血，通经脉，理脏腑的功效。待呼吸均匀，意念归于丹田，两眼慢慢睁开，合掌，搓手至手心发热，浴面，可重复数次。最后两掌向上，过耳后沿体前缓缓下落，两臂自然下垂，两脚并拢。通过收功，使身体舒泰安康，恢复常态。

（二）五禽戏对心血管系统的影响

从运动意义上讲，有氧运动可以使周身血管舒张，对植物性神经进行调整，从而起到降血压的作用；它还可以降低血液黏稠度，加快血流速度，同时运动使肌肉收缩增加静脉血回流量，从而增加心脏血管的血流量，促进新陈代谢；还可以使增高的血脂被吸收和提高血液中的高密度脂蛋白（高密度脂蛋白有抗动脉硬化作用），从而起到较好的降血压和降血脂的作用。经常进行五禽戏锻炼，可使心功能增强，促进血液循环，因而对心血管系统的作用十分明显。试验表明经过 6 个月的五禽戏定量运动负荷练习后，可使心功能指标中的 SV、SI、CO、CI、EWK、VPE 显著提高，以上几项参数综合反映了心脏的心肌收缩力和心排血状况。CO、CI、VPE 的增高，说明心泵力代偿性增高，心肌收缩力强，搏血量增多。HOI、HOV、LVWI 显著降低，此 3 项参数综合反映了心脏的心肌供氧和做功状况，当 HOV、LVWI 偏高时，说明心脏负担过重，心肌缺氧，常见于高血压和冠心病的前期症状如心绞痛等。心肌缺血的主要有害因素是缺氧，心肌通常以最大限度从经过的血液中吸取所需的氧，当 HOV、LVWI 长期偏高时，可导致心肌部分缺血性坏死，甚至心肌梗死等心脑血管疾病，而 HOV、LVWI 的降低则大大缓解了心脏的压力。

（三）五禽戏对血管、血液及微循环的影响

五禽戏练习能有效地改善血管的弹性状况，增加血容量，改善血液的浓度和流动速度。AC、TPR 为血管弹性的主要参数，中老年人常见的动脉硬化、高血黏度、高血脂可导致 AC 偏低，TPR 偏高。通过五禽戏练习后，AC 显著提高，TPR 显著降低，证明其能有效地改善血管的弹性，对防治动脉硬化、高血黏度和高血脂有显著作用。

BV 为反映有效血液循环量的指标。如果 BV 偏小，则回心血量少，从而会影响到心搏量的多少和周外阻力的大小等指标。全血黏度是血液流变学的基本指标，反映血液在血管中的载体血液黏度，受血压、心肌收缩力等动力性因素影响，血液的黏度和流动速度主要取决于全血黏度。全血黏度高，红细胞的聚集性加强，可加速红细胞老化，降低其变形性。五禽戏练习是中小强度的有氧运动，可以增强对氧自由基的清除能力，保护红细胞膜免受自由基的攻击，保持膜的正常流动性，使血黏度下降，血流速度加快，疏通微循环，保证运动中氧和能源物质的交换。

中医认为：五禽戏是一种行之有效的养生运动，是以人的生理条件为基础，以通畅经络、气血、筋脉，进而增进五脏六腑的功能为目的的健身功法。现代医学研究也证明：五禽戏是一套使全身肌肉和关节都能得到舒展的医疗体操。它在锻炼全身关节的同时，不仅能提高肺功能及心脏功能，改善心肌供氧量，还能提高心脏排血力，综上所述，中老年人每次进行 3 遍五禽戏锻炼的运动负荷是适宜的，五禽戏锻炼对改善和提高中老年人的心血管机能有着积极意义。

四、健身气功六字诀口令

（一）健身气功动作详解及要领

预备式：

两脚分开、松静站立、目视前下方、呼吸自然、面带微笑。

起势：

两掌缓缓上托、下按、拨掌、收回。

静养嘘字诀：

两手松开、收至腰间。

穿右掌、吐嘘、右掌收回、身体转正。

穿左掌、吐嘘、左掌收回、身体转正。

呵字诀：

提肘、插掌、捧掌、目视掌心、起身、转掌、插掌、呵。

呼字诀：

转掌心向内，收回、外开、呼，收回、呼（动作重复五遍）。

呬字诀：

两臂垂落、两掌缓缓上托、落肘夹内、展肩扩胸、藏头缩项、两掌前推、呬（动作重复五遍）。

吹字诀：

松腕伸展、两臂外开、划弧至后侧腰部、两掌下滑前摆、吹。

两掌收回、摩带脉抚腰眼、吹，收回、摩带脉、吹（动作重复五遍）。

嘻字诀：

两臂垂落、转掌、提肘抬掌、外开、收回、嘻。

两臂垂落、提肘、外开、收回、嘻（动作重复五遍）。

收势：

翻掌、缓缓收回、静养、揉按肚脐、顺时针、逆时针。

两手松开、还原体侧。

健身气功六字诀。

练功结束。

（二）健身气功六字决对心脑血管疾病的影响

健身气功六字诀源于先秦，由晋代著名医药学家陶弘景总结而成。百岁药王孙思邈曾将此工作日常保健气功练习。这套呼吸吐纳法可以起到调理五脏和三焦经的作用。有现代研究表明，常做这套保健气功，可以有效降低皮下脂肪含量，改善心肺功能。缓解紧张情绪，降低血压和心率等。该套气功总共有六个动作，这六个动作与五脏有对应的调养关系，嘘字诀锻炼对应肝，呵字诀锻炼对应心脏，呼字诀锻炼对应脾脏，呬字诀锻炼对应肺脏，吹字诀锻炼对应肾脏，嘻字诀锻炼对应三焦。

中医的呵字诀是养心的重要方法之一。练呵字诀可以强心肺，泄心火，调节心脏功能。呵字诀对于因心火重所致的失眠，有较好的疗效，同时对心悸、心绞痛、健忘、盗汗、口舌腐烂、舌强语塞等心经疾患有显著的调节效果。

常发呵声，泄心浊气，为其减负，以利心肺功能。对于日常有心悸、心慌、疲劳等症状的职场人士有不错的调理作用。

第四节　中医情志疗法在心脏康复中的应用

一、中医情志疗法在心脏康复中的应用机制

情志活动是人类精神活动的重要组成部分，指的是人体对外界客观事物刺激所做出的心理反应，为正常的心理应激活动。但是长时间或者剧烈的刺激就会引发人体的情志活动亢进性反应，超出人体承纳的极限就会引发脏腑气血功能的紊乱，从而导致疾病发生。而情志疗法则是针对此类情况应运而生的治疗方式，它是指医师或心理学家运用中医情志或心理行为的理论和方法治疗患者心理疾病和心身疾病，促使患者心身状况向健康方向发展的有效治疗方式。

情志疗法历经千年的传承和发展，依旧显示着旺盛的生命力，是其不可替代的原因。中医学所研究的目标并不单一指有着形体躯壳的人，更多的是形神合一的有机整体，这也就是中医的整体观念。人体的情志变化以形体躯壳为基石，却又对脏腑气血功能产生巨大的影响，与疾病的发生发展和转归密不可分，以此依据奠定了中医七情内伤学说的理论基础，并形成了体系健全的中医情志疗法。《内经》认为情志是五脏功能活动的产物，心主喜、肝主怒、肺主忧、脾主思、肾主恐，情志内

伤是通过情志影响相应的内脏而导致不同的病理过程。五志与五脏的联系并不是单一的联系，而是“心”协调作用的结果，七情虽分属五脏但却统领于心。“忧思伤心”，故而情志致病首先影响于心，再波及其他脏腑。

二、中医情志疗法在心脏康复中的应用方法

人的情志活动可以分为正面情志与负面情志，即正常心理和异常心理。正面情志是指良好正确的观念和健全的人格，对人体能够产生正面影响，增强人体意志，有效增强人体抗病能力。而负面情志则为不良错误的观念和人格障碍，对人体产生不利的影响，对健康极其有害。

中医情志护理主要是指护理人员通过自身语言、行为、表情和态度等方式的影响来改变患者的情绪，帮助其解除焦虑和忧郁，通过疾病知识宣教和病情指导来缓解患者恐惧心理，从而增强患者面对疾病的意志和信念。喜、怒、忧、思、悲、恐、惊这七种情绪在中医里称为“七情”，是人神经活动的外在表现，当一个人由于外界或自身因素影响导致其中一种情绪持续时间过长或者程度过重，会导致人体气血不和，经络阻塞，阴阳失调而发病。《素问・经脉别论》中说道：“当是之时，勇者气行则已，怯者则著而为病也。”患者对自身疾病的恐惧和担忧心理，往往会促使或加逗病情向不好的方向发展。反过来说，保持心情舒畅通达可以在一定程度上帮助抵御外邪，提升正气，促进疾病向好的方向发展，有利于心脏康复。

中医情志疗法应用于心脏康复中的主要作用机制即为消除负面情志，重塑正面情志，从而维护人体的心身健康，其主要体现在以下几个方面。

（一）五志相胜疗法

五志化生于五脏，五脏的生理功能是五志化生的生理基础。五志安居于内，心身则安康；五志劳伤过度，则心身必生疾患。中医学依据五行相生相克的理论，认为五志属五行，故而五志之间也必然存在着相互制约关系，即悲克怒，怒克思，思克恐，恐克喜，喜克忧。依据于此提出五志相胜疗法，利用情志相生相克的原理，则可以让太过或不及的心理趋向平衡，使偏离的心理、言行归于正常，以此来维持五志之间的协调平衡，从而达到心身健康的目的。

（二）言语开导疗法

《灵枢・师传》最早提出劝说开导疗法，告之以其败，语之以其善，导之以其所便，开之以其所苦。使用语言开导法可以消除患者的心理疑惑，有效解除患者的心身病痛。人之情莫不恶死而乐生，许多人在患病之后，面对工作、家庭、社会等方面而来的压力，产生极其沉重的精神负担，主要表现为心情抑郁或烦躁不安，甚至有许多精神心理疾患的发生往往源自于内心的疑惑和迷惘，因此会对疾病的治疗丧失信心。心病还需心药医，语言是化解精神负担的良药，是解除心理困惑的钥匙。善治斯病者，使心无所疑滞，或生欢欣，或逢喜事，或眼见欲爱之事，则慧然如无病矣。

（三）清心静神疗法

《灵术・藏象》提出，心藏神，为神之舍，主司机体的精神意识思维活动。心忌妄念，心贵清静；神忌迁驰，神贵安和。心清神静，守神以安，护形以全，则形体安康。正如黄帝内经所言：恬淡虚无，真气从之，精神内守，病安从来。此法主要适用于各种原因导致的情绪紧张、心理压力较大、私心杂念较多、存在不良刺激等引起的情志障碍和心理问题，以及心血管慢性疾病的恢复治疗和老年心身功能的保健和康复。

（四）疏导宣泄疗法

当机体受到外界剧烈刺激和巨大心理压力时，心身就会处于一种异常的应激状态，比如过度紧张、焦虑恐惧、情绪沮丧、心跳加快、血压升高、胸闷气阻等，如果这种情绪得不到及时宣泄，久而久之，则可导致心身疾患，从而引发脏腑气血病变。疏导宣泄疗法则是以此为基础提出，主要在于采用疏通、引导、宣泄、转移等方法，将被压抑的郁闷情绪宣泄出来，使机体内环境处于相对平衡状态，达到心身疾病的治疗和康复的目的。

（五）移情易性疗法

即运用各种方法来有效转移患者的精神意念活动，借此调理和纠正气机紊乱的病理状态，从而达到心身疾病的治疗和康复目的的方法。清吴师机在《理瀹骈文》中言道："七情之病也，看花解闷，听曲消愁，有胜于服药者矣。"无论是幽雅的环境，还是美妙的音乐，都可以有效地陶冶人的性情，使人的行为发生改变，从而让患者保持良好的心境，有效缓解思想压力，情志达到平衡状态，促使心身疾患的康复。

三、中医情志疗法在心脏康复中的应用优劣

中医情志疗法建立在整体观念之上，其治疗体系主张形神兼治，通过调畅人体情志，达到形体疾病的治疗和康复作用。所以在治疗过程中应该充分考虑环境、地理、人际、病源等问题，并且不能忽视患者对医师的信任度及其个性性格特征，将医患完整地纳入其中，使之成为治疗的一部分，如此才能达到理想的治疗和康复作用。中医情志疗法设计简单，构思精巧，可随时随地开展治疗，不需要过多的药物和设备，甚至有很多时候是在患者不知情的情况下开展的，有效降低患者的抵触情绪，在真实自然的治疗场景下充分调动患者的情志变化，使之达到最佳的治疗和康复目的。

中医情志疗法虽然具有确切的疗效，但并不能让其对所有疾病和所有情况均能有效，也不能单一使用此种疗法就可以达到完全的治疗目的。而且患者之间都存在着个体差异性，在治疗的同时即使面对一样的情况也应该针对患者的实际情况采取不同的治疗手段。故而心脏康复过程中可结合患者具体情况，将情志疗法与其他康复手段进行结合，临床应用时还应该因人而异、辨证论治、身心兼顾，只有如此才可法尽其用，更好地促进患者心血管疾病的整体康复效果。

第五节　药膳食疗在心血管疾病稳定期的应用

中医药膳食疗是保健的方法之，是一种针对多种常见疾病选择饮食调理和治疗的方法。其食疗方法在宏观上包括两种类型：一种是由家常食物组成，另一种是由家常食物和中药混合组成。食疗的组成配方简单，原料便宜，制作方便，安全有效，非常适合普通家庭采用，在中华几千年中医历史中发挥着重要作用。

药膳食疗并不是可以随意指导的，其遵循的基本原则为辨证施膳，具体体现于因人施膳、因地施膳、因时施膳、因病施膳等方面，根据不同的人群、地域、季节和疾病的特殊性制订个性化全面化的药膳食疗指导方案。在临床疾病的调理和治疗过程中，只有掌握药膳食疗的应用原理和原则，针对性为每一位患者提供合理的药膳食疗，才能更好地发挥药膳食疗的治疗调理作用，更好地为临床营养服务。

中医药膳食疗医治疾病，在我国历史悠久，积累了丰富的经验。中医药膳食疗，既是中医药学宝库的瑰宝，又是传统饮食文化中一颗璀璨的明珠。药膳和食疗密不可分，食疗既是营养美味的菜肴，又是滋补身体的药物。药膳是由药物、食物和调料搭配而成，是一种特殊的食品。它是取药物之性，用食物之味，食借药力，药助食威，二者相辅相成，从而达到"药食同疗"的目的。因此，药膳既不同于一般的中药方剂，又有别于普通的饮食。它是一种将药物与食物配合在一起，通过烹调加工并服用以防病治病的方法。

冠心病的病因还未完全弄清，目前多认为与体内脂质代谢紊乱有关。在冠心病发病的危险因素中，最主要的是高血压、高胆固醇血症、吸烟；其次是肥胖、糖尿病及精神神经因素；还有一些不能改变的因素，如家族遗传史、年龄、性别（男性）等。从上述因素看，冠心病的发病同饮食营养因素有直接或间接关系，因此注重合理营养是防治冠心病的重要措施之一。

一、饮食原则

（1）控制热量，保持理想体重。

（2）控制脂肪摄入的质与量：许多研究证明，长期食用大量脂肪是引起动物动脉硬化的主要因素。而且还证明脂肪的质对血脂的影响更大，饱和脂肪酸能升高血胆固醇，多不饱和脂肪酸则能降低血胆固醇，一般认为膳食中多不饱和脂肪酸、饱和脂肪酸、单不饱和脂肪酸之比（p∶s∶m）以1∶1∶1为宜。膳食胆固醇含量对体内脂质代谢会产生一定影响，应适当加以控制。

（3）控制糖类摄入：碳水化合物是机体热能的主要来源，碳水化合物摄入过多（在我国人民膳食结构中就是主食量过多），可造成热量入超，在体内同样可转化生成脂肪，引起肥胖，并使血脂升高。经研究证明，在碳水化合物中升高血脂的作用，果糖高于蔗糖，蔗糖高于淀粉。美国、加拿大等国，人们的食糖量可占一日热能的15%～20%，其冠心病发病率远高于其他国家和地区。因此，要严格控制碳水化合物摄入总量，尤其是控制食糖摄入量，一般以不超过总热量的10%为宜。

（4）适当增加膳食纤维摄入：膳食纤维能吸附胆固醇，阻止胆固醇被人体吸收，并能促进胆酸从粪便中排出，减少胆固醇的体内生成，故能降低血胆固醇。因此在防治冠心病的膳食中，应有充足的膳食纤维。

（5）提供丰富的维生素：维生素C能促进胆固醇生成胆酸，从而有降低血胆固醇作用；还能改善冠脉循环，保护血管壁。烟酸能扩张末梢血管，防止血栓形成；还能降低血中甘油三酯的水平。维生素E具有抗氧化作用，能阻止不饱和脂肪酸过氧化，保护心肌并改善心肌缺氧，预防血栓发生。

（6）保证必需的无机盐及微量元素供给：碘能抑制胆固醇被肠道吸收，降低胆固醇在血管壁上的沉着，故能减缓或阻止动脉粥样硬化的发展，常食海带、紫菜等含碘丰富的海产品，可降低冠心病发病率。膳食中钙、镁、钾、钠、铜、铬等也同冠心病发病有关。

（7）少量多餐：切忌暴饮暴食，晚餐也不宜吃得过饱，否则易诱发急性心肌梗死。

（8）禁饮烈性酒：酒精能使心率加快，能加重心肌缺氧，故应禁酒。

二、食谱举例

（一）早餐

花卷（面粉 50 g、黄豆粉 20 g）
玉米面糊粥（玉米面 30 g）
炝芹菜（芹菜 50 g、花生仁 20 g）
茶蛋 1 个（鸡蛋 60 g）

（二）午餐

大米饭（大米 100 g）
肉丝面（面条 50 g、瘦猪肉 10 g、木耳 10 g）
西红柿炒鸡蛋（西红柿 150 g、鸡蛋 50 g）
红烧鲢鱼（白鲢 100 g）

（三）晚餐

千层饼（面粉 50 g）
绿豆稀饭（大米 30 g，绿豆 20 g）
炒油菜（油菜 150 g）
五香豆腐丝（干豆腐 100 g）

三、食物选择要点

（1）控制主食及脂肪摄入量。

（2）保证新鲜蔬菜、水果供给，以提供维生素C、维生素B族和适量膳食纤维。

（3）应多选用豆类及豆制品，这样既可保证优质蛋白质供给，又能提供必需脂肪酸，避免动物性食品饱和脂肪酸和胆固醇的过多摄入，而且黄豆等还含卵磷脂及无机盐，对防治冠心病有利。

（4）适当增加海产品，如海带、紫菜、海蜇等，以便为机体提供丰富的碘。

（5）可多选用水产鱼类，因其蛋白质优良，易消化吸收，且对血脂有调节作用，与畜肉类食品相比更适合老年人，对防治冠心病有利。

（6）可多选用冬瓜、萝卜、蜂蜜、山楂等食品。

（7）尽量少用动物肝脏、脑、肾、鱼子、墨斗鱼、松花蛋等含胆固醇高的食物以及含饱和脂肪酸高的食品，如肥肉、动物油脂、黄油、奶油等。

四、食物有助养护心脏

利用药膳食疗保护心脏是祖国传统医学中的

一大特色。根据药食同源的原则，采用药物与食物相结合，制作出许多有助于保护心脏功能的药膳食疗方剂，这些方剂有别于普通药物或食物，是一种既有食物美味又有药理作用的能做到食借药力、药助食威的特殊药食品，二者相辅相成，共同负担起保护心脏的作用。在日常生活中，我们的日常美食就是食疗佳方。

（一）心脏病的食疗养生方

1. 丹参鸡（排骨）

调和气血，改善循环。药材：丹参 12 g、赤芍 12 g、当归 12 g、川芎 6 g、生地 12 g、甘草 3 g、茯苓 10 g、白术 10 g、郁金 3 g、橘红 3 g、枳壳 3 g、桂枝 9 g、红枣 5 个、枸杞 12 g。药材先浸泡后，煮开 5 min 后，将汤汁倒入另一锅中，继续加热沸腾后，加入鸡肉，焖煮至鸡肉熟透，加入适量米酒、盐，沸腾即可。

2. 杞菊茶

枸杞 10 g，菊花 3 g，生山楂片 15 g，草决明 15 g，适合血脂过高的患者，可以预防动脉粥样硬化。

3. 桂圆枣仁茶

茯苓 10 g，桂圆肉 15 g，酸枣仁 30 g，共煮成汤，去渣后，加入银耳 30 g，冰糖适量，适合心神不宁，睡眠不佳，心律不齐，四肢微肿的患者。

4. 生脉饮

党参 12 g，麦门冬 12 g，五味子 6 g，适合气阴两虚，表现出心悸，口干舌燥，舌红少津的患者。

5. 人参粥

人参末 3 g，粳米 60 g，煮成粥，适合肺气不足，表现出胸闷，呼吸喘促，气短精神疲乏，懒言音低的患者。

一般来讲，动脉粥样硬化病变是从年轻时开始发生的，这是一种慢性进行性病变，在发生心绞痛或心肌梗死之前不易引起患者的注意。60 岁以上的老年人，绝大多数都有动脉粥样硬化，只是有轻有重。因此，防止斑块的破裂，就显得十分重要了。随着年龄增长，动脉血管壁上容易凝聚硬化斑块，导致动脉粥样硬化，且有的硬化斑块坚固，而另一些斑块却易破裂。原来，这些斑块是由一个脂质核心及包裹在其周围的纤维帽组成的。如果斑块含脂质量多，纤维帽则脆而易破裂。通过综合性措施，降低胆固醇含量，则纤维帽增厚，使斑块变得坚固而不易破裂，从而防止了心肌梗死的发生。国内外降低胆固醇的治疗已使成千上万的患者受益，但如配合中医的药膳食疗就会更好。

（二）高胆固醇的食疗养生方

1. 黄豆汁

黄豆内含蛋白质比瘦猪肉和鸡肉更多，又含一种罂酸，可以清除血管中胆固醇，使其排出体外。方法：黄豆 50 g，先水浸 10 h，磨成汁再煮熟，分 2 餐服。功效：益气养血，健脾宽中。主治：冠心病血脂偏高者。

2. 花生米茶

花生内含较多的蛋白质，由于营养丰富，常用于促进脑细胞发育，增加记忆力，防止早衰，内含成分可以降低胆固醇，醋泡花生有降血压作用。方法：花生米 50～100 g，炒熟捣碎，每天用开水冲 2 次，盖好杯 20 min 后作茶饮，每天 2 次。功效：生吃性凉，炒熟性温，和胃润肺，化痰利气。主治：冠心病血脂偏高且饮食不正常者。

3. 芹菜粥

芹菜内含有丰富的纤维素、钙、磷，特别含有甘露醇、芹菜碱，故能降脂降压又安神。方法：鲜芹菜 100 g 切成片，粳米 50 g，冰糖 20 g，煮成稀粥作早餐食，每天坚持。注意：阳虚者忌用。功效：平肝降压，清热凉血。主治：冠心病血脂偏高而有腹胀者。

4. 韭叶苦瓜汤

韭叶含有丰富的纤维素及挥发性精油、碳水化合物等，具有明显的降压作用，所含硫化物具有降低血脂的作用。方法：韭叶 100 g，苦瓜 100 g，皆切碎或切片，用玉米油在锅内炒，加水煮熟成汤，每天作膳食。功效：平肝凉血，清热利湿。主治：冠心病血压、血脂偏高者。

5. 空心菜粥

空心菜内含蛋白质、维生素、钙、磷等。方法：空心菜 100 g，葱白 20 g，白面粉 100 g，先把空心菜、葱白洗净切碎，和白面粉加水和匀后，调入沸水中煮熟即可。或用粳米 150 g 一同煮成稀粥，分 2 餐食之。功效：辛能祛风，寒能清热。清热和胃、熄风利尿，通过实践证明能降压和降糖。主治：冠心病血脂增高并有支气管炎者。注意：虚者少吃或忌用。

6. 胡萝卜汤

胡萝卜内含胡萝卜素，大量维生素 A，研究发现有抗癌作用。胡萝卜中还含槲皮素，它能改善微血管的功能。方法：胡萝卜 100 g，苦瓜 100 g，洋葱 100 g，大蒜 50 g，共切碎，用芝麻油 100 ml 炒，加水、盐、味精，每天作膳食。功效：降压和降脂。《本草纲目》云："甘辛而平。温能下气中和胸隔，安五脏。"主治：冠心病血脂偏高兼有纳差者。

（三）心血管疾病的食疗养生食物

1. 玉米

玉米含有丰富的钙、镁、硒等矿物质以及卵磷脂、亚油酸、维生素 E，具有降低血清胆固醇的作用，它们的协同作用效果更大。中美洲印第安人中几乎没有人患高血压病、高脂血症、冠心病，主要得益于他们以玉米为主食。

2. 黄瓜

黄瓜中含有细纤维，具有促进肠道腐败物质排泄和降低胆固醇的作用。另外，黄瓜中含有丙醇二酸，可抑制糖类物质转化为脂肪，尤其适用于心血管病患者。

3. 大蒜

新鲜大蒜能够降低血液中的胆固醇的含量。大蒜的降脂效能与大蒜内所含的物质——蒜素有关。大蒜的这一有效成分有抗菌、抗肿瘤特性，能预防动脉粥样硬化，降低血糖和血脂等。实验发现将几滴蒜素滴入牛奶中，牛奶中的胆固醇可大为降低。

4. 洋葱

洋葱降血脂效能与其所含的烯丙基三硫化物及少量硫氨基酸有关，这些物质属于苷元，除降血脂外还可预防动脉粥样硬化，是防止心血管疾病的理想食物。

5. 牛奶

牛奶能抑制人体内胆固醇合成酶的活性，从而抑制胆固醇的合成，降低血中胆固醇的含量。此外，牛奶中含有较多的钙，也可降低人体对胆固醇的吸收。

6. 生姜

生姜内含有一种类似水杨酸的有机化合物，该物质的稀溶液是血液的稀释剂和防凝剂，对降血脂、降血压、防止血栓形成有很好的作用。

7. 海带

海带内含有大量的不饱和脂肪酸，能清除附着在人体血管壁上过多的胆固醇。海带中的食物纤维褐藻酸，能调顺肠胃，促进胆固醇的排泄，控制胆固醇的吸收。海带中钙的含量极为丰富，钙可降低人体对胆固醇的吸收，降低血压。

8. 苹果

苹果含极为丰富的果胶，能降低血液中的胆固醇的浓度，还具有防止脂肪聚集的作用。苹果中的果胶还能与其他含胆固醇的物质和维生素 C、果糖、镁等结合成新的化合物，从而增强降血脂效能。

冠心病的患者时常发生体内水钠潴留，应该少吃肥甘厚腻之品，适当多吃蔬菜，水果等富含维生素的食物，少吃盐，少吃腌制品。

（四）心衰的食疗养生食物

1. 韭白粥

韭白 30 g，粳米 100 g。韭白洗净。粳米淘净。韭白、粳米放于锅内，加清水适量，用武火烧沸后，转用文火煮至米烂成粥。每日两次，早、晚食用。

2. 玉米粉粥

玉米粉 50 g，粳米 100 g。粳米洗净，玉米粉放入大碗内，加冷水调稀。粳米放入锅内，加清水适量，用武火烧沸后，转用文火煮至米九成熟，将玉米粉糊倒入，边倒边搅，继续用文火煮至玉米烂成粥。每日两次，早、晚餐食用。

3. 木耳烧豆腐

黑木耳 15 g，豆腐 60 g，葱、蒜各 15 g，花椒 1 g，辣椒 3 g，菜油适量。将锅烧热，下菜油，烧至六成热时，下豆腐，煮十几分钟，再下木耳翻炒，最后下辣椒、花椒、葱、蒜等调料，炒匀即成。

4. 芹菜红枣汤

芹菜根 5 个，红枣 10 个，水煎服，食枣饮汤。每日2次。

5. 山楂玉面粥

红山楂5个，去核切碎，用蜂蜜1匙调匀，加在玉米面粥中服食。每日服1～2次。

6. 海带粥

水发海带25 g，与粳米同煮粥，加盐、味精、麻油适量，调味服食。每日早晨服食。

7. 菊花山楂饮

菊花、生山楂各15～20 g，水煎或开水冲浸，每日1剂，代茶饮用。

8. 柠檬玉米面粥

柠檬1个，切成片，用蜂蜜3匙浸透，每次5片，加入玉米面粥内服食，每日服两次。

9. 海藻黄豆汤

黄豆、海藻各30 g，黄豆150～200 g，煮汤后加适量调味品服食，适用于冠心病合并高脂血症、高血压者食用。

10. 大蒜粥

紫皮蒜30 g，置沸水中煮1 min后捞出蒜瓣，再将粳米100 g煮粥，待粥煮好后，将蒜再放入粥中略煮。可早晚食用。

五、茶饮有助养护心脏

一直以来，茶叶都是公认的保健饮品：绿茶抗衰老、红茶防蛀牙、普洱助减肥、苦丁能清火……而对冠心患者来说，选择一种适合自己的茶叶，一样好处多多。在大多数茶叶中存在一种被称做儿茶素的物质，它能降低血黏度、降血脂，还可以扩张血管。通常认为，全发酵的茶，如普洱茶的降脂和降血黏作用相对更好，像乌龙茶、苦丁茶这样略带苦味的茶叶，由于能够清热凉血，其降压、降脂作用也不错。下面再推荐几款药茶，冠心病患者不妨一试。

1. 双参茶：丹参（每日15 g）＋党参（每日10～15 g）＋茶

丹参有活血化淤、清热降脂的作用，党参有益气健脾的功效，比较适合疲乏无力的血淤患者，丹参或党参的饮片可在药店购买，茶则可依个人口味随意选择。需提醒的是，参片买来后要用开水洗一下，滤掉其中的杂质。

2. 菊花茶：杭菊＋茶

对合并有高血压或高血脂的患者来说，菊花茶是个不错的选择，既便宜，口感又好。由于菊花略带苦味，可适当加些冰糖，不会影响其降脂作用。但值得提醒的是，冠心病患者最好不要喝浓茶，因为浓茶中含有较多的咖啡因，可能导致心率加快，耗气量增加，或是令血压升高，给患者带来危险。

此外，银杏叶茶或白果茶也应尽量少喝。因为银杏中不但含有能够起扩张血管作用的银杏黄酮和银杏内酯，还含有有毒的银杏酸。如若长期饮用，有中毒的可能，一定要小心谨慎。

第六节　四季养生在心脏康复中的应用

一、四季养生的概念

养生一词，最早见于《庄子》内篇。养生，又称摄生、道生、养性等。养，即保养、调养、补养之意；生，即生命、生存、生长之意。养生是指根据生命的生长规律，通过各种方法颐养生命、增强体质、预防疾病，从而达到保持健康的一种医事活动。

四季养生指顺应自然界四季气候阴阳变化的规律和特点，通过调养精神、饮食与起居，达到保养精神和元气、避免病邪侵害、健康长寿的目的。

二、四季养生的特点

（一）春季养生养肝

春季五行属木，与五脏中肝相应。春季肝气旺盛，易出现心情不畅，抑郁寡欢，或者烦躁易怒等情绪，导致肝气郁滞，影响肝的疏泄功能，同时也易使免疫功能下降，引发精神、肝及心脑血管等疾病。

（二）夏季养生养心

夏季五行属火，对应五脏中的心脏。夏气与

心气相通，利于心脏的生理活动，此时应顺应节气变化，养生养心。

（三）长夏养生养脾

脾五行属土，主运化水湿，与长夏相应。长夏时节天气闷热，阴雨不断，空气中湿度较重，中医认为，湿为阴邪，脾性喜燥而恶湿，易伤脾胃阳气，导致消化吸收功能低下，临床可见脘腹胀满、食欲不振、大便稀溏等症状。

（四）秋季养生养肺

秋季五行属金，与肺脏相应。秋季天气干爽，气候干燥，人体容易虚火上延出现“秋燥”，伤及肺阴，出现鼻咽干痛、咳嗽胸痛等呼吸系统症状，所以秋季主要保养肺气，可利用深呼吸过程中的吐出与纳入两种形式，将肺内浊气清除，使得肺气更加清净。

（五）冬季养生养肾

冬季五行属火，与肾相应。冬季人体新陈代谢处于相对缓慢的状态，养生要注重于“藏”，在冬季精神上要保持豁达乐观、心境平和的良好心态，以保护阳气，而不过度消耗阴精。

三、临床应用

（一）春季养生

1. 防寒保暖

初春时节气温多变，心脏血管受温差影响易导致血管痉挛，引起心肌供血减少，诱发心脑血管疾病。在春季注意保暖，减缓更换薄衣服的速度，减少薄厚衣服的更替次数，同时可穿高领衣物、戴围口、帽子等减少冷风对颈部、心前区以及头部血管的刺激。

2. 晚睡早起

遵循自然变化，晚睡早起，为身体营造一个自然生发之态。

3. 运动

遵循因人制宜、循序渐进、适量运动的原则。选择有氧运动：慢跑、跳舞、游泳等。抗阻运动：哑铃、弹力带、俯卧撑、仰卧卷腹、半蹲等。

4. 饮食

以养肝为主，省酸增甘。饮食上清淡可口，少食生冷油腻、辛辣刺激性食物。常见食物有茼蒿、芹菜、香菜、胡萝卜、山药、薏米、赤小豆等。

（二）夏季养生

1. 晚睡早起

应顺应自然变化，晚睡早起。

2. 运动

清晨或傍晚日照较弱时，或在阴凉处，时间不宜过长，运动形式有慢走、慢跑、脚踏车、游泳、爬楼梯、八段锦、易筋经、五禽戏、降压操和太极拳等，运动后适量饮水。

3. 饮食

以温为宜，减苦增辛、减甘增咸，清热利湿。常见食物有茯苓、麦冬、小枣、莲子、百合、西瓜、苦瓜、草莓、西红柿、黄瓜等。

（三）秋季养生

1. 早睡早起

秋季应早睡早起，劳逸适度，避免熬夜，顺应自然界收藏之势。适当让身体受冻，提高人体抗寒能力。

2. 运动

秋季处于收敛阶段，运动养生要遵循自然变化，多做“静功”锻炼，避免剧烈运动，以防汗液流失，阳气伤耗。运动形式有六字诀呼气炼功法、内气功、意守功、八段锦、太极拳、五禽戏等。

3. 情志

秋季人体大脑松果体分泌的褪黑激素减少，易使个体情绪低沉。应当顺应季节特点，学会自己调适，保持内心宁静，可与家人谈心、外出秋游、养花垂钓。

4. 饮食

秋季饮食以减辛增酸，养肺保津，滋阴润燥为主。常见食物有银耳、甘蔗、梨、蜂蜜、糯米、蜂蜜、苹果、石榴等。

（四）冬季养生

1. 早睡晚起

冬季气温寒冷，人体阴阳之气藏于体内，应

当早睡晚起，避寒就暖，保证充足睡眠的时间。

2. 运动

冬季的运动遵循人体与自然变化的特点，适当锻炼，避免激烈运动。运动形式有慢跑、快走、五禽戏、八段锦等低强度活动。

3. 情志

冬季养生注重于“藏”，保持精神安静，避免过忧过极，防止情绪低沉、倦怠嗜睡、精力下降等季节性情感失调症现象，加强保暖，规律锻炼，勤晒太阳。

4. 饮食

冬季饮食以养阴护肾、保暖防燥、冬季进补为主。常见食物有黑米、黑豆、黑木耳、黑芝麻、乌骨鸡、海带、紫菜、胡萝卜、莲藕、莴笋等。

参考文献

[1] 毕颖斐，毛静远，郑颖，等. 中医及中西医结合心脏康复发展现状. 中西医结合心脑血管病杂志，2016，14（14）1616-1618.
[2] 范国颖. 中医外治技术在心脏康复中的应用进展. 中国实用医药，2017，12（32）：190-191.
[3] 刘帅帅，刘焕兰. 中医环境养生探析. 中国中医药现代远程教育，2019，17（24）：46-48.
[4] 杨红云. 以整体护理为基础的中医情志护理对冠心病心绞痛患者生活质量的影响. 中国初级卫生保健，2018，32（8）：74-76.
[5] 于瑞，朱明军，杜廷海，等. 中西医结合心脏康复发展现状和模式探讨. 中西医结合心脑血管病杂志，2018，16（13）：1830-1832.

（刘姝　刘艳萍　杨红蕾　丁艳丽　山莉静　韩冰）

第十一章　心血管疾病患者的心脏康复

第一节　心血管急危重症患者的早期康复

一、急性心力衰竭行 CRT-D 治疗患者的早期康复

（一）病例介绍

基本资料：王某，女，64 岁，退休工人。

主诉：“发作性呼吸困难 1 年，加重 1 天”入院。

现病史：患者于 1 年前开始出现发作性呼吸困难，体力活动时可出现，发作时伴有心慌，乏力，胸闷，休息后可缓解。无头晕、头痛，无畏寒及发热，无咳嗽及咳痰，无黑朦、晕厥及抽搐，无腹胀、纳差，无恶心、呕吐，曾于当地医院诊治，诊断为“心功能不全”，给予对症支持治疗，症状好转后出院。1 天前患者劳累后出现呼吸困难加重，稍活动即可出现气短，并伴有恶心呕吐，伴大汗，夜间不能卧。患者自发病以来，饮食、睡眠欠佳，大小便尚可，体重无明显减轻。

既往史：20 年前行子宫肌瘤切除手术、阑尾炎手术，有青霉素和头孢过敏史，无高血压、糖尿病等慢性病史。

体格检查：体温：36℃，脉搏：108 次 / 分，呼吸：28 次 / 分，血压：120/85 mmHg。神清语明，端坐呼吸，双肺呼吸音粗，可闻及湿啰音，心率：108 次 / 分，心律齐，各瓣膜听诊区未闻及杂音。腹平坦，柔软，下腹部可见 6 cm 手术疤痕，腹部无压痛及反跳痛，双下肢水肿。

辅助检查：见表 11-1-1。

临床诊断：扩张型心肌病、心力衰竭、心功能Ⅳ级（NYHA 分级）、心律失常、完全性左束支传导阻滞。

诊疗经过：见表 11-1-2。

表 11-1-1　辅助检查结果

项目	结果
静息心电图	窦性心动过速，完全性左束支传导阻滞，左心高电压，心室肥厚
心肌损伤相关标志物	NT-proBNP 13 769 pg/ml，CK-MB 0.8 μg/L，血清肌钙蛋白 0.026 μg/L，D- 二聚体：227 mg/ml
超声心动图	左心室舒张末内径：81.8 mm，左心室收缩末内径：73.9 mm 左心功能测定：EF 19.3%，△ D 9.1%，SV 75 ml，左心室呈球形扩大，左心房扩大，左心室双期功能减低，右心大小正常 二尖瓣中度反流，主动脉瓣及三尖瓣轻度反流；少–中等量心包积液
血生化指标	谷丙转氨酶 23 U/L，谷草转氨酶 50 U/L，直接胆红素 3.4 μmol/L，间接胆红素 12.9 μmol/L，胆碱酯酶 7570 U/L 肌酐 79 μmol/L，尿素 8.75 mmol/L 血清钾 3.70 mmol/L，血清钠 142.5 mmol/L，血清氯 105 mmol/L，血清钙 2.48 mmol/L，血清磷 1.21 mmol/L，血清镁 0.98 mmol/L 葡萄糖 5.5 mmol/L
动脉血气分析	血氧饱和度（无创呼吸机）96%，二氧化碳分压 37 mmHg，pH 7.36
血管 B 超	双下肢动脉血流未见明显异常 双下肢深静脉目前未见明显血栓形成

表 11-1-2 患者诊疗经过

类型	项目
一般治疗	①遥测心电监护 ②无创呼吸机给予氧支持 ③低盐低脂饮食 ④使用波动式防压疮气垫
药物治疗	①注射用硝普钠 25 mg，2 ml/h 静脉泵入 ②注射用磷酸二酯酶抑制剂 10 mg，静脉滴注 ③注射呋塞米 20 mg，静脉注射 ④沙库巴曲缬沙坦钠片 25 mg，口服，每日 2 次 ⑤螺内酯片 20 mg，口服，每日 1 次 ⑥枸橼酸钾颗粒 2 g，口服，每日 3 次
介入手术治疗	为了帮助该患者实现左右心室同步收缩，改善心功能，同时能够防止恶性心律失常导致的猝死而进行三腔永久起搏器植入术（CRT-D） 手术过程：患者平卧位，左侧穿刺腋静脉，置入导丝，沿导丝送入 6935-65 除颤电极，固定于右室心尖，测试参数：感知 24.4 mV，阈值 0.6 V，阻抗 554 Ω。再次穿刺腋静脉，置入导丝，X 线证实进入下腔静脉。沿导丝送入 C315HIS 递送鞘，行右心室造影，显示三尖瓣及右心室流出道。沿鞘送入电极，成功标测希氏束电位，前移电极，固定于中位间隔深部，起搏呈非选择性左束支起搏，再次穿刺腋静脉，置入导丝，X 线证实进入下腔静脉，沿导丝送入鞘，沿鞘送入电极，交替寻找左束支近端，测试参数：心室感知 R 波 7.4 mV，阻抗 771 Ω，阈值 1.0 V。回撤另一根电极至心房，定位于房间隔顶部，测试心房感知 2.4 mV，阻抗 801 Ω，阈值 1.0 V。10 V 起搏心房，心室无膈肌跳。连接起搏器脉冲发生器，将脉冲发生器置入囊袋内，心电图示起搏器正常工作

该患者在心内科重症监护病房治疗 3 天后呼吸困难明显缓解，可平卧，术区无渗血，起搏器程控正常，转入普通病房继续治疗。

（二）药物管理

1. 用药评估

见表 11-1-3。

2. 用药管理方案

护士确保服药到口，保证服药剂量用法正确：为了保证患者正确、及时、有效地服用药物，护理人员对口服药物遵循 5R 原则（正确药物、正确患者、正确时间、正确剂量、正确途径）统一管理发放。

（三）营养管理

1. 营养风险评估

该患者采用 MNU-ST 营养状态评估量表：8 分。结论是存在营养不良风险。

2. 营养方案

见表 11-1-4。

（四）意识、心理与睡眠管理

1. 意识状况评估及干预

采用 RASS 评分：0 分，患者清醒平静；标准化 5 问题问卷（S5Q）得分：5 分，意识状态尚可，无需特殊干预。

2. 心理评估与管理

（1）心理评估：

1）焦虑评估：采用广泛性焦虑量表（GAD-7），该患者得分 9 分，轻度焦虑。

2）抑郁评估：患者健康问卷（PHQ-9），该患者得分 6 分，轻度抑郁。

（2）心理管理：

表 11-1-3 患者用药情况及药物对心率的影响

药物种类	药名	剂量	药物对心率影响		药物对血压影响
			静息	运动	静息和运动
利尿剂	螺内酯片	20 mg 每日 1 次	–	–	–或↓
改善心衰药	沙库巴曲缬沙坦钠片	25 mg 每日 2 次	–	–	↓
补钾	枸橼酸钾颗粒	2 g 每日 3 次	–	–	–

表 11-1-4　患者营养管理方案

身高：160 cm　体重：65 kg　BMI：25.39 kg/m^2 （消瘦＜18.5；标准 18.5～23.9；超重≥24；肥胖≥28） 患者理想体重：55 kg 每日摄入能量：1600 kcal 每日食物交换份：18 份（每 1 个交换份产生 90 kcal 热量）		
碳水化合物（9 份）	蛋白质（6 份）	脂肪（3 份）
蔬菜类（4）	豆类（2）	油脂类（1）
水果类（3）	乳类（2）	坚果类（1）
谷薯类（2）	肉蛋类（3）	
注意事项	①营养护理：经口饮食，主要为普食。根据患者的意向、口味、咀嚼情况准备食物，可将长纤维或者大块的食物切割成小块，防止呛咳，保证食用安全。 ②限制钠盐，每日约 3 g 以内为宜，应用利尿剂者适当放宽；各种咸菜、大酱及腌制食品均属禁忌。 ③食物多样，谷类为主，餐餐有蔬菜，天天吃水果，吃适量的鱼、肉、蛋和豆类，一天一杯奶（心衰患者增加 10%～20% 蛋白质营养摄入）。 ④利尿剂易导致低钾，需适量补钾，应多吃含钾丰富食物及水果，如土豆、紫菜、油菜、西红柿、香蕉、芭蕉、樱桃、西瓜、芒果、荔枝等。 ⑤适量饮水，每天 1.5～2 L，以防水肿。 ⑥适当补充 B 族维生素：补充硫胺素（维生素 B_1），适当增加叶酸、维生素 B_6 和维生素 B_{12}。 ⑦少食多餐，每天进餐 5～6 次为宜，食物以软、烂、细、易于消化为主。 ⑧患者应低脂饮食，控制体重，忌食动物脂肪及高胆固醇的动物内脏，限制辛辣刺激食物，咖啡、浓茶及其他具有兴奋性的饮料不用或少食用。烟及各类含酒精类饮料能加快心率、加速热量代谢，均应禁用。	

注：食物交换份对应食物重量（g）可参考常见食品交换份表。

1）给患者进行心力衰竭知识宣教，帮助患者更深入地认识疾病。

2）寻找成功病例，共同给予患者鼓励。

3）调动家庭支持，鼓励家人多关心患者，增加患者疾病治疗信心。

3. 睡眠评估与管理

（1）睡眠评估：采用匹兹堡睡眠质量指数量表（PSQI）评估，患者得分 18 分，睡眠质量较差。

（2）睡眠管理：营造良好环境，降低噪声，尤其夜间；改善入睡条件，白天通过打开窗帘，增强光线等方法来保持患者清醒的状态，促使夜间睡眠质量的提高；患者入睡时可拉上窗帘，仅开必需的照明灯。

（五）运动管理

1. 运动康复开始指征和终止指征

见表 11-1-5、表 11-1-6。

表 11-1-5　重症患者运动康复开始指征

开始标准	
临床表现	①近 8 h 内无新发或再发胸痛、胸闷及呼吸困难等症状 ②过去 8 h 内无新发严重心律失常或心电图改变 ③心肌损伤标志物水平（肌酸激酶同工酶和肌钙蛋白水平）无进一步升高 ④无明显心力衰竭失代偿征兆（静息时呼吸困难伴肺部湿啰音） ⑤无术后穿刺部位出血及血肿
心血管系统	①无血流动力学不稳定 ②静息心率 40～130 次 / 分 ③收缩压：90～180 mmHg；平均动脉压：60～100 mmHg
呼吸系统	①血氧饱和度（SpO_2）≥ 88%（未吸氧） ②呼吸频率≤ 40 次 / 分

（续表）

开始标准	
神经系统	①里斯满躁动-镇静评分（RASS）：－2～＋2 ②颅内压＜ 20 cmH_2O
其他	①无各种置管位置及使用异常情况 ②无下肢深静脉血栓形成 ③无不稳定的四肢和脊柱骨折 ④无严重的肝肾基础疾病或新发的进行性加重的肝肾功能损伤 ⑤无活动性出血 ⑥体温≤ 38℃

注：除此之外 CRT-D 患者运动康复开始标准还需满足：
① CRT 心脏起搏的有效性；
②进行胸部 X 线检查起搏器电极导线位置，没有并发症（起搏器电极导线断裂、脱位、心脏穿孔）；
③无上肢水肿，锁骨下无血栓形成；
④心脏变时功能或频率应答的适当性。

表 11-1-6　重症患者运动康复终止指征

终止标准	
临床表现	①新发胸闷、胸痛及呼吸困难且不耐受 ②疼痛 ③新发心律失常或心电图缺血改变 ④明显疲劳不耐受
心血管系统	①收缩压：＜ 90 mmHg 或＞ 180 mmHg ②平均动脉压＜ 60 mmHg 或＞ 110 mmHg，或较基线变化＞ 20% ③心率：＜ 40 次 / 分，或＞ 130 次 / 分
呼吸系统	① SpO_2 降低＞ 5%，外周氧饱和度＜ 90% ②呼吸频率＞ 40 次 / 分
神经系统	①意识、认知水平降低，出现反应迟钝 ②烦躁不安，RASS ＞＋2
其他	①活动后出血 ②置管位置脱离及功能异常

注：除此之外 CRT-D 患者运动康复终止指征还包括：心率超过起搏心率或抗室颤心率阈值以下 10～15 次 / 分。

2. 运动康复前评估

见表 11-1-7。

3. 运动康复训练方案

见表 11-1-8。

表 11-1-7　运动康复前评估

项目			评估结果
病情评价	NT-ProBNP（ng/L）		13 769
	心脏彩超	左心室（mm）	81.8
		左心房（mm）	43.5
		右心室（mm）	24.1
		右心房（mm）	37.4×48.4
		左室射血分数	19.3%
心理及睡眠管理评价	GAD-7 评分		9
	PHQ-9 评分		6
	PSQI 评分		18

（续表）

项目			评估结果	
运动训练评价	肌力评分	MRC	48	
		握力评估	左手：15.8 kg	
			右手：17.5 kg	
	衰弱评分（FRAIL 量表）		4	
	日常生活活动能力（Barthel 指数）		75	
	呼吸肌力评估	主观评估	腹式呼吸模式	
		吸气肌压力	最大吸气压：45.2 cmH_2O 最大呼气压：61.8 cmH_2O 最大跨膈肌压：70 cmH_2O	
		膈肌超声	膈肌活动度	安静呼吸：1.2 cm
				深呼吸：4.5 cm
			膈肌厚度：0.2 cm	
起搏器参数	Lower Rate：70 次 / 分 VF：＞ 188 次 / 分			
无创呼吸机参数	S/T 模式		IPAP：16 cmH_2O EPAP：6 cmH_2O RR：15 次 / 分 吸 / 呼：1/1.8 FiO_2：40% VT：412 ml	

表 11-1-8　运动康复训练方案

	第一阶段	第二阶段	第三阶段	第四阶段
康复活动	①仰卧位，双腿分别做直腿抬高呼气（抬腿高度为 30°），放下吸气，5 次 / 组，3 组，2 次 / 天 ②呼吸肌训练（腹式缩唇呼吸 5～10 分 / 次，2～3 次 / 天）	①分别在床旁坐位、站立 ②根据患者情况，决定是否辅助站立，5 分 / 次，2 次 / 天 ③呼吸肌训练（腹式缩唇呼吸 5～10 分 / 次，2～3 次 / 天）	①床旁行走 5～10 分 / 次，2 次 / 天 ②床旁踏车训练 阻力：8 w 转速：35～45 次 / 分 时间：10 分 / 次 频率：1 次 / 天 ③强化呼吸肌训练（腹式缩唇呼吸 5～10 分 / 次，2～3 次 / 天）	①病房内步行 10～15 分 / 次，2 次 / 天 ②下肢抗阻训练 5 次 / 组，做 3 组，2 次 / 天 ③床旁踏车训练 阻力：10 w 转速：35～45 次 / 分 时间：10 分 / 次 频率：1 次 / 天 ④强化呼吸肌训练（腹式缩唇呼吸 5～10 分 / 次，2～3 次 / 天）
运动强度	Borg 评分：11～12	Borg 评分：13～14	Borg 评分：15～16	Borg 评分：15～16
注意事项	①连接心电监测设备，并严密监测患者症状及管路情况 ②如出现胸闷、胸痛，心率增加大于 20 次 / 分，R ≥ 30 次 / 分，Sp ＜ 95%，立即停止活动，观察心电图有无动态改变并告知医生，第二天活动量减半或将活动计划推延一天 ③除超声的安全应用外，所有类型的电刺激都有限制或禁忌证，必要时应进行持续的心电图监测 ④使用经皮神经电刺激、超短波和干扰电流治疗通常被认为是 CRT-D 患者的禁忌证，应在电极植入后 3 个月内避免 ⑤在工作场所，如果对电干扰、磁性或电磁干扰存在不确定性，则必须进行精确分析，以确定潜在的风险 ⑥为了防止不适当的 CRT-D 放电，推荐采取以下预防措施：在心率低于 CRT-D 治疗预定阈值 10～15 次 / 分停止运动训练；推荐患者在家中、日常生活、体力活动和体育运动中佩戴可穿戴设备，如智能手表和心率监测设备，运动可诱发高限频率以上的窦性心动过速，导致窦性心律跟踪不足（文氏型或 2∶1 房室传导阻滞） ⑦不要进行肩部运动，以避免假体一侧出现不必要的拉伤；早期阶段，上肢力量训练可能导致植入导线移位，不建议在植入后的 4～6 周内进行阻力训练			

（六）康复效果评价

见表 11-1-9。

表 11-1-9　康复效果评价

项目				入监护室	出监护室
病情评价	NT-ProBNP（ng/L）			13 769	6695
	心脏彩超	左心室（mm）		81.8	79.0
		左心房（mm）		43.5	36.1
		右心室（mm）		24.1	23.7
		右心房（mm）		37.4×48.4	36.9×45.8
		左室射血分数		19.3%	23%
心理及睡眠管理评价	GAD-7 评分			9	7
	PHQ-9 评分			6	2
	PSQI 评分			18	6
运动训练评价	肌力评估	MRC		48	60
		握力评估		左手：15.8 kg	左手：17 kg
				右手：17.5 kg	右手：18 kg
	衰弱评分（FRAIL 量表）			4	2
	日常生活活动能力评分（Barthel 指数）			75	90
	呼吸肌力评估	主观评估		腹式呼吸模式	腹式呼吸模式
		吸气肌压力		最大吸气压：45.2 cmH$_2$O 最大呼气压：61.8 cmH$_2$O 最大跨膈肌压：70 cmH$_2$O	最大吸气压：47.9 cmH$_2$O 最大呼气压：64.6 cmH$_2$O 最大跨膈肌压：72 cmH$_2$O
		膈肌超声	膈肌活动度	安静呼吸：1.2 cm 深呼吸：4.5 cm	安静呼吸：1.5 cm 深呼吸：4.7 cm
			膈肌厚度	0.2 cm	0.21 cm
呼吸机				无创呼吸机	成功脱机

二、ECMO 患者早期康复

（一）病例介绍

基本资料：张某，男，47 岁，工人。

主诉：主因阵发性胸痛 2 年，加重 6 h。于 2020 年 4 月 5 日 12 时急诊入心内科重症监护病房。

现病史：患者于 2 年前开始出现阵发性胸痛，常于活动时出现，呈胸骨后压榨性疼痛，范围约手掌大小，未放散至后背、双肩及左上肢；休息 1～2 min 后可缓解，伴有大汗、气短，无咳嗽、咳痰，无恶心、呕吐，无头晕、头痛等，患者未予以重视，未曾治疗。患者于 6 h 前无明显诱因再次出现上述症状，且性质较前加重，自行口服药物不缓解，为求进一步诊治入我院，以“急性冠脉综合征”收入院。病程中患者饮食、二便尚可，睡眠欠佳。

既往史：平素健康状况良好，无传染病史，甲状腺结节术后 1 年，无药物或食物过敏史，无输血史，否认高血压病史，否认糖尿病病史，无其他既往疾病。

体格检查：体温：36 ℃，脉搏：129 次 / 分，呼吸：18 次 / 分，血压：86/64 mmHg，神清语明，表情痛苦，平车推入病房，查体合作，口唇无发绀，浅表淋巴结未肿大，双肺呼吸音粗，可闻及干湿啰音，心律齐，心界不大，各瓣膜区未闻及病理性杂音，腹平坦，柔软，无压痛及反跳痛，双下肢无水肿。生理反射正常，病理反射未引出。

实验室及辅助检查：见表 11-1-10。

临床诊断：冠状动脉粥样硬化性心脏病，急性前壁心肌梗死，Killip 分级Ⅳ，心源性休克。

治疗经过：见表 11-1-11。

（二）用药管理

1. 用药评估

该患者用药情况见表 11-1-12。

2. 用药管理

加强对患者的服药管理，遵医嘱保证按时用药，用药时注意患者清醒状态、镇静状态情况，避免发生呛咳、误吸，用药期间密切观察患者是否有相关药物不良反应。

（三）营养管理

1. 营养评估

（1）营养风险评估：MNU-ST 营养状态评估量表：8 分，存在营养不良风险。

表 11-1-10　病例实验室及辅助检查

项目	结果
彩超	EF：39.4%，左室壁运动幅度不同程度减低，左心房轻度扩大，左室壁增厚，二尖瓣轻-中度反流，左心室中下部心腔内血流淤滞，左心室心尖部稍高回声团附着
尿钠肽＋心肌标志物	BNP：8603 ng/L，cTnI：22.585 μg/L，CK-MB：123 μg/L
生化检查	ALT：24 U/L，AST：135 U/L，LDH：328 U/L，Cr：121 μmol/L，K^+：3.4 mmol/L，LDL-C：2.5 mmol/L，TG：2.0 mmol/L
血常规	WBC：19.2×10^9 L，NEUT：15.49×10^9/L
血糖	空腹血糖：5.4 mmol/L，糖化血红蛋白：5.7%
心电图	窦性心动过速，V1～V4 导联 ST 段弓背向上抬高
冠状动脉造影	前降支近段：100% 闭塞；回旋支远端：99% 次全闭塞；右冠状动脉中段：99% 次全闭塞

表 11-1-11　病例治疗经过

类型	项目
一般治疗	①重症监护：遥测心电监测、无创血压监测、指脉氧监测 ②中心吸氧 ③低盐低脂饮食 ④使用波动式防压疮气垫
药物治疗	①阿司匹林 100 mg 每日 1 次 ②替格瑞洛片 90 mg 每日 2 次 ③阿托伐他汀钙片 10 mg 每日 1 次 ④依诺肝素钠 0.4 ml 皮下注射每 12 h 1 次 ⑤螺内酯 20 mg 每日 1 次 ⑥ 20% 人血白蛋白 10 g 静脉滴注 ⑦肠内营养混悬液 500 ml 鼻饲泵入每日 1 次 ⑧酒石酸唑吡坦片 10 mg 每日 1 次 ⑨吸入用乙酰半胱氨酸溶液 0.6 g 每日 2 次
冠状动脉介入治疗	①手术名称：CAG＋冠状动脉抽吸＋ECMO＋PCI ②手术过程： 通过局麻的方式穿刺右手的桡动脉，植入导引导丝和导管，导管的开口到达心脏冠状动脉的血管开口，分别在三支血管内推注造影剂，在不同的体位下的 X 线下进行血管的显影，植入支架。最后局部穿刺点进行压迫止血 穿刺左侧股动脉，置入 19 F 动脉 ECMO 鞘管至腹主动脉。穿刺左股静脉，心脏超声引导下置入 21 F 静脉 ECMO 鞘管至下腔静脉。穿刺股浅动脉，置入 6 F 股动脉鞘灌注管，ECMO 运转良好，灌注管通畅，下肢血运良好

表 11-1-12 病例用药情况

药物种类	药名	剂量	药物对心率影响		药物对血压影响
			静息	运动	静息和运动
抗血小板药	阿司匹林	100 mg 每日 1 次	–	–	–
	替格瑞洛片	90 mg 每日 2 次			
他汀类	阿托伐他汀钙片	10 mg 每日 1 次	–	–	–
利尿剂	螺内酯片	25 mg 每日 1 次	–	–	– 或 ↓
镇静药	右美托咪啶	0.8 μg/（kg · h）	↓	–	↓

（2）营养摄入方案：见表 11-1-13。

表 11-1-13 病例营养摄入方案

患者身高：170 cm 体重：72.5 kg BMI：25.9 kg/m²（消瘦＜18.5；标准 18.5～23.9；超重≥24；肥胖≥28）每日摄入能量：1950 kcal
患者理想体重：65 kg
镇静状态：经鼻胃、肠内高营养治疗（每日肠内营养混悬液 1000 ml）
解除镇静后每日食物交换份：22 份（每 1 个交换份产生 90 kcal 热量）

碳水化合物（11 份）	蛋白质（6 份）	脂肪（5 份）
蔬菜类（3）	豆类（2）	油脂类（3）
水果类（2）	乳类（2）	坚果类（2）
谷薯类（6）	肉蛋类（2）	

（3）营养摄入注意事项：①每天的进食量要保持稳定，避免暴饮暴食或过分忌食，营养要均衡，饮食结构搭配合理，严禁吸烟酗酒，避免接触二手烟，以及辛辣刺激的食物；② ECMO 术后康复期应适当限制主食、盐、糖及脂肪摄入，每日盐的摄入量应＜6 g，盐分摄入过多可加重心脏负担；限制水分摄入，在三餐以外，另加少量点心、水果等；③含维生素 K 较高的食物可能影响抗凝药物疗效，包括菠菜、芥菜、西兰花、青萝卜、海藻、紫菜、海带、绿茶等，平时饮食中上述食物分量应保持固定，荤素均衡，保证营养供应；④常规饮食宜清淡，多选含丰富蛋白质、维生素及高热量易消化饮食，如鱼、肉、蛋、奶等，少量多餐，多给蔬菜和水果。

（四）心理与睡眠管理

1. 心理评估与管理

（1）心理评估：

1）认知功能评估：意识状态采用 RASS 评分，得分 1 分，无谵妄；标准化 5 问题问卷（S5Q）得分 5 分，可正常交流。

2）焦虑评估：采用广泛性焦虑量表（GAD-7），该患者得分 14 分，患者呈中重度焦虑状态。

3）抑郁评估：采用患者健康问卷（PHQ-9），该患者得分 15 分，患者呈中重度抑郁状态。

（2）心理干预：患者对自身病情担忧、害怕，ECMO 管路以及身体制动等都会增加患者情绪紧张、焦虑。对患者进行疾病的健康教育，提高患者对自身疾病的认知，提高治疗依从性。分享成功病例，提高患者信心。鼓励家人、朋友对患者增加关心，给予鼓励，为患者提供精神支持。

2. 睡眠评估与管理

（1）睡眠评估：采用匹兹堡睡眠质量指数量表（PSQI）评估，患者得分 11 分，睡眠质量一般。

（2）睡眠管理：安排单独抢救室监护，降低各种仪器噪音，为患者创造安静的睡眠环境，监测患者的血压、心率等，按时按量给予服用药物，给予促进睡眠的辅助措施。

（五）运动训练管理

1. ECMO 患者康复前的安全保障

在整个康复过程中，安全是最重要的。见表 11-1-14。

2. ECMO 患者评估路径

见表 11-1-15。

3. ECMO 患者早期心脏康复的开始指征与终止指征

详见第十一章第 1 节中的表 11-1-5、11-1-6。

4. ECMO 患者早期心脏康复方案

见表 11-1-16。

表 11-1-14 ECMO 患者康复前的安全

安全前提	内容
准备	①建议在开始康复治疗之前完成康复风险评估，并进行书面记录，特别是运动康复 ②进行康复治疗前，所有参加 ECMO 康复的多学科团队成员需进行小组讨论，确保每一位成员都了解其工作任务以及整个康复计划流程 ③每次康复治疗前都需要进行康复评估 ④对 ECMO 患者进行康复治疗前，康复师需要充分了解其检查检验等情况 ⑤一位受过 ECMO 培训的医护人员需全程参与康复治疗过程 ⑥一位具有多年工作经验以及抢救经验的医生也需全程参与康复治疗过程
用药情况	①在正性肌力药和升压药使用下的 ECMO 患者不应排除在康复治疗之外，但是在 ECMO 辅助期间，仍存在的血流动力学不稳定则是康复治疗的禁忌证 ②抗凝情况应在主管医师前一天规定的范围内再开始康复治疗
管路评估	①应通过放射线或者超声检查确认管路在患者体内的位置 ② ECMO 管路应按照各自中心的要求进行安全固定，除 ECMO 专家提供的身体固定外，还可使用头带、气管导管带和皮肤敷料等进行相应位置的固定 ③在康复治疗前需专业的 ECMO 护士进行管路位置的安全确认

表 11-1-15 ECMO 案例患者评估路径

评估	观察指标	案例具体情况
评估前提条件	①凝血功能 ② ECMO 术区是否有渗血情况 ③使用大剂量的正性肌力药物和血管升压药物 ④是否有开放的外科伤口 ⑤ ECMO 流量是否稳定	无凝血功能障碍 无 无 无 流量稳定，2.0 L/min
临床相关评估	相关检验： ① BNP（或 NT-ProBNP）、肌钙蛋白、CK-MB ②监测凝血指标 ③观察肝功能、肾功能、离子、血气分析、乳酸浓度等指标，评估患者是否出现多器官功能衰竭或内环境紊乱等情况	 ① BNP：6192 ng/L，cTnI：8.9 μg/L，CK-MB：53.2 μg/L ②无凝血障碍 ③无内环境紊乱
	相关检查：心脏彩超	EF：39.4%
	术侧肢体缺血程度评估： ①近红外组织血氧参数无损检测（NIRS） ②皮温与皮肤颜色监测 ③足背动脉搏动情况	 ① SpO_2：98% ②左侧：皮温 35.4℃， 右侧：皮温 36.5℃，双侧无颜色变化 ③双侧足背动脉搏动正常
康复评估	管路长度和位置确认	确保紧密连接，无受压，无重力牵拉
	活动能力评估： ①肌肉力量：MRC 等 ②握力	 ①肌肉力量：45 ②握力：左侧 10 kg，右侧 12 kg
	呼吸功能评估： ①呼吸困难程度：mMRC 等 ②呼吸模式：徒手评估	 ①呼吸困难程度：4 级 ②呼吸模式：胸式呼吸
	疼痛感觉评估：视觉模拟评分	6 分
ECMO 流量	康复训练时，ECMO 流量可在 1.5～2.5 L/min 之间变化，泵每分钟的转速保持在 3500～4000 范围内为宜	

表 11-1-16 ECMO 患者早期心脏康复方案

项目	术后监护病房康复	
	穿刺相关肢体制动期间的康复	穿刺相关肢体解除制动后的康复
消耗能量	1 MET	1～2 METs
体位管理	卧位，每 2 h 侧翻身 体位引流＋叩击 / 震动排痰	半卧位，辅助坐位；每 2 h 变换体位
运动治疗	通过基础生命体征评估，可选择：①被动关节活动度：主要针对肩、肘、腕、髋、膝、踝等四肢较大关节进行被动训练（插管侧髋、膝关节除外） 5～10 个 / 组，2～3 组，1 次 / 天 ②呼吸训练：吸气肌训练 10～15 分 / 次，1～2 次 / 天，3～5 天 / 周，	通过基础生命体征评估，可选择： ①被动关节活动度：主要针对肩、肘、腕、髋、膝、踝等四肢较大关节进行被动训练（插管侧髋、膝关节除外） 5～10 个 / 组，2～3 组，1 次 / 天 ②床上主动–辅助训练 5～10 个 / 组，2～3 组，1 次 / 天 ③呼吸训练：吸气肌训练 10 分 / 次
运动强度	心率增加 10～20 次 / 分、Borg 评分：13～14	心率增加 20～30 次 / 分、Borg 评分：15～16
神经肌肉电刺激	低频电刺激：插管侧股四头肌：4 Hz 20 min 每日 2 次	低频电刺激：插管侧股四头肌：4～20 Hz 20 min 每日 2 次
专业电动起立床训练	起始角度可由 10°～20°开始，持续时间 5～10 min，注意观察患者基本体征	起始角度可由 10°～20°开始，持续时间 10～15 min，注意观察患者基本体征
注意事项	保证穿刺伤口固定，置管及生命支持管路畅通	肢体缓慢屈伸运动，不影响伤口及管路

注：① ECMO 在转机过程中，需要有一定抗凝，避免管道血栓事件发生，整个管道中避免气体进入，以及需要恒温状态，避免温度过低造成低体温状态。②监测患者的 ACT：很多老年患者本身就有凝血功能障碍，给肝素钠之后，凝血功能受到很大影响，患者不仅出现局部穿刺出血并发症，也会有组织的血性渗出。

（六）ECMO 患者在重症病房康复前后效果对比

见表 11-1-17。

表 11-1-17 ECMO 患者早期心脏康复效果评价

项目			康复前	康复后
病情评价	NT-ProBNP（ng/L）		6192	4301
	cTnI（μg/L）		8.9	0.74
	CK-MB（μg/L）		53.2	4.2
	心脏彩超	左心室舒末内径（mm）	41.6	56.2
		左心房（mm）	36.8	39.0
		右心室（mm）	19.1	16.6
		右心房（mm）	26.2	35.0
		射血分数	39.4%	42.1%
心理及睡眠管理评价	GAD-7 评分	14 分	6 分	
	PHQ-9 评分	15 分	2 分	
	PSQI 评分	11 分	7 分	
疼痛感觉评估	视觉模拟评分	6 分	3 分	
运动训练评价	MRC 肌力评分	45 分	60 分	
	握力评分	左	10 kg	12 kg
		右	12 kg	15 kg
	呼吸肌力评估（最大吸气压力）		43.5 cmH_2O	46.5 cmH_2O
	日常生活活动能力评分（Barthel 指数）		60 分	85 分

三、IABP 患者早期心脏康复

（一）病例介绍

基本资料：患者，柳某，女，60 岁，退休干部。

主诉：心前区疼痛 3 h。于 2023 年 1 月 26 日 11 时入重症监护病房。

现病史：患者入院前 3 h 突然出现心前区剧烈疼痛，范围约手掌大小，向后背放射性疼痛，伴大汗、乏力、恶心，略感气短，无呕吐、头晕、咳嗽、咳痰。症状持续不缓解，为求明确诊断来我院就诊。患者自患病以来，饮食可，二便正常，睡眠欠佳，体重无明显减轻。

既往史：平素健康状况良好，无传染病史，无外伤手术史，无药物或食物过敏史，无输血史，患有高血压病 3 年，口服药物治疗。否认糖尿病病史，无其他既往疾病。

个人史：自诉不吸烟、不饮酒。

体格检查：体温：36.2℃，脉搏：95 次 / 分，呼吸：22 次 / 分，血压：127/70 mmHg，神清语明，体位自由，查体合作，眼睑无水肿，口唇无发绀，颈静脉无怒张。双肺呼吸音清，未闻及干湿啰音，心率：95 次 / 分，心律齐，未闻及早搏，各瓣膜区未闻及杂音。腹平软，无压痛及反跳痛，双下肢无水肿。

辅助检查：见表 11-1-18。

表 11-1-18　病例辅助检查结果

项目	结果
常规超声心动图	左室壁多节段运动异常，主动脉瓣、二尖瓣轻度反流，左心室双期功能减低，少量心包积液。EF：41.4%
尿钠肽＋心肌标志物	NT-proBNP：7052 ng/L，CK-MB：95 μg/L，肌钙蛋白 T 121.744 μg/L
生化检查	TG：1.30 mmol/L，Urea：5.61 mmol/L，Cr：95 μmol/L，TC：5.14 mmol/L，HDL-C：1.2 mmol/L，LDL-C：3.57 mmol/L，K^+：3.8 mmol/L
血常规	红细胞计数 4.19×10^{12}/L，血红蛋白 122 g/L
心电图	窦性心律，Ⅰ、aVL、V2～V6，ST 段抬高
冠状动脉造影	左主干：90%；右冠：30%（斑块浸润、向左冠提供侧支循环）

临床诊断：冠状动脉粥样硬化性心脏病、急性广泛前壁心肌梗死、心功能不全、Killip Ⅱ级、高血压病 3 级（极高危）。

治疗经过：见表 11-1-19。

表 11-1-19　病例治疗经过

类型	项目
一般治疗	①重症监护：遥测心电监测、无创血压监测、指脉氧监测 ②中心吸氧 ③低盐低脂饮食
药物治疗	①阿司匹林 100 mg，每日 1 次 ②替格瑞洛片 90 mg，每日 2 次 ③阿托伐他汀钙片 10 mg，每日 1 次 ④美托洛尔 1/4 片，每日 1 次 ⑤沙库巴曲缬沙坦钠片 25 mg，每日 2 次 ⑥螺内酯 20 mg，每日 1 次 ⑦氯化钾缓释片 0.5 g，每日 3 次 ⑧氢氯噻嗪片 25 mg，每日 1 次
冠状动脉介入治疗	①患者平卧位，常规术区皮肤消毒，铺无菌单，1% 利多卡因局麻下行右侧股动脉穿刺，植入 IABP，X 线证实 IABP 位置准确，反搏良好 ②经桡动脉穿刺，在 IABP 保护下分别在前降支中段，LAD-LM 各植入支架一枚

（二）用药管理

1. 用药评估

患者用药清单、药物对心率血压的影响、药物的作用及注意事项见表 11-1-20。

2. 用药管理方案

心脏疾病患者大多需要口服药物辅助治疗，但患者受记忆力和药物不良反应等多因素的影响，无法有效地管理药物，且心脏监护病房的患者均属重症，缺乏自我管理的能力，需要专业人士帮助其完成。监护病房护理人员为了保证患者的口服用药安全，对口服药物的管理有一套独特的方法，遵循 5R 原则（正确药物、正确患者、正确时间、正确剂量、正确途径）统一管理发放。

（三）营养管理

1. 营养评估

（1）一般情况：患者老年女性，平时喜欢居家，属轻体力劳动者。身高：160 cm，体重：55 kg，

表 11-1-20 患者用药清单、药物对心率血压的影响、药物的作用及注意事项

药名	作用	药品规格	服药剂量	药物对心率影响		药物对血压影响	主要不良反应与注意事项
				静息	运动	静息和运动	
阿司匹林	抗血小板聚集	100 mg	每日 1 次（睡前），每次一片	–	–	–	不良反应：恶心、上腹部不适、凝血功能障碍 注意事项：最好饭前 30 min 服用；观察有无出血倾向
替格瑞洛片	预防短暂性脑缺血、卒中；缺血性心脏病、心肌梗死	90 mg	每日 2 次（早、晚），每次一片	–	–	–	不良反应：皮肤黏膜出血；肝肾功能损害；偶见胃肠道反应 注意事项：观察有无消化道、神经系统等出血反应
阿托伐他汀钙	降血脂及胆固醇，稳定斑块	20 mg	每日 1 次（晚），每次一片	–	–	–	不良反应：多为轻度和一过性，最常见的是便秘、腹胀、腹痛 注意事项：定期复查肝功能
酒石酸美托洛尔片	抑制心肌重构，保护心脏	25 mg	每日 2 次（早、晚），每次一片	↓	↓	↓	不良反应：低血压，心动过缓 注意事项：监测血压、脉搏 / 心率，心率低于 55 次 / 分需咨询医生

BMI：21.5 kg/m^2，属体重标准范畴。

（2）计算患者标准能量摄入：理想体重＝实际身高（160 cm）－105 ＝ 55 kg。轻体力活动者结合患者冠心病病史，按 30 kcal/kg 计算，标准总能量＝ 55×30 ＝ 1650 kcal。

2. 营养管理方案

见表 11-1-21。

表 11-1-21 患者营养管理方案

身高：160 cm 体重：55 kg BMI：21.5 kg/m^2 （消瘦＜ 18.5；标准 18.5～23.9；超重≥ 24；肥胖≥ 28） 患者理想体重：55 kg 每日摄入总量：1650 kcal 每日食物交换份：18 份（每 1 个交换份产生 90 kcal 热量）		
碳水化合物（10 份）	蛋白质（3 份）	脂肪（5 份）
蔬菜类（4）	豆类（1）	油脂类（2）
水果类（3）	乳类（1）	坚果类（1）
谷薯类（3）	肉蛋类（3）	
注意事项	①每日摄入量不变的情况下按照营养均衡原则合理配比碳水、蛋白质、脂肪。可参考一日食谱进行合理搭配 ②多蒸煮，少烤炸 ③“隐形盐”包括酱油、酱类、咸菜及方便面等高盐食品 ④适量饮水，每天 7～8 杯白开水 ⑤少量多餐，以 7～8 分饱为宜，避免过饱，忌咖啡和浓茶	

注：食物交换份对应食物重量（g）可参考常见食品交换份表。

（四）心理与睡眠管理

1. 心理评估与管理

（1）焦虑评估：采用广泛性焦虑量表（GAD-7），评定总分 1 分，未见焦虑情绪。

（2）抑郁评估：采用患者健康问卷（PHQ-9），评定总分 2 分，结果评定为无抑郁情况。

2. 睡眠质量评估与管理

采用 SRSS 量表评估，评定为 12 分（范围为 10～50）。总分数愈低，说明睡眠问题愈少；总分数愈高，说明睡眠问题愈重、愈多。结果评定患者睡眠质量较好。

（五）运动训练与管理

大多数 IABP 管路是由股动脉进入，但由于担心不适当的活动导致 IABP 并发症的出现以及管路的移位和脱出，在治疗过程中通常要求患者绝对卧床休息或限制肢体活动。但相关研究表明，长期卧床制动会引起机体负性生理变化，从而影响机体功能以及延长患者住院时间。

《关于机械通气危重症成人主动动员安全标准的专家共识和建议》指出 IABP 患者进行床上活动的不良事件风险低。但由于 IABP 管路的原因，患者进行床上运动需要限制髋关节屈曲。此外，有研究显示，IABP 患者早期康复治疗期间并发症发生率仅为 3.4%。因此，对 IABP 患者进行早期康复治疗是安全、可行的。

1. 运动康复准备评估

见表 11-1-22。

表 11-1-22　IABP 运动康复准备评估

	项目	评估结果
启动 IABP 运动康复评估前提	①凝血功能障碍 ② IABP 术区有渗血情况 ③腹膜后血肿 ④主动脉夹层、穿孔 ⑤球囊移位、破裂 ⑥使用血管升压药 ⑦开放的外科伤口 ⑧感染 ⑨血流动力学不稳定	不存在前提条件中的各项观察指标时，可继续进行 IABP 评估，否则重复观察以上指标
临床评估	观察患者心率、心律以及心电图的动态演变	HR：115 次 / 分，窦性心律
	术侧肢体缺血程度评估： ①近红外组织血氧参数无损检测（NIRS） ②血管超声 ③皮温与皮肤颜色监测 ④足背动脉搏动	 ① SpO_2：98% ② IABP 制动侧下肢无深静脉血栓 ③皮温 36.4℃，颜色正常 ④ IABP 制动侧足背动脉搏动 109 次 / 分
	神经系统： 意识与配合度 RASS 评分	 1 分
	循环系统： 90 mmHg ＜ SBP ＜ 180 mmHg 60 mmHg ＜ MAP ＜ 110 mmHg 40 次 / 分＜ HR ＜ 130 次 / 分	 SBP：121 mmHg MAP：92 mmHg HR：115 次 / 分
	新发心律失常	无
	大剂量的血管活性药物	无
	呼吸系统： SpO_2 ＞ 95% RR ≤ 30 次 / 分	 SpO_2：99% RR：22 次 / 分
IABP 相关参数	确认 IABP 管路的位置和长度	固定在位
	参数	反搏压：102～113 mmHg 平均压：66～85 mmHg

（续表）

	项目	评估结果
康复评估	触发模式	心电图触发模式
	辅助比：1∶1、1∶2、1∶3	1∶1
	症状评估（RPE 指数）	11
	疼痛感觉评估（NRS）	4
	衰弱评分（FRAIL 量表）	1 分（衰弱前期）
	肌力评估（MRC）	48 分
	日常生活活动（ADL）评估（Barthel 指数）	70 分（轻度依赖）
	功能评估（杜克活动状态指数 DASI）	总分：2.75 估算 VO_2peak：10.78， METs：3.08

2. 开始运动和避免或停止运动的指征评估

详见第十一章第一节表 11-1-5、表 11-1-6。

3. 运动训练方案

重症监护病房期间运动训练方案见表 11-1-23。

表 11-1-23　IABP 患者运动训练方案

项目	术后监护病房康复		
干预时机	IABP 肢体制动期间的康复	IABP 肢体解除制动后的康复	
消耗能量	1 MET	1 MET	1～2 METs
体位管理	①卧位 ②每 2 h 侧翻身 ③床头摇高＜30°	①卧位 ②每 2 h 侧翻身	适当时机开始逐渐抬高床头，练习床上坐位、床边坐位
运动治疗	①术区肢体 0～30°被动屈髋训练 ②非术区全关节主 / 被动活动：15 次 / 关节，2 次 / 日	①卧位踝泵：15 个 / 次，一日多次 ②非术区全关节主 / 被动活动：20 次 / 关节，2 次 / 日	①强化坐位训练，在康复治疗师的帮助下进行床椅转移 ②站立训练：15～20 min，2 次 / 日 ③主动关节活动：20 次 / 关节，2 次 / 日 ④四肢抗重力训练：10 次 / 关节，1 次 / 日
运动强度	心率增加 10～20 次 / 分、Borg 评分：11～12	心率增加 10～20 次 / 分、Borg 评分：13～14	心率增加 20～30 次 / 分、Borg 评分：15～16
低频电刺激	部位：IABP 侧制动下肢股四头肌＋胫前肌 强度：20 频率：18 Hz 时间：30 min，每日 2 次 频次：5 天 / 周	部位：双下肢股四头肌 强度：22 频率：18 Hz 时间：20 min，每日 2 次 频次：6 天 / 周	部位：双下肢股四头肌 强度：22 频率：18 Hz 时间：15 min，每日 2 次 频次：6 天 / 周
注意事项	①患者术区是否有渗血或血肿发生 ②患者术侧肢体出现：疼痛、皮肤苍白、足背动脉搏动消失、麻痹、感觉障碍、皮温异常 ③当 IABP 反搏压降低、波形异常变化、IABP 导管内出血等 ④生命体征出现异常波动	①术侧肢体制动 24 h ②患者术区是否有渗血或血肿发生	①患者术区是否有渗血或血肿发生 ②患者术侧肢体出现：疼痛、皮肤苍白、足背动脉搏动消失、麻痹、感觉障碍、皮温异常 ③康复时观察指标是否出现异常

注：若体位变换等康复治疗的效果远超过其所引起的风险，可在多学科团队合作下进行，但整个康复治疗过程需慎重实施。

（六）康复效果评价

患者重症监护病房转出到普通病房前康复效果评价见表 11-1-24。

表 11-1-24 患者重症监护病房转出到普通病房前康复效果评价

	项目	入重症监护室时	出重症监护室前
病情评价	NT-proBNP（ng/L） 超声心动图（EF）	7052 41.1%	2445 52%
运动训练评价	症状评估（RPE 指数）	11	5
	疼痛感觉评估（NRS）	4	0
	衰弱评分（FRAIL 量表）	1 分 衰弱前期	0 分 无衰弱
	肌力评估（MRC）	48 分	60 分
	日常生活活动（ADL）评估（Barthel 指数）	70 分 轻度依赖	90 分 轻度依赖
	功能评估（杜克活动状态指数 DASI）	总分：2.75 VO_2peak：10.78 METs：3.08	总分：7.2 VO_2peak：12.69 METs：3.6
心理及睡眠评价	GAD-7 PHQ-9 SRSS	1 2 12	0 1 10
IABP	是否成功脱机	否	是

注：该患者治疗 4 天后自诉无胸闷、胸痛、心悸。病情有所好转，转入普通病房。

四、暴发性心肌炎病例

（一）病例介绍

基本资料：患者，于某，女，22 岁，在校学生。

主诉："阵发性呼吸困难 10 余天，加重 3 天"，于 2020 年 7 月 3 日 20 时 53 分入心内科重症监护病房。

现病史：患者于 10 余天前自服用减肥药开始出现呼吸困难，于日常活动时可出现，发作时伴有胸闷、乏力、气短、头晕、头痛、恶心、呕吐、咳嗽、咳白色泡沫样痰，吸氧后可略缓解。未引起重视，也未予以治疗。入院 3 天前患者出现呼吸困难加重，伴有胸闷、乏力、气短、头晕、头痛、恶心、呕吐、咳嗽、咳痰（白色泡沫样痰）。为明确诊断及系统治疗，遂入我院，门诊以"心肌炎，心功能不全"收入我科，患者自发病以来，饮食、睡眠佳，大小便尚可，体重无明显减轻。

体格检查：体温：36.2℃，呼吸：24 次 / 分，血压：91/20 mmHg。查体：意识模糊，双肺呼吸音粗，满布湿啰音，HR：168 次 / 分，心律齐，第一心音减弱，各瓣膜听诊区未闻及杂音。腹平坦柔软，无压痛及反跳痛，双下肢略水肿。生理反射正常，病理反射未引出。

辅助检查：见表 11-1-25。

诊断：暴发性心肌炎、心功能不全、心功能Ⅳ级（NYHA 分级）、心律失常、窦性心动过速。

治疗经过：见表 11-1-26。

（二）用药管理

1. 用药情况

该患者用药情况见表 11-1-27。

2. 用药管理方案

①合理安排用药顺序，优先使用激素类、抗病毒药物；②根据血流动力学及心功能状态控制输

表 11-1-25 案例辅助检查结果

项目	结果
静息心电图	窦性心动过速
心肌损伤相关标志物	NT-proBNP：14 986 pg/ml，CK-MB：180.2 μg/L，血清肌钙蛋白-I 252.792 μg/L，D-二聚体：3505 ng/ml
超声心动图	左心室舒张末内径：47.5 mm，左心室收缩末内径：40.8 mm 左心功能测定：EF：26%，△ D：12%，SV：30 ml，左心室呈球形扩大，左心房轻度扩大（35.2 mm），左室壁向心收缩运动幅度减低（47.5 mm），左心室双期功能减低，二尖瓣轻度反流，少量心包积液。心率快
血生化指标	谷丙转氨酶 50 U/L，谷草转氨酶 273 U/L，直接胆红素 8.6 μmol/L，间接胆红素 11.3 μmol/L，胆碱酯酶 6414 U/L 肌酐 1663 μmol/L，尿素 5.11 mmol/L 血清钾 5.3 μmol/L，血清钠 144 μmol/L，血清氯 99 μmol/L，血清钙 1.84 μmol/L，血清磷 0.90 μmol/L，血清镁 1.78 μmol/L 葡萄糖 20.48 mmol/L
动脉血气分析	SpO_2：75%，PCO_2：24 mmHg，pH：7.58
容量	入量：静脉输液量（200 ml）、输血量（0）、肠道摄入量（0）、出量（留置尿管监测）：每小时尿量（100 ml）、引流量（0）、呕吐量（0）、汗液（0）等
体温	腋温：36.2℃

表 11-1-26 暴发性心肌炎病例治疗经过

类型	项目
一般治疗	①卧床休息 ②遥测心电监护 ③低盐低脂饮食 ④使用波动式防压疮气垫
药物治疗	①更昔洛韦 250 mg，静脉滴注 ②注射用磷酸肌酸钠 1.0 g，静脉滴注 ③甲泼尼龙 200 mg，静脉滴注 ④多巴胺 180 μg，持续静脉泵入 ⑤ 20% 人血白蛋白 10 g，静脉滴注 ⑥去乙酰毛花苷注射液 0.2 mg，静脉泵入 ⑦呋塞米 10 mg，静脉滴注 ⑧丙泊酚注射液 10 ml∶100 mg，持续静脉泵入 ⑨盐酸氨溴索注射液 45 mg，静脉注药
机械辅助	①有创呼吸机给予氧支持（RR：12 次 / 分，PEEP：8 cmH_2O，FiO_2：30%） ② ECMO 支持（2630 转 / 分，流量：2.10～2.20 L/min）

表 11-1-27 患者用药情况及对心率血压的影响

药物种类	药名	作用效果	药物对心率影响		药物对血压影响
			静息	运动	静息和运动
抗病毒	更昔洛韦	抑制流感病毒的神经氨酸酶	–	–	–
激素类	甲泼尼龙	抑制免疫反应、抗炎、抗休克	–	–	–
营养心肌药物	磷酸肌酸钠、辅酶 Q10	改善心肌能量代谢	–	–	–
血管活性药物	多巴胺	提升血压	↑	↑	↑
强心药	去乙酰毛花苷注射液	增强心肌收缩力	↓	↓	–
镇静药	丙泊酚注射液	降低心肌耗氧量	↓	↓	↓

液速度，量入为出，血管活性药物使用微量泵输注，并与其他药物使用不同静脉通道，维持平均动脉压（MAP）≥ 65 mmHg；③注意观察药物不良反应，神经氨酶抑制剂不良反应有恶心、呕吐、头晕等，激素类药物大量应用后应警惕消化道不良反应发生，同时注意观察患者的精神症状，待病情好转后逐渐减量避免出现反跳反应。

（三）营养管理

1. 营养风险评估

采用 MNU-ST 营养状态评估量表评分，得分为 10 分，存在营养不良风险。

2. 营养管理方案

针对上述评估结果，给予营养管理方案，见表 11-1-28。

表 11-1-28　案例营养管理方案

身高：170 cm　体重：79 kg　BMI：27.3 kg/m^2
（消瘦< 18.5；标准 18.5～23.9；超重≥ 24；肥胖≥ 28）
患者理想体重：65 kg
每日摄入总量：1750 kcal
镇静状态：经鼻胃、肠内高营养治疗（肠内营养混悬液 500 ml）
解除镇静状态：建议蛋白质：1.2～2.0 g/（kg・d）
每日食物交换份：19 份（每 1 个交换份产生 90 kcal 热量）

碳水化合物（10 份）	蛋白质（6 份）	脂肪（3 份）
蔬菜类（4）	豆类（2）	油脂类（1）
水果类（4）	乳类（2）	坚果类（1）
谷薯类（2）	肉蛋类（3）	
注意事项	①为避免增加患者心肌耗氧和激素治疗引起的胃肠道不良反应，建议给予患者清淡易消化流食 ②必要时禁食，通过静脉补充营养 ③尽早启动肠内营养，鼓励患者经口进食，少食多餐 ④食物应清淡、易消化而富含维生素等营养物质 ⑤饮水量应严格根据容量管理原则进行控制，量出为入 ⑥指导患者勿用力排便，便秘者遵医嘱使用缓泻剂	

注：食物交换份对应食物重量（g）可参考常见食品交换份表。

（四）心理管理

1. 心理评估

（1）意识状况评估：意识状态采用 RASS 评分结果为 −3 分，处于镇静状态标准化 5 问题问卷（S5Q）得分为 1 分。

（2）焦虑评估（解除镇静后）：采用广泛性焦虑量表（GAD-7），该患者得分 13 分，中度焦虑症。

（3）抑郁评估（解除镇静后）：患者健康问卷（PHQ-9），该患者得分 10 分，中度抑郁。

2. 心理管理

（1）心功能稳定后降低镇静药物使用，进行早期宣教消除应激状态。

（2）必要时调动家庭支持，鼓励家人多关心患者，增加患者疾病治疗信心。

（五）运动康复训练

1. 暴发性心肌炎行 VA-ECMO 患者康复前护理关键点

见表 11-1-29。

2. 运动康复前评估

评估结果见表 11-1-30。

3. 暴发性心肌炎患者运动康复开始指征和终止指征

详见第十一章第一节表 11-1-5、11-1-6。

4. 暴发性心肌炎患者运动康复实施

见表 11-1-31。

（六）康复前后效果评价

患者转出监护病房前康复效果评价见表 11-1-32。

表 11-1-29　暴发性心肌炎行 VA-ECMO 患者康复前护理关键点

项目	建议
有效运转	管路连接正确，至少每小时检查体外环路 1 次，观察有无抖动等情况；各组件性能完好，报警设置合理
关键参数管理	①转速与流量：应遵医嘱调节转速，转速宜大于＞ 1500 转 / 分，但不超过 4000 转 / 分，密切观察流量与转速是否相符，并根据静脉血氧饱和度、动脉压、血乳酸水平、尿量等遵医嘱调节灌注流量 ②气流量和氧浓度：每 2 h 监测 1 次血气分析（剩余碱、血乳酸），稳定后每 4～6 h 监测 1 次，遵医嘱动态调整气流量和氧浓度 ③压力：监测氧合器出入口压力，当出入口压力均增高时，提示氧合器后端患者动脉插管端阻塞，当出入口压力差增大时，提示氧合器血栓形成 ④温度：维持患者体温接近 37℃，水箱温度设 36～37℃，以避免体温过高致机体氧耗增加，温度过低致凝血机制和血流动力学紊乱

表 11-1-30　患者运动康复前评估

项目	康复介入时	
意识状况评估	RASS	－2 分，嗜睡状态
	S5Q	1 分
心功能指标	NT-ProBNP（ng/L）	6549
	cTnI（μg/L）	35.564
	心脏彩超	EF：51%（康复评估时指标）；左心房轻度扩大（35.6 mm），左室壁向心收缩运动幅度减低（37.1 mm），二尖瓣轻度反流，左心室舒张功能减低；心律不齐，少量心包积液
呼吸评估	呼吸模式	胸式呼吸
	有创呼吸机	潮气量 3～5 ml/kg 呼吸频率 12 次 / 分 呼气末正压通气（PEEP）：8 cmH_2O 吸气平台压＜ 25 cmH_2O 吸入氧浓度（FiO_2）30%
运动评估（解除镇静后）	肌力评估	MRC：36
	肌肉围度	左下肢 40.3 cm，右下肢 41 cm
	握力	左：12 kg，右：15 kg
循环支持	ECMO	ECMO 转速：2630 转 / 分，流量：2.10～2.20 L/min

表 11-1-31　暴发性心肌炎患者运动康复实施

项目	重症监护病房康复	
管路管理	定期观察各种管道，保证管道处于密闭、通畅状态，标识清晰；妥善固定各类管道，ECMO 体外管道沿肢体平行固定	
体位管理	①床头抬高 30°，避免屈髋 ②体位转换，需专人固定管道	
运动治疗	镇静状态	①四肢及远端小关节的被动运动：10 次 / 组，每天 3 组 ②关节松动及手法辅助肌肉松动 ③纠正异常呼吸模式（辅助呼吸）
	清醒状态	①主动关节活动 10 次 / 组，每天 3 组 ②体位适应性训练
运动强度	镇静状态	心率增加＜ 10 次 / 分
	清醒状态	心率增加 10～20 次 / 分、Borg 评分：13～14

（续表）

项目	重症监护病房康复
注意事项	①急性期，绝对卧床休息，做好体位管理，由护士完成基础护理 ②生命体征平稳后，在监测下可进行体位变换及肢体活动 ③运动强度以心率增加不超过 20 次 / 分为宜 ④运动时间每次 10～15 min，每日 3 次

表 11-1-32 暴发性心肌炎病例转出前康复效果评价

项目	具体指标	在监护病房时	出监护病房
意识状态评估	RASS	−3	1
	S5Q	1	5
血流动力学	心率	168 次 / 分	102 次 / 分
	血压	91/20 mmHg	121/85 mmHg
心功能指标	EF	26%	51%
	NT-proBNP（ng/L）	14 986	4127
	肌钙蛋白 T（μg/L）	252.792	2.311
呼吸功能评估	呼吸频率	24 次 / 分	20 次 / 分
	SpO_2	75%	97%
	PO_2	64 mmHg	150 mmHg
	PCO_2	24 mmHg	31 mmHg
营养状态评估	MNU-ST	10	6
心理及睡眠管理评价	GAD-7 评分	13	9
	PHQ-9 评分	10	8
	SRSS 评分	17	15
肌肉评估	MRC 肌力评分	36	42
	下肢肌肉围度	40.3 cm	41 cm

五、TAVI 患者早期心脏康复病例

（一）病例介绍

基本资料：患者，鲍某，男，74 岁，退休工人。

主诉：劳力性呼吸困难 5 年，加重 1 年伴晕厥、胸痛。

现病史：患者入院前 5 年开始于劳累后出现呼吸困难，近 1 年加重，并出现胸闷、气短，伴头晕，不伴心前区及左肩部放射性疼痛和咽部紧缩感，不伴出汗、乏力，无恶心、呕吐，无腹痛、腹泻，无咳嗽、咳痰。10 天前曾在就餐时突然出现意识丧失，持续约 10 s。患者行冠脉 CTA 检查，结果显示前降支近段管腔中重度狭窄，为求明确诊治来我院就诊。患者患病以来饮食二便正常，睡眠欠佳。

既往史：平素健康状况良好，无传染病史，无外伤手术史，无药物或食物过敏史，无输血史，否认高血压病史，否认糖尿病病史，有高脂血症 20 年。

查体：体温：36℃，脉搏：70 次 / 分，呼吸：24 次 / 分，血压：100/67 mmHg，步入病室，发育正常，神清语明，体位自由，查体合作。眼睑无水肿，口唇无发绀，颈静脉无怒张。双肺呼吸音清，未闻及干湿啰音。心律齐，未闻及早搏，胸骨右缘第 2 肋间可闻及收缩期杂音。腹平软，无压痛及反跳痛，肝脾未及。双下肢无水肿。

ECG 结果：窦性心律。患者心脏彩超报告显示：主动脉瓣重度狭窄。

病例辅助检查结果：见表 11-1-33。

确定诊断：主动脉瓣狭窄（重度），不稳定型心绞痛，冠状动脉粥样硬化性心脏病。

治疗经过：见表 11-1-34。

表 11-1-33 病例辅助检查结果

项目	结果
心脏瓣膜病介入治疗术前心脏彩超评估	①左心功能测定：EF：68%。左心房轻大，室间隔稍厚，左心室舒张功能不全（Ⅰ～Ⅱ级），收缩功能正常。老年钙化性主动脉瓣病，主动脉瓣中-重度狭窄伴轻度反流。主动脉瓣口流速 4.00 m/s，主动脉瓣环内径 2.18 cm ②彩色多普勒：主动脉内收缩期充满五色花彩血流，频谱为射流，峰值流速 4.00 m/s，峰值压差 66 mmHg，平均压差 37 mmHg。左心室流出道内舒张期见源于主动脉瓣口的红色花彩血流，面积 1.77 cm^2 ③主动脉瓣为三个瓣叶，增厚、钙化、开放受限，连续方程法测量有效瓣口面积 0.90 cm^2，关闭不严。余瓣膜无器质性改变
尿钠肽＋心肌标志物	BNP：490 pg/ml，MB：2.4 μg/L，肌钙蛋白＜ 0.017 μg/L
生化检查	总蛋白：67.7 g/L，白蛋白：43.7 g/L，球蛋白：24.0 g/L CR：79 μmol/L，尿酸：295.1 μmol/L，Urea：5.82 mmol/L TG：0.92 mmol/L，TC：4.32 mmol/L，LDL-C：2.55 mmol/L，HDL-C：1.32 mmol/L 葡萄糖：5.18 mmol/L
血常规	红细胞计数：4.01×10^{12}/L，血红蛋白：125 g/L，血小板计数：175×10^{9}/L，白细胞计数：5.3×10^{9}/L
冠脉 CTA	左冠状动脉主干混合、钙化斑块，管腔无有意义狭窄，左前降支近段局限性混合、钙化斑块，管腔中-重度狭窄，左前降支远段心肌桥，壁冠状动脉无有意义狭窄，右冠状动脉细小，右冠状动脉局部非钙化斑块，管腔无有意义狭窄。主动脉瓣、二尖瓣瓣区钙化
胸部 CT 平扫	双肺小结节，双肺少许斑索，双肺间质性改变，双侧胸膜增厚伴钙化，纵隔淋巴结钙化，主动脉瓣区钙化；冠状动脉钙化斑块，提示：肝内低密度灶，考虑囊肿可能
三维彩超（其他部位）（术后）	双侧腹股沟术区未见明显异常
双下肢血管彩超（术后）	双下肢动脉内中膜增厚伴颗粒样钙化斑形成，双下肢动脉血流未见明显异常，双下肢深静脉目前未见明显血栓形成

表 11-1-34 TAVI 病例治疗经过

类型	项目
一般治疗	①中心吸氧 ②遥测心电监护 ③无创血压脉搏监测 ④指脉氧监测
药物治疗	①辛伐他汀 20 mg 1 次 / 日，睡前口服 ②单硝酸异山梨酯 40 mg 1 次 / 日，口服 ③硫酸氢氯吡格雷片 75 mg 1 次 / 日，口服 ④阿司匹林 100 mg 1 次 / 日，口服
介入手术治疗	①手术名称：主动脉瓣置换术＋临时起搏器安置术＋经皮超选择性动脉造影＋左心导管检查术＋CAG ②手术过程：患者取平卧位，局部麻醉监测条件下，留置尿管，体表贴自动除颤电极片，消毒双侧腹股沟区，铺无菌单巾，成功穿刺右侧桡动脉置入 6 F 鞘管，应用 TIG 管对左冠进行造影，结果提示：前降支近段斑块浸润狭窄约 40%，回旋支斑块浸润，无有意义狭窄，右冠发育小。穿刺左侧股静脉置入 6 F 鞘管，穿刺右侧股动脉置入 5 F 鞘管，造影提示穿刺位置良好，顺序置入 8 F 及 11 F 鞘管后，预置 ProGlide，借助加硬导丝送入 14 F 输送长鞘。沿左侧股静脉送入临时起搏电极至右心室，测试起搏器工作良好，沿右侧桡动脉鞘管送入 6 F 猪尾导管至无冠窦内造影，示主动脉瓣钙化明显，沿右侧股动脉送入 AL2 导管，应用直头导丝跨主动脉瓣进入左心室，将导管沿超滑导丝送入左心室，交换为 6 F 猪尾导管，分别测得主动脉压力为 110/60/80 mmHg，左心室压力为 171/10/66 mmHg。经猪尾导管换入加硬导丝，沿加硬导丝送入 23 mm 人工主动脉瓣及输送系统，借助临时起搏缓慢释放瓣膜至既定位置关闭导管退出输送系统，猪尾导管行主动脉根部造影评估：人工瓣膜位置良好，交换猪尾导管测压，主动脉压力为 147/80/105 mmHg，左心室压力为 140/12/64 mmHg。撤出猪尾导管，血管缝合器缝合右侧股动脉，再次造影提示右侧股动脉无破裂、渗血，检查右侧股动脉远端搏动良好，右侧股动脉术区包扎，留置左侧股静脉，送返病房，手术过程顺利，患者无不适。术中超声显示：经导管主动脉瓣膜置换术后即刻探查：人工主动脉瓣口流速 2.05 m/s，峰值压差 17 mmHg，平均压差 7 mmHg。人工主动脉瓣口及瓣周未见明显反流信号。手术过程中心包未见积液

（二）术前预康复

对于TAVI患者，术前应科普主动脉瓣疾病知识，手术治疗方法及需要解决的临床问题，术后药物、运动、营养、心理、睡眠及戒烟等综合康复管理和长期随访的重要性。让患者了解运动康复的获益、计划以及风险控制，提高患者术后康复的参与依从性。

1. 术前康复综合评估

见表11-1-35。

2. 术前营养评估与管理

见表11-1-36。

3. 术前心理评估与管理

该患者术前抑郁量表评分1分，无抑郁。焦虑量表评分5分，轻度焦虑。患者对自身病情比较担忧，情绪紧张，进行心理干预调节，提高患者对疾病的认知，提高患者的依从性。寻找成功病例给予患者鼓励。鼓励家人多关心患者，缓解患者紧张情绪。

4. 术前睡眠评估与管理

该患者匹兹堡睡眠质量指数量表（PSQI）得分13分，睡眠质量一般，指导患者保持安静的睡眠环境，监测自己的血压、心率等，按时按量服用药物，促进疾病康复，减少不适影响睡眠。

表11-1-35 TAVI患者术前康复综合评估

项目			评估结果
病史、基本临床资料、一般功能			–
运动能力	握力测试	左	14 kg
		右	16 kg
	肌力测试	MRC肌力评分	58分
	心肺耐力评估	DUCK活动状态指数	4.5分 估算METs ≈ 3.3
认知功能	MMSE	30分 正常	
日常生活能力	Barthel指数	85分 轻度依赖	
虚弱评分	FRAIL量表	3分 衰弱	
营养状态	MNU-ST	12分 营养状况良好	
心理评估	抑郁自评量表：PHQ-9	1分 无抑郁	
	焦虑自评量表：GAD-7	5分 轻度焦虑	
睡眠	匹兹堡睡眠质量指数量表：PSQI	13分	

表11-1-36 TAVI患者术前营养评估与管理方案

身高：167 cm 体重：70 kg BMI：25.10 kg/m² （消瘦＜18.5；标准18.5～23.9；超重≥24；肥胖≥28） 患者理想体重：62 kg 每日摄入能量：1550 kcal		
每日食物交换份：17份（每1个交换份产生90 kcal热量）		
碳水化合物（9份）	蛋白质（5份）	脂肪（3份）
蔬菜类（3）	豆类（1）	油脂类（2）
水果类（2）	乳类（1）	坚果类（1）
谷薯类（4）	肉蛋类（3）	
注意事项	①平衡膳食，种类丰富多样化 ②巧搭配营养好：要注意粗细搭配、荤素搭配、色彩搭配 ③多蒸煮，少烤炸 ④低盐饮食，少吃腌制品，酱菜类 ⑤少量多餐，以7～8分饱为宜，避免过饱 ⑥注意TAVI围手术期营养支持：术后注意采用细软易消化清淡饮食，保护消化道，并注意保持大便通畅	

注：食物交换份对应食物重量（g）可参考常见食品交换份表。

5. 术前运动评估与管理

该患者四肢肌力稍弱，状态虚弱。在患者无任何不适，能够耐受运动的前提下，由康复治疗师指导及医疗器械监测下进行低强度训练，活动过程中密切观测血流动力学、心电图及患者自身症状，如有指标异常或患者不耐受立即停止，并告知临床医生。

（三）术后用药评估与管理

对该患者术后用药管理，护士确保服药到口，保证服药剂量用法正确：为了保证患者正确、及时、有效地服用药物，护理人员对口服药物遵循5R原则（正确药物、正确患者、正确时间、正确剂量、正确途径）统一管理发放。

（四）早期运动训练康复评估与方案

1. TAVI 患者术后早期运动康复方案流程

见图 11-1-1。TAVI 患者术后早期运动康复方案需遵循以下流程，在此过程中，重视患者自感劳累程度（RPE）判断，密切观察患者血流动力学和呼吸情况，一旦患者出现不能满足早期运动康复的指征及其他不耐受情况，需立即终止运动，

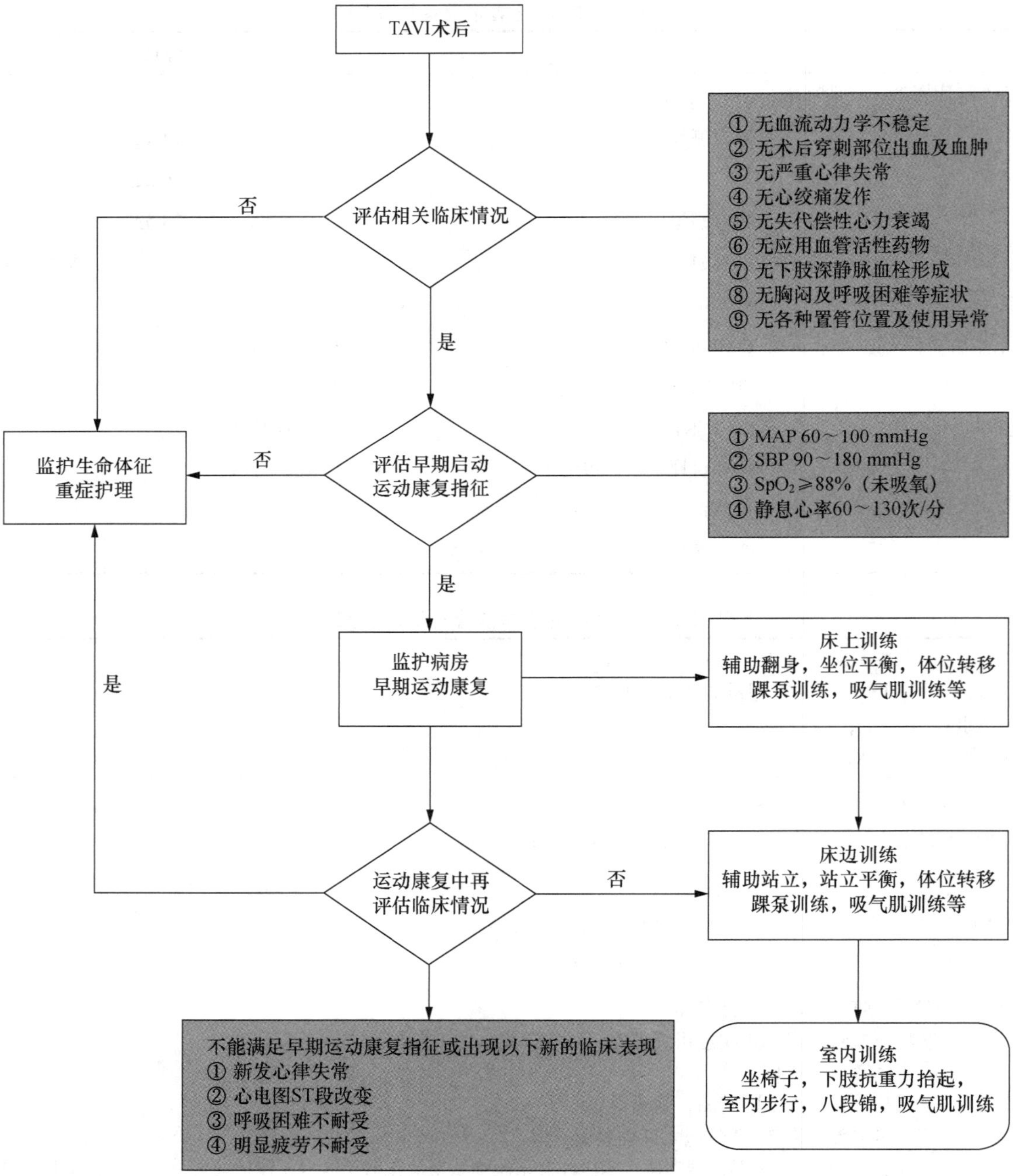

图 11-1-1　TAVI 患者术后早期运动康复方案流程

密切观察生命体征，同时把患者病情变化汇报给主管医师。

2. 术后运动康复前评估

术后运动康复前对患者的衰弱程度、精神状态、握力、肌力、疼痛状况及移动能力均需进行评估。评估结果见表 11-1-37。

3. 术后运动康复训练方案

术后运动康复训练方案见表 11-1-38。

（五）康复效果评价

该患者术后在重症监护病房经过 3 天治疗、护理及康复后转出到普通病房，转出前康复效果评价见表 11-1-39。

表 11-1-37 TAVI 患者术后运动康复评估

项目		评估结果	
虚弱评分	FRAIL 量表	2 分	衰弱前期
精神状态	S5Q	5 分	完全配合
	CAM-ICU	0 分	无谵妄
握力评估	左手	17 kg	
	右手	21 kg	
肌力评估	MRC	60 分	
疼痛评估	视觉模拟评分法（VAS）	2 分	
移动能力评估	MRMI	–	
心理评估	抑郁自评量表：PHQ-9	0 分	无抑郁
	焦虑自评量表：GAD-7	0 分	无焦虑
睡眠	匹兹堡睡眠质量指数量表：PSQI	11 分	

表 11-1-38 TAVI 术后患者运动康复训练方案

项目	术后监护病房康复	
干预时机	穿刺相关肢体制动期间的康复	穿刺相关肢体解除制动后的康复
消耗能量	1 MET	1～2 METs
体位管理	卧位：每 2 h 侧翻身	半卧位、辅助坐位；每 2 h 变换体位
运动治疗	①卧位踝泵： 10 个 / 组，3 组，3 次 / 天 ②局部手法治疗 ③呼吸训练	①坐位踝泵： 10 个 / 组，3 组，3 次 / 天 ②局部手法治疗 ③被动 / 主动关节活动训练： 5 个 / 组，3 组，3 次 / 天 ④吸气肌训练： 10 分 / 次，1～2 次 / 天
运动强度	心率增加 10～20 次 / 分，Borg 评分：1～14 分	心率增加 20～30 次 / 分，Borg 评分：15～16 分
日常生活	卧床，完全依赖帮助	床上活动，自主进食，部分依赖帮助
注意事项	保证穿刺伤口固定，置管及生命支持管路畅通	肢体缓慢屈伸运动，不影响伤口及管路

注：房室传导阻滞多发生在术后 1 周，康复治疗期间密切观察。

表 11-1-39 TAVI 术后患者运动康复效果评价

	项目		入院时	转出监护病房时
病情评价	NT-ProBNP（pg/ml）		490	320
	心脏彩超	左心室舒末内径（mm）	45.6	42.7
		左心房（mm）	36.4	36.4
		右心室（mm）	18.55	20.8
		右心房（mm）	35.0	33.0
		射血分数	68%	62%
		主动脉瓣口流速	4.00 m/s	2.46 m/s
心理及睡眠管理评价	GAD-7 评分		5 分	0 分
	PHQ-9 评分		1 分	0 分

（续表）

项目			入院时	转出监护病房时
运动训练评价	PSQI 评分		13 分	11 分
	衰弱评分		3 分	2 分
	肌力评分		58 分	60 分
	握力评分	左	14 kg	18 kg
		右	16 kg	20 kg

第二节　心血管内科疾病患者的心脏康复

一、冠心病患者的心脏康复

（一）病例介绍

基本资料：患者，男，65 岁，大专学历，退休公务员。

主诉：因“胸痛 10 余天，加重 1 周”入院。

现病史：患者入院前 10 余天无明显诱因出现胸痛，剑突下疼痛为主，晨起疼痛明显，活动后加重，休息后可缓解，伴咽喉部烧灼感，伴轻微恶心，未诉呼吸困难、呕吐、腹痛等不适，口服“速效救心丸”后稍好转。1 周前患者出现胸痛，活动后加重，休息后缓解，呈持续性隐痛，自行口服“速效救心丸、硝酸甘油”后症状缓解。患者自诉无胸闷、胸痛、心悸、气紧等不适。T：36.5℃，BP：121/86 mmHg，P：98 次 / 分，R：20 次 / 分；身高：167 cm，体重：72 kg，BMI：25.8 kg/m^2。

既往史：糖尿病 3＋年。3＋年前于行“冠脉支架植入术”，植入支架 1 枚，无高血压病史。

个人史：自诉不饮酒，吸烟 50＋年，平均 20 支 / 日，自诉间断戒烟 3 年。

辅助检查：见表 11-2-1。

诊断：急性冠脉综合征；冠心病支架植入术后；2 型糖尿病。

治疗经过：见表 11-2-2。3 天后患者自诉无胸闷、胸痛、心悸，cTnT 99.7 ng/L，好转出院。

（二）危险因素评估

采用危险因素评估表（见附录 1）对患者进行评估。患者有长期吸烟，间断戒烟史；BMI 显示超重；糖化血红蛋白及甘油三酯升高；缺乏体力活动。

表 11-2-1　病例辅助检查结果

项目	结果
血常规	红细胞计数 4.51×10^{12}/L，血红蛋白 135 g/L，红细胞压积 0.43 L/L
血糖	空腹 5.9～14.6 mmol/L ↑，餐后 4.8～15.8 mmol/L ↑，糖化血红蛋白：7.1% ↑
尿钠肽＋心肌标志物	N 端脑钠肽前体（NT-proBNP）737 ng/L ↑，肌酸激酶同工酶 MB 3.21 ng/ml ↑，肌红蛋白 36.10 ng/ml ↑，肌钙蛋白 T（cTnT）122.2 ng/L ↑
生化检查	甘油三酯 1.91 mmol/L ↑，尿素 2.3 mmol/L ↓，肌酐 86 μmol/L，胆固醇 3.54 mmol/L，高密度脂蛋白 0.89 mmol/L ↓，低密度脂蛋白 2.88 mmol/L，血钾 3.86 mmol/L
常规超声心动图	室间隔增厚，左室壁节段性运动异常，左心室整体收缩功能测值减低，LV 44 mm，EF 44%，各房室大小正常
冠状动脉造影	左冠状动脉：左主干未见明显狭窄；前降支近段至中远段支架覆盖，支架内轻度内膜增生，最重狭窄约 20%；回旋支近段最重狭窄约 20%，远段次全闭塞，第一钝缘支开口狭窄约 80%，远段细小，未见明显狭窄。右冠状动脉：近段支架内轻度狭窄约 20%，中段支架内再狭窄 95%，远段后三叉前狭窄约 60%，后降支近段狭窄约 70%，左室后支近段狭窄约 70%

表 11-2-2　病例治疗经过

类型	项目
一般治疗	①心电监护 ②持续鼻导管吸氧 3 L/min ③低脂饮食
药物治疗	①阿司匹林 100 mg，每日 1 次 ②硫酸氢氯吡格雷片 75 mg，每日 1 次 ③阿托伐他汀钙片 20 mg，每日 1 次 ④琥珀酸美托洛尔缓释片 47.5 mg，每日 1 次 ⑤阿卡波糖 50 mg，每日 3 次
冠状动脉介入治疗	经桡动脉穿刺，分别在右冠状动脉中段，置入预扩球囊：2.5 mm×15 mm×1；冠状动脉棘突球囊：3.0 mm×13 mm×1；药物球囊：紫杉醇释放冠脉球囊导管 3.5 mm×15 mm×1。

（三）用药管理

1. 用药评估

（1）药物清单：该患者用药情况见表 11-2-3。

（2）服药依从性评估：采用 Morisky 用药依从性问卷（见附录 2）进行评估，得分 7 分，依从性为中等，患者知晓长期服药的必要性，但存在有时忘记服药情况。

（3）不良反应评估：评估患者是否有出血倾向，或胃肠道反应，或因心率、血压变化及药物作用等产生的其他异常。

1）实验室检查：活化部分凝血活酶时间 23.8 s；肝功能未见异常；电解质均正常。

表 11-2-3　用药情况及药物对心率和血压的影响

药物种类	药名	剂量	药物对心率的影响		药物对血压的影响
			静息	运动	静息和运动
抗血小板药	阿司匹林	100 mg，每日 1 次	–	–	–
	硫酸氢氯吡格雷片	75 mg，每日 1 次	–	–	–
降血脂药	阿托伐他汀钙	20 mg，每日 1 次	–	–	–
β 受体阻滞剂	琥珀酸美托洛尔缓释片	47.5 mg，每日 1 次	↓	↓	↓
降血糖药	阿卡波糖	50 mg，每日 3 次	–	–	–

2）服药期间，皮肤未见淤青、瘀斑及散在出血点，黏膜及牙龈无出血；无恶心、呕吐、黑便等消化道症状；未诉其他不适。

2. 用药管理方案

（1）加强药物相关知识健康教育：为患者制订口服药健康教育清单，包括药物名称、作用、用法及常见不良反应、注意事项，提高患者对药物处方的重视程度及药物相关知识掌握情况，见表 11-2-4。

（2）督促患者遵医嘱正确服药：

1）遵医嘱服药：勿擅自减药或停药，出现药物不良反应及时联系医务人员调整用药方案。

2）按时服药小窍门：把药箱放置在固定且显眼的位置；建立服药表格，把药物名称、用药时间和服用次数写在表格上，每次服用后在上面打上“√”记号；设置提醒服药闹钟；购买分装药盒，提前将药物分装在盒内。

（3）服药后的自我观察：有无黑便、便血、腹泻、便秘；全身有无瘀斑、出血点；有无咯血、牙龈出血；有无头晕、头痛、心悸、晕厥、视物模糊等症状。

（4）居家的自我监测：使用定期校对的上臂式电子血压计测量；清晨起床后 1 h 内或睡觉前测量，每天监测 1～2 次；测量前排空膀胱，休息 10～15 min；及时记录心率、血压监测结果，以备复查。

（5）症状体征监测：观察有无胸闷、胸痛，是否伴有心悸、心慌、气紧等。随身携带硝酸甘油，若有胸闷、胸痛不适，立即静坐或卧床休息，舌下含化（不能吞服）1 片硝酸甘油，3～5 min 若无缓解，可反复服用 2～3 次，若仍无缓解，或出现出汗、恶心、面色苍白、意识丧失等，则应立即拨打 120 或就近就医。硝酸甘油应用棕色瓶密闭保存，随身携带的硝酸甘油应 28 天更换 1 次，勿放在贴身的衣兜内（避免影响疗效），每次取药时应快开快盖，用后盖紧。

（6）诱因预防：避免情绪紧张激动、剧烈活动、过度劳累、便秘（用力解大便）、过度饱餐、短时间内进食过量高脂肪饮食、寒冷刺激、感染等诱因。

表 11-2-4 口服药健康教育清单

药名	作用	药品规格 / 片	服药剂量及频次	主要不良反应	注意事项
阿司匹林	抗血小板聚集	100 mg	每天一次（早），一次一片	恶心、呕吐、上腹部不适或疼痛等胃肠道反应；凝血功能障碍	最好饭前 30 min 服用；观察有无消化道、神经系统等出血反应。如有漏服，12 h 内可以补服，并按时间服用下一次剂量；超过 12 h，不可补服或在第二次加倍服用
硫酸氢氯吡格雷片	预防短暂性脑缺血、卒中；缺血性心脏病、心肌梗死	75 mg	每天一次（早），一次一片	皮肤黏膜出血；肝肾功能损害；偶见胃肠道反应（恶心、呕吐等）；皮疹	与或不与食物同服；观察有无消化道、神经系统等出血反应
阿托伐他汀钙	降血脂及胆固醇，稳定斑块	20 mg	每天一次（晚），一次一片	不良反应多为轻度和一过性，最常见的是便秘、腹胀、消化不良、腹痛，肌痛等骨骼肌不良反应	定期复查进行肝功能检测
琥珀酸美托洛尔缓释片	抑制心肌重构，保护心脏	47.5 mg	每天一次（早），一次一片	低血压，心动过缓	监测血压、脉搏 / 心率，脉搏低于 55 次 / 分需咨询医生，可掰开，不可嚼或碾碎
阿卡波糖	控制血糖	50 mg	每天 3 次，一次一片	胃肠胀气、腹泻、胃肠道和腹部疼痛	用餐前即刻整片吞服或与前几口食物一起咀嚼服用

（7）随访指导，定期门诊复查：告知出院后随访的重要性，嘱其按时复诊，复诊时携带记录单。常规出院后 1 个月需到医院门诊复诊，包括血常规、凝血功能、肝肾功能、电解质等指标，根据情况确定下次复诊时间；PCI 术后的患者于术后 1 个月、3 个月、半年、1 年、2 年复诊，术后 6～9 个月需住院复查冠脉造影。

（四）营养管理

1. 营养评估

（1）一般情况：患者为退休老年男性，平时喜欢居家，属轻体力劳动者，代谢当量＜ 3 METs，运动的强度为低强度。BMI：25.8 kg/m^2，属超重范畴。平时食欲较好，喜吃肥肠。

（2）既往有 3＋年糖尿病病史；入院时糖化血红蛋白高；空腹及餐后血糖控制不佳。

（3）血常规正常。

（4）生化功能：甘油三酯升高，高密度脂蛋白降低。

（5）患者描述日常食物摄入频率及种类基本固定，通过膳食回顾法记录患者一天的饮食情况，并计算患者一天实际摄入的三大营养素比例见表 11-2-5。

（6）计算患者标准能量摄入：理想体重＝实际身高（167 cm）－105 ＝ 62 kg。轻体力活动者结合患者冠心病、糖尿病病史，按 20～25 kcal/kg 计算，标准总能量＝ 62×（20～25）＝（1240～1550）kcal。实际摄入量与标准摄入量对比：实际摄入量总能量在标准摄入量范围内，但总脂肪摄入量较标准摄入量过多，而总蛋白质及总碳水化合物的占比不足。见表 11-2-5。

表 11-2-5 患者一天实际摄入量与标准摄入量

	总能量（kcal）	脂肪（g）	蛋白质（g）	碳水化合物（g）
实际摄入量	1394	72	37	135
标准摄入量	1240～1550	34.4～43.1	46.5～58.1	139.5～174.3

2. 营养管理方案

（1）减少饮食能量以达到理想体重，降低血脂：每日总能量：1500 kcal；总脂肪占比：18%，约 30 g，总蛋白质占比：23%，约 86.3 g，总碳水化合物占比：58%，约 220 g；胆固醇的摄入量低于 300 mg。

（2）控制脂肪和胆固醇的摄入，建议低脂肪、低饱和脂肪、清淡膳食。限制油脂丰富的食品，如肥肠等动物内脏及鱼子、蛋黄等富含胆固醇的动物性食物；肉类以白肉为主，尽量选择瘦肉；烹调油以植物油为宜，尽量不用椰子油和棕榈油，每天油的推荐摄入量≤ 30 g；减少反式脂肪酸的摄入，少吃含有人造黄油的糕点，如含有起酥油的饼干和油炸油煎食品；烹饪方式以煮、蒸、灼、焖为主；切忌暴饮暴食，避免过饱。

（3）控制盐和糖分的摄入，每日盐的推荐量≤ 6 g，包括对各类预包装食品、饮料、调味品的控制，如番茄酱、酱油、鸡精等，可在菜准备出锅时再放盐；每天添加糖摄入量控制在 25 g 以下；烹饪时可尝试用辣椒、大蒜、醋、胡椒等食材替代添加糖。

（4）主食以粗杂粮，如薯类、豆类为主，粗细搭配；足量摄入新鲜蔬菜，每日 400～500 g，包括绿叶菜、十字花科蔬菜、豆类等；保证每日 100～200 g 新鲜的完整水果摄入，如草莓类浆果、桃子、杏子等，不喝果汁；膳食纤维素从水果蔬菜和全谷物食物中获取，每日 25～30 g。

（5）采用地中海式的饮食模式，维持血糖的稳定、达标：三餐及加餐定时定量，每餐八分饱，避免睡前 3 h 内进食。

（6）选择优质蛋白：冠心病及糖尿病并存，推荐增加优质植物蛋白的摄入，如低脂或脱脂牛奶、豆制品等。

（7）增加钾盐摄入，每天钾盐≥ 4.7 g。富含钾的食物有坚果、豆类、瘦肉；海带、木耳、蘑菇、紫菜等；水果可选择桃、苹果。

（8）控制体重，饮食与运动相配合，力争 6～12 个月内减重 5%；维持 BMI：18.5～23.9 kg/m^2，腰围＜ 90 cm；每 1～2 周监测并记录体重 1 次，尽量做到三定，体重计定期校正。

（9）建立饮食定量意识及用餐计划，记录食物种类及重量。

（五）心理与睡眠管理

1. 心理评估

（1）认知功能评估：采用简易精神状态检查量表（MMSE）（见附录 3）评估，总分 29 分，结果评定为正常。

（2）焦虑评估：采用广泛性焦虑量表（GAD-7）（见附录 4），评定总分 1 分，未见焦虑情绪。

（3）抑郁评估：采用患者健康问卷（PHQ-9）（见附录 5），评定总分 1 分，结果评定为无抑郁情况。

2. 睡眠质量评估

采用匹兹堡睡眠质量指数量表（PSQI）（见附录 6）评估，评定为 6 分，结果评定患者睡眠质量较好。

3. 支持性心理帮助

不需要支持性心理帮助。

4. 药物治疗或转诊

不需要药物治疗或转诊。

（六）运动管理

1. 运动监测与评估

见表 11-2-6。

运动危险分层：据《经皮冠状动脉介入治疗术

表 11-2-6　运动监测与评估

项目	指标（单位）	入院时	出院时
症状评估	RPE 评分	8	6
衰弱评分	FRAIL 量表	2 分	1 分
日常生活活动（ADL）评估	Barthel 指数	70 分 轻度依赖	95 分 轻度依赖
上肢肌力	握力-左（kg） 握力-右（kg）	30.1 31.2	32.5 32.3
下肢肌力	股四头肌肌力-左（kg） 股四头肌肌力-右（kg）	37.3 36.1	38.1 37.5
6 MWT	距离（m）	430	550

后运动康复专家共识》分层，患者的左室射血分数44%；急诊PCI术后，无合并心源性休克或心力衰竭；休息或运动时未出现复杂室性心律失常；其PCI术后运动康复危险分层为中危，1～2周的早期运动过程，需医疗监督指导和生命体征的监护，以确保安全。见表11-2-7。

2. 开始运动和避免或停止运动的指征评估

见表11-2-8。

3. 运动训练方案

（1）住院期间活动方案：见表11-2-9。

（2）出院后运动方案：综合患者的健康状况、体力、心血管功能状态和危险分层，学习、工作、生活环境和运动喜好等特点，运用医患共同决策（SDM shared decision making）与患者共同制订个体化的出院后运动方案；同时遵循FITT-VP原则，于出院之日开始执行：见表11-2-10。

表11-2-7　PCI术后运动康复危险分层

项目	低危	中危	高危
运动或恢复期症状及心电图改变	运动或恢复期无心绞痛症状或心电图缺血改变	中度运动（5.0～6.9 METs）或恢复期出现心绞痛症状或心肌缺血改变	低水平运动（＜5.0 METs）或恢复期出现心绞痛症状或心肌缺血改变
心律失常	无休息或运动引起的复杂心律失常	休息或运动时未出现复杂室性心律失常	休息或运动时出现复杂室性心律失常
再血管化后并发症	AMI溶栓血管再通或CABG后血管再通且无合并症	AMI、PCI或CABG后无合并心源性休克或心力衰竭	AMI、PCI或CABG后合并心源性休克或心力衰竭
心理障碍	无心理障碍（抑郁、焦虑等）	无严重心理障碍（抑郁、焦虑等）	严重心理障碍
左室射血分数	≥50%	40%～49%	＜40%
峰值摄氧量［ml/（min·kg）］	≥20	15～19	＜15
峰值摄氧量百分预计值（%pred）	≥80	65～79	＜65
AT［ml/（min·kg）］	≥15	12～14	＜12
心肌肌钙蛋白浓度	正常	正常	升高
PCI	择期PCI，单支病变	急诊PCI、部分重建PCI、多支病变	同中危

注：AMI，急性心肌梗死；PCI，经皮冠状动脉介入治疗；CABG，冠状动脉旁路移植术；AT，无氧阈值；METs，代谢当量；低危，指每一项都存在时为低危；高危，指存在任何一项为高危；在没有心肺运动试验，不测定具体耗氧量时，可用半定量推算的运动代谢当量进行分层，即低危＞7.0 METs、中危5～7 METs、高危＜5.0 METs。

表11-2-8　运动康复启动及终止指征

	评估内容
运动康复启动指征	①过去8 h内没有新的或再发胸痛、没有新的明显的心律失常或心电图动态改变 ②静息心率50～100次/分 ③静息血压90～150/60～100 mmHg ④血氧饱和度＞95% ⑤肌钙蛋白水平无进一步升高 ⑥没有出现新的心力衰竭失代偿征兆 ⑦穿刺部位无出血、血肿等并发症 ⑧患者有自我意愿
运动康复终止指征	①运动时心率较基础心率增加＞20次/分 ②舒张压≥110 mmHg ③与静息时比收缩压升高＞40 mmHg，或收缩压下降＞10 mmHg ④心电图有ST段动态改变或出现室性、房性心动过速、Ⅱ度或Ⅲ度房室传导阻滞 ⑤有不能耐受运动的症状，如胸痛、心悸明显、气短和呼吸困难等

表 11-2-9　院内活动方案

项目	第 1 天	第 2 天	第 3 天
能量消耗	1～2 METs	1～2 METs	2～3 METs
康复方案	心电监护期间，在床上进行关节运动，手、肘、踝背屈、趾屈、体位变换等 1～2 次 / 时，避免手腕部屈曲	床边坐位、坐椅子；主动床上进行所有关节活动。每次活动后休息 15～30 min	下床站立，热身运动，病房内慢速走动 15～25 m，2～3 次 / 天。每次活动后休息 15～30 min

表 11-2-10　院外运动处方

类型	方式
F 运动频率（frequency）	每周 3～5 次
I 运动强度（intensity）	靶心率应比静息心率增加 20～30 次 / 分，PRE 11～13 分，自感轻松为宜
T 运动时间（time）	全天总长 30 min；可从每次 10 min 开始
T 运动类型（type）	有氧运动为主，第一周主要为中速步行，从 100～150 m，每天 2 次开始；第二周开始可加入踏车 20～40 w 或上下 1 层楼，每天 2 次
V 运动总量（volume）	每周 150～300 min
P 运动进阶（progression）	逐步增加时间和强度

4. 运动注意事项

（1）向患者宣教运动对疾病的发生发展的影响，告知患者出院后运动处方的具体内容。

（2）运动时最好有人陪同，携带硝酸甘油片等急救药品，出现胸闷、胸痛、气短、气促等不适时，立即停止运动，含服药物，并及时就诊。

（3）场地选择宽敞、平坦的道路，以防跌倒等意外发生。

（4）根据居住地的气候特点，活动时间宜选择在白天，可选择在上午 10 时或下午 4 时左右，避免寒冷等刺激。

（5）运动前不宜饱餐，也要避免空腹运动，以防低血糖、低血压等情况发生。

（6）可佩戴运动手环等设备，运动前、后监测心率，进行 5 min 热身后，开始运动，从每次 10 min 开始，循序渐进。

（7）运动后避免马上洗热水澡或冲凉水。

（8）指导患者建立并认真填写锻炼日志和体重记录。

（七）戒烟处方

1. 评估

采用国际通用的尼古丁依赖程度评估表（FTND）（见附录 7），尼古丁依赖程度评估表评估：3 分，轻度依赖。

吸烟史：50 年烟龄，每日 20 支左右。

戒烟史：自 3 年前因冠心病入院行支架置入术日起，有间断戒烟史。

2. 戒烟管理方案

患者 3 年前开始戒烟，连续戒烟未超过一年，仅为近期戒烟成功，要预防复吸，需结合评估内容为患者制订远期戒烟计划，直到达到 12 个月以上的长期戒烟目标。

（1）采用美国国立癌症研究所制订的“5A 干预法”，指导戒烟，见表 11-2-11。

表 11-2-11　“5A 干预法”

项目	方法	患者情况
询问（ask）	患者烟草使用情况及被动吸烟情况	50 年烟龄，曾每日 20 支左右，已戒烟有 3 余年
建议（advice）	个性化的语言劝说，鼓励患者坚持戒烟	患者表示愿意戒烟
评估（assess）	尝试戒烟的意愿及烟草依赖程度	患者表示戒烟有难度，对香烟有一定依赖，但暂不需要药物干预
帮助（assist）	帮助制订戒烟计划、处理出现的戒断症状、指导使用辅助戒烟药物、监测戒烟药物治疗效果和不良反应、提供咨询指导服务等	有家属一起帮助患者戒烟
随访（arrange）	建立随访档案，在 1 周、2 周、1 个月、2 个月、3 个月和 6 个月时，电话或门诊随访	患者配合

（2）帮助患者回忆、总结之前戒烟尝试中的成功经验与失败原因，在此基础上进行本次戒烟。

（3）强调戒烟应彻底，告知患者不要在戒烟后尝试吸烟，即使是一口。

（4）设定2周之内的戒烟日，鼓励患者告诉家人、朋友、同事等，自己已决定戒烟。

（5）对患者强调避免在工作时或家中暴露于烟草环境中，处理掉身边与吸烟有关的全部物品。

（6）晨起依赖烟草较大，改变与吸烟密切相关的生活行为习惯，如改变清晨的行为顺序，先洗漱、吃饭，再上卫生间等；建立补偿行为或借用一些替代物，如咀嚼无糖口香糖等。

（7）发动家人监督，在家中或工作区域设禁烟标识。

（8）鼓励患者户外活动。

（9）医护人员及家人充分肯定患者的戒烟行为，强调戒烟对健康的巨大益处，并帮助解决戒烟中遇到的问题。

（10）定期随访、监督，防止复吸，尤其是戒烟后较短的时间内。

（八）康复效果评价

出院后康复效果评价见表 11-2-12。

表 11-2-12 冠心病康复效果评价

项目		入院时	出院 1 个月	出院 3 个月
症状评价	RPE 评分	8	6	6
病情评价	NT-proBNP（ng/L）	737	108	86
	肌钙蛋白 T（ng/L）	122.2	76	23
	甘油三酯（mmol/L）	1.91	1.88	1.79
	胆固醇（mmol/L）	3.54	3.52	3.50
	低密度脂蛋白（mmol/L）	2.88	2.31	2.15
	糖化血红蛋白（%）	7.1	6.8	5.9
用药管理评价	服药依从性	7	7.5	8
心理及睡眠管理评价	GAD-7 评分	1	0	1
	PHQ-9 评分	1	0	0
	PSQI 评分	6	6	5
运动训练评价	6 MWT 评分	430	610	750
	衰弱评分	2	1	1
	日常生活活动评分	70	100	100
自我管理评价	自我管理行为评分	82	86	89

二、慢性心力衰竭患者心脏康复

（一）病例介绍

基本资料：患者，男性，54岁，高中文化程度，司机。

主诉：因“活动耐力下降、气紧2个月，双下肢水肿2周”入院。

现病史：患者2个月前受凉后出现心悸、气促，以活动时明显，伴咳嗽、咳痰，咳黄色黏痰，无其他不适，后症状逐渐加重。2周前出现夜间阵发性呼吸困难，夜间不能平卧，伴双下肢水肿。入院时查体：T 36.5℃，P 98次/分，R 20次/分，BP 115/80 mmHg，SpO_2 96%，神志清楚、急性面容，双肺呼吸音粗，双下肺可闻及湿啰音，心界左下扩大，心律齐，各瓣膜区未闻及杂音，可闻及奔马律，双下肢中度凹陷性水肿，肝颈静脉回流征阳性。

既往史：一年前诊断为扩张型心肌病，无冠心病、高血压、糖尿病等慢性病史。

辅助检查：见表 11-2-13。

表 11-2-13 病例辅助检查结果

项目	结果
常规超声心动图	全心增大（左心室 68 mm ↑，左心房 41 mm ↑，右心室 24 mm ↑，右心房 48 mm ↑），二尖瓣反流（中-重度），三尖瓣反流（轻-中度），左室整体收缩功能测值明显减低（左室射血分数 27% ↓）
心功能指标	NT-proBNP 9796 ng/L ↑，肌酸激酶同工酶 MB 9.95 ng/ml ↑，cTnT 24.4 ng/L ↑
生化检查	谷丙转氨酶 76 IU/L ↑，谷草转氨酶 75 IU/L ↑ 总蛋白 59.1 g/L ↓，白蛋白 31.9 g/L ↓，球蛋白 27.2 g/L，白球比例 1.17 ↓ 肌酐 107 μmol/L ↑，肾小球滤过率 57 ml/（min · 1.73 m^2）↓ 甘油三酯 1.26 mmol/L，胆固醇 3.04 mmol/L，低密度脂蛋白胆固醇 1.82 mmol/L，高密度脂蛋白胆固醇 1.08 mmol/L 葡萄糖 5.47 mmol/L
血常规	红细胞计数 5.8×10^{12}/L，血红蛋白 171 g/L ↑，血小板计数 201×10^9/L，白细胞计数 6.25×10^9/L，中性粒细胞百分比 70%，淋巴细胞百分比 19.2% ↓
胸部 CT	双肺散在炎症，下叶为主，合并肺水肿。心脏增大，肺动脉干增粗；心包少量积液或心包稍增厚。纵隔淋巴结增多，部分增大

诊断：扩张型心肌病，心力衰竭，心功能Ⅳ级，肺部感染。

治疗经过：见表 11-2-14。

表 11-2-14 病例治疗经过

类型	项目
一般治疗	①心电监护 ②持续鼻导管吸氧 ③低盐低脂饮食 ④测体重每日一次
药物治疗	①注射用哌拉西林舒巴坦钠（2∶1）3 g＋0.9% 氯化钠注射液 100 ml，静脉滴注，每 12 h 一次 ②注射用重组人脑利钠肽 0.5 mg＋5% 葡萄糖注射液 50 ml，微量泵注射（入院前 2 天） ③呋塞米 40 mg，静脉注射，每日 2 次（使用 4 天后改为呋塞米片 40 mg，口服，每日 2 次） ④达格列净 10 mg，口服，每日一次 ⑤沙库巴曲缬沙坦 50 mg，口服，每日 2 次 ⑥琥珀酸美托洛尔缓释片 23.75 mg，口服，每日一次 ⑦螺内酯 20 mg，每日一次 ⑧地高辛片 0.125 mg，口服，每日一次 ⑨氯化钾缓释片，口服，Prn（每 1000 ml 小便口服 1000 mg）

治疗 10 天后患者自诉无心悸、气促、听诊患者呼吸音清，双下肢无水肿，NT-proBNP 1945 ng/L，好转出院。

（二）危险因素评估

采用危险因素评估表（见附录 1）对患者进行评估。患者从不吸烟，饮酒 10 年，饮白酒（48～52 度）每周 1～2 次，每次 50 g。身高 1.66 m，体重 65 kg，BMI 正常（23.58 kg/m^2）；血压、血糖、血脂均正常。无高心理压力水平史、心理或精神治疗史，入院前无规律运动习惯。

（三）用药管理

1. 用药评估

（1）药物清单：该患者用药情况见表 11-2-15。

（2）服药依从性评估：Morisky 用药依从性问卷（见附录 2）评估，得分 6.5 分，依从性为中等，患者存在忘记服药现象，有时认为记住按量服药很难。

2. 用药管理方案

（1）加强药物相关知识健康教育：为患者制订口服药健康教育清单，包括药物名称、作用、用法及常见不良反应、注意事项，提高患者对药物处方的重视程度及药物相关知识掌握情况（表 11-2-16）。

（2）遵医嘱正确服药：强调遵医嘱按时正确服药，勿擅自减药或停药，出现药物不良反应及时联系医务人员调整用药方案。告知用药管理小技巧：①购买分装药盒，提前将药物分装在小药盒内；②设置提醒服药闹钟；③购买切药器，保证非整颗

表 11-2-15 用药情况及药物对心率的影响

药物种类	药名	剂量	药物对心率影响		药物对血压影响
			静息	运动	静息和运动
利尿剂	呋塞米	40 mg，2 次 / 日	−	−	−或↓
ACEI/ARB/ARNI	沙库巴曲缬沙坦	50 mg，2 次 / 日	−	−	↓
β 受体阻滞剂	琥珀酸美托洛尔缓释片	23.75 mg，1 次 / 日	↓	↓	↓
SGLT2i	达格列净	10 mg，1 次 / 日	−	−	−
醛固酮受体拮抗剂	螺内酯	20 mg，1 次 / 日	−	−	−或↓
强心药	地高辛片	0.125 mg，1 次 / 日	↓	↓	−
氯化钾	氯化钾缓释片	1000 mg，2 次 / 日	−	−	−

表 11-2-16 口服药健康教育清单

药名	作用	药品规格 / 片	服药剂量	主要不良反应	注意事项
呋塞米	利尿	20 mg	每日 2 次（早、中），一次 2 片	低钾，尿酸升高	监测尿量、电解质
沙库巴曲缬沙坦	抑制心肌重构，保护心脏	100 mg	每日 2 次（早、晚），一次半片	低血压，高钾，肾功能损害	监测血压，电解质、肾功能，血压低于 90 mmHg 需咨询医生
琥珀酸美托洛尔缓释片	抑制心肌重构，保护心脏	47.5 mg	每日 1 次（早），一次半片	低血压，心动过缓	监测血压、脉搏 / 心率，脉搏低于 55 次 / 分需咨询医生 可掰开，不可嚼或碾碎
达格列净	抑制心肌重构，保护心脏	10 mg	每日 1 次（早），一次一片	泌尿系统感染，肾功能损害	监测肾功能，注意外阴卫生
螺内酯	抑制心肌重构，保护心脏	20 mg	每日 1 次（早），一次一片	高钾血症，男性乳房发育	监测电解质、肾功能
地高辛片	增强心肌收缩力	0.25 mg	每日 1 次（早），一次半片	胃肠道反应，黄绿视，心律失常	监测脉搏 / 心率，低于 60 次 / 分时咨询医生
氯化钾缓释片	补钾	500 mg	每日 2 次（早晚），一次二片	高钾	关注尿量，注意有无恶心呕吐、手足麻木等

药物（如琥珀酸美托洛尔缓释片、地高辛片等）服药计量准确。

（3）药物治疗效果及不良反应观察：

1）容量管理：患者使用利尿剂，需做好容量管理以了解体内容量负荷状态及利尿剂使用效果。通过健康教育使患者及其主要照顾者知晓容量管理对心衰治疗的重要性，掌握容量管理方法。

A. 出入量管理：指导患者监测并记录 24 h 尿量及饮入量，使用透明、有刻度的量杯测量小便量，测量时水平读数；使用有刻度的饮水杯饮水便于患者记录每日饮入量。指导患者将每日尿量及饮水量记录至心衰患者自我监测记录表中（表 11-2-17）。

B. 体重管理：指导患者每日测量体重，称体重时要做到固定时间（晨起）、固定状态（空腹、排空大小便、相同厚薄的衣服）、固定体重秤，将每日体重记录在记录心衰患者自我监测记录表，动态观察，若 3 天内体重增加超过 2 kg 提示体内有体液潴留，需及时联系医务人员调整治疗方案。

2）血压、脉搏监测：患者服用心衰治疗新四联药物（沙库巴曲缬沙坦、琥珀酸美托洛尔缓释片、螺内酯、达格列净）且尚处于药物剂量滴定阶段，需监测血压、脉搏，了解患者耐受情况、为用药方案调整提供依据。

A. 患者知晓血压、脉搏监测目的：患者出院时多种口服药均对血压脉搏有影响且口服药尚未滴定至目标剂量。

表 11-2-17　心衰患者自我监测记录表

心衰患者自我监测记录表								
日期	时间	收缩压	舒张压	脉搏	体重	尿量	饮水量	症状
	早							
	晚							
	早							
	晚							
	早							
	晚							
	早							
	晚							
	早							
	晚							
	早							
	晚							
	早							
	晚							

B. 血压、脉搏监测方法：①每天监测两次，时间选择清晨起床后 1 h 内、服用降压药前、晚饭前或睡觉前。②使用经过校对的上臂式电子血压计测量。③测量前排空膀胱，休息 10～15 min，保持轻松安静状态。④每次测量 2 遍，每遍间隔 1～2 min，取平均值；若第 1 次与第 2 次读数差值 > 10 mmHg，测量第 3 次，取后 2 次平均值。⑤及时记录血压及脉搏监测结果（表 11-2-17）。

3）症状体征监测：每日进行心衰加重的症状体征自检，观察有无呼吸困难加重、疲乏加重、活动耐力下降、水肿再次出现或加重等情况，如有上述现象，说明心衰加重，需尽快联系医务人员，调整药物治疗方案。此外，如果出现静息心率增加 ≥ 15 次 / 分，体重增加 3 天 ≥ 2 kg，同样提示心衰加重，需尽快就医。

（四）营养管理

1. 营养评估

（1）一般情况：患者 BMI 正常，喜食高盐食物。近期因心衰症状加重食欲下降。

（2）营养风险评估：采用营养风险筛查 2002 量表（NRS2002）得分 1 分，患者无营养风险。

（3）总能量及三大营养素标准摄入量评估：总能量及三大营养素需要量见下表 11-2-18。

表 11-2-18　总能量及三大营养素标准摄入量

	总能量（kcal）	脂肪（g）（50%）	蛋白质（g）（20%）	碳水化合物（g）（30%）
标准摄入量	1525～1830	51～61	76～91.5	190～229

2. 营养管理方案

（1）控制水和钠盐摄入：低钠饮食，可采用无盐番茄汁或糖醋味等烹调方式以改善口味，避免隐形含钠饮食（如腌制食物、酱菜），可用钾盐代替钠盐；学会阅读食品标签，选择含钠量较少的食品。控制液体摄入量在 1.5～2 L/d。

（2）增加维生素和矿物质的摄入：增加富含钾食物的摄入（如香蕉、橘子、韭菜、紫菜等），补充锌、铜、镁、钙等矿物质和水溶性维生素（特别是维生素 B_1）的摄入。

（3）保证每日总热量及三大营养素摄入量，保持膳食平衡：根据计算出的总热量及三大营养素摄入量安排每日饮食种类及量，少量多餐，确保每日总热量摄入，保证蛋白摄入，优质蛋白（鱼、瘦肉、牛奶、蛋类、豆类及豆制品等）占总蛋白的2/3以上。每日烹调用油控制在20～30 g，尽量减少摄入肥肉、奶油等高脂食物摄入，胆固醇摄入量不超过300 mg/d。

（4）尽量避免饮酒：原则上禁止饮酒，尽量避免酒精摄入。

（五）心理与睡眠管理

1. 心理评估与管理

（1）心理评估：

1）认知功能评估：MMSE（见附录3）评估，患者得分29分，认知功能正常。

2）焦虑评估：GAD-7（见附录4）评估，该患者得分4分，患者无焦虑症。进一步交谈发现患者存在担心疾病预后、担心自己成为家人的负担的顾虑。

3）抑郁评估：PHQ-9（见附录5）评估，该患者得分0分，患者目前无抑郁情况。

（2）心理护理：

1）帮助患者从心理上重新认识疾病：①通过一对一深度交流使患者理解焦虑对心衰的不良影响；②调动家庭支持，鼓励家人多关心患者，与患者共情；③邀请预后较好的患者分享经验，增加患者疾病治疗信心。

2）指导患者进行放松训练：如渐进性肌肉放松、自我催眠、沉思、冥想等。

2. 睡眠评估与管理

（1）睡眠评估：PSQI（见附录6）评估得分11分，睡眠质量一般。进一步沟通发现患者睡眠主要存在问题为就寝时间较晚，通常为晚上12点左右，约1 h后才能入睡，影响因素主要为看电视、手机。但能保证实际睡眠时间为7 h左右，起床后无困倦、精力不足等不适。

（2）睡眠管理：

1）注意利尿剂使用时间：利尿剂均在白天服用（早上、中午），避免利尿剂服用过晚导致夜尿增多，影响患者睡眠。

2）指导养成良好的作息习惯：指导患者调整作息时间，早睡早起，将就寝时间提早至10:30，避免在睡前看电视、手机，以免影响入睡，每天保证充足的睡眠时间。

（六）运动训练管理

1. 运动监测与评估

见表11-2-19。

表 11-2-19 运动监测与评估

项目	指标（单位）	入院时	出院时
上肢肌力	握力-左（kg）	19.8	25.5
	握力-右（kg）	29.1	33.8
下肢肌力	股四头肌肌力-左（kg）	22.8	25.3
	股四头肌肌力-右（kg）	23.2	26.4
体适能	简易身体活动量表评分（SPPB）	12	12
6分钟步行试验	6分钟步行试验距离（m）	260	436
日常生活活动能力	Barthel指数	60分 中度依赖	85分 轻度依赖
生活质量	堪萨斯城心肌病量表	69	–
衰弱	FRAIL量表	4	3
肺功能	第1秒用力呼气容积（FEV_1）（ml）	1920	2848
	FEV1/FVC（%）	67.4	68.8
最大自主通气功能	最大自主通气量（MVV）（L）	51	66
	MVV（%）	40.2	52

2. 运动危险分层

根据美国心脏协会危险分层标准确定患者运动危险分层（表11-2-20），患者NYHA心功能Ⅲ级，有基础心脏病（扩张型心肌病），运动康复危险分层为C级，整个运动过程需医疗监督指导和生命体征的监护，以确保安全性。

3. 运动训练方案

（1）院内活动方案：

1）第一阶段：①步行50～70 m，每天2次，每次5～10 min，含热身和整理运动；②站立位做上下肢肌力和耐力训练，每天2组，每组5～10 min；③吸气肌肌力训练，每天2组，每组2～5 min。

2）第二阶段：①步行80～150 m，每天2次，每次7～11 min，含热身和整理运动；②站立位做上

表 11-2-20　美国心脏协会危险分层标准

危险级别	NYHA 心功能分级	运动能力	基础疾病及临床特征	监管及 ECG、血压监护
A	Ⅰ	> 6 METs	无心脏病史，无症状	无须监管及 ECG、血压监护
B	Ⅱ	> 6 METs	有基础心脏病，无心力衰竭症状，静息状态或运动试验≤ 6 METs 时无心肌缺血或心绞痛，运动试验时收缩压适度升高，静息或运动时未出现持续性或非持续性室性心动过速，具有自我监测运动强度能力	只需在运动初期监管及 ECG、血压监护
C	Ⅲ	> 6 METs	有基础心脏病，运动负荷< 6 METs 时发生心绞痛或缺血性 ST 段压低、收缩压运动时低于静息状态，运动时非持续性室性心动过速，有心搏骤停史，有可能危及生命	整个运动过程需医疗监督指导和 ECG 及血压监护，直至确定安全性
D	Ⅳ	> 6 METs	严重基础心脏病，失代偿心力衰竭，未控制的心律失常，可因运动而加剧病情	不推荐以增强适应为目的的活动，应重点恢复到 C 级或更高级，日常活动须根据患者评估情况由医生确定

下肢肌力和耐力训练，每天 3 组，每组 5～10 min；③吸气肌肌力训练，每天 3 组，每组 2～5 min。

3）第三阶段：功率自行车，转速 50 左右，每天 1 次，每次 20 min。

活动进阶 / 降低进阶标准：见表 11-2-21。

（2）居家运动训练方案：运动训练总原则：循序渐进，运动前后必须各有 10 min 左右热身和放松时间（步行 5 min＋牵伸运动 5 min）。

根据 FITT 原则制订运动处方，因患者治疗药物中影响心率的药物较多，故运动强度确定以自我劳力分级表 RPE 评分为准。见表 11-2-22。

运动注意事项：见表 11-2-23。

（七）康复效果评价

患者出院后康复效果评价见表 11-2-24。

表 11-2-21　活动进阶 / 降低进阶标准

要达到活动进阶的标准，必须确认在康复治疗期间没有下列问题	
1. 未达到下一阶段所需的运动功能 2. 收缩压下降≥ 20 mmHg 和（或）舒张压≥ 10 mmHg（体位性低血压） 3. 心率增加≥ 30 次 / 分 4. 动脉血氧饱和度降低> 4% 5. 症状：次日出现心绞痛、心悸、头晕、恶心、疲劳、呼吸困难、自感用力 Brog 评分≥ 14	
降低进阶的标准需满足 1 个主要标准或≥ 2 个次要标准	
主要标准	**次要标准**
1. 在病房跌倒或受伤 2. 静息心率< 40 次 / 分或> 130 次 / 分 3. 新发的心律失常 4. 血浆 BNP 或 NT-proBNP 较前增高 5. 心胸比率较上一次 X 线检查时增大 6. 体重在 1 天内增加> 3 kg	1. 疲劳、水肿或呼吸困难加重 2. 心率较前日增加> 10 次 / 分 3. 尿量明显减少

表 11-2-22　居家运动处方

	运动类型（type）	运动频率（frequency）	运动强度（intensity）	运动时间（time）
第 1 周	有氧运动：步行	每周 3～5 天	自我感觉：稍微有些累（RPE 评分 11～13 分）	10～20 min
第 2 周	有氧运动：步行＋踏车	每周 3～5 天	自我感觉：稍微有些累（RPE 评分 11～13 分）	20～30 min（步行 10～20 min，踏车 10 min）
	抗阻运动：弹力带训练	每周 2～3 次间隔至少 1 天	10 个 1 组，2～3 组 / 次	5～10 min

（续表）

	运动类型（type）	运动频率（frequency）	运动强度（intensity）	运动时间（time）
第 3～4 周	有氧运动：步行＋踏车	每周 3～5 天	自我感觉：稍微有些累（RPE 评分 11～13 分）	30～40 min（步行 20～30 min，踏车 10 min）
	抗阻运动：弹力带训练	每周 2～3 次间隔至少 1 天	10 个 1 组，2～3 组 / 次	5～10 min
第 2～3 个月	若没有需降低运动进阶的指征（见表 11-2-21），继续沿用第 3～4 周运动处方			

注：运动时间不包含热身和放松时间。

表 11-2-23　运动注意事项

①运动前后监测血压，建议运动过程中佩戴监测心率 / 血氧饱和度的手表或仪器，动态监测心率 / 血氧饱和度波动情况，运动时最好有家人陪同
②运动时请穿舒适的衣裤、鞋袜，选择温度、湿度适宜的场地进行运动；运动前后要热身，运动前后避免情绪激动、精神紧张，避免空腹运动，运动前不宜饱餐，运动后注意适当补充水分
③根据自己感受调整运动量，运动过程中如出现胸痛、胸闷、呼吸困难、口唇发绀、心悸、恶心、头晕、呕吐、乏力等症状，立即停止运动，抓住旁边的支撑物，避免出现跌倒；休息后如症状不缓解应立即就医

表 11-2-24　心脏康复效果评价

项目			出院时	出院 1 个月	出院 3 个月
病情评价	NT-ProBNP（ng/L）	9796	638	101	
	心脏彩超	左心室（mm）	68	－	56
		左心房（mm）	41	－	36
		右心室（mm）	24	－	22
		右心房（mm）	48	－	38
		左室射血分数	27%	－	47%
用药管理评价	服药依从性	6.5	7.5	8	
心理及睡眠管理评价	GAD-7 评分	4	2	1	
	PHQ-9 评分	0	0	0	
	PSQI 评分	11	6	4	
运动训练评价	6 MWT 评分	436	460	490	
	衰弱评分	3	2	1	
	日常生活活动评分	85	100	100	
	生活质量评分	69	80	81	

三、结构性心脏病微创治疗围手术期患者的康复

（一）病例介绍

基本资料：患者女性，79 岁，职业为小学教师，文化程度为大专。

主诉：因“活动后呼吸困难 1＋月”入院。

现病史：1＋月前患者无明显诱因出现活动后呼吸困难，无胸闷胸痛、头晕头痛，无晕厥黑矇，双下肢水肿，心电图示：窦性心律，P 波增宽，电

轴右偏，完全性右束支传导阻滞。入院时查体：T 36.3℃，P 75 次 / 分，R 20 次 / 分，BP 125/78 mmHg，SpO_2 97%，神志清楚、急性面容，双肺叩诊呈清音，未闻及干湿啰音，心界正常，心律齐，二尖瓣区可闻及轻微收缩期杂音，主动脉瓣区可闻及收缩期杂音。

既往史：6＋年前行股骨头置换术，曾行胆囊结石手术，无冠心病、高血压、糖尿病等慢性病史。

辅助检查：见表 11-2-25。

诊断：心脏瓣膜病；主动脉瓣重度狭窄；慢性心力衰竭、心功能Ⅲ级；颈动脉粥样硬化、左侧颈外动脉狭窄。

治疗经过：见表 11-2-26。

住院 9 天后患者自诉呼吸困难缓解，听诊患者呼吸音清，双下肢无水肿，NT-proBNP 659 ng/L，心脏瓣膜病介入治疗围手术期术后心脏彩超评估：有效瓣口面积 2.2 cm^2，Vmax 1.8 m/s，PGmean 6 mmHg，病情好转出院。

表 11-2-25 病例辅助检查结果

项目	结果
心脏瓣膜病介入治疗围手术期术前心脏彩超评估	左心房稍大（左心室 48 mm，左心房 37 mm ↑，右心室 19 mm，右心房 31 mm），左室后壁增厚，二尖瓣狭窄（轻度）、反流（中–重度），主动脉瓣狭窄（重度）、反流（轻–中度），三尖瓣反流（轻度），左室收缩功能正常，舒张功能降低，主动脉瓣环径约 20 mm，有效瓣口面积 0.46 cm^2 ↓，主动脉瓣跨瓣最大流速（Vmax）＝ 4.7 m/s ↑，最大跨瓣压差（PGmax）＝ 90 mmHg ↑，平均跨瓣压差（PGmean）＝ 59 mmHg ↑，左心室整体收缩功能测值减低，左室射血分数（EF）48% ↓
B 型钠尿肽前体＋心肌标志物	NT-proBNP 3305 ng/L ↑，CM-MB 12.15 ng/ml ↑，CTnT 332.6 ng/L ↑
生化检查	谷丙转氨酶 38 IU/L，谷草转氨酶 19 IU/L。总蛋白 58.6 g/L ↓，白蛋白 34.4 g/L ↓，球蛋白 24.2 g/L，白球比例 1.42。肌酐 88 μmol/L，肾小球滤过率 56.33 ml/（min · 1.73 m^2）↓。甘油三酯 0.95 mmol/L，胆固醇 3.52 mmol/L，低密度脂蛋白胆固醇 1.68 mmol/L，高密度脂蛋白胆固醇 1.21 mmol/L 葡萄糖 5.39 mmol/L
血常规	红细胞计数 6.5×10^{12}/L ↑，血红蛋白 126 g/L ↓，血小板计数 218×10^9/L，白细胞计数 7.84×10^9/L
胸部 CT	双肺纹理增多，增粗，双肺轻度间质纤维化伴间质性水肿
颈动脉彩超	双侧颈总动脉内中膜增厚，双侧颈总动脉及左侧颈内、颈外动脉起始段粥样硬化斑，左侧颈外动脉狭窄（中度）

表 11-2-26 病例治疗经过

类型	项目
一般治疗	①心电监护 ②持续鼻导管吸氧 ③低盐低脂饮食 ④测体重，每日 1 次
药物治疗	①阿托伐他汀钙片 20 mg，口服，每晚 1 次 ②氯吡格雷片 75 mg，口服，每日 1 次 ③呋塞米片 20 mg，口服，每日 1 次 ④螺内酯片 20 mg，口服，每日 1 次
介入手术治疗	①手术名称：临时起搏器安置＋冠状动脉造影＋经导管主动脉瓣置入术（TAVI） ②手术过程：全身静脉麻醉，穿刺右侧颈静脉，植入漂浮起搏电极，穿刺左、右侧股动脉，置入动脉鞘管，冠脉造影提示左冠狭窄，未做特殊处理，经右侧股动脉入路成功建立轨道，送入 18 mm Balt 球囊进行预扩张，经输送系统送入 23 mm 瓣膜，准确定位后在快速起搏下释放瓣膜，主动脉根部造影提示瓣膜支架形态良好，瓣膜位置满意，瓣口及瓣周无明显反流；超声心动图提示术后即刻跨瓣压差仅 6 mmHg

（二）危险因素评估

采用危险因素评估表（见附录 1）对患者进行评估。

评估结果：患者缺乏体力活动，住院前体育运动：＜ 3 次 / 周、＜ 20 分 / 次、连续时间＜ 3 个月。

（三）用药管理

1. 用药评估

（1）药物清单：该患者用药情况见表 11-2-27。

（2）服药依从性评估：采用 Morisky 用药依从性问卷（见附录 2）进行评估。

评估结果：患者评分为 6.5 分，依从性为中等，患者因年龄大等因素存在有时忘记服药等情况，有时觉得按时按量服药有困难。

2. 用药管理方案

（1）加强药物相关知识健康教育：为患者制订口服药健康教育清单，包括药物名称、作用、用法及常见不良反应、服药期间观察要点，提高患者对药物处方的重视程度及药物相关知识掌握情况，见表 11-2-28。

表 11-2-27 用药情况及药物对心率的影响

药物种类	药名	剂量	药物对心率的影响		药物对血压的影响
			静息	运动	静息和运动
利尿剂	呋塞米片	20 mg 每天一次	–	– 或 ↓	
	螺内酯片	20 mg 每天一次	–	–	
他汀类	阿托伐他汀钙片	20 mg 每晚一次	–	–	–
抗血小板药	氯吡格雷片	75 mg 每天一次	–	–	–

表 11-2-28 口服药健康教育清单

药名	作用	药品规格 / 片	服药剂量	主要不良反应	注意事项
呋塞米	利尿	20 mg	每天一次（早），一次一片	低钾 尿酸升高	监测尿量、电解质
螺内酯	利尿	20 mg	每天一次（早），一次一片		
氯吡格雷片	抗血小板聚集	75 mg	每天一次（早），一次一片	出血	监测大便颜色、口腔牙龈有无出血、凝血指标
阿托伐他汀钙片	稳定斑块	20 mg	每天一次（睡前），一次 2 片	转氨酶升高 肝功能异常	监测肝功能指标，转氨酶升高 3 倍需咨询医生

（2）用药管理方案：该患者为老年患者，记忆力有所下降，在整个用药过程中特别邀请家属共同参与治疗药物管理小方案。

1）向家属和患者同时强调遵医嘱按时正确服药，勿擅自减药或停药，出现药物不良反应及时联系医务人员调整用药方案。

2）购买分装药盒，家属帮助提前将药物分装在小药盒内，同时为患者定闹钟提醒服药，家属每天检查服药情况，根据服药情况动态调整监督方案。

（四）营养管理

1. 营养评估

（1）体格测量：身高：1.58 m，体重：50 kg，BMI：20.03 kg/m^2（正常）。

（2）人体成分分析结果：细胞内水分 18.8 L，细胞外水分 11.7 L，基础代谢率 1266 kcal，内脏脂肪面积 63.4 cm^2，骨矿物质含量 2.37 kg，身体细胞量 26.9 kg，骨骼肌：20.5 kg，体脂肪：15.1 kg，骨骼肌质量指数（SMI）：6.6 kg/m^2，肌肉量正常，无水肿，患者属正常体重虚弱型。

（3）营养风险评估：采用营养风险筛查 2002

（NRS2002）评估：患者 1～3 个月内体重下降 3 kg，体重下降率 4.41%，1 个月内进食量较从前减少 25%～50%，营养风险总评分为 3 分，存在营养风险。

（4）通过 24 h 膳食回顾法，记录患者一天内饮食情况，通过食物交换份算出全天总能量及三大产能营养素实际摄入量。见表 11-2-29。

表 11-2-29　患者全天总能量及三大产能营养素摄入量

时间	食物	摄入量（g）	份	碳水化合物（g）	蛋白质（g）	脂肪（g）
7:00	鸡蛋	50	1	0	9	6
	稀饭	50	2	40	4	0
12:00	米饭	50	2	40	4	0
	青菜	150	0.3	5.1	1.5	0
	肉	50	1	0	9	6
	油	15	1.5	0	0	15
16:00	苹果	100	0.5	10.5	0.5	0
18:30	米饭	50	2	40	4	0
	青菜	150	0.3	5.1	1.5	0
	肉	50	1	0	9	6
	油	15	1.5	0	0	15
患者实际摄入总能量：1179 kcal，总脂肪：48 g，蛋白质：42.5 g，碳水化合物：140.7 g。						

2. 计算标准营养需要量

患者诊断为心脏瓣膜病，BMI 正常，但存在营养风险，且血浆白蛋白降低，因此应适当增加能量的供给，能量标准按 30 kcal/（kg·d）供给，蛋白质按 1.2 g/（kg·d）供给，算出患者需要摄入的总能量及三大产能营养素的标准摄入量。

（1）计算能量需要量：患者标准体重为 158（cm）－105 ＝ 53 kg。

全天能量需要量＝ 30 kcal/kg×53 kg ＝ 1590 kcal。

（2）计算脂肪需要量：脂肪占总能量的 25%，全天脂肪需要量＝（1590 kcal×25%）÷9 kcal/g ＝ 44.2 g。

（3）计算蛋白质需要量：全天蛋白质的摄入量 1.2 g/kg×53 kg ＝ 63.6 g。

（4）计算碳水化合物的需要量：全天碳水化合物需要量＝（1590 kcal－63.6 g×4 kcal/g－44.2 g×9 kcal/g）÷4 kcal/g ＝ 234.5 g。

3. 患者实际摄入量与标准摄入量对比

见表 11-2-30。

表 11-2-30　患者实际摄入量与标准摄入量对比

项目	总能量（kcal）	脂肪（g）	蛋白质（g）	碳水化合物（g）
实际摄入量	1179	48	42.5	140.7
标准摄入量	1590	44.2	63.6	234.5

4. 营养管理方案

（1）根据食物分类确定患者每日需要摄入的食物类别份数及三餐分布，主要提供碳水化合物食物：蔬菜类、水果类、谷薯类；主要提供蛋白质食物：豆类及制品、奶类、蛋类、瘦肉类；主要提供脂肪食物：油脂、肉类。三餐能量的适宜分配比例为：早餐占 30%，午餐占 40%，晚餐占 30%。每日需要摄入的食物类别份数及三餐分布内容见表 11-2-31。

表 11-2-31　每日需要摄入的食物类别份数及三餐分布

食物类别	每日摄入份数	三餐分布（份）		
		早	中	晚
谷薯类	7	2.5	2.5	2
蔬菜类	1	—	0.5	0.5
水果类	1	—	1	—
大豆及其制品	1	—	1	—
奶及奶制品	1.5	1.5	—	—
鱼禽肉蛋	3	—	1.5	1.5
油脂类	2	—	1	1
坚果类	1	1	—	—

（2）根据份数表给患者制订出个体化的一日推荐食谱：见表 11-2-32。

（3）营养管理注意事项及指导：见表 11-2-33。

表 11-2-32 患者一日推荐食谱

餐别	食物名称	原料	重量（g）
早餐	纯牛奶 1 盒	牛乳	250
	煮鸡蛋 1 个	鸡蛋	50
	馒头 1 个	小麦粉	62.5
早加餐	核桃 2 个	核桃	15
午餐	红薯米饭 1 碗	红薯	12.5
		稻米	50
	番茄烩牛腩	番茄	250
		牛肉（瘦）	50
	肉沫豆腐	猪肉（肥瘦）	25
		豆腐	150
	油 1 勺	菜籽油	10 g
午加餐	梨 1 个	梨	200 g
晚餐	米饭	稻米	50
	木耳肉片	水发木耳	50
		瘦猪肉	75
	烩小白菜	小白菜	200
	油 1 勺	菜籽油	10 g

表 11-2-33 营养管理注意事项及指导

（1）根据实际摄入量与标准摄入量的比较结果，应保证主食摄入量，提供充足优质蛋白质，减少脂肪的摄入，适当降低油脂的供给，饮食中适当增加多不饱和脂肪酸摄入的比例
（2）选用清淡且易消化的食物，主食的米饭及面条应软而烂，肉类应选择嫩的肉类；水果和蔬菜应选择食物纤维含量少的；豆制品应加工成豆腐、豆浆等易于消化的形式后食用
（3）少量多餐，定点用餐，不宜吃得过饱、过多，饱餐后胃肠过度充盈，会加重心脏负担
（4）多食用维生素及矿物质充足的食物，选择鲜嫩蔬菜、绿叶菜汁、山楂、草莓、香蕉、梨、橘子等以补充维生素。患者服用排钾性利尿剂，适当选择含钾较多的食品，如干蘑菇、紫菜、红枣、菠菜等含钾丰富的食物
（5）TAVI 术后 1、3、6、12 个月定期进行随访，营养师再次进行营养评估，动态调整营养管理方案

（五）心理与睡眠管理

1. 心理疾病评估与管理

（1）心理疾病评估：

1）认知功能评估：MMSE（见附录 3）评估 28 分，认知功能正常。

2）焦虑评估：GAD-7（见附录 4）得分 1 分，无焦虑症。

3）抑郁评估：PHQ-9（见附录 5）得分 0 分，无抑郁。

（2）患者心理评估无明显异常，无需特殊处理。

2. 睡眠评估与管理

（1）睡眠评估：PSQI（见附录 6）评估 10 分，睡眠质量良好，但是有时会因为心悸、气紧不适影响睡眠，症状稳定时睡眠无问题。

（2）睡眠管理：指导患者保持安静的睡眠环境，监测自己的血压、心率等，按时按量服用药物，促进疾病康复，减少不适感对睡眠的影响。

（六）运动训练管理

1. 运动能力评估及结果

见表 11-2-34。

表 11-2-34 运动能力评估及结果

项目	指标（单位）	入院时	出院时
上肢肌力	握力-左（kg）	17.1	19.9
	握力-右（kg）	22.7	25.8
下肢肌力	股四头肌肌力-左（kg）	21.5	24.1
	股四头肌肌力-右（kg）	22.5	24.6
运动功能	简易身体活动量表评分（SPPB）	8	10
	Duke 活动状态指数	13.5	13.5
6 分钟步行试验	6 分钟步行试验距离（m）	295	350
日常生活活动能力	Barthel 指数	65	88
生活质量	堪萨斯城心肌病量表评分	70	72
衰弱评估	Fried- 衰弱评分	3	1
呼吸功能	最大吸气肌力（cmH_2O）	56	60
肺通气功能	用力肺活量（FVC）（ml）	2657	2250
	第 1 秒用力呼气容积（FEV_1）（ml）	1800	1530
	FEV_1/FVC（%）	67.7	68

2. 运动训练方案

（1）TAVI 术后患者启动、暂停运动指征：TAVI 术后患者实施心脏康复前，需评估相关临床情况及启动运动康复指征（表 11-2-35），一旦患者出现不能满足早期运动康复指征及其他不耐受情况，需立即终止运动，并密切观察生命体征及病情变化。

（2）院内活动计划及方案：院内康复活动需要在康复治疗师指导下进行活动训练。根据患者入院时 6 分钟步行试验结果，预测最大运动耐量 3.3 METs，以此为依据制订出患者院内活动计划及方案，此方案从患者术后第二天由 CCU 转入病房开始进行，见表 11-2-36。

（3）居家运动训练方案：出院前评估患者 NYHA 心功能Ⅱ级，无肢体深静脉血栓，穿刺处伤口无异常，无运动康复禁忌，指导出院后可尽早进行适当的居家有氧运动，根据出院时 6 分钟步行

表 11-2-35　TAVI 术后患者心脏康复前评估的临床情况及启动、暂停运动指征

TAVI 术后心脏康复前需评估相关临床情况	
1. 无血流动力学不稳定 2. 无术后穿刺部位出血及血肿 3. 无严重心律失常 4. 无心绞痛发作 5. 无失代偿性心力衰竭 6. 无应用血管活性药物 7. 无下肢深静脉血栓形成 8. 无胸闷及呼吸困难等症状 9. 无各种置管位置及使用异常	
评估早期启动运动康复指征	不能满足早期运动康复指征或出现以下新的临床表现暂停运动
1. 平均动脉压 60～100 mmHg 2. 收缩压 90～180 mmHg 3. 血氧饱和度≥ 88%（静息未吸氧状态下） 4. 静息心率 60～130 次 / 分	1. 新发心律失常 2. 心电图 ST 段改变 3. 呼吸困难不耐受 4. 明显疲劳不耐受

表 11-2-36　TAVI 术后院内活动计划及方案表

	术后第 2 天	术后第 3 天	术后第 4 天	术后第 5 天
日常生活	床上进食，在家属协作下进行洗脸、擦浴、穿脱衣物	生活基本自理，可独立完成进食，能去卫生间完成自我整理	生活自理，允许自行下床	生活完全自理
康复计划	床上坐 床上进行各个关节被动 / 主动活动	体位转移性训练（床上坐，床边坐，床旁站立） 上肢关节主动活动 病室内步行 呼吸训练	上肢关节主动活动 病室内步行 踏步 呼吸训练	病室内活动 继续前述活动，根据患者情况增加活动时间和频率
康复活动方案	①床上各关节活动：2 组，每组 10 min ②下肢肌肉训练：2 组，每组 5～10 min	①床边坐位：2 次，每次 5～10 min ②坐位上下肢肌力和耐力训练：3 组，每组 5～10 min ③吸气肌肌力训练：3 组，每组 2～5 min ④早期步行 50～10 m，2 次，每次 5～10 min，含热身和整理运动	①站位踏步训练：3 次，每次 3～5 min ②站位上下肢肌力和耐力训练：3 组，每组 5～10 min ③吸气肌肌力训练：3 组，每组 2～5 min ④室内步行 70～200 m，2 次，每次 7～15 min，含热身和整理运动	①站位上下肢肌力和耐力训练：3 组，每组 5～10 min ②吸气肌肌力训练：3 组，每组 2～5 min ③室内步行 100～300 m，2 次，每次 10～20 min，含热身和整理运动。可以适当增加上下楼梯的活动
消耗能量	1～2 METs	1～2 METs	2～3 METs	2～3 METs
活动强度指标	RPE 评分 9～10 分	RPE 评分 9～10 分	RPE 评分 11～12 分	RPE 评分 11～12 分
注意事项	注保护伤口及管路	活动时预防跌倒	活动时预防跌倒，开始进行出院指导	与患者及家属一起制订居家康复和随访计划

试验结果，预测最大运动耐量为 3.7 METs，但患者年龄比较大，需降低运动强度，缩短运动持续时间，从 5～10 min 开始，逐渐增加到 30 min，运动过程中要维持呼吸节律，做到用力时呼气，放松时吸气，不要屏气，运动前后必须各有 10 min 左右热身和放松时间（步行 5 min＋牵伸运动 5 min）。

老年高龄患者 TAVI 术后居家运动处方，见表 11-2-37。

表 11-2-37 居家运动处方

类型	有氧运动	抗阻运动
方式	前两周：慢走或快走等 两周后：加入功率车训练，从 0 W 开始逐渐增加到 10～20 W 或更多，直到目标强度	抗自身重力、哑铃做肩前屈、外展、后伸、内收、屈肘、伸肘、前臂旋前、旋后等动作、抗阻运动器械、沙袋、弹力带或弹力管等
强度	RPE 评分 11～12 分	RPE 评分 11～12 分
时间	前两周每次 10～30 min 两周后每次 20～60 min	第 3 周开始：每个动作重复 1～3 组，总时长 10～15 min
频率	3～5 天 / 周	2～3 天 / 周

3. 运动训练注意事项及指导

见表 11-2-38。

（七）康复效果评价

患者出院后康复效果评价见表 11-2-39。

表 11-2-38 运动训练注意事项及指导

（1）出院后坚持佩戴监测腕表，可监测心率、心电图及 SpO_2，医生端可后台查看数据，并每天测量血压，有异常指标及时联系医护人员，建议运动时最大心率不超过 96 次 / 分，SpO_2 不低于 90%，全程需要有家人陪同

（2）指导血压、心率、心电图及血氧饱和度的监测方法：①血压监测：使用经过校对的上臂式电子血压计测量，每日早晚测量，测量前排空膀胱，休息 5 min 以上，测量 2～3 次，每次间隔 1 min，取平均值。②除洗澡及充电应 24 h 正确佩戴监测腕表，心率即可自动记录，每日手动测量 3 次心电图及血氧饱和度，如有不适症状立刻测量，并将数据上传后告知医护人员

（3）运动时请穿舒适的衣裤、鞋袜，选择温度、湿度适宜的场地进行运动；运动前后要热身，运动前后避免情绪激动、精神紧张，避免空腹运动，运动前不宜饱餐，运动后注意适当补充水分

（4）根据自己感受调整运动量，运动过程中如出现胸痛、胸闷、呼吸困难、口唇发绀、心悸、恶心、头晕、呕吐、乏力等症状，立即停止运动，抓住旁边的支撑物，避免出现跌倒，休息后如症状不缓解应立即就医

（5）指导患者将心率、血压、血氧饱和度及运动情况准确进行记录。出院后 1 个月、3 个月、6 个月、12 个月需到瓣膜病随访中心进行随访，每次随访再次进行康复评估，根据 6 分钟步行试验及综合指标动态调整运动方案

表 11-2-39 心脏康复效果评价

项目		出院时	出院 1 个月	出院 3 个月
心功能指标	NT-ProBNP（ng/L）	659	520	135
心脏彩超	左心室（mm）	46	46	42
	左心房（mm）	37	40	41
	右心室（mm）	20	18	21
	右心房（mm）	30	29	29
	EF（%）	49	59	67
	Vmax（m/s）	1.8	1.9	1.6
	PGmean（mmHg）	6	7	5
营养风险	营养风险评估分数	3	1	0
用药管理	服药依从性评分	6.5	7.5	8
心理及睡眠管理	GAD-7 评分	1	0	0
	PHQ-9 评分	0	0	0
	PSQI 评分	10	8	4
6 分钟步行试验	6 分钟步行试验距离（m）	350	370	390

（续表）

项目		出院时	出院 1 个月	出院 3 个月
运动功能	简易身体活动量表评分（SPPB）	10	11	11
	Duke 活动状态指数	13.5	17.9	17.9
日常生活活动能力	Barthel 指数	88	90	95
生活质量	堪萨斯城心肌病量表评分	72	79	80
衰弱评估	Fried- 衰弱评分	1	1	0

四、心律失常患者心脏康复

（一）病例介绍

基本资料：患者男性，68 岁，初中文化程度，退休工人。

主诉：因“右侧肢体活动不利半年，发现房颤半年”入院。

现病史：半年前患者无明显诱因出现右侧肢体活动不能，伴右侧肢体麻木，就诊于当地医院，完善相关检查，心电图提示心房颤动，诊断考虑“脑梗死，持续性心房颤动”予急诊溶栓治疗及康复训练，当地医院建议行射频消融术，为求进一步治疗收入院。

入院查体：T 36.5℃，P 73 次 / 分，R 20 次 / 分，BP 121/70 mmHg，SpO_2 98%，神志清醒，慢性病容，步态正常。胸廓未见异常，双侧呼吸运动均匀对称，无增强或者减弱，双肺叩诊呈清音，双肺呼吸音清，未闻及干湿啰音，心界正常，心律不齐，各瓣膜区未闻及杂音。四肢肌力及肌张力正常，无水肿，关节未见异常，病理征阴性。

既往史：半年前诊断为脑梗死，8 年前诊断为高血压，最高血压 165/70 mmHg，无糖尿病、冠心病等其他慢性病。

辅助检查：见表 11-2-40

表 11-2-40　病例辅助检查结果

项目	结果
心电图	房颤心律
常规超声心动图及经食管超声心动图	双房增大，升主动脉稍增宽（左心室 42 mm，左心房 39 mm ↑，右心室 21 mm，右心房 53 mm ↑），三尖瓣反流（轻-中度）、二尖瓣反流（轻度），左心室收缩功能测值正常（EF 62%），左心房及左心耳未见血栓
CT 心脏三维重建增强扫描	心脏未见明显增大，左心耳未见充盈缺损，肺静脉以左二右三形式汇入左心房，主动脉壁钙化，请结合临床。双肺散在慢性炎症。双肺数个小结节，多系炎性结节
尿钠肽＋心肌标志物	N 端脑钠肽前体（NT-proBNP）1162 ng/L ↑，肌酸激酶同工酶 CKMB 1.81 ng/ml，肌钙蛋白 T 11.1 ng/L
生化检查	谷丙转氨酶（ALT）27 IU/L，谷草转氨酶（AST）21 IU/L 总蛋白 56.1 g/L，白蛋白 38.9 g/L，球蛋白 17.2 g/L，白球比例 2.26 肌酐 77 μmol/L，肾小球滤过率 89.89 ml/（min · 1.73 m^2） 甘油三酯 1.47 mmol/L，胆固醇 2.68 mmol/L，低密度脂蛋白胆固醇 0.92 mmol/L，高密度脂蛋白胆固醇 1.3 mmol/L 葡萄糖 5.47 mmol/L
血常规	红细胞计数 3.85×10^{12}/L，血红蛋白 120 g/L，血小板计数 108×10^9/L，白细胞计数 8.03×10^9/L，中性粒细胞百分比 65%，淋巴细胞百分比 5.5%
凝血功能	凝血酶原时间（PT）26.2 s，国际标准化比值（INR）1.04，活化部分凝血活酶时间（APTT）26.2 s，凝血酶时间（TT）16.8 s
甲状腺功能	促甲状腺刺激激素 4.2 mIU/L，三碘甲状腺原氨酸 1.54 nmol/L，游离三碘甲状腺原氨酸 4.17 pmol/L，甲状腺素 66.8 nmol/L，游离甲状腺素 11 pmol/L
大便常规＋隐血	阳性（＋）（免疫法）

诊断：持续性心房颤动、高血压 2 级、陈旧性脑梗死。

治疗经过：入院后给予利伐沙班抗凝、氨氯地平控制血压，完善术前检查，排除手术禁忌后行心内电生理检查及三维射频消融治疗＋左心耳封堵术。手术过程顺利，术后转为窦性心律，给予胺碘酮维持窦性心律，利伐沙班及氯吡格雷抗凝抗血小板，硫糖铝混悬液及艾司奥美拉唑镁肠溶胶囊保护胃黏膜，继续给予氨氯地平控制血压，病情平稳，术后第三天好转出院。

（二）危险因素评估

1. 心血管疾病风险及危险分层评估

进行血栓栓塞风险评估（CHA_2DS_2-VASc 评分）（表 11-2-41），及出血危险评估（HAS-BLED 评分）（表 11-2-42）。

表 11-2-41　血栓栓塞风险评估（CHA_2DS_2-VASc 评分）

危险因素	评分	得分
充血性心力衰竭 / 左心功能不全	1	0
高血压	1	1
年龄≥ 75 岁	2	0
糖尿病	1	0
卒中 /TIA/ 血栓史	2	2
血管病变	1	0
年龄 64～74 岁	1	1
性别（女性）	1	0
总分	9	4

表 11-2-42　出血危险评估（HAS-BLED 评分）

危险因素	评分	得分
未控制的高血压（H）：收缩压＞ 160 mmHg	1	1
肝、肾功能异常（A）：肝功能异常定义为肝硬化或胆红素移植或血清肌酐＞ 2 倍正常上限，AST/ALT/ALP ＞ 3 倍正常上限；肾功能异常定义为透析或肾移植或血清肌酐＞ 200 μmol/L	各 1 分	0
卒中（S）：包括缺血性卒中和出血性卒中	1	1
出血（B）：出血史或出血倾向（既往大出血、贫血或严重血小板减少）	1	0
INR 值易波动（L）：INR 不稳定 / 过高，或在治疗窗内的时间＜ 60%	1	0
老年（E）：年龄＞ 65 岁	1	1
药物（如抗血小板药物或非甾体抗炎药）或过量饮酒（每周乙醇摄入量＞ 112 g）	各 1 分	0
总分	9	3

2. 其他危险因素评估

根据患者情况，采用危险因素评估表（见附录 1）对患者进行评估，患者无吸烟史，饮酒 30 年，平均每日饮白酒 50 g，脑梗以后已戒酒半年。患者身高 1.6 m，体重 53 kg，BMI 正常，患者血压、血糖、血脂正常，住院前无规律运动习惯。

（三）用药管理

1. 用药评估

（1）药物清单：该患者用药情况见表 11-2-43。

表 11-2-43　用药情况及药物对心率的影响

药物种类	药名	剂量	药物对心率的影响		药物对血压的影响
			静息	运动	静息和运动
抗心律失常药	盐酸胺碘酮片	200 mg，每日 1 次	↓	↓	↓
降压药	氨氯地平	5 mg，每日 1 次	–	–	↓
新型抗凝药	利伐沙班	15 mg，每日 1 次	–	–	–
抗血小板药	氯吡格雷	25 mg，每日 1 次	–	–	–
降血脂胆固醇	瑞舒伐他汀钙片	10 mg，每晚 1 次	–	–	–
胃黏膜保护剂	硫糖铝混悬液	10 ml，每日 3 次	–	–	–
质子泵抑制剂	艾司奥美拉唑镁肠溶胶囊	40 mg，每日 1 次	–	–	–

（2）服药依从性评估：采用 Morisky 用药依从性问卷（见附录 2）进行评估，该患者评分为 5.75 分，依从性为中等，患者患高血压 8 年，长期口服降压药，知晓长期服药的必要性，但存在有时忘记服药等情况，有时觉得按时按量服药有困难，有时自测血压偏低，在未咨询医生的情况下偶尔自行暂停服药。

2. 用药管理方案

（1）加强药物相关知识健康教育：

1）服药重要性：

①房颤患者的药物治疗包括抗凝治疗、心室率控制及节律控制，同时也包括其他危险因素，如高血压的药物治疗。

②房颤消融术后 3 个月属于空白期，需继续使用抗心律失常药物以维持窦性心律，预防房颤的复发，因此需坚持服用胺碘酮至少 3 个月。

③房颤进行左房消融时会有部分热量透过食管，可能对食管黏膜产生影响，需服用 2 周保护胃黏膜药物。

④为预防左心房内、左心耳血栓形成及封堵器上血栓形成，需进行抗凝剂抗血小板治疗 3 个月后再调整抗血小板方案。

⑤合并高血压的房颤患者血压控制不佳会增加使用抗凝药物的出血风险，同时也增加房颤术后复发的风险，应坚持规律服用降压药物，控制血压在 130/80 mmHg 以下。

2）药物清单：药物的作用和不良反应，见表 11-2-44

表 11-2-44　口服药健康教育清单

药物名称	作用	药品规格	服药剂量	主要不良反应	注意事项
盐酸胺碘酮片	抗心律失常 维持窦性心律	每片 200 mg	每日 1 次，每次 1 片	甲状腺功能障碍 心动过缓 胃肠道异常（恶心、呕吐等） 肺部异常	监测脉搏、血压，定期复查心电图及甲状腺功能，脉搏低于 60 次 / 分应咨询医生
利伐沙班片	抗凝血 预防血栓	每片 10 mg	每日 1 次，每次 1.5 片	出血	观察有无皮肤、黏膜、大小便出血的情况，使用软毛牙刷，避免牙龈出血，有明显出血情况应及时咨询医生
氯吡格雷	抗血小板聚集 预防血栓	每片 75 mg	每日 1 次，每次 1 片	出血	
苯磺酸氨氯地平片	降血压	每片 5 mg	每日 1 次，每次 1 片	低血压、踝部水肿	监测血压
瑞舒伐他汀钙片	调控血脂、胆固醇 稳定粥样斑块	每片 10 mg	每晚 1 次，每次 1 片	头晕头痛 便秘、恶心、腹痛 肌痛	定期复查肝肾功能
硫糖铝混悬液	保护胃黏膜	每瓶 120 ml	每日 3 次，每次 10 ml，饭前半小时服用	便秘、腹泻 偶有恶心、口干	饭前服用，服用前先摇匀，2 周后如无胃肠道不适可停用
艾司奥美拉唑镁肠溶胶囊	保护胃黏膜	每粒 40 mg	每日 1 次，每次 1 粒，饭前半小时服用	头痛 恶心、腹泻、腹痛等	饭前服用，2 周后如无胃肠道不适可停用

（2）遵医嘱正确服药：强调遵医嘱按时正确服药，勿擅自减药或停药，如有病情变化或出现药物不良反应及时就诊，调整用药方案。

（3）用药管理小技巧：

1）购买分装药盒，提前将药物分装在小药盒内。

2）设置提醒服药闹钟。

（四）营养管理

1. 营养评估

（1）一般情况：身高：1.6 m，体重：53 kg，BMI：20.27 kg/m^2（正常）。既往喜食高盐食品及

动物内脏，患高血压后已改变饮食习惯，目前饮食口味清淡。既往饮酒，已戒酒，血脂、血糖、白蛋白正常。

（2）营养风险评估：NRS2002 得分 0 分，无营养风险。

2. 营养管理方案

（1）术后两周内进食温凉软食，避免过硬过烫食物，避免食管黏膜受损出现出血风险。

（2）术后两周后无消化道不适症状可正常进食。

（3）保证热量和营养素的摄入，增加维生素和微量元素的摄入，适量补充钙、镁、多种微量营养素和维生素，特别是维生素 C 和维生素 B 族如 B_1、B_6 和 B_{12}，适当增加叶酸摄入。

（4）饮酒会增加房颤复发的风险，同时抗凝的患者饮酒也会增加出血风险，患者现已戒酒，继续保持，避免酒精的摄入。

（五）心理睡眠管理

1. 心理评估与管理

（1）心理评估：

1）认知功能评估：MMSE（见附录 3）总分 30 分，结果评定为正常。

2）焦虑评估：GAD-7（见附录 4）总分 1 分，无焦虑。进一步访谈发现患者半年前脑梗死后进行过抢救，对本次手术的预后存在一定程度的担心，担心复发，担心血栓脱落再次发生脑梗死。

3）抑郁评估：PHQ-9（见附录 5）总分 1 分，无抑郁。

（2）心理护理：

1）支持性心理帮助：运用倾听的技巧倾听患者的主诉，鼓励患者将心理的担心与顾虑表达出来，站在患者的角度与其共情，减轻患者的心理压力。

2）帮助建立良好的家庭支持系统：指导患者家属多关心陪伴患者，参与患者的后期的康复，鼓励并帮助患者建立战胜疾病的信心。

3）加强对患者疾病认知的健康教育，让患者能更好地自我监测与管理疾病，减少对疾病的担心。

2. 睡眠评估与管理

（1）睡眠评估：PSQI（见附录 6）得分为 11 分，睡眠质量一般，患者自觉睡眠较差。患者睡眠存在的主要问题在于入睡时间长，容易早醒。患者因上床后无法快速入睡，则习惯在床上看手机，感到困倦后再睡，导致入睡时间长，30～45 min 方可入睡，且睡眠浅，入睡后容易惊醒，醒后再次入睡较为困难，整夜睡眠时间 5～6 h，次日精神状态一般，时有困倦，暂未使用药物助眠。

（2）睡眠管理：

1）指导患者养成良好的睡眠习惯：床上看手机容易使大脑皮层兴奋，更加导致入睡困难，患者应尽量避免床上看手机，避免影响入睡。

2）注意睡前 1 h 避免过多饮水，睡前排空膀胱，避免夜间如厕导致睡眠中断。

3）睡前避免运动、饱餐等。睡前可采用热水泡脚，调暗房间灯光营造良好的睡眠环境。

4）上床后可进行冥想放松技术降低肌肉紧张以促进睡眠。早醒后尽量放松，闭目休息，进行冥想等，避免醒后看手机从而导致休息时间不足而出现精力不足的情况。

5）日间可多参与活动，加强运动锻炼，减少久坐或卧床的时间，可帮助提高睡眠质量。

6）白天感到困倦时可适当午睡，但要注意避免时间过长，控制在 1 h 以内。

（六）运动训练管理

1. 运动能力评估及结果

入院时及出院前均进行 12 导联心电图监测，患者心率及心律结果可以进行 6 分钟步行试验。患者出院时为术后第 3 天，考虑到腹股沟穿刺点未愈合，6 分钟步行速度较入院时有降低，步行距离较入院时有减少。具体结见表 11-2-45。

表 11-2-45 运动能力评估及结果

项目	指标（单位）	入院时	出院时
6 分钟步行试验	6 分钟步行试验距离（m）	485	472
日常生活活动能力	Barthel 指数	100 分	100 分
生活质量	SF12 量表	49.375	46.25 分

2. 居家运动方案

（1）心房颤动患者开始运动的指征和避免及停止运动的指征：

1）开始运动前评估：患者术后恢复为窦性心律，心率 75 次 / 分，血压 116/78 mmHg，电解质正常，无胸闷胸痛不适，穿刺点无渗血，术后 24 h 患者穿刺点无渗血时开始下床活动。术后 1 周腹股沟穿刺点愈合良好后可开始运动。

2）运动终止指征：①心绞痛发作，严重气喘、晕厥、头晕、跛行；②发绀，面色苍白，虚汗，共济失调；③收缩压＞ 180 mmHg，舒张压＞ 110 mmHg 或收缩压随运动负荷增加而下降；④室性心律失常随运动发生频率增加；⑤ ST 段水平或下斜型压低超过 1 mm；⑥新出现Ⅱ度、Ⅲ度房室传导阻滞，心房颤动，室上性心动过速，R-on-T；⑦其他体力活动不耐受的体征与症状。

（2）运动训练方案：患者行射频消融加左心耳封堵术后第三天出院，术后心电图示窦性心律，经实验室检查心肌标志物及凝血功能正常，术后 NT-proBNP 578 ng/L，心功能Ⅱ级。结合患者的健康、体力、肢体功能情况、心血管功能状态和危险分层，生活环境和运动喜好等个体化特点制订居家运动处方。患者既往有散步习惯，喜欢在晚饭后散步，建议饭后 1 h 后再进行运动，运动方式可选取习惯的散步、快走方式。如无法外出散步时可在家中进行太极拳或八段锦的运动。具体运动处方见表 11-2-46。

表 11-2-46 运动处方

类型	有氧运动	综合运动
方式	慢走、快走等	太极等、八段锦等
强度	因患者口服胺碘酮，影响患者运动时心率的提升，运动强度以 Borg 评分为准，宜在 11～14 分	以 Borg 评分 11～14 为强度，无显著疲劳感
时间	每次 20～30 min，≥ 5 次 / 周	每次完成一套动作，总时长 10～15 min
频率	5 天 / 周	5 天 / 周

（3）运动注意事项：见表 11-2-47。

表 11-2-47 运动注意事项

①术后一周内应避免下蹲、高抬腿、用力咳嗽等腹压增加的动作，避免穿刺点出血
②有条件者可佩戴具有心电监测功能的运动手表进行运动
③运动前后监测血压，建议运动过程中佩戴监测心率 / 血氧饱和度的手表或仪器，动态监测心率 / 血氧饱和度波动情况，运动时最好有家人陪同
④运动前、后监测脉搏或心率，如有脉搏跳动不整齐、强弱不等，或运动手表监测到有新的心律失常发生，应停止运动，进行就医评估
⑤运动时请穿舒适的衣裤、鞋袜，选择温度、湿度适宜的场地进行运动；运动前要进行 5 min 热身，运动后进行至少 5 min 放松。运动前后避免情绪激动、精神紧张，避免空腹运动，运动前不宜饱餐，运动后注意适当补充水分
⑥根据自身感受调整运动量，运动过程中如出现胸痛、胸闷、呼吸困难、口唇发绀、心悸、恶心、头晕、呕吐、乏力等症状，立即停止运动，抓住旁边的支撑物，避免出现跌倒；休息后如症状不缓解应立即就医

（七）自我监测健康教育

1. 卒中预防健康教育

患者血栓栓塞风险评分为 4 分，经过抗凝治疗及左心耳封堵后栓塞风险降低，但患者出血评分 3 分，属于出血高风险人群，需监测有无再发脑卒中。

（1）严格遵医嘱服药，利伐沙班及氯吡格雷漏服后 12 h 内应及时补服，超过 12 h 则不用补服，第二天正常服用，切勿加倍服用。

（2）观察有无皮肤黏膜及大小便出血，同时关注有无头痛头晕、言语不能、口角歪斜、饮水呛咳、肢体活动功能障碍等卒中表现。

（3）如再发卒中，需立即就医进行治疗。

2. 房颤复发健康教育

（1）患者为持续性房颤，虽经射频消融后转为窦性心律，但仍具有一定的复发风险。

（2）监测血压及脉搏：教会患者及家属自测脉搏，每日进行血压脉搏测量并做好记录。血压控制在 130/80 mmHg 以内，脉搏注意有无搏动不整齐、强弱不等等表现。

（3）症状自测：关注有无胸闷、心悸、头晕等表现，当发生不适症状时需立即自测脉搏血压，并及时就医进行检查。

（4）定期随访：出院后 45 天及 3 个月需进行经食管超声心动图检查，以明确左心耳封堵器位置是否固定、有无血栓等情况。术后45天及第3、6、12个月需进行随访，进行动态心电图检查，以评价是否再发房颤。

（八）康复评价

患者出院3个月后康复效果评价见表11-2-48。

表 11-2-48 心脏康复效果评价

项目			术前	术后45天	术后3月
病情评价	心电图		房颤心律	窦性心律	窦性心律
	NT-ProBNP（ng/L）		1162	578	244
	普通超声心动图及经食管超声心动图	左心室（mm）	42	42	44
		左心房（mm）	39	36	38
		右心室（mm）	21	20	18
		右心房（mm）	53	44	45
		左室射血分数	63%	53%	55%
		封堵器位置	–	固定	固定
		心脏内血栓	无血栓	无血栓	无血栓
用药管理评价	服药依从性		5.75	8	8
心理及睡眠管理评价	GAD-2 评分		1	0	0
	PHQ-2 评分		1	0	0
	PSQI 评分		11	6	5
运动训练评价	6 MWT（m）		472	–	503
	日常生活活动评分		100	100	100
	生活质量评分		49.375	59.375	77.5

五、高血压病患者心脏康复

（一）病例介绍

基本资料：患者男性，48岁，已婚，公司职员，大学本科文化程度。

主诉：因“发现血压升高7年+，加重半年”入院。

现病史：患者7年前体检时发现高血压，平素无头晕、胸闷、心悸等不适，间断自行服用口服药，具体不详，平时未监测血压。3个月前无诱因出现血压升高，最高达210/140 mmHg，难以控制，服用“厄贝沙坦、硝苯地平”，血压控制较差。入院时查体：T：36℃，P：60次/分，R：19次/分，BP：174/110 mmHg，身高：163 cm，体重：75 kg，腰围：108 cm。神志清楚，表情自如，无病容，发育正常，自主体位，步态正常。

辅助检查：见表11-2-49。

表 11-2-49 病例辅助检查结果

项目	结果
24 h 动态血压	24 h 平均血压 147/94 mmHg ↑，24 h 平均压 111 mmHg ↑，24 h 平均脉压 54 mmHg ↑ 白天平均血压 152/97 mmHg ↑，夜间平均血压 137/88 mmHg ↑ 收缩压最大值 188 mmHg，最小值 122 mmHg，收缩压昼夜节律比 9.9%，舒张压最大值 108 mmHg，最小值 71 mmHg，舒张压昼夜节律比 9.3%
常规超声心动图	双房稍大（左心室 50 mm ↑，左心房 37 mm ↑，右心室 23 mm，右心房 45 mm），主动脉稍增宽，室间隔增厚，主动脉瓣反流（轻度），左心室收缩功能测值正常、舒张功能降低（左室射血分数 62%）
颈动脉彩超	双侧颈总动脉内中膜增厚

（续表）

项目	结果
双肾动脉彩超	双肾及肾动脉未见明显异常
生化检查	谷丙转氨酶 9 IU/L，谷草转氨酶 13 IU/L 总蛋白 71.1 g/L，白蛋白 41.3 g/L，球蛋白 29.8 g/L，白球比例 1.39。甘油三酯 3.03 mmol/L ↑，胆固醇 6.54 mmol/L ↑，低密度脂蛋白胆固醇 2.3 mmol/L，高密度脂蛋白胆固醇 0.83 mmol/L ↓ 葡萄糖 5.14 mmol/L，糖化血红蛋白 5.5 mmol/L 尿素 5.8 mmol/L，肌酐 95 μmol/L ↑，估算肾小球滤过率 60.31 ml/（min·m^2）
小便常规	尿蛋白（－）

个人史：吸烟 25 年，每日 20～30 支，半年前已戒烟，偶尔饮酒，喜食高盐高油饮食，经常熬夜，偶尔散步、爬山。

诊断：高血压性心脏病，高血压 3 级，很高危。

治疗经过：入院时血压为 170/110 mmHg，给予低盐低脂饮食，心电监护，静脉降压药贝尼地平持续泵入 2 天后，血压维持在（150～160）/（90～100）mmHg，将降压方案调整为奥美沙坦氨氯地平 2 片，每日 2 次口服，阿托伐他汀钙片 20 mg，每日一次口服，血压维持在（135～150）/（81～92）mmHg，住院 5 天后好转出院。

（二）危险因素评估

采用危险因素评估表（见附录 1）评估：目前戒烟 7 个月；偶尔饮酒；体重指数（BMI）28.2 kg/m^2，肥胖；血压、血脂异常，无规律运动。

（三）用药管理

1. 用药评估

（1）药物清单：该患者用药情况详见表 11-2-50。

（2）依从性评估：采用 Morisky 用药依从性问卷（见附录 2）评估。该患者评分为 4.5 分，依从性为差，存在忘记服药、坚持治疗按时服药困难等情况，住院前会依赖家属的提醒。但其清楚长期服药的必要性。

表 11-2-50　用药情况及药物对血压的影响

药物种类	药名	剂量	药物对血压影响静息和运动
ARB/CCB	奥美沙坦酯氨氯地平片	40 mg：100 mg，每日 2 次	↓
降血脂	阿托伐他汀钙片	20 mg，每日 1 次	－

2. 用药管理方案

（1）认识遵医嘱按时服药的重要性：制订个体化药物清单，详细说明药物作用、不良反应及服用方法（表 11-2-51）。认识遵医嘱按时服药，勿擅自停药或更改剂量，维持血压在稳定水平的重要性。养成良好的服药依从性，以及改善不良生活方式，才能有效减少心血管事件的发生，降低并发症，改善远期预后。

（2）及时补充药物：出院带药量为 4 周，需提前 1 周对照药物清单进行清点，避免空缺。可预约门诊医生进行复诊开药，或者就近社区医院就诊。定期复查血常规、电解质、肝肾功能、超声心动图等。

（3）自我管理小技巧：

1）设置闹钟定时提醒或在常使用的地方贴上

表 11-2-51　药物清单

药物名称	作用	剂量和数量	服用时间	特殊说明	注意事项	主要不良反应
奥美沙坦酯氨氯地平片	降血压	20 mg：每片 5 mg 1 次 2 片	1 日 2 次	餐前服用，早上 7 点左右，下午 4 点左右	监测血压，电解质、肾功能，血压低于 90 mmHg 需暂停服药并咨询医生	外周水肿，头痛，头晕
阿托伐他汀钙片	降血脂	每片 20 mg 1 次 1 片	1 日 1 次	睡前服用	监测生化、肝功能、肾功能，避免与葡萄柚汁及高纤维食物同时服用	腹部不适，嗳气，胃肠胀气，骨骼肌痛，肌肉疲劳，转氨酶升高，肝功能检查异常，高血糖

提醒服药小纸条。

2）药品摆放在醒目和方便拿取的地方（床头柜等）。

3）外出旅行提前做好药物的准备。

4）家人应关注患者服药及备药情况，必要时起到提醒的作用。

5）1 日 1 次的药物，如果漏服一次，12 h 内建议补服，超过则不补服，在下一次服药时间正常服用。

（4）正确测量血压：正确测量血压，以便评价药物治疗效果。

1）定时间：早晨血压在晨起服用降压药和进食早餐前测量，晚上血压在晚餐前测量，条件不允许时可在睡前 1 h 内测量。

2）定体位：自测坐位血压。

3）定部位：固定监测左 / 右上肢血压。

4）定血压计：使用经过标准化方案验证的上臂式家用电子血压计，定期校准，每年至少 1 次。选择合适的袖带，宽 12 cm，长 22～26 cm。

5）测量方法（坐位）：裸露上臂或穿贴身薄衣（勿挽袖子），袖带下缘置于肘窝上方 2～3 cm，袖带与心脏同高，测量过程中保持良好的坐姿（带有靠背的椅子），双足平放于地面，两腿勿交叉，安静放松，不说话和移动身体。测量前安静休息 3～5 min，避免剧烈运动，勿吸烟、饮酒和饮咖啡，排空膀胱，每次测量 2 遍，每遍间隔 1～2 min，取平均值；若第 1 次与第 2 次读数差值＞ 10 mmHg，测量第 3 次，取后 2 次平均值；每周连续测量 7 天，取后 6 天平均值；血压平稳达标后可每周测量 1～2 天早晚血压。

6）准确记录：使用笔记本或 APP 详细记录每次测量血压值、日期、时间，采用表格式记录。

（四）营养管理

1. 营养评估

通过膳食回顾法评估每日摄入的总能量、总脂肪、饱和脂肪、钠盐和其他营养素水平；使用 WHO STEPS 核心膳食条目评估果蔬摄入量、在外就餐情况、常食用的食物加工食品等饮食习惯和行为方式。

（1）饮食习惯：该患者住院前外出应酬或聚会每周 3～4 次，重油重盐，荤菜居多，偶尔饮少量酒；日常饮食口味较重，每日蔬果量少，半年前进行饮食控制，减少油盐的摄入，但未能坚持；每日 0 点左右入睡，睡前有时会加餐，多为面食。

（2）一般情况：身高：1.63 m，体重：75 kg，腰围：108 cm，BMI：28.2 kg/m^2（肥胖）。

（3）饮食日记：见表 11-2-52。

表 11-2-52 饮食日记

时间	食物	重量（g）	热量（kcal）
早上	鸡蛋	50	90
	牛奶	250	140.6
	馒头	50	180
中午	米饭	100	360
	冬瓜排骨汤	排骨 200＋冬瓜 30	185.4
	炒木耳肉片	瘦肉 80＋木耳 50	153
晚上	米饭	100	360
	煎蛋汤	蛋 50＋白菜 20	93.6
	回锅肉	60	180
加餐	面条	100	360
	花生	15	90
烹调用油	花生油	40	360
总计			2552.6

（4）理想体重：实际身高（cm）163－105＝58 kg。

（5）每日所需热量：每日每公斤所需热量数 25～30 kcal/kg。每日所需总热量＝理想体重（kg）× 每日每公斤体重所需热量＝ 1450～1740 kcal。总能量及三大营养素需要量见表 11-2-53。

表 11-2-53 总能量及三大营养素摄入量

	总能量（kcal）	脂肪（g）（25%）	蛋白质（g）（20%）	碳水化合物（g）（55%）
标准摄入量	1450～1740	40～48	73～87	199～239
实际摄入量	2552.6	70.9	127.6	351

2. 营养管理方案

（1）根据各类食物参考摄入量制订食谱：肥

胖是高血压的重要危险因素，最佳目标是达到理想体重，BMI 指数 18.5～23.9 kg/m^2，腰围＜90 cm，与患者及家属共同制订减重目标和方案，按照食谱进餐（详见表 11-2-54，表 11-2-55）。

表 11-2-54　每日各类食物参考摄入量（重量 g）

谷薯类	蔬菜类	鸡蛋	肉类	豆类	乳类	水果类	油脂类
200	500	50	150	75	250	200	20

表 11-2-55　食谱

餐别	菜品名称	食物	重量（g）
早餐	鸡蛋	鸡蛋	50
	牛奶	牛奶	250
	荞麦馒头	小麦粉	40
		苦荞麦粉	10
	拌菜	黑木耳 / 云耳（水发）	100
中餐	杂粮米饭	玉米糁（黄）	25
		稻米	50
	拌黄瓜	黄瓜（胡瓜）	100
	芹菜肉片	芹菜	100
		鸡胸肉	75
	午餐用油	色拉油	10
晚餐	杂粮米饭	稻米	50
		小米	25
	拌菜	海带（江白菜）	50
		莴笋	150
	豆腐鱼	鳙鱼 / 胖头鱼 / 花鲢 / 摆佳鱼	75
		豆腐	75
	晚餐用油	色拉油	10
全天	食用盐	精盐	5
加餐	水果	橘子 / 橙子	200

（2）控制钠盐的摄入：钠摄入过多及钾摄入不足是高血压发病的重要危险因素之一。每日钠盐摄入逐步降至＜5 g（约 1 茶勺），最佳目标是＜1.5 g。减少烹调用盐、含钠高的调味品（酱油、味精），以及加工食品（火腿、各类腌制品、炒货），可使用低钠盐替代普通食盐。烹调时尽可能使用可以计量的盐勺，起到提醒作用。

（3）适当增加钾摄入：每日钾摄入量 3500～4700 mg，通过富含钾的食物补充，包括新鲜水果和蔬菜、低脂乳制品、坚果和豆制品，如香蕉、苹果、黄豆等。

（4）均衡饮食：食品多样化，包括谷薯类、动物性食物（肉、鱼、蛋、奶）、豆类制品、蔬菜水果类、纯能量食物（植物油、淀粉、食用糖）。粗细粮搭配，控制脂肪、胆固醇食物的摄入，适当减少碳水化合物的摄入。使用更健康的油类，如橄榄油、玉米油等。多吃鸡肉、鱼肉，少吃猪肉、牛肉等红肉。

（5）规律饮食：一日三餐，每餐细嚼慢咽，7/8 分饱。减少外出就餐次数（每周少于 2 次），减掉夜间加餐。

（6）坚持不饮或偶尔少量饮酒（每天≤20 g）。

（7）多饮水，每日饮水量在 2500～3000 ml。

（8）学会认识食物标签，计算摄入热量，选用健康食品。

（9）控制体重和腰围，每周测量 1 次体重和腰围并记录。

（五）戒烟管理

患者已戒烟7个月，继续坚持并注意避免被动吸烟。

（六）心理与睡眠管理

1. 心理疾病评估与管理

（1）心理疾病评估：

1）认知功能评估：MMSE（见附录3）评估得分30分，认知功能正常。

2）焦虑评估：GAD-7（见附录4）评估得分1分，无焦虑。

3）抑郁评估：PHQ-9（见附录5）评估得分0分，无抑郁情况。

（2）心理护理：帮助患者认识焦虑、抑郁情绪可能会影响血压水平和服药依从性，增加心血管疾病风险。在情绪变化时可通过呼吸控制、冥想、瑜伽等方式保持健康的心理状态。家属多关心患者，及时提供心理疏导，预防精神紧张和压力影响。

2. 睡眠评估与管理

（1）睡眠评估：PSQI（见附录6）评估得分13分，睡眠质量一般。主要存在问题为就寝时间晚，通常为晚上0点左右，但很快能入睡（半小时内），主要影响因素是看手机时间比较久，实际睡眠时间为6 h左右，起床后无明显困倦、精力不足等不适。

（2）睡眠管理：指导患者养成良好的作息习惯，逐渐调整到晚上11点之前就寝，避免在睡前看手机，以免影响入睡，每天保证充足的睡眠时间。

（七）运动训练管理

1. 运动能力评估及结果

见表11-2-56。

表11-2-56 运动能力评估及结果

项目	指标（单位）		结果（入院第四天）
上肢肌力	握力-左（kg）		34.5
	握力-右（kg）		36.0
6分钟步行试验	6分钟步行试验距离（m）		482
	测试前	收缩压（mmHg）	143
		舒张压（mmHg）	90
		心率（次/分）	65
		SpO_2	98%
		自觉疲劳程度评分	9
	测试后	收缩压（mmHg）	150
		舒张压（mmHg）	92
		心率（次/分）	118
		SpO_2	98%
		RPE	13
日常生活活动能力	Barthel指数		100

2. 运动训练方案

（1）运动方法：

1）准备阶段：可采用握拳或拉伸运动进行热身，握拳3～4组，每组10～20次；拉伸运动3～4组，每组10～20次（手腕脚踝关节活动、肩关节环绕），持续5～15 min，目的是增强血液循环，提高身体灵活性和心血管的适应性，预防运动中发生心脏事件及运动损伤。

2）运动阶段：目标运动完成后，可采用自觉疲劳程度量表进行运动强度的判断和调整。见表11-2-57。

3）整理阶段：可采取慢节奏有氧运动或柔韧性训练，拉伸运动3～4组，每组10～20次（小腿拉伸、大腿拉伸），深呼吸。放松活动后能使心血管系统逐渐恢复正常，减少血液淤积，有助于疲劳的消除，避免诱发身体不适。如韧带拉伸、深呼吸等，可持续5～10 min。

（2）运动方案：见表11-2-58。

3. 运动训练指导

（1）认识运动的重要性：身体活动与心血管疾病的发病率和全因死亡率密切相关，规律锻炼或身体活动的增加有利于控制血压，降低心血管死亡

表11-2-57 自觉疲劳程度量表

<table>
<tr><td>RPE</td><td>6</td><td>7</td><td>8</td><td>9</td><td>10</td><td>11</td><td>12</td><td>13</td><td>14</td><td>15</td><td>16</td><td>17</td><td>18</td><td>19</td><td>20</td></tr>
<tr><td>主观运动感觉</td><td>安静不费力</td><td colspan="2">极其轻松</td><td>很轻松</td><td colspan="2">轻松</td><td colspan="3">有点困难</td><td>吃力</td><td colspan="3">非常吃力</td><td>极其吃力</td><td>筋疲力尽</td></tr>
</table>

表 11-2-58　居家运动方案

类型	有氧运动	抗阻运动	拉伸运动
方式	慢走、快走、骑自行车、打太极拳、气功等	哑铃、弹力带等，6 个练习 / 组，进行 3 组，重复 10 次等距握力训练，每次 2 min，共 4 次，每次间隔 1 min	颈部拉伸、背部拉伸、前臂拉伸、背阔肌拉伸等
强度	40%～59% HRR 或 RPE 11～14 作为起始强度，逐渐达到 60%～75%HRR	无显著疲劳感	无显著疼痛感
时间	每次 30～60 min，≥ 5 次 / 周	每周 90～150 min	每个动作维持 15 s，重复≥ 4 次，总时长 5～10 min
频率	5～7 天 / 周	2～3 天 / 周，隔天 1 次或上下肢交替	每日
计划	根据身体反应阶段性地调整运动方案		

风险。有氧运动平均降低收缩压 3.84 mmHg，舒张压 2.58 mmHg。

（2）按照居家运动方案进行运动：收缩压（SBP）＜ 160 mmHg 和舒张压（DBP）＜ 100 mmHg 时开始，运动按照热身－运动－放松顺序进行，避免遗漏。根据心率储备法，靶心率＝（峰值心率 172 次 / 分－静息心率 65 次 / 分）×（40%～59%）＋静息心率 65 次 / 分，目标心率为 108～128 次 / 分，运动后疲劳感受以＜ 14 分为宜。逐渐达到 60%～75%HRR 强度，即目标心率为 129～145 次 / 分。运动过程中如出现心率超过目标值，应减慢运动速度，待心率降下来以后再继续运动。如出现头晕、心慌等不适，应立即停止运动，并跟医务人员联系，调整方案（注：峰值心率＝ 220－年龄）。

（3）出院后按照运动方案完成锻炼日志及体重记录：可使用 APP 或表格记录每日锻炼内容及时间，每周测量体重、腰围一次并记录。

（4）运动时注意事项：

1）避免因体位的突然变换引起血压发生改变，如下蹲后突然站立。避免低头和憋气的动作。运动前后需监测血压变化并记录。

2）运动时可佩戴运动手表动态监测心率波动情况，避免超出目标心率范围。

3）锻炼时最好有人陪伴。根据自身感受调整运动量，如果锻炼时有胸部不适、极度疲劳、严重气短或感觉眩晕或晕倒，减慢您行走的速度，抓住旁边的支撑物，避免出现跌倒。如症状无缓解立即就医。

4）选择合适的运动场地，合适的衣服鞋子，避免高温、寒冷引起头晕及晕厥等不良症状，运动后注意补充水分。

5）运动时需告知患者集中注意力，避免因交谈、玩手机等原因发生碰撞或跌倒。

（八）康复效果评价

1. 随访时间和形式

（1）随访时间：出院后 1 个月、3 个月心脏内科随访。

（2）随访形式：门诊随访、电话随访等。

2. 康复效果评价

患者出院后康复效果评价见表 11-2-59。

六、肺动脉高压患者心脏康复

（一）病例介绍

基本资料：患者，女性，35 岁，初中文化程度，无业。

主诉：因“反复活动后心悸 1 年多”入院。

现病史：患者 1 年多前开始出现活动后心悸气促，休息时即刻缓解，无其他不适，未引起重视，后症状逐渐加重。偶有双下肢水肿。入院时查体：T 36.5℃，P 58 次 / 分，R 19 次 / 分，BP 115/85 mmHg，$SpO_2$94%，神志清楚、双肺呼吸清，心界无扩大，心律齐，肺动脉瓣听诊区 P2 音亢进，余瓣膜区未闻及杂音，腹部外形正常，全腹软，无压痛及反跳痛，腹部未触及包块，肝肋下未触及，脾肋下未触及，双下肢无水肿。

既往史：一年前院外诊断为肺动脉高压（PH），无冠心病、高血压、糖尿病等慢性病史。

辅助检查：见表 11-2-60。

表 11-2-59 心脏康复效果评价

项目			住院期间	出院 1 个月	出院 3 个月
一般情况评价	血压（mmHg）		170/110	135/85	128/81
	腰围（cm）		108	103	97
	体重（kg）		75	71.5	70.1
	BMI（kg/m^2）		28.2	26.9	26.4
用药管理评价	服药依从性		4.5	6.75	8
睡眠管理评价	PSQI 评分		13	9	6
实验室指标	甘油三酯（mmol/L）		3.03	2.11	1.78
	胆固醇（mmol/L）		6.54	5.61	4.79
	低密度脂蛋白胆固醇（mmol/L）		2.30	2.19	2.31
	高密度脂蛋白胆固醇（mmol/L）		0.83	1.27	1.34
6 分钟步行试验	距离（m）		482	536	601
	测试前	收缩压（mmHg）	143	135	128
		舒张压（mmHg）	90	85	81
		心率（次 / 分）	65	62	60
		SpO_2	98%	99%	100%
		自觉疲劳程度评分	9	8	8
	测试后	收缩压（mmHg）	150	138	130
		舒张压（mmHg）	92	90	85
		心率（次 / 分）	118	119	122
		SpO_2	98%	98%	100%
		RPE	13	12	12

表 12-2-60 病例辅助检查结果

项目	结果
常规超声心动图	右心明显增大，右心室肥厚达 10 mm，左房室偏小，左心室短轴呈“D”形改变，左心室 27 mm，左心房 30 mm，右心室 39 mm，右心房 76 mm ↑，三尖瓣反流（中-重度），左心室收缩功能测值正常，右心室收缩功能测值减低（左室射血分数 73%，TAPSE12 mm ↓）
尿钠肽+心肌标志物	N 端脑钠肽前体（NT-pro BNP）3053 ng/L ↑，肌酸激酶同工酶（MB）1.85 ng/ml，肌钙蛋白 T 11.6 ng/L
生化检查	谷丙转氨酶 15 IU/L，谷草转氨酶 16 IU/L 总蛋白 65.8 g/L，白蛋白 45.8 g/L，球蛋白 20 g/L，白球比例 2.29 肌酐 73 μmol/L，肾小球滤过率 92.22 ml/（min · 1.73 m^2） 甘油三酯 1.88 mmol/L，胆固醇 3.72 mmol/L，低密度脂蛋白胆固醇 2.32 mmol/L ↑，高密度脂蛋白胆固醇 0.85 mmol/L 葡萄糖 4.63 mmol/L
血常规	红细胞计数 4.06×10^{12}/L，血红蛋白 137 g/L，血小板计数 164×10^{9}/L，白细胞计数 5.12×10^{9}/L，中性粒细胞百分比 57.8%，淋巴细胞百分比 33.8%
SPECT 肺通气显像	V/Q 显像双肺未见典型肺栓塞表现 灌注及通气显像示左肺上舌段、下叶背段呈匹配性小面积放射性稀疏缺损，请结合临床
MRI 心脏功能磁共振	LVEF：66.7%，RVEF：21% ↓
右心导管检查	肺动脉平均压 mPAP：69 mmHg ↑，Rp/RpI：38.68/56.86，CI 1.6 ↓
6 分钟步行试验	350 m
心肺运动试验	V'O_2peak 0.71 L/min ↓，V'O_2/kg 13 ml/min/kg ↓，METs 3.7 ↓，无氧域 0.50 L/min ↓，峰值功率 70 W ↓，心率 148 次 / 分

诊断：特发性肺动脉高压（重度、高危），心功能Ⅲ级。

表 11-2-61　病例治疗经过

类型	项目
一般治疗	①心电监护 ②持续鼻导管吸氧 ③低盐饮食
药物治疗	①呋塞米 20 mg　口服，每日 1 次 ②螺内酯 20 mg 口服，每日 1 次 ③马西腾坦 10 mg 口服，每日 1 次 ④西地那非片 25 mg 口服，每日 3 次 ⑤司来帕格片 0.2 mg 口服，每日 2 次

治疗经过：见表 11-2-61。

治疗 5 天后患者自诉无心悸气促、听诊患者呼吸音清，双下肢无水肿，NT-proBNP 1488 ng/L，好转出院。

（二）危险因素评估

采用成人肺动脉高压危险因素评估表（表 11-2-62）进行评估，患者危险分层高危。

（三）用药管理

1. 用药评估

（1）药物清单：该患者用药情况见表 11-2-63。

表 11-2-62　成人肺动脉高压危险因素评估

决定预后的因素	低风险	中风险	高风险
右心衰竭临床体征	无	无	☑ 有
症状进展	无	☑ 缓慢	快速
晕厥	☑ 无	偶发晕厥	反复晕厥
WHO 心功能分级	Ⅰ～Ⅱ级	☑ Ⅲ级	Ⅳ级
6 分钟步行试验距离	＞ 440 m	☑165～440 m	＜ 165 m
心肺运动试验	peakVO_2 ＞ 15 ml/（min · kg） （＞ 65% pred） VE/VCO_2 slope ＜ 36	☑peak VO_2 11～15 ml/（min · kg） （35%～65% pred） VE/VCO_2 slope 36～44.9	peakVO_2 ＜ 11 ml/（min · kg） （＜ 35% pred） VE/VCO_2 slope ≥ 45
血浆 NT-proBNP 水平	BNP ＜ 50 ng/L NT-proBNP ＜ 300 ng/L	BNP 50～300 ng/L NT-proBNP 300～1400 ng/L	☑BNP ＞ 300 ng/L NT-proBNP ＞ 1400 ng/L
影像学（超声心动图、CMR 显像）	RA 面积＜ 18 cm^2 无心包积液	RA 面积 18～26 cm^2 无或少量心包积液	☑RA 面积＞ 26 cm^2 心包积液
血流动力学	RAP ＜ 8 mmHg CI ≥ 2.5 L/（min · m^2） SvO_2 ＞ 65%	RAP 8～148 mmHg CI 2.0～2.4 L/（min · m^2） SvO_2 60%～65%	☑RAP ＞ 14 mmHg CI ＜ 2.0 L/（min · m^2） SvO_2 ＜ 60%

注：低风险指预估 1 年死亡率＜ 5%；中风险指预估 1 年死亡率介于 5%～10%；高风险指预估 1 年死亡率＞ 10%；BNP，B 型脑钠肽；CI，心指数；CMR，心脏磁共振；NT-proBNP，N 末端 B 型脑钠肽前体；pred，预测的；RA，右心房；RAP，右心房压；SvO_2，混合静脉血氧饱和度；VE/VCO_2，CO_2 通气当量；peak VO_2，峰值摄氧量；WHO，世界卫生组织；a，决定预后的因素（变量及界值）源于证据和专家意见，主要用于 IPAH 的评估、治疗决策和判断预后，但应用于其他类型 PH 患者危险分层时需谨慎，应综合考虑各变量影响和有效的治疗措施；b，偶发晕厥，指在轻度或剧烈运动时偶发晕厥，或一般情况相对稳定的患者出现偶发直立性晕厥；c，反复晕厥，指轻微或日常活动即出现晕厥。

表 11-2-63　用药情况及药物对心率的影响

药物种类	药名	剂量	药物对心率影响		药物对血压影响
			静息	运动	静息和运动
利尿剂	呋塞米	20 mg，每日 1 次	－	－	－或↓
	螺内酯	20 mg，每日 1 次	－	－	↓
内皮素受体拮抗剂	马西腾坦	10 mg，每日 1 次	－	－	－或↓
前列环素受体激动剂	司来帕格	0.2 mg，每日 2 次	－	－	－或↓
磷酸二酯酶 5 型抑制剂	西地那非	25 mg，每日 3 次	－	－	－或↓

（2）服药依从性评估：采用 Morisky 用药依从性问卷（见附录 2）进行评估，得分 6.5 分，依从性为中等，患者知晓长期服药的必要性及重要性，但存在有时忘记服药等情况，有时觉得按时服药有困难。

2. 用药管理方案

（1）加强药物相关知识健康教育：为患者制订口服药健康教育清单，包括药物名称、作用、用法及常见不良反应、注意事项，提高患者对药物处方的重视程度及药物相关知识掌握情况（表 11-2-64）。

（2）遵医嘱正确、按时服药：使用马西腾坦的过程中，密切监测血常规，警惕贫血的发生，使用司来帕格应按每次 0.2 mg 的剂量每周滴定，使用过程中，应关注患者有无腹泻、恶心、肌肉酸痛等不良反应的发生，如出现以上情况，应停止滴定并维持当前剂量，若停止滴定后仍未缓解，可按当前剂量每次减少 0.2 mg 并维持，同时建议服用益生菌调理肠道菌群。使用三联靶向药物联合治疗肺动脉高压时，还需关注患者血压，预防低血压的发生。

表 11-2-64 口服药健康教育清单

药名	作用	药品规格 / 片	服药剂量	主要不良反应	注意事项
呋塞米	利尿	20 mg	每日 1 次	低钾，尿酸升高	监测尿量、电解质
螺内酯	保钾利尿	20 mg	每日 1 次	高钾，肾功能损害	监测血压、电解质、肾功能
马西腾坦	治疗肺动脉高压	10 mg	每日 1 次	贫血、鼻咽炎 / 咽炎、支气管炎、头痛、流感、尿路感染、肝功能异常	监测血压，定期复查血常规、肝肾功能
司来帕格	治疗肺动脉高压	0.2 mg、0.6 mg 0.8 mg	每日 2 次（早、晚），从 0.2 mg 开始服用，每周递增剂量 0.2 mg	头痛、腹泻、恶心、皮疹、头晕、水肿、瘙痒、肌肉关节酸痛	晚上开始用药或者加量、监测血压、肝肾功能
西地那非	治疗肺动脉高压	50 mg	每日 3 次（早、中、晚），一次半片	头痛、潮红、消化不良、视觉异常	关注血压

（四）营养管理

1. 营养评估

（1）一般情况：身高 1.53 m，体重 54 kg，BMI：23.07 kg/m^2（正常）。饮食正常、食欲正常。

（2）营养风险评估：采用营养风险筛查 2002（NRS2002）得分 1 分，患者无营养风险。

（3）总能量及三大营养素标准摄入量评估：总能量及三大营养素需要量见表 11-2-65。

表 11-2-65 总能量及三大营养素标准摄入量

	总能量（kcal）	脂肪（g）（30%）	蛋白质（g）（20%）	碳水化合物（g）（50%）
标准摄入量	1325～1590	73～88	66～80	100～120

2. 营养管理方案

同心衰患者。

（五）心理与睡眠管理

1. 心理疾病评估与管理

（1）心理疾病疾病评估：

1）认知功能评估：MMSE（见附录 3）评估，患者得分 29 分，认知功能正常。

2）焦虑评估：GAD-7（见附录 4）评估，该患者得分 3 分，无焦虑症。但进一步深度交谈后，发现患者存在担心经济支出和疾病预后、担心自己成为家人负担的顾虑。

3）抑郁评估：PHQ-9（见附录 5）评估，该患者得分 0 分，目前无抑郁情况。

（2）心理护理：针对患者当前的心理状态分析导致情绪异常的原因，有针对性地对患者进行心理辅导：①一对一深度交流：加强疾病相关健康指导，告知患者肺动脉高压疾病的发病原因、病程进展以及靶向药物治疗的效果，坚持药物治疗后的疾病预后现状，引导患者重新认识该疾病；②讲解靶向药品医保相关制度，让患者了解靶向药物治疗的医保支出以及自身的经济支出，让患者感受到国家、社会、医疗等对于该疾病的关注度和支持度；③与患者保持联系，时刻主动关心患者的病情和心理状况，让患者感受到关爱，同时调动家庭和社会支持系统，鼓励家人和朋友多关心患者，与患者共情；④邀请预后较好的患者分享经验，定期召开病友会，促使患者间相互交流，增加患者治疗疾病的信心。

2. 睡眠评估与管理

（1）睡眠评估：采用 PSQI（见附录 6）评估，患者得分 15 分，睡眠质量一般。

（2）睡眠管理：同心衰患者。

（六）运动训练管理

1. 运动检测与评估

见表 11-2-66。

表 11-2-66 运动监测与评估

项目		入院时
症状评估	Brog 评分	4
6MWT	距离（m）	350
心肺运动试验	VO_2peak（L/min）	0.64
	VO_2/kg［ml/（min·kg）］	12
	METs	1.3
	无氧域	2.8
	峰值功率	4.2
	心率（次/分）	143

2. 运动危险分层

患者 NYHA 心功能Ⅲ级，无基础心脏病，运动康复危险分层为高危，整个运动过程需医疗监督指导和生命体征的监护，以确保安全性。

3. 运动训练方案

（1）早期活动方案：

1）第一阶段：①床上被动关节运动，每日训练 2～3 次，每次 5～10 min；②床上主动肌力训练，每日训练 1～2 次，每次 5～10 min；③床边站立，每日训练 2～3 次，每次 10～20 min；④缓慢步行训练，步行 200～300 m，每天 2 次，每次 10～15 min，含热身和整理运动；⑤吸气肌训练，指导使用呼吸训练器进行吸气肌力量训练和耐力训练，起始强度为最大吸气压的 30%，每日训练 1～2 次，每次 5～10 min。注意事项：以患者耐受为宜；因手术穿刺的肢体需在制动解除后进行运动训练，注意伤口情况；运动中密切监测生命体征和血氧饱和度。

第二阶段：①平衡训练，每日训练 2～3 次，每次 5～10 min；②屈膝抗重力训练和下肢低负荷 0.5～1 kg 哑铃训练，每日训练 1～2 次，每次 5～10 min，以患者耐受为宜；③缓慢步行训练，步行 300～400 m，每天 2 次，每次 10～15 min，含热身和整理运动；④继续吸气肌训练：指导使用呼吸训练器进行吸气肌力量训练和耐力训练，每日训练 1～2 次，每次 5～15 min。注意事项：可间歇低强度运动，运动中密切监测生命体征和血氧饱和度；

（2）运动康复启动指证：见表 11-2-67。

（3）运动康复终止指证：见表 11-2-68。

表 11-2-67 运动康复启动指征

评估内容（以下每一项均满足才训练）
① MAP 60～100 mmHg
② SBP 90～180 mmHg
③静息心率 60～130 次/分
④呼吸 5～40 次/分
⑤ $SpO_2 \geqslant 80\%$（呼吸系统疾病相关 PH）或 $SpO_2 \geqslant 85\%$（非呼吸系统疾病相关 PH）
⑥ $FiO_2 \leqslant 0.6$，PEEP ≤ 10 cmH_2O（呼吸机治疗）
⑦气道足够通畅和安全（呼吸机治疗）
⑧神志清楚，可睁眼说话

表 11-2-68 运动康复终止指征

评估内容（以下任何一项满足即停止训练）
①SBP ＜ 90 mmHg 或＞ 180 mmHg 或 SBP/DBP 下降＞ 20%
②心率＜ 60 次/分或＞ 130 次/分或静息时增加＞ 30 次/分
③呼吸＜ 5 次/分或＞ 40 次/分
④ $SpO_2 < 80\%$（呼吸系统疾病相关 PH）或 $SpO_2 < 85\%$（非呼吸系统疾病相关 PH）或运动时 SpO_2 下降＞ 5%
⑤ $FiO_2 > 0.6$，PEEP ＞ 10 cmH_2O（呼吸机治疗）
⑥运动时新发心律失常
⑦运动时出现 ST 段改变
⑧运动时出现呼吸困难不耐受
⑨运动时明显疲劳不耐受

表 11-2-69　院外运动处方

	运动频率（frequency）	运动强度（intensity）	运动时间（time）	运动类型（type）
有氧运动	每周 3～5 d	有氧运动强度在 40%～50% peak VO_2 或 60%～70%HRR 或功率车 10～40 W，依评估逐渐增加强度，最大强度不超过 50% peak VO_2；运动中保持 PRE 评分 3～6 分为宜	依患者耐受程度调整运动时间，建议间歇运动训练，总时间在 10～30 min	有氧功率车、跑台、快步走、慢跑等
抗阻运动	每周 3 d	运动强度在 30%～50% 1 RM，依评估逐渐增加强度；在运动中保持 PRE 评分 3～6 分为宜	依患者耐受程度调整运动时间，建议抗阻训练 10～20 min，间隔 48 h 重复	哑铃、弹力带、气阻训练设备等
吸气肌训练	每周 5～7 d	起始强度以最大吸气压的 30%，每天 1～2 次，每次 10～15 min，依患者耐受程度酌情增减	依患者耐受程度调整运动时间，建议呼吸训练每次 10～15 min	徒手抗阻、呼吸训练器

注：peak VO_2，峰值摄氧量；1 RM，完成单次运动所能耐受的最大重量。

（2）院外运动训练方案：根据住院期间心肺运动试验，制订运动处方和出院后运动康复计划。

运动训练总原则：循序渐进，运动前后必须各有 10 min 左右热身和放松时间（步行 5 min＋牵伸运动 5 min）。

运动处方，见表 11-2-69。

（3）运动训练指导：

1）在医学监护下运动，避免 Valsalva 动作。徒手训练时注意预防肋骨骨折，在整个训练过程中通过遥测系统对患者进行心电、血氧饱和度、血压监测，观察呼吸困难情况。

2）运动时请穿舒适的衣裤、大小合适的鞋袜。

3）根据自己感受调整运动量，运动过程中如出现头晕、口唇发绀、恶心、呕吐、呼吸困难、乏力等，立即停止运动，抓住旁边的支撑物，或由家属搀扶，避免出现跌倒。休息后如症状不缓解应立即就医。

（七）肺动脉高压健康教育

（1）随访指导：告知患者出院后随访的重要性，与患者制订随访计划（表 11-2-70），确定随访时间、随访方式及随访流程。嘱咐患者按照随访计划和流程按时复诊，随访前按随访计划完成相应的各项检查。

表 11-2-70　肺动脉高压患者随访计划

项目	基线	每 3 个月	每 6 个月	每 9 个月	每 12 个月	调整治疗后 3～6 个月	临床情况恶化时
医学评估和 WHO 心功能分级	+	+	+	+	+	+	+
心电图	+	+	+	+	+	+	+
6 MWT/Borg 呼吸困难评分	+	+	+	+	+	+	+
CPET	+		+		+	视情况	视情况
心脏超声	+		+		+	+	+
基本化验[a]	+	+	+	+	+	+	+
其他化验[b]	+	+	+	+	+	+	+
CMR	+				+		视情况
右心导管	+				+		视情况

注：6 MWT，6 分钟步行试验；CPET，心肺运动试验；WHO，世界卫生组织；a. 基本化验包括血细胞计数、国际标准化比值（接受维生素 K 拮抗剂的患者）、血清肌酐、钠、钾、谷草转氨酶 / 谷丙转氨酶、胆红素、脑钠肽 /N 末端 B 型脑钠肽前体、D- 二聚体；b. 其他化验包括促甲状腺素、肌钙蛋白、尿酸、铁状态（铁、铁蛋白、可溶性转铁蛋白受体）等。

（2）诱因预防：避免熬夜、女性患者避免怀孕、避免受凉感冒、避免情绪激动和过度劳累、避免前往高海拔地区等症状加重的诱因。

（3）其他指导：建议家庭氧疗、推荐接种流感疫苗及肺炎疫苗。

（八）康复效果评价

患者出院 6 个月后康复效果评价见表 11-2-71。

表 11-2-71　心脏康复效果评价

项目			入院时	出院 3 个月	出院 6 个月
症状评价	Brog 评分		4	2	1
病情评价	危险分层		高危	高危	中危
	NT-ProBNP（ng/L）		3053	1498	986
	心脏彩超	左心室（mm）	27	–	25
		左心房（mm）	30	–	33
		右心室（mm）	39	–	36
		右心房（mm）	76	–	62
		左室射血分数	73%	–	80%
		TAPSE	12		14.8
		三尖瓣峰值流速（m/s）	5.9		2.9
		三尖瓣 PG（mmHg）	140		34
		肺动脉收缩压（mmHg）	156		91
用药管理评价	服药依从性		6.5	7	7
心理及睡眠管理评价	GAD-7 评分		3	2	1
	PHQ-9 评分		0	0	0
	PSQI 评分		15	8	4
运动训练评价	6 MWT 评分		350	400	483
心肺运动试验	V’O_2peak（L/min）		0.64	/	0.74
	V’O_2/kg［ml/（min · kg）］		12	/	14
	METs		1.3	/	1.4

七、心脏电子设备植入患者心脏康复

（一）病例介绍

基本资料：患者，女性，72 岁，高中文化程度，离退休人员。

主诉：因“反复胸闷、乏力、黑矇半年，加重 2 天”入院。

现病史：患者入院前半年活动后出现胸闷、全身乏力、心悸不适，休息后可缓解，一般日常生活无受限；活动后偶感黑矇，无意识丧失，持续数秒自行缓解，发作前无头晕、胸闷、胸痛、心悸等不适；半月前，患者在行走过程中突然出现晕厥一次，醒后稍感胸闷、全身乏力，发病前无头晕、乏力、胸闷、胸痛、心悸、气促等不适；入院前 2 天，患者活动后再次出现胸闷、全身乏力及反复黑矇，持续数秒自行缓解，无意识丧失。入院时查体：T 36.2℃，P 53 次 / 分，R 20 次 / 分，BP 124/75 mmHg，心界无扩大，心音正常，律齐，心脏各瓣膜区无杂音，双肺呼吸音清晰，未闻及干湿啰音，触诊全腹无压痛，无反跳痛。双下肢无水肿。

既往史：无糖尿病、冠心病、高血压等慢性病。

辅助检查：见表 11-2-72。

诊断：病态窦房结综合征。

治疗经过：入院后完善术前相关检查行“永久心脏双腔起搏器（DDDR）安置术”，术后行起搏器程控检查提示起搏器阈值、阻抗正常，伤口无渗

表 11-2-72 病例辅助检查结果

项目	结果
动态心电图	心搏总数 84 123 次，窦性心动过缓，平均心率 58 次 / 分（最慢心率 31 次 / 分，最快心率 84 次 / 分）；提示窦性停搏（全程见 > 2 s 长间期共 197 次，见 > 3 s 长间期共 7 次，最长 RR 间期 3.33 s）
常规超声心动图	左心房稍大（左心室 44 mm，左心房 36 mm ↑，右心室 22 mm，右心房 34 mm），二尖瓣反流（轻-中度），三尖瓣反流（轻-中度），左心室收缩功能测值正常（左室射血分数 58%）
血细胞分析（五分类）	红细胞计数 3.89×10^{12}/L，血红蛋白 117 g/L
DIC 常规检查	凝血酶原时间 11.2 s，国际标准化比值 1.02，活化部分凝血活酶时间 31.6 s
生化检查	谷丙转氨酶 38 IU/L，谷草转氨酶 32 IU/L，肌酐 88.00 μmol/L，尿酸 204 μmol/L，甘油三酯 1.75 mmol/L，高密度脂蛋白胆固醇 1.6 mmol/L

血渗液，术后第三天好转出院，定期随访。

（二）危险因素评估

采用危险因素评估表（见附录 1）对患者进行评估。患者无吸烟、饮酒史；BMI 正常；患者既往无高血压病史，无糖尿病病史，入院前后血压、血糖、血脂水平正常；患者既往无高心理压力水平史，无心理或精神治疗史，无相关表现或行动；患者住院前无规律体育运动。

（三）营养

1. 营养评估

（1）一般情况：身高：1.62 m，体重：60 kg，BMI：22.9 kg/m^2（正常）。

（2）营养风险评估：采用营养风险筛查 2002（NRS2002）得分 1 分，患者无营养风险。

2. 营养管理方案

（1）禁食辛辣、生冷与刺激性食物：减少食物对伤口的刺激性，改善细胞的代谢功能，进而加快细胞的自我修复功能，促进伤口愈合。

（2）适当增加蛋白质：特别是优质蛋白的摄入量，如牛奶、蛋、肉、鱼虾、大豆及其制品等，不吃肥肉和荤油、动物内脏等高脂食物。

（3）平衡膳食：保持碳水化合物、脂肪、蛋白质三大营养素供能比在合适范围内。

（4）保证微量营养素充足：增加维生素和矿物质的摄入，每日进食足量新鲜蔬菜、水果。

（四）心理与睡眠管理

1. 心理评估与管理

（1）心理评估：

1）认知功能评估：MMSE（见附录 3）评估，该患者得分为 28 分，认知功能正常。

2）焦虑评估：GAD-7（见附录 4）评估，该患者得分为 3 分，目前无焦虑情况。通过交谈了解到患者存在担心植入起搏器影响生活质量的问题。起搏器植入后患者担心术侧肢体活动对起搏器电极位置有影响，不敢进行上肢活动。

3）抑郁评估：PHQ-9（见附录 5）评估该患者得分 0 分，患者目前无抑郁情况。

（2）心理护理：

1）帮助患者从心理上接受体内植入起搏器，全面了解疾病发生发展及术后维护相关知识，告知患者术后早期康复训练能有效预防并发症的发生，按照要求的动作活动上肢不会造成起搏器电极脱位，同时还可以预防肩关节功能障碍、肌肉挛缩、上肢静脉血栓等并发症，减轻患者对康复运动的担心。

2）邀请既往安置过起搏器的患者分享生活经验，减轻患者的焦虑状态，使患者接受早期康复训练的观念。

3）耐心解答患者及家属的疑问，适时给予心理疏导。

2. 睡眠评估与管理

（1）睡眠评估：PSQI（见附录 6）评估，该患者得分为 10 分，睡眠质量一般，评估过程中发现患者疼痛感知较敏感，偶尔存在起搏器切口处疼痛不适对入睡有一定影响。

（2）睡眠管理：

1）指导患者选择合适的睡姿，避免挤压牵扯切口引起疼痛。指导患者若伤口疼痛影响睡眠可适当服用缓解疼痛药物。

2）指导患者睡前使用一些助眠的小技巧，例如听柔和舒缓的音乐转移注意力。

（五）运动训练管理

1. 运动监测与评估

见表 11-2-73。

表 11-2-73　运动监测与评估

项目		术前	术后 24 h
肩关节活动度	外旋	75°	–
	内旋	85°	–
	前屈	170°	–
	外展	160°	–
	后伸	45°	–
	水平内收	40°	–
	水平外展	85°	–
起搏器切口情况		–	无红肿、渗血渗液
伤口疼痛（VAS）		0	3
X 线胸部正位摄影		–	心脏起搏器植入后改变，电极无移位
生活质量评分	SF-12 评分	48.125	40.625

2. 运动训练方案

（1）运动目标：早期康复训练可帮助患者严格限制体位，预防起搏器电极脱位等情况，有利于局部血液循环，切口愈合，可减少肢体肌肉萎缩和关节韧带粘连，防止上肢静脉血栓形成，可有效降低并发症发生率，提高生活质量。

（2）运动训练方案：

1）第一阶段：术后第一周。①术后 24 h 内，绝对卧床休息，左侧卧位或平卧位，减少翻身，避免右侧卧位或左侧肩关节大幅度活动，上肢握拳、活动手指运动，10～20 次 / 组，3～4 组 / 天，24 h 后可下床活动。②术后 2～3 天，上肢握拳、活动手指以及肘部的运动，10～20 次 / 组，3～4 组 / 天。③术后 4～7 天，植入心脏起搏器一侧手臂在 90° 范围内活动肩部（前伸、外展），10～20 次 / 组，3～4 组 / 天。

2）第二阶段：术后第 2 周至第 1 个月。①患者肩关节可开始向前伸、外展、肩部旋转运动，肘部抬高不高于肩部，臂抬高不超过 90°，缓慢抬起或伸展手臂，并尝试将手臂抬高至与地面成 90°，10 次 / 组，2 组 / 天。②此阶段禁止向后伸展手臂或将手臂交叉在身后背部。

3）第三阶段：术后第 2 个月。缓慢抬起和伸展手臂至上臂接触到耳朵。双臂放在身体两侧，慢慢旋转肩关节，从身体中进出。在此阶段，禁止向后伸展双臂或交叉双臂。

4）第四阶段：术后第 3 个月。①可向各个方向移动肩关节。向后伸展双臂或交叉双臂时应缓慢移动。②肩部抬臂、伸臂、向后伸臂、双臂向后交叉、旋转肩关节，10 次 / 组，2 组 / 天。几周或直到患者可以举起并伸展双臂触摸耳朵而关节不会僵硬。

3 个月后，患者活动量可逐步恢复到起搏器植入前水平，并能够像普通人一样生活工作。

3. 运动训练指导

（1）严格按各阶段要求进行运动，严禁跨阶段运动，避免电极脱位。

（2）运动时建议佩戴便携式监测设备进行早期运动过程中心率的监测，确保安全，运动时最好有家人陪同。

（3）运动时穿宽松柔软衣物，防止摩擦、挤压起搏器，选择温度、湿度适宜的场所，避免汗湿衣物，保持起搏器切口部位清洁干燥。

（4）若运动过程中出现胸闷、心悸、头晕等生命体征不稳定症状及起搏不良等异常情况应及时终止运动，并根据个人情况及时到医院就诊。

（六）起搏器自我管理健康教育

1. 伤口护理

保持切口清洁干燥大于 14 天，常规术后 7～10 天拆线，每 1～2 天更换一次敷料；拆线前擦浴，拆线后一周左右开始淋浴；4 周内避免桶浴、温泉等浸泡伤口；不要直接按压、挤压和移动起搏器；如果切口处发现有发热、疼痛或流液等发炎的症状，及时就诊；避免穿过紧的衣物，注意保护放置起搏器的部位，避免碰撞、受伤等。

2. 日常活动注意事项

术后一周可恢复日常活动，植入心脏起搏器后的手臂可以搬运重量不超过 1～2 kg 的物品；第一个月后至第二个月，患者可以用植入心脏起搏器后的手臂提起椅子等重量不超过 3～4 kg 的物品；第二个月后，患者可以用植入心脏起搏器后的手臂搬运较重的物体，但不超过 4 kg，应避免与手术臂碰撞、投掷、拖拉和拉动相关的活动。不要直接按压、挤压和移动起搏器。

3. 自我监测

教会患者自测脉搏，若脉搏小于设置频率或出现安装前的症状，应及时就医。

4. 避免强磁场电场

避免接触、靠近强电磁场，常用家庭电器都可使用，如电视、电脑、熨斗、音响、电吹风、吸尘器、剃须刀、微波炉、电热毯等，避免使用电磁炉、低高频治疗仪、磁疗仪等。患者植入起搏器类型可兼容磁共振，但须手术 6 周后才可做 MRI 检查，且检查前后需先进行起搏器程控。

5. 坚持定期随访

植入起搏器术后第 1、3、6 个月随访一次，以后每 6～12 个月随访一次，接近或已过预测电池寿命时每 2～3 个月随访一次，以便评定起搏器的工作状况，评估起搏器寿命，使治疗最优化，及时调整起搏器以延长电池寿命，增强患者的信心。

6. 随身携带起搏器植入卡片

尽量随身携带起搏器植入卡片，有利于发生突发事件后医护人员能给予适当的治疗。

（七）康复效果评价

患者出院后康复效果评价见表 11-2-74。

表 11-2-74 心脏康复效果评价

项目			术前	术后 3 个月
肩关节活动度	外旋		75°	70°
	内旋		85°	80°
	前屈		170°	170°
	外展		160°	160°
	后伸		45°	40°
	水平内收		40°	40°
	水平外展		85°	80°
起搏器切口情况			–	切口愈合良好
并发症（切口感染、电极脱位、上肢静脉血栓等）			–	无
起搏器程控检测	阈值	心房	–	0.5 V/0.4 ms
		右室	–	0.75 V/0.4 ms
	阻抗	心房	–	448 Ω
		右室	–	543 Ω
疼痛视觉模拟量表评分			0	0
X 线胸部正位摄影			–	心脏起搏器植入后改变，电极无移位
心理与睡眠管理评价	GAD-7 评分		3	0
	PHQ-2 评分		0	0
	PSQI 评分		10	2
生活质量评分	SF-12 评分		48.125	83.75

第三节 心血管外科疾病患者的心脏康复

一、心脏瓣膜术后患者的心脏康复

（一）病例介绍

基本资料：朱某，女，59 岁。

主诉：二尖瓣置换术后 8 个月，胸闷 2 个月。

现病史：2022 年 3 月患者因“间断胸闷气促 10 年，加重 1 年”就诊于当地医院，于 2022 年 3 月 8 日在全麻下行二尖瓣机械瓣膜置换术＋三尖瓣瓣环成形术（MVR＋TVP）＋左心耳结扎术，术后患者恢复良好，坚持服药，定期随访复查。近 2 个月来，患者再次在活动时出现胸闷气促不适，患者为进一步诊治来我院就诊，入科治疗。

既往史：2021 年因脑梗死行溶栓治疗，无明显后遗症。有“癫痫发作”病史，间断服用卡马西平药物。

入院查体：T 36.6℃，P 95 次 / 分，R 21 次 / 分，BP 121/82 mmHg，神志清楚，检查合作。颈软，颈静脉无充盈。胸部可见陈旧性手术瘢痕，双肺呼吸音清，未闻及干湿啰音。心尖部未触及震颤，心界不大，HR 98 次 / 分，心律绝对不齐，S1 强弱不等，主动脉瓣第一、第二听诊区可闻及中度舒张期叹气样杂音，传导局限。腹软，肝脾未触及，双下肢无水肿。生理反射存在，病理反射未引出。

辅助检查：见表 11-3-1。

表 11-3-1　辅助检查结果

项目	结果
血生化指标	高敏肌钙蛋白 I 测定 0.012 ng/ml；N 末端 B 型利钠肽原 1733 pg/ml；糖化血红蛋白 5.54%；白蛋白 43.5 g/L；尿酸 582 μmol/L；肾小球滤过率 52 ml/min；血清肌酐 102 μmol/L；钾测定 3.64 mmol/L；白细胞计数 6.4×10^{9}/L；血红蛋白 115 g/L
X 线	双肺未见实质病变
CT	右侧小脑半球、右侧基底节段区、右侧放射冠、右侧顶叶、右侧半卵圆中心多发腔隙性脑梗死，陈旧性病变可能
超声心动图	①外院二尖瓣置换术后改变；②人工瓣障碍；③三尖瓣轻度反流；④肺动脉高压
心电图	①心房颤动；② ST-T 波改变

（二）术前评估

1. 心理评估

患者轻度抑郁、轻度躯体化症状。

2. 营养评估

BMI 23.24 kg/m^2、NRS 2002 营养评估 1 分。

3. 康复评估

（1）无创心输出量测定显示：每搏输出量、心输出量、心肌收缩力、左心做功偏低，前负荷和外周血管阻力偏高，轻度低排、中度高阻的血液循环状态。

（2）呼吸肌力测试显示：①最大吸气压为 19 cmH$_2$O，最大呼气压为 35 cmH$_2$O；②吸气肌、呼气肌肌力均减弱，肺储备功能下降；③呼吸模式为胸式呼吸，呼吸做功显著增高，辅助呼吸肌用力明显。

（3）体适能评估：四肢肌力 5 级、左手握力 10.4 kg、右手握力 11.4 kg。

（4）戒烟评估：尼古丁依赖 0 分。

（三）术前康复训练方案

1. 康复宣教

进行术前康复宣教，建立心脏康复理念。

2. 呼吸训练

预防术后患者呼吸肌疲劳所致的通气功能不足，进而会导致功能残气量的降低，引起肺不张。

（1）腹式呼吸 15 次 / 天、有效咳嗽 5 次 / 天。

（2）阈值负荷呼吸训练：强度：MIP/MEP 的 30% 开始，2 组 / 天，一组 10 次。吸气压阈值：MIP×30% = 19×30% = 6 cmH$_2$O；呼气压阈值：MEP×30% = 35×30% = 11 cmH$_2$O。

3. 肢体训练

上肢关节（握拳、屈肘和肩前屈各 8 次）、踝泵运动 10 次 ×3 组。

4. 手术方式

患者于 2023 年 2 月 18 日在全麻下行 Redo- 二尖瓣机械瓣膜置换术 + 三尖瓣瓣环成形术 + 心房血栓清除术。

（四）术后康复运动训练方案

血流动力学直腿抬高负荷试验显示患者抬腿后 SV 趋势无明显变化，结果为阴性，储备功能未恢复，患者早期限制在床上活动。具体康复运动实施方案见表 11-3-2。

表 11-3-2　术后康复运动实施方案

	第一阶段监护室康复实施	第二阶段普通病房康复实施
康复评估	①术后 D1：RASS，0 分，疼痛 2 分，四肢肌力 5 级，HR：92 次 / 分，BP：105/58 mmHg，RR：16 次 / 分，SpO$_2$：100% ②术后 D2：因患者胸部 X 线片显示右下肺不张，出现低氧血症，氧分压 68 mmHg，SpO$_2$：85%，行无创呼吸机辅助，呼吸机模式：CPAP 模式，ASB：8 mbar，PEEP：6 mbar，Triger：2.0 L/min，属康复禁忌证，暂停康复治疗 ③术后 D3：RASS，0 分，疼痛 2 分，四肢肌力 5 级，患者的氧合改善，呼吸相对稳定，取消无创呼吸机辅助，给予面罩吸氧 SpO$_2$：96% ④术后第 D4：RASS，0 分，疼痛 3 分，四肢肌力 5 级，HR：89 次 / 分，BP：112/64 mmHg，RR：16 次 / 分，SpO$_2$：96%	①术后 D5：RASS，0 分，疼痛 3 分，四肢肌力 5 级，HR：82 次 / 分，BP：116/62 mmHg，RR：14 次 / 分，SpO$_2$：97% ②术后 D6：RASS，0 分，疼痛 1 分，四肢肌力 5 级，HR：82 次 / 分，BP：112/60 mmHg，RR：14 次 / 分，SpO$_2$：98%

续表

	第一阶段监护室康复实施	第二阶段普通病房康复实施
康复活动	①术后D1：以呼吸训练为引导，让患者放松缓解紧张的情绪，腹式呼吸和有效咳嗽5个×2组，辅助床旁坐位20 min，上肢关节活动10个×3组，踝泵运动10个×3组，无法耐受呼吸训练器。训练强度维持Borg＜13分，活动中最高心率100次/分，血压115/62 mmHg，活动后心率94次/分，血压109/60 mmHg ②术后D2：/ ③术后D3：卧位腹式呼吸和呼吸控制训练5×2组，降低患者呼吸频率，改变体位，床旁坐位30 min，双上肢引导活动和双下肢主动踝泵运动15×3组，每组活动完，保证患者充分休息。Borg评分13分，活动中最高心率97次/分，血压120/66 mmHg，活动后心率90次/分，血压106/62 mmHg ④术后D4：握拳、屈肘、肩前屈、下肢屈伸和踝泵10个×3组，让患者配合着运动呼吸，间断辅助站立×3次，阈值负荷呼吸训练10×2组，吸气压阈值6 cmH_2O，呼气压阈值11 cmH_2O。Borg评分14分，活动中最高心率98次/分，血压122/64 mmHg，活动后心率86次/分，血压110/62 mmHg	①术后D5：行呼吸控制、腹式呼吸、咳嗽训练，阈值负荷呼吸训练10×2组，吸气压阈值8 cmH_2O，呼气压阈值14 cmH_2O。康复进阶至辅助下行床旁站立，踏步20次，床旁步行5 m，Borg评分13分，休息。活动中最高心率118次/分，血压124/70 mmHg，活动后心率95次/分，血压110/65 mmHg ②术后D6：腹式呼吸、咳嗽训练，阈值负荷呼吸训练10×2组，吸气压阈值10 cmH_2O，呼气压阈值16 cmH_2O。在助行器辅助下，病区行走30 m，床旁独立坐位20 min。Borg评分14分，活动中最高心率97次/分，活动后心率90次/分 ③术后D7～D9：阈值负荷呼吸训练10×2组，吸气压阈值10 cmH_2O，呼气压阈值16 cmH_2O。独立下床步行100～200 m。Borg评分13分

（五）康复效果评价

1. 病情评估及运动康复对比评价

见表11-3-3。

2. 护理评估

患者术后通过各项评估及系统康复训练，出院前各项指标及自理能力接近术前水平，康复训练效果有效。见表11-3-4。

表11-3-3 病情及康复效果对比评价

项目		手术前	出院前	结果
心脏超声	主动脉瓣环（cm）	2.1	2.3	术后心脏超声显示人工瓣机能正常，心包腔少量积液
	主肺动脉（cm）	2.8	3.0	
	左房前后径（cm）	6.1	5.3	
	左心室（cm）	4.4/2.9	4.7/3.2	
	右心房（cm）	3.2	3.0	
	右心室（cm）	2.7	3.2	
	收缩期主动脉瓣血流流速（m/s）	1.3	1.0	
	舒张期二尖瓣血流流速（m/s）	3.2	1.6	
	左室射血分数	50%	52%	
无创心输出量测定	SV（ml）	39.9	45.9	心脏储备功能正在恢复
	CO（L/min）	3.3	3.9	
	CTI	78.1	104.4	
	LCWi（kg·m/m^2）	2.5	2.9	
	EDFR（%）	69.6	63.9	
	SVR（dyn·s/cm^5）	1954.8	1634	
心理评估	GAD-7	2.1	2.5	无焦虑抑郁状态，无躯体化症状
	PHQ-9	5.0	0	
	躯体化症状	30	24	

表 11-3-4　护理评估量表

	Barthel 评估	NRS2002 评估	VTE 评估
手术前	轻度依赖	低风险	中危
ICU	重度依赖	高风险	极高危
出院前	中度依赖	低风险	极高危

3. 出院康复处方

（1）6 分钟步行试验显示：患者最大每搏输出量为 68 ml，较静息时 SV 增加约 16.2 ml；步行中其他指标呈正常趋势变化，无停止、无主诉不适、无其他事件发生；步行总距离 220 m。心肺功能分级 I 级。相关指标参数见表 11-3-5。

表 11-3-5　6 分钟步行试验参数指标

	Borg 评分	HR（次 / 分）	血压（mmHg）	SpO_2（%）
开始时	9	100	100/74	99%
结束时	13	116	124/82	99%

（2）有氧运动：建议日常活动级别为 2.8 METs，康复运动级别 2.4 METs，特制订个体化运动处方对患者进行术后康复训练，见表 11-3-6、表 11-3-7。

表 11-3-6　日常生活运动项目

活动级别	日常生活动作	兴趣 · 活动	工作	运动
2～4	站立乘车、清洗小件衣物、烹饪、擦桌子（抹布）	乐器演奏（吹弹类）、保龄球、盆栽、擦桌子（抹布）、洗餐具、织毛衣	收尾、管理人、清扫类	慢走（缓慢走楼梯上 2 层），骑自行车（8 km/h）

表 11-3-7　个性化运动方案

每周进行 3～5 次	有氧运动时间（min）	步行距离（m）	心率（次 / 分）	Borg 评分
第 1 周	5	150	95～105	11～13
第 2 周	5	150	95～105	11～13
第 3 周	10	300	95～105	11～13
第 4 周	10	300	95～105	11～13

（3）呼吸肌肌力训练：腹式呼吸，每天早晚以及运动前后各一次，每次 3～5 min，术后坚持锻炼至少 3 个月。

（4）药物管理：见表 11-3-8。

表 11-3-8　药物处方

药品名称	剂量	频率	药物管理
呋塞米片	20 mg	每日 2 次	注意监测电解质，依据心功能及血钾变化调整用药
螺内酯片	20 mg	每日 2 次	
氯化钾缓释片	1.0 g	每日 2 次	
地高辛片	0.125 mg	每日 1 次	注意监测心功能、心率、电解质、地高辛浓度
华法林片	3 mg	每日 1 次	终身服用华法林抗凝治疗，每日一次，定时服用；根据 INR 调整华法林剂量

注：①护理人员对口服药物遵循 4 项原则（送药到手，看服到口，服完再走，不服拿走）统一管理发放；②在院期间对患者进行药物自我管理健康教育，特别是抗凝药华法林使用的相关知识。

（六）康复案例反思

1. 病例特点

（1）瓣膜病患者术前长期慢性心衰，心肺功能差，虚弱，营养不足，易出现呼吸肌肌力减弱，且患者为女性，术前呼吸模式为胸式呼吸，呼吸做功显著增高，辅助呼吸肌用力明显，术后呼吸衰竭，通气功能障碍发生率增高。术前预康复加强呼吸肌肌力训练尤为重要，术后尽早启动呼吸肌肌力训练。

（2）患者行二次手术，两次手术间隔时间为 2 个月，胸部及心脏周围组织粘连明显，术后出血风险高，且术后需服用抗凝剂，术后评估康复启动时机时重点关注心包纵隔、胸腔引流，排除活动性出血后方可启动 I 期康复。

2. 心脏瓣膜外科术后关注点

（1）对于心脏瓣膜外科术后的患者，由于术前长期慢性心衰，营养不良，消瘦虚弱，其运动耐受能力差，应根据患者的个体化，制订合适的康复方案，每日根据康复训练中患者心率、血压、Borg 评分，评估是否可以进阶。活动后心率增快不超过 20 次 / 分，收缩压升高不超过 40 mmHg，Borg 评分 11～13 分，后续康复强度方可进阶。

（2）在瓣膜外科术后，心律失常是康复过程中的阻碍因素，其术后心房颤动发生率为 25%～40%，运动时需要关注患者的心率 / 心律变化，在制订运动处方时，要充分考虑运动时心率 / 心律的变化，若出现快室率房颤及时终止康复训练。

（3）患者心衰，左心功能低下，防止运动引发的心力衰竭加重的现象，时刻关注患者的面部表情，有无胸闷、喘气、盗汗等症状，适当地调整患者的康复进程。

（4）长期慢性心衰血流缓慢，术后卧床状态下输血，凝血功能紊乱，让患者尽早离床，预防患者下肢血栓的形成。

二、主动脉夹层术后患者心脏康复

（一）病例介绍

基本资料：李某，男，53 岁。

主诉：胸背痛 9 天。

现病史：患者 9 天前晚上 18 点左右突发背部刀割样疼痛，继而出现晕厥，当时意识丧失，无大小便失禁等，3 min 左右自行转醒，感胸部闷痛以及间歇性背部疼痛，否认呕吐、发热不适。后前往当地医院就诊，行 CTA 考虑“主动脉夹层（A 型）”。为行进一步诊治来我院。

既往史：高血压病史 5～6 年，最高血压（170～180）/120 mmHg，平时规律服用降压药。痛风病史 5～6 年。否认糖尿病、脑梗死病史。

入院查体：体温 36.6℃，脉搏 83 次 / 分，呼吸 21 次 / 分，血压 158/84 mmHg，持续吸氧，SpO_2 示 100%，双侧肺部未闻及干湿啰音，心律齐，各瓣膜听诊区未闻及心脏杂音，腹软，腹部无压痛，左侧桡动脉搏动较右侧弱。四肢血压：左上 159/79 mmHg，左下 174/79 mmHg，右上 158/84 mmHg，右下 173/82 mmHg。

入院诊断：主动脉夹层 Stanford A 型。

辅助检查：见表 11-3-9。

表 11-3-9 辅助检查结果

项目	结果
血生化指标	高敏肌钙蛋白 I 测定 0.010 ng/ml；N 末端 B 型利钠肽原 94.17 pg/ml；糖化血红蛋白 8.1%；白蛋白 34.8 g/L；尿酸 351 μmol/L；肾小球滤过率 90 ml/min；血清肌酐 85 μmol/L；钾测定 3.41 mmol/L；白细胞计数 9.5×10^9/L；血红蛋白 133 g/L
颈动脉＋大血管＋冠脉增强 CT	主动脉夹层（Stanford A 型），累及无名动脉、左颈总动脉、左锁骨下动脉、腹腔干、右肾动脉、肠系膜下动脉
超声心动图	升主动脉壁内血肿，室间隔、左室壁稍厚
心电图	①窦性心律；② T 波改变，Ⅰ、Ⅱ、AVL、V4～V6 低平

（二）术前评估

1. 心理评估

患者无焦虑抑郁、轻度躯体化症状。

2. 营养评估

BMI 27.86 kg/m^2；NRS2002 营养评估 1 分。

（三）术后康复运动训练方案

1. 手术方式

患者于入院 2 h 内在全麻下行升主动脉置换＋主动脉弓置换＋胸主动脉支架术。

2. 其他评估

未经手术治疗的主动脉夹层 A 型患者属于康复禁忌证，未行预康复，该例患者为急诊手术，故其他评估未执行。

3. 术后早期康复问题

主动脉夹层患者容易出现其他器官灌注不良，导致患者出现缺血缺氧性脑病、下肢轻瘫、截瘫、肾功能不全、消化道出血、下肢动脉缺血等，康复过程中需评估和关注脏器功能，每日评估康复适应证及禁忌证。如合并神经系统并发症，需同时进行神经康复训练。

4. 术后康复目标

预防深静脉血栓形成、肺部感染等并发症，减少疼痛，提高生活自理能力。

5. 康复治疗实施标准

见表 11-3-10。

6. 康复运动实施

（1）康复早期进行无创心输出量测定，显示

表 11-3-10 康复治疗实施标准

实施标准
①心率＞ 40 次 / 分或＜ 120 次 / 分
②收缩压≥ 90 mmHg 或≤ 120 mmHg，和（或）舒张压≤ 90 mmHg
③呼吸频率≤ 30 次 / 分
④血氧饱和度≥ 90%，机械通气吸入氧浓度≤ 60%，呼气末正压≤ 10 cmH_2O
⑤小剂量血管活性药支持，多巴胺≤ 10 μg/（kg · min）或去甲肾上腺素 / 肾上腺素≤ 0.1 μg/（kg · min）

患者心输出量、每搏心输出量、心肌收缩力、左心做功、前负荷、外周血管阻力未见异常；同步被动抬腿负荷试验示患者抬腿后 SV 趋势无明显变化，试验结果为阴性；患者心脏储备功能未恢复，早期限制在床上活动。

（2）康复中期通过无创心输出量监测同步康复训练显示：患者床上坐位、双腿下垂、站立、原地踏步、行走、坐椅、各血流动力学参数变化无异常，提示可正常康复运动，后续缓慢增加活动量。具体康复运动实施方案见表 11-3-11。

表 11-3-11　康复运动实施方案

类型	评估结果及康复实施			
康复评估	①术后 D1 患者撤除机械通气，谵妄，评估结果 RASS：+3 分，属康复禁忌证 ②术后 D2 评估 RASS：+3 分；上下肢肌力 4 级；心率 102 次 / 分，属康复禁忌证 ③术后 D3 评估 RASS：0 分；上下肢肌力 4 级；心率 75 次 / 分；血压 111/71 mmHg ④术后 D4 评估 RASS：0 分；上下肢肌力 5 级；心率 79 次 / 分；血压 108/68 mmHg ⑤术后 D5 评估 RASS：0 分；上下肢肌力 5 级；心率 74 次 / 分；血压 112/73 mmHg ⑥术后 D6 评估 RASS：0 分；上下肢肌力 5 级；心率 72 次 / 分；血压 122/76 mmHg			
项目		手术前	出院前	结果
心脏超声	主动脉瓣环（cm）	/	2.2	①窦部成形＋升主动脉人工血管置换术＋全弓置换＋支架象鼻术后；②心包腔少量积液
	升主动脉（cm）	/	2.7	
	主肺动脉（cm）	/	2.4	
	左心室（cm）	5.1	4.0/2.6	
	收缩期主动脉瓣血流流速（m/s）	/	0.7	
	舒张期二尖瓣血流流速（m/s）	/	0.5/0.5	
	左室短轴缩短率	/	27%	
	左室射血分数	50%	55%	
无创心输出量测定	SV（ml）	/	53.5	心脏储备功能正在恢复
	CO（L/min）	/	5.1	
	CTI	/	86.9	
	LCWi（kg · m/m^2）	/	3	
	EDFR（%）	/	74.5	
	SVR（dyn · s/cm^5）	/	1222	
心理评估	GAD-7	0	0	无焦虑抑郁状态，无躯体化症状
	PHQ-9	1	0	
	躯体化症状	32	25	
康复活动	①术后 D3：呼吸肌力测试显示最大吸气压为 70 cmH_2O，最大呼气压为 83 cmH_2O；腹式呼吸训练 10 次，阈值负荷呼吸训练 5 次，吸气压阈值 23 cmH_2O，呼气压阈值 28 cmH_2O；有效咳嗽 5 次，主动关节活动 20 次，维持 Borg 评分 11～13 分。活动前心率 75 次 / 分，血压 110/72 mmHg，活动中最高心率 91 次 / 分，血压 121/79 mmHg，活动后心率 72 次 / 分，血压 115/75 mmHg ②术后 D4：腹式呼吸训练 20 次，阈值负荷呼吸训练 10 次，吸气压阈值 25 cmH_2O，呼气压阈值 30 cmH_2O；有效咳嗽 10 次，主动关节活动 30 次，床下坐位 20 min，踏步 30 次。维持 Borg 评分 11～13 分活动中最高心率 92 次 / 分，血压 119/81 mmHg，活动后心率 71 次 / 分，血压 118/73 mmHg ③术后 D5：腹式呼吸训练 20 次，阈值负荷呼吸训练 10 次，吸气压阈值 27 cmH_2O，呼气压阈值 32 cmH_2O；有效咳嗽 10 次，主动关节活动 30 次，床下坐位 20 min，踏步 30 次，步行 50 m；维持 Borg 评分 11～13 分。活动后心率 77 次 / 分，血压 118/72 mmHg ④术后 D6：腹式呼吸训练 20 次，阈值负荷呼吸训练 10 次，吸气压阈值：27 cmH_2O，呼气压阈值 32 cmH_2O；有效咳嗽 10 次，步行 100 m；维持 Borg 评分 12～13 分。活动后心率 82 次 / 分，血压 120/76 mmHg ⑤术后 D7～D12：逐步增加步行训练达 100～200 m。Borg 评分 13 分			

（四）出院康复评价

1. 病情评估及运动康复对比评价

见表 11-3-12。

表 11-3-12　病情及康复效果对比评价

项目		手术前	出院前	结果
心脏超声	主动脉瓣环（cm）	/	2.2	①窦部成形＋升主动脉人工血管置换术＋全弓置换＋支架象鼻术后；②心包腔少量积液
	升主动脉（cm）	/	2.7	
	主肺动脉（cm）	/	2.4	
	左心室（cm）	5.1	4.0/2.6	
	收缩期主动脉瓣（m/s）	/	0.7	
	舒张期二尖瓣（m/s）	/	0.5/0.5	
	左室短轴缩短率	/	27%	
	左室射血分数	50%	55%	
无创心输出量测定	SV（ml）	/	53.5	心脏储备功能正在恢复
	CO（L/min）	/	5.1	
	CTI	/	86.9	
	LCWi（kg · m/m^2）	/	3	
	EDFR（%）	/	74.5	
	SVR（dyn · s/cm^5）	/	1222	
心理评估	GAD-7	0	0	无焦虑抑郁状态，无躯体化症状
	PHQ-9	1	0	
	躯体化症状	32	25	

2. 护理评估

患者术后通过各项评估及系统康复训练，出院前各项指标及自理能力接近术前水平，康复训练效果有效，见表 11-3-13。

表 11-3-13　护理评估量表

	Barthel 评估	NRS2002 评估	VTE 评估
手术前	重度依赖	低风险	高危
ICU	重度依赖	高风险	极高危
出院前	轻度依赖	低风险	极高危

3. 出院康复处方

（1）6 分钟步行试验显示：患者最大每搏输出量为 75.8 ml，较静息时 SV 增加约 22.3 ml；步行中其他指标呈正常趋势变化，患者无停止、无主诉不适、无其他事件发生。运动处方中步行距离＝ 6 分钟步行试验距离 /6×（SV 平台期心率 /HRmax）× 运动时间。相关指标参数见表 11-3-14。

表 11-3-14　6 分钟步行试验参数指标

	Borg 评分	HR（次 / 分）	血压（mmHg）	SpO_2（%）
开始时	9	105	106/67	97%
结束时	13	101	104/59	97%

（2）有氧运动：建议日常活动级别 3.5 METs，康复运动级别 3.4 METs，特制订个体化运动处方对患者进行术后康复训练，见表 11-3-15、表 11-3-16。

表 11-3-15　日常生活运动项目

活动级别	日常生活动作	兴趣 · 活动	工作	运动
3～4	淋浴、背负 5 kg 重物、一般炊事、做饭	广播体操、钓鱼、遛狗、打鼓	组装设备、开车	稍微快步走（走楼梯上 2 层）

表 11-3-16　个性化运动方案

每周进行3～5次	有氧运动时间（min）	步行距离（m）	心率（次/分）	Borg 评分
第 1 周	5	250	95～105	11～13
第 2 周	5	250	95～105	11～13
第 3 周	10	500	95～105	11～13
第 4 周	10	500	95～105	11～13

（3）呼吸肌肌力训练：腹式呼吸，每天早晚以及运动前后各一次，每次 3～5 min，术后坚持锻炼至少 3 个月。

（4）药物管理：见表 11-3-17。

表 11-3-17　药物处方

药品名称	剂量	频率	药物管理
酒石酸美托洛尔片	12.5 mg	每日 2 次	注意监测心率，若心率低于 50 次/分，暂停用药
硝苯地平控释片	30 mg	每日 1 次	注意监测血压，血压低于 90/60 mmHg 停药
螺内酯片	20 mg	每日 2 次	注意缓起慢动，不要憋尿后快速起来排尿等，以免晕厥
卡格列净片	100 mg	每日 1 次	注意监测血糖变化，血糖偏低时在医生指导下调整药物剂量
西格列汀二甲双胍片（Ⅱ）	50 mg	每日 2 次	

注：①护理人员对口服药物遵循 4 项原则（送药到手，看服到口，服完再走，不服拿走）统一管理发放；②在院期间对患者进行自我血压、血糖监测管理。

（五）康复案例反思

（1）未经手术治疗的主动脉夹层属于康复禁忌证。应先手术治疗后再启动康复评估和康复治疗。

（2）生命体征稳定的患者，即使带有引流管（应有严格防止脱落措施），也可逐渐过渡到每天选择适当时间做离床、坐位、站位、躯干控制、移动活动、耐力训练及适宜的物理治疗等。

（3）主动脉夹层术后患者容易出现神经系统并发症，导致患者出现脑梗、脑出血、截瘫，要视情况增加相关神经康复，帮助患者恢复功能。

（4）主动脉夹层术后的患者康复，早期 ICU 要预防术后久卧带来的肺不张、痰液增加、肌力下降、肠梗阻、感染等问题；病房可增加主动训练频次，提高日常生活自理能力训练。术后康复过程中，严密观察心率、血压波动情况，警惕术后活动性出血、夹层进展；关注胸腔引流液、血红蛋白变化以及新发生的胸腹疼痛。

（5）出院前评估患者心肺运动能力，制订居家运动处方，定期复查及随访，使患者从院外长期康复中获益终身。

三、冠状动脉旁路移植术后患者的心脏康复

（一）病例介绍

基本资料：汪某，男，74 岁。

主诉：胸闷、气喘 1 个月。

现病史：患者近 1 个月来反复于活动（步行约 200 m）时出现胸闷、气喘症状，休息后逐渐缓解。

既往史：既往高血压病史 13 年，胃溃疡病史 40 余年，2 型糖尿病。

入院诊断：①冠状动脉粥样硬化性心脏病、不稳定型心绞痛、心功能Ⅲ级（NYHA 分级）；②高血压 3 级；③ 2 型糖尿病。

辅助检查：见表 11-3-18。

表 11-3-18　辅助检查结果

项目	结果
血生化指标	白细胞计数 5.8×10^9/L，血红蛋白 106 g/L，钾测定 3.99 mmol/L，高敏肌钙蛋白 I 测定 0.014 ng/ml，白蛋白 38.1 g/L，糖化血红蛋白 6.32%，N 末端 B 型利钠肽原 284 pg/ml，肾小球滤过率 67 ml/min，血清尿酸 617 μmol/L，血清肌酐 103 μmol/L
X 线检查	肺淤血、左心受累
超声心动图	①左心扩大；②左心室节段性室壁运动异常；③升主动脉稍宽，三尖瓣轻度反流；④二尖瓣轻-中度反流，室间隔肥厚
心电图	①窦性心动过缓；②左房异常；③心前区 r 波递增不良；④ T 波改变
冠脉造影	① LAD 慢性闭塞；② LCX 远段闭塞；③ RCA 重度狭窄

（二）术前评估

1. 心理

躯体化症状自评表结果显示患者无焦虑抑郁、躯体化症状。

2. 营养

BMI 23.39 kg/m^2，NRS2002 营养评估 1 分。

3. 药物

暂给予抗凝、抗心肌缺血，调脂稳定斑块、降压、降糖、护胃抑酸等治疗。

4. 康复评估

（1）无创静息血流动力学评估结果显示：每搏输出量 72.1 ml，心输出量 4.1 L/min，外周血管阻力 1464.1 dyn・s/cm^5，偏高。

（2）体适能显示：①四肢肌力：左上 5 级，左下 5 级，右上 5 级，右下 5 级；②握力：左手 26.5 kg，右手 27.2 kg。

（3）呼吸肌肌力测试：最大吸气压 60 cmH_2O，最大呼气压 72 cmH_2O。

（4）运动：既往无规律运动习惯。

（5）戒烟：尼古丁依赖表 9 分，重度依赖。

（三）术前康复训练方案

1. 康复原则

患者为不稳定型心绞痛患者，术前属于运动评估及运动训练禁忌，因此术前以康复宣教及呼吸训练为主。

2. 康复方法

（1）呼吸训练：指导患者进行腹式呼吸，缩唇呼吸，有效咳嗽，使用呼吸训练器进行吸气肌练习，具体包括：①腹式呼吸 15 次 ×2 组；②有效咳嗽训练 5 次 ×2 组；③阈值负荷呼吸训练 8～10 次 ×2 组。

（2）关节活动度及肌力训练：上肢关节（握拳、屈肘和肩前屈各 8 次）、踝泵运动 10×3 组。活动过程中强调避免憋气，过度用力等情况。

（3）营养指导：NRS2002 营养评估 1 分，请营养科会诊，制订糖尿病饮食方案。

（4）宣教：通过宣教视频，面对面交流提高患者对冠心病和冠状动脉旁路移植术的认知，提升心脏康复认可度。

（5）吸烟和饮酒管理：术前对患者进行戒烟宣教。

3. 手术方式

患者于全麻下行冠状动脉旁路移植术。

（四）术后康复运动训练方案

患者术后第一天回到 ICU 后循环稳定，术后 10 h 脱机拔管。每日对患者神经系统情况、血流动力学、呼吸状况、体温、疼痛进行评估。确定正确的康复启动时机，严格把控禁忌证、适应证，制订康复运动实施方案，见表 11-3-19。

表 11-3-19 康复运动实施方案

类别	第一阶段监护室心脏康复	第二阶段普通病房心脏康复
康复问题	①患者 CABG 手术通常选用腿上大隐静脉作为桥血管，腿部存在外科伤口，导致患者疼痛评分高，疼痛耐受性更差 ②患者长期卧床，外科创伤，凝血功能紊乱，导致深静脉血栓高危 ③手术开胸，体外循环，呼吸机辅助导致肺不张，肺部感染概率增高	患者转入病房后，随着早期活动进阶，下床活动增加，腿伤口疼痛明显阻碍康复进程
康复目标	①早期指导患者积极参与康复活动，减少静止卧床时间，预防肌肉萎缩与深静脉血栓的形成 ②鼓励患者自行呼吸咳嗽训练，减少肺不张，预防肺部感染，提高肺功能 ③建立患者自信心，避免焦虑抑郁	进一步提高患者及家属自信心，逐步增加康复活动强度，增加床旁及床下活动，减少感染及深静脉血栓形成风险，提升患者自理能力，使患者出院时达到 2～3 METs 活动能力

续表

类别	第一阶段监护室心脏康复	第二阶段普通病房心脏康复
康复评估	术后 D1：神志清楚，四肢肌力均为 5 级，疼痛评分 2 分，窦性心律，HR：79 次 / 分，BP：111/58 mmHg，RR：16 次 / 分，SpO_2：100，CNTI：0.374 ng/ml，无声嘶饮水呛咳，血流动力学抬腿负荷试验示阳性，可计划离床活动	①患者术后 D2 循环稳定，窦性心律，HR：82 次 / 分；BP：131/84 mmHg；RR：18 次 / 分，SpO_2：99%，Borg 评分：12 分，CNTI：0.29 ng/ml，四肢肌力均为 5 级，疼痛评分 1 分 ②术后 D3 窦性心律，HR：79 次 / 分；BP：130/76 mmHg；RR：16 次 / 分，SpO_2：99%，Borg 评分 11 分，四肢肌力均为 5 级，疼痛评分 0 分。康复过程中同步无创心输出量评估
康复方案	术后 D1：①床上四肢各关节主动活动，10 次 / 组 ×4；②床旁辅助坐位，坐位平衡训练 30 min；③腹式呼吸 10 次 / 组 ×4，阈值负荷呼吸训练 6～8 次 / 组 ×3，吸气压阈值 20 cmH_2O，呼气压阈值 24 cmH_2O，有效咳嗽训练；④生活能力训练，如辅助下完成进食，饮水等。康复训练前心率 62 次 / 分，康复训练后心率 70 次 / 分，过程中维持 Borg 评分 11～13 分	①术后 D2：床上四肢各关节主动活动，10 次 / 组 ×4；床旁辅助坐位，坐位平衡训练 30 min；腹式呼吸 10 次 / 组 ×4，阈值负荷呼吸训练 6～8 次 / 组 ×3，吸气压阈值 22 cmH_2O，呼气压阈值 26 cmH_2O，有效咳嗽训练；日常生活能力训练，如床上坐位独立完成进食、饮水。康复训练前心率 65 次 / 分，康复训练后心率 72 次 / 分，过程中维持 Borg 评分 11～13 分 ②术后 D3：床上四肢各关节主动活动，10 次 / 组 ×4；床旁辅助坐位，坐位平衡训练 20 min；站立位平衡 3～5 min；踏步训练及步行训练 20 次 ×3 组，病房步行 20 m；腹式呼吸 10 次 / 组 ×4，阈值负荷呼吸训练 6～8 次 / 组 ×3，吸气压阈值 24 cmH_2O，呼气压阈值 28 cmH_2O；指导咳嗽训练，生活能力（吃饭，喝水等）。康复训练前心率 60 次 / 分，康复训练后心率 74 次 / 分，过程中维持 Borg 评分 11～13 分 ③术后 D4：根据患者无创心输出量结果，维持上一日康复训练措施 ④术后 D5～D7：每日主动四肢关节主动活动，10 次 / 组 ×4；站立位平衡：3～5 min；步行训练：50～100 米，1～2 次 / 日；腹式呼吸 10 次 / 组 ×4，阈值负荷呼吸训练 6～8 次 / 组 ×3，吸气压阈值 25 cmH_2O，呼气压阈值 30 cmH_2O；指导咳嗽训练，生活能力（吃饭，喝水等）。康复训练前心率 65 次 / 分，康复训练后心率 80 次 / 分，过程中维持 Borg 评分 11～13 分

（五）康复效果评价

1. 病情评估及运动康复对比评价

见表 11-3-20。

表 11-3-20　病情及康复效果对比评价

项目		手术前	出院前	结果
心脏超声	主动脉瓣环（cm）	2.8	2.9	CABG 术后左室收缩功能减低
	升主动脉（cm）	3.5	3.7	
	主肺动脉（cm）	2.7	2.6	
	左房前后径（cm）	5.0	4.7	
	左心室（cm）	6.3/4.8	5.9/4.5	
	右心房（cm）	4.2	4.0	
	右心室（cm）	3.6	3.3	
	收缩期主动脉瓣血流流速（m/s）	1.3	1.3	
	舒张期二尖瓣血流流速（m/s）	0.5/1.0	1.0	
	左室短轴收缩率	20%	21%	
	左室射血分数	39%	42%	

续表

项目		手术前	出院前	结果
无创心输出量测定	SV（ml）	72.1	60.1	经过术后康复训练，SV 60.1 ml，CO 4.3 L/min，偏低，外周血管阻力偏高
	CO（l/min）	4.1	4.3	
	CTI	67.9	60.5	
	LCWi（kg · m/m^2）	2.4	2.8	
	EDFR（%）	67.2	103.5	
	SVR（dyn · s/cm^5）	1464.1	1523.1	
心理评估	GAD-7	0	0	无焦虑抑郁状态，无躯体化症状
	PHQ-9	2	1	
	躯体化症状	27	22	

2. 护理评估

通过术后康复训练，出院前各项指标均有显著提升，康复训练效果有效，见表 11-3-21。

表 11-3-21 护理评估量表

	Barthel 评估	NRS2002 评估	VTE 评估
手术前	轻度依赖	低风险	中危
ICU	重度依赖	高风险	极高危
出院前	轻度依赖	低风险	极高危

3. 出院康复处方

（1）6 分钟步行试验显示：患者最大每搏输出量为 94.2 ml，较静息时 SV 增加约 34.1 ml，步行中其他指标呈正常趋势变化，无停止、无主诉不适、无其他事件发生；步行总距离 300 m。相关指标参数见表 11-3-22。

表 11-3-22 6 分钟步行试验参数指标

	Borg 评分	HR（次 / 分）	血压（mmHg）	SpO_2（%）
开始时	9	74	114/71	98%
结束时	13	89	129/93	97%

（2）有氧运动：建议日常活动级别 3.4 METs，康复运动级别 2.8 METs；特制订个体化运动处方对患者进行术后康复训练，见表 11-3-23、表 11-3-24。

表 11-3-23 日常生活运动项目

活动级别	日常生活动作	兴趣 · 活动	工作	运动
3～4	淋浴、背负 10 kg 重物、一般炊事、做饭	广播体操、钓鱼、遛狗	组装设备、开车	稍微快步走（走楼梯上 2 层）

表 11-3-24 个性化运动方案

每周进行 3～5 次	有氧运动时间（min）	步行距离（m）	心率（次 / 分）	Borg 评分
第 1 周	5	210	69～79	11～13
第 2 周	5	210	69～79	11～13
第 3 周	10	420	69～79	11～13
第 4 周	10	420	69～79	11～13

（3）呼吸肌肌力训练：腹式呼吸，每天早晚以及运动前后各一次，每次 3～5 min，术后坚持锻炼至少 3 个月。

（4）药物管理：见表 11-3-25。

表 11-3-25 药物处方

药品名称	剂量	频率	药物管理
尼可地尔片	5 mg	每日 3 次	关注血压变化
酒石酸美托洛尔片	6.25 mg	每日 2 次	心率低于 60 次 / 分时停服
达格列净片	10 mg	每日 1 次	关注血糖变化
阿托伐他汀钙片	20 mg	每晚 1 次	关注肝功能
阿司匹林肠溶片	0.1 g	每日 1 次	关注消化道症状

注：护理人员对口服药物遵循 4 项原则（送药到手，看服到口，服完再走，不服拿走）统一管理发放。

（六）注意事项

（1）对于 CABG 术后患者的康复，术前左主干病变，不稳定型心绞痛，为运动评估及心脏康复禁忌，因此预康复过程中应该以康复宣教为重点方向，辅助以低强度活动，例如腹式呼吸来改善术前肺功能状态。

（2）CABG 术后患者全身性血管粥样硬化，血栓事件高危，排除禁忌证后应尽早的进行康复活动，体位变换，肌肉收缩训练、下床活动，预防血栓形成。

（七）康复案例反思

（1）对于 CABG 术后患者的康复，术前左主干病变，不稳定型心绞痛，为运动评估及心脏康复禁忌，因此预康复过程中应该以康复宣教为重点方向，辅助以低强度呼吸训练，例如腹式呼吸，低阈值负荷（15%～20% 最大吸气压）呼吸训练来改善术前肺功能状态。呼吸训练过程中避免憋气动作，如有胸痛、胸闷症状及时终止。

（2）CABG 术后患者全身性血管粥样硬化，血栓事件高危，康复启动前评估 D- 二聚体，下肢静脉超声，警惕血栓事件。排除禁忌证后应尽早进行康复活动，体位变换，肌肉收缩训练、下床活动，预防血栓形成。

（3）CABG 术后疼痛易导致心率增快，诱发心肌缺血，术后重视患者的疼痛管理，每次康复训练前需进行疼痛评估，疼痛评分大于 3 分需先进行镇痛治疗。

（4）CABG 术后需关注肺康复，避免肺不张、感染等常见并发症。尤其是大体重或腹型肥胖患者，因膈肌下移受限，胸壁阻力增加，导致术后更易出现限制性通气功能不足，二氧化碳潴留及低氧血症，术后应尽早在过渡到站立位腹式呼吸训练，阈值负荷呼吸训练，低强度有氧训练改善肺部通气功能。

（5）CABG 术后患者康复过程中应重点关注心肌缺血、心电图的变化、胸痛、肌钙的变化等。警惕围手术期心梗的发生。

四、下肢动脉硬化康复治疗

（一）病例介绍

基本资料：路某，女，69 岁。

主诉：CABG 术后 7 年，胸闷 3 个月余。

现病史：患者于 7 年前因“冠心病”于本院行 CABG 术，术后恢复可，规律服药，无明显不适；2020 年 1 月以来再次间断发作胸闷不适，多为夜间睡眠时发作，持续数分钟至数小时不等，尚可耐受，无咽部梗阻感或窒息感，无胸痛、心悸、夜间呼吸困难，近 3 个月来出现活动后左下肢间歇性胀痛，休息后可缓解，为求进一步诊治入本院，2020.6.10 门诊以“冠脉搭桥术后”收入。

家族史：无特殊。

既往史：发现高血压 20 余年，最高血压达 160/200 mmHg，目前口服“非洛地平缓释片”，血压控制可；发现糖尿病 15 年，口服“格列美脲、二甲双胍、阿卡波糖”治疗，血糖控制可。近 3 月来出现活动后左下肢间歇性胀痛，休息后可缓解，未进一步诊治；2013 年本院行冠脉搭桥术 LIMA-LAD、RA（左桡动脉）-OM，有酒精过敏史。

体格检查：体温 36.6℃，脉搏 64 次 / 分，呼吸 20 次 / 分，血压 121/66 mmHg。神志清楚，浅表淋巴结未触及肿大，颈软，颈静脉无充盈，甲状腺未触及肿大。胸部正中可见陈旧性手术疤痕，双肺呼吸音清，未闻及干湿啰音。心界无扩大，HR 为 64 次 / 分，律齐，各瓣膜听诊区未闻及杂音。腹平软，无压痛及反跳痛，肝脾肋缘下未触及，双下肢轻度水肿，以足踝明显。

辅助检查：见表 11-3-26。

诊断：①冠状动脉粥样硬化性心脏病、冠状动脉搭桥术后、心功能Ⅱ级；②下肢动脉硬化、左侧胫后动脉、双侧胫前动脉及腓动脉闭塞；③高血压 2 级（极高危组）；④ 2 型糖尿病。

药物治疗：给予抗血小板聚集、扩冠、降低心肌氧耗、调脂、降糖。

（二）术前评估

1. 心理评估

躯体化症状自评表结果显示患者无焦虑抑郁、躯体化症状。

2. 营养评估

（1）NRS 2002 评估表：营养筛查总分 1 分。

（2）人体成分分析：体重 61.2 kg，BMI 23.3 kg/m^2，肌肉 37.8 kg，脂肪 20.7 kg，体脂百分

表 11-3-26 辅助检查结果

项目		结果
血生化指标		葡萄糖测定 3.1 mmol/L，尿酸 363 μmol/L，N 末端 B 型利钠肽原 542.60 pg/ml，血清甘油三酯 3.30 mmol/L，低密度脂蛋白胆固醇 2.00 mmol/L，糖化血红蛋白（NGSP）6.60%，糖化血红蛋白（IFCC）48.63 mmol/mol
心电图		①窦性心律；② PR 间期延长；③下壁异常 Q 波
超声心动图	心脏超声	①左房扩大；②升主动脉增宽；③二尖瓣轻度反流；④左心室舒张功能减退
	双下肢动脉	①双侧下肢动脉多发斑块形成；②双侧胫前动脉中远段血流稀疏
CT	冠状动脉增强	①冠状动脉粥样硬化性心脏病；②三支病变；③ CABG 术后 LIMA-LAD、RA-OM 桥血管开通；④升主动脉增宽；⑤主动脉粥样硬化；⑥左上肺少许纤维灶
	肺部	双肺上叶、左下叶陈旧性病变同前
	下肢动脉	①腹主动脉粥样硬化并多发溃疡、局限性内膜撕脱并附壁血栓；②双侧髂总动脉多发溃疡，双侧髂内动脉弥漫性重度狭窄；③右侧胫后动脉近段多发重度狭窄；左侧胫后动脉管腔弥漫性重度狭窄至闭塞；④双侧胫前动脉及腓动脉全程闭塞；⑤左侧下肢静脉曲张
动脉硬化		左下肢动脉狭窄

比 33.8%，腰臀比 0.92，基础代谢 1207.8 kcal。

3. 康复评估

（1）心肺运动试验：采用 Rsmp 方案对患者进行脚踏车试验，显示①肺通气功能正常，小气道功能正常；②运动期 ST 段未见明显改变；③运动中每搏输出量呈上升趋势，未出现平台期；运动中收缩压呈升高趋势，未出现血流动力学改变；④运动中有震荡呼吸，提示左心功能不全；⑤患者心率储备正常；⑥运动试验显示阴性；运动危险分层示高危。具体指标见表 11-3-27。

表 11-3-27 心肺运动试验相关测定

指标	实际值
peakVO_2/kg［ml/（min · kg）］	12.4
peakVO_2/ 预计值	67%
AT 功率（W）	26
AT HR（次 / 分）	84
AT METs	2.24
V_E/VCO_2 slope	32.4
静息 $P_{ET}CO_2$	33 mmHg

（2）6 分钟步行试验显示：患者步行 360 m，心肺功能Ⅱ级，活动级别：最大 METs 3.77，步行过程中患者主诉腿酸、腿胀、腿痛，无心慌、胸闷不适。

（三）康复训练计划

根据患者 6 分钟步行试验及心肺运动负荷试验制订康复运动训练计划，见表 11-3-28。

（四）术后康复运动实施方案

患者通过个体化运动处方进行康复训练，无下肢不适症状，见表 11-3-29。

表 11-3-28 个体化康复运动训练计划

类型（T）	强度（I）	时间（T）	频率（F）
呼吸训练-腹式呼吸 缩唇呼吸	/	5～10 min	每天 2～3 次
快步走（2.4 km/h）	HR 79～89 次 / 分	10 min	每天 1 次
平衡训练（静态平衡）	HR 79～89 次 / 分	5 min	每天 1～2 次
踏车	起始 15 W，目标 35 W HR 79～89 次 / 分	20～30 min	每天 1 次
八段锦	HR 79～89 次 / 分	15 min	每天 1 次
下肢静力收缩（对抗自身体重）	HR 79～89 次 / 分	15 s	5 次 / 组，3 次
热身、拉伸（拉伸达到拉紧或轻微不适）	对抗自身体重	保持 10～30 s	运动前后 1 次

表 11-3-29 个体化运动康复实施

类型	第一阶段（6 月 15 日～6 月 17 日）				第二阶段（6 月 18 日～6 月 22 日）				第四阶段（6 月 26 日～7 月 1 日）						
	强度	时间（min）	最高心率（次 / 分）	Borg（分）	强度	时间（min）	最高心率（次 / 分）	Borg（分）	时间（min）	最高心率（次 / 分）	Borg（分）	强度	时间（min）	最高心率（次 / 分）	Borg（分）
热身（关节活动）	/	5	86	9	/	5	84	10	5	80	10	/	5	80	10
踏车	15～20 W	10～25	87	13	25 W	25	88	13	20	87	15	30 W	20～25	90	12
放松（肌肉牵拉）	/	5	84	11	/	5	82	12	5	84	12	/	5	85	11
呼吸训练-腹式呼吸	/	5	83	9	/	/	/	/	5	80	8	/	/	/	/
呼吸训练-缩唇呼吸	/	5	87	9	/	5	84	8	/	/	/	/	5	85	8
平衡训练-单脚站立	/	5～6	83	10	/	5	85	11	5	86	10	/	/	/	/
平衡训练-一字步（倒退）	/	/	/	/	/	/	/	/	/	/	/	/	5	89	11
步行	2.4 kg/h	10～15	87	12	2.4 kg/h	15	88	12	20	87	12	2.4 kg/h	20	88	11～12
抗阻训练-靠墙半蹲	/	/	/	/	/	/	/	/	/	/	/	/	15 s/ 次	88	11～13
八段锦	/	/	91	13	/	/	86	13	/	85	13	/	/	86	13

（五）康复效果评价

1. 病情评估及运动康复对比评价

见表 11-3-30。

表 11-3-30 病情及康复效果对比评价

项目			手术前		出院前		结果
双下肢血管超声	测量值		R（cm）	L（cm）	R（cm）	L（cm）	双侧下肢动脉多发斑块形成，左侧下肢浅表静脉曲张，左侧肌间静脉扩张。较前胫前动脉闭塞明显改善
	股总动脉		0.80	0.78	0.84	0.89	
	股深动脉		0.53	0.71	0.58	0.62	
	股浅动脉		0.71	0.63	0.47	0.57	
	腘动脉		0.45	0.50	0.57	0.47	
	胫前动脉		0.29	0.34	0.19	0.29	
	胫后动脉		0.28	0.29	0.19	0.20	
	足背动脉		0.25	0.20	0.23	0.24	
心肺运动试验	$peakVO_2/kg$		12.4 ml/（min·kg）		14.8 ml/（min·kg）		患者 $peakVO_2/kg$、$peakVO_2/$预计值有所提升，运动风险分层由高危降为中危
	$peakVO_2/$ 预计值		67%		82%		
	无氧阈	功率	26 W		32 W		
		HR	74 次 / 分		91 次 / 分		
		METs	2.24		3.01		
	V_E/VCO_2 slope		32.4		30.8		
	静息 $P_{ET}CO_2$		33 mmHg		37 mmHg		

2. 护理评估

通过术后康复训练，出院前各项指标均有显著提升，康复训练效果有效，见表 11-3-31。

表 11-3-31 护理评估量表

	Barthel 评估	NRS2002 评估	VTE 评估
手术前	轻度依赖	低风险	高危
ICU	重度依赖	高风险	极高危
出院前	轻度依赖	高风险	极高危

3. 出院康复处方

（1）6 分钟步行试验示：患者步行 405 m，心肺功能Ⅲ级，活动级别：最大 4.0 METs，步行过程中患者无主诉腿酸、腿胀、腿痛，无心慌、胸闷不适。对比康复前下肢症状得以改善。

（2）有氧运动：日常活动级别为 4.2 METs，康复运动级别 3.01 METs，特制订个体化运动处方对患者进行术后康复训练，见表 11-3-32。

表 11-3-32 日常生活运动项目

活动级别	日常生活动作	兴趣·活动	工作	运动
4～5	抱 10 kg 重物、较轻程度的拔草、夫妻生活、泡澡	陶艺、跳舞、乒乓球、网球、投接棒球	油漆工、较轻程度的工匠活	快步走（5.6 km/h）

（六）康复案例反思

（1）下肢动脉硬化是冠状动脉粥样硬化性心脏病的高危疾病，在制订运动处方时须同时考虑冠心病危险分层及步行能力的评估。功率车替代运动平板，可以在下肢运动受限出现之前增加心脏负荷，从而更准确的评估心脏风险。

（2）一旦明确了冠心病风险，应当评估跛行对步行能力的影响，通常采用步行试验或平板运动评估下肢缺血症状。

（3）监护下的运动康复被认为是下肢动脉硬

化的一线治疗，结合无氧阈及步行测试或平板运动中的缺血症状出现时间，制订运动处方。

（4）通过规律的运动可以有效改善下肢动脉硬化患者的缺血症状，提高心肺能力，降低冠心病风险。

五、心脏移植术后康复患者的病例分析

（一）病例介绍

基本资料：冯某，男，55岁。

主诉：间断胸闷、气短2年余。

现病史：患者于2年余前开始出现胸闷、气短，不能平卧入睡，下床活动后稍好转。此后从事重体力活动后间断发作。医院行冠脉造影提示“冠状动脉粥样硬化（前降支近段狭窄约30%，右冠脉中段局限性狭窄约40%）”，行其他检查后诊断为“扩张性心肌病”，长期口服药物治疗，仍有心衰发作。本次因评估心脏移植指征入院。

既往史：2014年因外伤致右足骨折，行内固定手术。

入院查体：体温36.5℃，脉搏78次/分，呼吸22次/分，血压126/76 mmHg。口唇无发绀，颈软，颈动脉搏动正常，颈静脉充盈，双肺呼吸音稍粗，双肺未闻及明显啰音。心前区无隆起，心界向左下扩大，心率78次/分，律齐，心尖区可闻及3/6级收缩期杂音，向背部传导。腹软，右肋下3 cm可及肝下缘，质中，无叩击痛，左肋下未触及脾，腹软，无压痛，双下肢轻度水肿。

入院诊断：①扩张型心肌病（充血型心肌病）、心功能Ⅲ级（NYHA分级）；②冠状动脉粥样硬化；③肝功能不全、肾功能不全、高尿酸血症；④椎动脉狭窄、基底动脉闭塞、陈旧性脑梗死。

辅助检查：见表11-3-33。

表11-3-33　辅助检查结果

项目	结果
血生化指标	高敏肌钙蛋白I测定0.023 ng/ml；N末端B型利钠肽原86.2 pg/ml；血糖6.84 mmol/L；白蛋白40.3 g/L；尿酸636 μmol/L；肾小球滤过率70 ml/min；血清肌酐103 μmol/L；钾测定4.05 mmol/L；白细胞计数5.2×10⁹/L；血红蛋白138 g/L
X线检查	肺淤血，肺内未见明确实变。双膈光整；主动脉结凸，肺动脉段凹，左心室增大
MR	诊断报告显示：①原发性扩张型心肌病；②二尖瓣大量反流；③主肺动脉增宽，三尖瓣少量反流；④少量心包积液 影像图显示：①左室切面提示左室明显扩大后左室心尖部肌小梁代偿性增多增粗；② LGE延迟心肌活性成像：室间隔基底及左室壁可见LGE强化；③心脏形态扫描显示左室球形扩张，左室舒张末期容积显著增大
心脏超声	①全心扩大，室间隔、左室壁运动幅度普遍明显减低；②左室心尖部肌小梁增多、增粗；③升主动脉增宽，肺动脉及分支增宽；④二尖瓣中-重度反流、三尖瓣轻度反流；⑤室间隔增厚，左心收缩功能明显减低
心电图	①窦性心律；②左心房异常；③房性早搏；④左束支阻滞；⑤高侧壁异常Q波；⑥ ST-T改变；⑦ QT间期延长

（二）术前评估

1. 心理评估

躯体化症状自评表显示患者无抑郁，有轻度躯体化症状。

2. 营养评估

BMI 23.39 kg/m^2，NRS2002营养评估1分。

3. 康复评估

（1）无创心输出量测定显示：每搏输出量、心输出量降低，外周血管阻力升高。

（2）心肺运动试验显示：①中度限制性通气功能障碍，小气道功能正常；②心功能重度减低、心肺运动耐量重度减低、峰值摄氧量9.9 ml/（min·kg），占预计值31%，AT心率为131次/分，符合心肺心脏移植手术指征；③运动期未见心肌缺血表现，运动试验示阴性；④心力衰竭患者诊断和预后分层示高危。

（3）戒烟评估：尼古丁依赖表9分。

（三）术前康复训练方案

1. 根据CPET无氧阈时的心率及摄氧量制订预康复有氧运动处方

（1）康复运动级别：2.18 METs。

（2）运动形式：缓慢步行。

（3）运动频率：5～7天/周。

（4）运动时间：5～20 min。

（5）运动强度：目标心率120～130次/分。

2. 进行呼吸训练

腹式呼吸10～20次/组，每天2～3组。

3. 手术方式

患者于全麻下行原位心脏移植术＋IABP辅助。

（四）术后康复运动实施方案

1. 治疗计划

（1）术后健康宣教。

（2）关节活动训练：四肢各关节主动活动，10次/组×4组。

（3）肌力训练：股四头肌等长收缩5次/组×4组。

（4）呼吸训练：腹式呼吸（缩唇呼吸）10次/组×2组。

（5）气道廓清训练：有效咳嗽指导。

2. 运动实施方案

患者术后早期IABP辅助，卧床状态，有黄色黏痰，较难咳出，存在气道廓清障碍；患者可自主活动，配合程度好，因此早期康复治疗计划帮助患者清除气道分泌物，改善肺部通气，预防术后并发症；帮助患者进行肢体活动，尽快下床，提高运动能力。康复运动实施方案见表11-3-34。

表11-3-34 康复运动实施方案

	康复目标	康复评估	康复实施
第一阶段	早期IABP辅助，预防肌肉萎缩、深静脉血栓；鼓励呼吸训练，咳嗽咳痰，预防肺部感染，促进肺复张	RASS：0分；疼痛：3分；MRC肌力评分：60分（四肢肌力均5级）	①术后D1：腹式呼吸训练4次×3组；有效咳嗽12次；主动关节活动40次，Borg评分12分 ②术后D2：患者拔除IABP，主诉Borg：15分，为禁忌证，未进行康复训练
第二阶段	IABP机械辅助撤出，预防低氧，促进肺复张，加强肌肉力量训练，早日离床	RASS：0分；疼痛：1分；MRC肌力评分：60分（四肢肌力均5级）	①术后D3：腹式呼吸训练10次×2组；有效咳嗽10次；床旁坐位25 min；床旁站立5 min；床旁踏步10个×2组，Borg评分13分 ②术后D4：腹式呼吸训练10次×2组；有效咳嗽10次；主动关节活动10次；床旁坐位30 min；站立5 min、踏步30次，Borg评分13分 ③术后D5：腹式呼吸训练10次×2组；有效咳嗽3次；主动关节活动10次；床旁坐位10 min；站立10 min、踏步60次，Borg评分12分
第三阶段	帮助患者恢复进行轻度有氧训练，进一步恢复肌肉力量及耐力，恢复自理生活能力，树立早期康复理念	RASS：0分；疼痛：0～1分；MRC肌力评分：60分（四肢肌力均5级）	①术后D6：腹式呼吸训练10次×2组；有效咳嗽3次；主动关节活动10次；床旁坐位10 min；站立10 min、踏步30次；步行20 m，Borg评分13分 ②术后D7：腹式呼吸训练10次×2组；有效咳嗽10次；被动关节活动10次；主动关节活动20次；床旁坐位10 min；站立2 min、踏步30次；步行50 m，Borg评分13分 ③术后D8：步行100 m，Borg评分13分 ④术后D9：步行100 m，Borg评分13分 ⑤术后D10～15：督促下步行训练100～200 m，每日1～2次，Borg评分13分 ⑥术后D16：血流动力学6分钟步行试验

（五）心脏移植患者运动管理

1. 关注患者动态变化下的症状及体征

（1）康复过程中注意询问患者是否有头晕、乏力、胸闷、喘息等不适症状。

（2）康复过程中注意监测患者血压、血氧饱和度、心率等生命体征。

（3）一旦出现异常症状及体征，立即停止康复训练。

2. 康复运动的进阶指征与停止训练指征

见表11-3-35。

心脏移植患者因供体心脏失交感神经状态，减弱了变时性反应，心率反应减慢，因此心脏移植患者的进阶与停止标准不以心率上升为标准，应更

表 11-3-35　康复运动进阶与停止指征

进阶指征
①合适的血压增加：比静息状态下增加 10～40 mmHg ②心电监护未见心律失常和 ST 段改变 ③无心血管症状：如心悸、气促、过度疲劳和胸痛
停止指征
① Borg 评分＞ 13 分 ②呼吸频率＞ 35 次 / 分 ③心电图出现新发的心律失常或 ST 段改变

关注患者 Borg 评分。

（六）康复效果评价

1. 病情评估及运动康复对比评价

见表 11-3-36。

2. 护理评估

通过术后康复训练，出院前各项指标均有显著提升，康复训练效果有效，见表 11-3-37。

表 11-3-36　病情及康复效果对比评价

项目	手术前	出院前	结果	
心脏超声	主动脉瓣环（cm）	2.4	2.0	心包少量积液
	升主动脉（cm）	3.7	2.8	
	主肺动脉（cm）	3.6	2.5	
	右肺动脉（cm）	2.3	1.4	
	左肺动脉（cm）	2.2	1.3	
	左房前后径（cm）	7.0	4.8	
	左心室（cm）	8.2/7.1	4.0/2.5	
	右心房（cm）	6.1	4.2	
	右心室（cm）	5.2	3.5	
	收缩期主动脉瓣（m/s）	0.7	1.7	
	舒张期二尖瓣（m/s）	0.8	1.2/0.6	
	左室短轴收缩率	9%	34%	
	左室射血分数	18%	64%	
无创心输出量测定	SV（ml）	50.5	61.6	经过术后康复训练，每搏输出量较术前增加
	CO（l/min）	3.9	5.7	
	CTI	81.2	89	
	LCWi（kg · m/m^2）	2.0	4.4	
	EDFR（%）	112.2	53.5	
	SVR（dyn · s/cm^5）	1437	1410.8	
心理评估	GAD-7	3	0	无焦虑抑郁状态，无躯体化症状
	PHQ-9	3	0	
	躯体化症状	31	26	

表 11-3-37　护理评估量表

	Barthel 评估	NRS 2002 评估	VTE 评估
手术前	轻度依赖	低风险	高危
ICU	重度依赖	高风险	极高危
出院前	轻度依赖	高风险	极高危

3. 出院康复处方

（1）6 分钟步行试验显示：患者测试过程未诉不适，当心率到达 95 次 / 分时每搏输出量进入平台期，总步行距离 365 m。

（2）有氧运动：日常活动级别为 3.8 METs，

康复运动级别 3.4 METs，特制订个体化运动处方对患者进行术后康复训练，见表 11-3-38、表 11-3-39。

表 11-3-38 日常生活运动项目

活动级别	日常生活动作	兴趣·活动	工作	运动
3～4	淋浴、背负 5 kg 重物、一般炊事、做饭	广播体操、钓鱼、遛狗	组装设备、开车	稍微快步（走楼梯上 2 层）

表 11-3-39 个性化运动方案

每周进行 3～5 次	有氧运动时间（min）	步行距离（m）	心率（次/分）	Borg 评分
第一周	5	250	90～100	11～13
第二周	5	250	90～100	11～13
第三周	10	500	90～100	11～13
第四周	10	750	90～100	11～13

（3）呼吸肌肌力训练：腹式呼吸，每天早晚以及运动前后各一次，每次 3～5 min，术后坚持锻炼至少 3 个月。

（4）药物管理：见表 11-3-40。

表 11-3-40 药物处方

药品名称	剂量	频率	药物管理
吗替麦考酚酯分散片	0.5 g	Q12h	
醋酸泼尼松片	10 mg	QD	
他克莫司胶囊	08:00 2.5 mg 20:00 2 mg		定期复查，根据血药浓度情况调整药物
匹伐他汀钙片	2 mg	QN	监测血脂、肝功能变化
盐酸胺碘酮片	0.2 g	QD	1 周后停用
门冬氨酸钾镁片	2 片	TID	
阿卡波糖咀嚼片	50 mg	TID	注意监测血糖变化
泮托拉唑钠肠溶片	40 mg	QD	
碳酸钙 D3 片	600 mg	QD	

备注：①护理人员对口服药物遵循 4 项原则（送药到手，看服到口，服完再走，不服拿走）统一管理发放；②在院期间指导患者服用免疫抑制剂自我管理。

（七）康复案例反思

1. 患者进行心脏移植手术，术后可能会出现多个系统的问题，具体如下。

（1）心血管系统：循环不稳定、低血压、低心排血量等。

（2）呼吸系统：肺不张、肺部感染、误吸、气道廓清能力下降等。

（3）消化系统：肠梗阻、腹胀等。

（4）肌肉骨骼系统：肌肉萎缩、关节挛缩、肌张力异常等。

（5）手术前等待手术及术后隔离治疗时间均较长：更容易出现焦虑、抑郁等负面情绪。

2. 术前需针对此类问题对患者进行疾病及手术后康复的健康宣教，使患者对心脏移植手术过程及预后、术后康复得到充分的认识，缓解术前进展焦虑的情绪，提高患者依从性。术前常规进行心肺运动试验，评估心脏移植适应证，了解患者心肺功能情况，为术前预康复的运动处方提供依据。

3. 术后患者除手术创伤、右心功能不全、长期卧床等原因易导致深静脉血栓、肺部感染等术后并发症，术后免疫抑制剂的使用会进一步加重深静脉血栓的风险，术后尤其关注深静脉血栓的预后。术后尽早拔除有创管道，开启关节活动、全身肌力训练、离床康复训练，预防并发症并帮助患者缩短住院时间，恢复日常生活能力。

4. 目前常用免疫抑制剂可导致高血压、高血糖、高血脂等代谢问题，术后需向患者强调健康生活方式的重要性，根据出院前康复评估及康复处方，保持低脂低糖低盐的饮食习惯，和个体化中等强度的运动习惯，维持良好的睡眠及情绪，坚持戒烟，可以更好的预后移植后心血管疾病。

六、先天性心脏病——三尖瓣下移畸形矫治术后患者的心脏康复

（一）病例介绍

基本资料：王某，女，43 岁。

主诉：活动后气促半月。

现病史：近半月出现气短不适，静息状态下即可出现，伴体力下降，轻度体力活动后出现气短加重。外院行心脏超声提示“先天性心脏病，三尖瓣下移畸形”。为进一步治疗来我院。

既往史：无特殊。

入院查体：体温 36.7℃，脉搏 94 次 / 分，呼吸 21 次 / 分，血压 138/98 mmHg，SpO_2：96%。神志清楚，口唇无发绀，咽无充血，双侧扁桃体无肿大。双肺呼吸音清晰，未闻及干、湿啰音。胸骨旁未触及震颤。心界向右扩大，心率 94 次 / 分，律齐，P2 不亢，胸骨左缘第 3 肋间 1/6 级收缩期杂音。腹软，肝右肋下 1 cm，脾肋下未及，双侧足背动脉搏动良好、对称，周围血管征阴性。

入院诊断：①先天性心脏病；②三尖瓣下移畸形；③心功能Ⅲ级（NYHA 分级）。

辅助检查：见表 11-3-41。

表 11-3-41　辅助检查结果

项目	结果
血生化指标	N 末端 B 型利钠肽原 91.08 ng/ml；血糖 5.78 mmol/L；白蛋白 41.4 g/L；尿酸 338 μmol/L；肾小球滤过率 104 ml/min；血清肌酐 63 μmol/L；钾测定 3.72 mmol/L；白细胞计数 4.1×10^9/L；血红蛋白 127 g/L
X 线	①双侧肺纹理重；②心影增大
心脏 CT	双肺上叶、左下叶陈旧性病变
超声心动图	①三尖瓣下移畸形；②三尖瓣重度反流
心电图	①窦性心律；②房性早搏；③室内传导延迟

（二）术前评估

1. 心理评估

患者无焦虑、轻度抑郁状态，伴有轻度躯体化症状。

2. 营养评估

BMI 27.21 kg/m^2；NRS 2002 营养评估 1 分。

3. 康复评估

（1）无创心输出量测定结果显示：每搏输出量正常，外周血管阻力轻度增高，轻度高阻血流循环状态。

（2）呼吸肌肌力测定显示：MIP 为 57 cmH_2O；MEP 为 67 cmH_2O；吸气肌肌力正常，呼气肌肌力正常。

（3）体适能评估显示：握力指数左手 4.1 kg、右手 15.2 kg；上下肢肌力 5 级。

（4）静态肺功能测定示：肺通气功能正常，小气道功能正常。

（三）术前康复训练方案

患者术前心功能不全，术前康复以宣教及呼吸训练，关节活动度，肌力训练及日常活动训练为重点。

1. 康复宣教

告知手术后康复流程及注意事项，建立患者和心脏康复之间的联系，减少患者对术后未知的恐惧。

2. 呼吸训练

增加肺通气量，改善呼吸困难症状，缩唇呼吸，腹式呼吸 5×3 次，有效咳嗽训练 6 次 / 日，阈值负荷呼吸训练，从最大吸气压 30% 开始，一天 3 次，一次 5 组，每组 3～5 个。

3. 关节活动度及肌力训练

预防深静脉血栓，预防卧床导致的肌力下降及肌肉萎缩。踝泵 10×3 组，肩前屈，交替屈膝伸腿 10×2 次，床旁坐位训练 20～30 min，同时关注患者在训练过程中 Borg 评估，Borg 大于 13 分或有不适可随时停止。

4. 手术方式

患者于全麻下行三尖瓣下移畸形矫治＋三尖瓣成形术。

（四）早期康复目标

改善右心功能，预防肺部感染、肺不张、深静脉血栓、压疮等并发症。

（五）术后早期康复

1. 主要问题

（1）患者伤口疼痛，痰液不易咳出，呼吸频率浅快。

（2）术前右心功能不全，术后右心功能恢复慢，心脏容量储备功能差。

2. 康复重点

（1）给予止疼泵治疗缓解疼痛，采用腹式呼吸训练降低呼吸频率，同时加以缩唇呼吸，延长呼气时间，从而减少呼气末容积，防止小气道过早塌陷，增加肺泡通气量，缓解呼吸困难。

（2）利用主动循环呼吸技术，松动气道分泌物，促进更多的外周分泌物移出，防止低氧血症，避免气道闭塞，改善患者的肺部功能。加以肺部辅助体疗，此方法贯穿整个康复，预防或改善肺不张。

（3）加强吸气肌训练，改善患者的吸气肌力量和耐力。

（4）康复过程中逐渐增加活动强度，改善心功能，注意血流动力学及心功能评估。

（六）康复运动训练方案

1. 开展康复运动的相对、进阶指征与终止标准

见表 11-3-42。

2. 康复评估

患者初始康复指征见表 11-3-43。

3. 康复实施方案

患者住院期间术前及术后康复治疗进程实施见表 11-3-44。

（七）康复效果评价

1. 病情评估及运动康复对比评价

见表 11-3-45。

表 11-3-42　康复运动的相对、进阶与终止标准

相对指征
①过去 8 h 内未发生新、再发胸痛 ②肌钙蛋白水平较前无升高 ③未出现新发的心功能失代偿，未出现静息时呼吸困难伴湿啰音 ④会出现新发心律失常或心电图 ST-T 段改变 ⑤静息心率≥ 50 次 / 分，且≤ 110 次 / 分 ⑥静息血压：收缩压＞ 90 mmHg 且＜ 180 mmHg，舒张压＞ 60 mmHg 且＜ 100 mmHg ⑦ SpO_2 ≥ 90% ⑧ RR ≤ 30 次 / 分
进阶指征
①合适的心率增加：比安静状态下增加 10～20 次 / 分 ②合适的血压增加：比安静状态下增加 10～40 mmHg ③心电监护未见心律失常和 ST 段改变 ④无心血管症状：如心悸、气促、过度疲劳和胸痛
终止标准
① Borg 评分＞ 15 分 ②心率波动幅度＞ ±20 次 / 分 ③收缩压升高＞ 40 mmHg ④收缩压下降＞ 10 mmHg ⑤呼吸频率＞ 35 次 / 分 ⑥ SpO_2 ＜ 88%～90%，下降 4% ⑦心电图变化：心肌缺血，房性，室性心率失常，出现Ⅱ或Ⅲ度 AVB ⑧出现右心衰指征，颈静脉怒张，胸腹部积液，及时停止

2. 护理评估

通过术后康复训练，出院前各项指标均有显著提升，康复训练效果有效，见表 11-3-46。

表 11-3-43　初始康复评估指征

时间	评估
术后第一天	①进行血流动力学抬腿负荷试验，评估心脏储备功能，抬腿负荷试验结果为阴性，康复进展暂时局限于床上活动。评估结果为神志清楚，撤除机械通气 ②血流动力学稳定，HR：99 次 / 分，窦性心律；BP：121/68 mmHg，CVP：12 mmHg，RASS 评分 0 分，疼痛评分 1 分，上下肢肌力 5 级
术后第二天	①患者神志清楚，血流动力学稳定，心输出量同步测定 SV 有小幅度下降趋势，时间未超过 1 min，康复进程回归术后第一天，由站立返回到双腿下垂坐位 ② HR：89 次 / 分，窦性心律；BP：133/66 mmHg，CVP：12 mmHg，RASS 评分 0 分，疼痛评分 1 分，上下肢肌力 5 级
术后第三天	①患者神志清楚，血流动力学稳定 ② HR：86 次 / 分，窦性心律；BP：128/70 mmHg，CVP：10 mmHg，RASS 评分 0 分，疼痛评分 0 分，上下肢肌力 5 级

表 11-3-44 术前术后康复治疗实施记录表

时间	HRr（次/分）	SaO_2（%）	呼吸训练器	床上坐位	床旁坐位	床旁站立踏步	床下坐位	床下步行	关节活动度（肩肘髋膝踝）	腹式呼吸咳嗽	RASS/肌力
术前宣教（10/1～15/1）	窦性：91	98	150/2000 ml 3 次/天	√	20～30 min	√	√	√	10×5 次/组	5×3 次 6 次	0/5
手术（16/1）	三尖瓣下移畸形矫治＋三尖瓣成形术＋手术中心脏起搏器										0/5
术后 D1 拔管（17/1）	窦性：99	98	150/500 ml	20 min	/	/	/	/	10×3 次/组 踝泵：200 次/天，4～5 组/日	5×2 次 10 次	0/5
术后 D2（18/1）	窦性：106	96	150/500 ml	2 min	18 min	辅助下间断站立 2 min	/	/	主动：25 次 踝泵：200 次/天，4～5 组/日	5×4 次 6 次	0/5
术后 D3（19/1）	窦性：97	98	150/750 ml	2 min	5 min	辅助下间断站立 5 min；踏步 20 次	20 min	/	主动：20 次； 被动：10 次 踝泵：200 次/天	5×4 次 6 次	0/5
术后 D4 转普通病房（20/1）	窦性：82	100	150/1000 ml	2 min	5 min	站立 4 min 踏步 20 次	20 min	50 m	主动：20 次 辅助：8 次	5×5 次 3 次	0/5
术后 D5（21/1）	/	/	150/1250 ml	患者独立步行 100 m							0/5
术后 D6～7（22/1～23/1）	/	/	150/1250 ml	患者独立步行 100～200 m，一日 2 次，呼吸训练器 5 次 ×5 组，一日 3 次							0/5
术后 D8（24/1）	6 MWT：255 m；SpO_2：99%；呼吸肌力测试：MIP：39 cmH_2O，MEP：37 cmH_2O； 吸气肌肌力减弱，呼气肌肌力减弱；由于手术后呼吸肌肌力减退，需要进行呼吸训练。										0/5

表 11-3-45　病情及康复效果对比评价

项目	手术前	出院前	结果	
心脏超声	主动脉瓣环（cm）	2.2	/	三尖瓣成形，瓣膜启闭活动尚可
	升主动脉（cm）	2.8	/	
	主肺动脉（cm）	2.0	/	
	右肺动脉（cm）	1.4	/	
	左肺动脉（cm）	1.5	/	
	左房前后径（cm）	2.7	/	
	左心室（cm）	4.1/2.7	4.1	
	右心房（cm）	4.9	4.9	
	右心室（cm）	3.3	3.8	
	收缩期主动脉瓣（m/s）	1.1	/	
	舒张期二尖瓣（m/s）	0.6/0.4	/	
	左室短轴缩短率	28%	/	
	左室射血分数	56%	50%	
无创心输出量测定	SV（ml）	59.1	64.9	经过术后康复训练，每搏输出量、心输出量、外周血管阻力均正常
	CO（l/min）	4.6	5.7	
	CTI	107.7	227.4	
	LCWi（kg · m/m^2）	4.3	4.2	
	EDFR（%）	65.9	49.9	
	SVR（dyn · s/cm^5）	1803	1132	
心理评估	GAD-7	0	0	无焦虑抑郁状态，无躯体化症状
	PHQ-9	7	0	
	躯体化症状	38	21	
护理评估	Barthel 评估	轻度依赖	轻度依赖	通过术后康复训练，出院前各项指标均有显著提升
	NRS 2002 评估	低风险	低风险	
	VTE 评估	低危	极高危	

表 11-3-46　护理评估量表

	Barthel 评估	NRS 2002 评估	VTE 评估
手术前	轻度依赖	低风险	低危
ICU	重度依赖	高风险	极高危
出院前	轻度依赖	低风险	极高危

表 11-3-47　6 分钟步行试验参数指标

	Borg 评分	HR（次 / 分）	血压（mmHg）	SpO_2（%）
开始时	9	92	114/71	98%
结束时	9	98	111/70	99%

3. 出院康复处方

（1）6 分钟步行试验显示：患者最大每搏输出量为 79 ml，较静息时 SV 增加约 14.4 ml；步行中其他指标呈正常趋势变化，无停止、无主诉不适、无其他事件发生；步行总距离 255 m，心肺功能分级 I 级。相关指标参数见表 11-3-47。

（2）呼吸肌肌力测定显示：MIP 为 39 cmH_2O、MEP 为 37 cmH_2O；吸气肌肌力减退，呼气肌肌力减退。

（3）有氧运动：日常活动级别为 3.09 METs，康复运动级别 2.90 METs，特制订个体化运动处方对患者进行术后康复训练，见表 11-3-48、表 11-3-49。

（4）呼吸肌肌力训练：腹式呼吸，每天早晚以及运动前后各一次，术后坚持锻炼至少 3 个月，见表 11-3-50。

（5）药物管理：见表 11-3-51。

表 11-3-48　日常生活运动项目

活动级别	日常生活动作	兴趣·活动	工作	运动
3～4	淋浴、背负 5 kg 重物、一般炊事、做饭	广播体操、钓鱼、遛狗、打鼓	组装设备、开车	稍微快步（走楼梯上 2 层）

表 11-3-49　个性化运动方案

每周进行 3～5 次	有氧运动时间（min）	步行距离（m）	心率（次 / 分）	Borg 评分
第一周	5	200	87～97	11～13
第二周	5	200	87～97	11～13
第三周	10	400	87～97	11～13
第四周	10	400	87～97	11～13

表 11-3-50　呼吸肌肌力训练

项目	呼吸肌力量训练	呼吸肌耐力训练
强度	最大吸气压 30%～50%	最大吸气压 15%～20%
持续时间	每次 10～15 min，每天 1～2 次	每天 20～30 min，每天 1 次，6～12 周
频率	每周 5～7 天	每周 5 天

表 11-3-51　药物处方

药品名称	剂量	频率	药物管理
呋塞米片	20 mg	BID	关注血钾
螺内酯片	20 mg	BID	
氯化钾缓释片	1 g	BID	

注：①护理人员对口服药物遵循 4 项原则（送药到手，看服到口，服完再走，不服拿走）统一管理发放；②在院期间指导患者关注血钾。

（九）康复案例反思

先天性心脏病分为非发绀型和发绀型。非发绀型先天性心脏病通常具有左向右分流、左心室增大，左心功能不全等病理生理特点。发绀型先天性心脏病通常具有右向左分流、肺动脉发育不良或严重肺动脉高压、低氧血症、右室扩大、右心功能不全，部分伴有左室发育不良等病理生理特点。

非发绀型先天性心脏病康复原则同心衰患者。发绀型先天性心脏病康复更关注右心功能变化及氧饱和度变化，严重下肢水肿、大量胸腔积液和腹水提示右心功能恶化应暂停康复训练。发绀型先天性心脏病对低氧血症耐受性较高，$SpO_2>88\%$ 即可启动康复训练，训练过程中 SpO_2 下降超过 5% 需立即终止训练。

此例先天性心脏病——三尖瓣下移患者并无心内分流，是因三尖瓣瓣环下移，右心室部分房化，三尖瓣反流：真性右室腔小，出现右心功能衰竭，肺血管发育不良，属于非发绀型先天性心脏病，但因右心衰与肺血管发育不良同时存在，心肺耐力较单纯心力衰竭患者更差，在康复过程中仍会因氧耗大于氧供，肺通气血流比不平衡导致低氧。

术后需加强呼吸训练，轻度有氧训练改善心肺功能，关注有无右心衰竭症状体征：如呼吸困难、颈静脉怒张、肝大、胸腔积液、腹水、下肢水肿等，心衰加重需暂停或降低康复强度。

快速房性心律失常、房室传导阻滞是三尖瓣下移畸形常见的并发症，康复过程中密切监测心电图。静息心率＜ 40 次 / 分，或＞ 120 次 / 分，或出现快室率心房颤动、心房扑动、Ⅲ度房室传导阻滞及时中止康复训练

第四节　儿童心脏疾病患者的心脏康复

一、儿童简单性先天性心脏病患者的心脏康复

（一）病例介绍

基本资料：患儿，男，3 岁 8 月 3 天。

主诉：患儿无疼痛，胃口佳，大小便正常，活动耐力差。

既往史：患儿 1 个月前于我院在体外全麻下行室间隔缺损根治术。术后 10 天患儿恢复良好，予出院，定期随访。

专科检查：神清，精神可，无青紫，呼吸平稳，听诊双肺呼吸音对称，无啰音，心音有力，心

律齐，肝肋下未及，四肢末梢暖，无水肿。

辅助检查：心脏彩超：LVEF：62%。

体格检查：心率 90 次 / 分，呼吸 23 次 / 分，身高 94 cm，体重 17 kg，血压 82/53 mmHg，SpO_2：98%。

临床诊断：室间隔缺损。

（二）心功能评估与管理

心功能评估及干预：①心脏彩超示 LVEF：62%。② BNP：400 pg/ml。③ NYHA：Ⅱ级。血压与 SpO_2 处于正常范围，患儿心肺功能可，无特殊处理。

（三）营养评估与管理

1. 营养评估

身高位于 P3～P10，较同龄人落后。体重位于 P75～P90，偏重。

2. 营养管理

（1）指导患儿合理饮食，避免食用高盐、高脂、高糖食物，可进食如奶类、禽蛋类的高蛋白、易消化的食物。注意保持营养的均衡，在术后切忌暴饮暴食。

（2）指导家长引导患儿养成不偏食、不挑食，喜欢吃瓜果、蔬菜等新鲜食品，愿意饮用白开水，不贪饮料的良好饮食习惯。

（3）指导家长学会看食物标签并正确选择零食：①宜选择新鲜、天然、易消化的食物，如奶制品、水果等食品；②少选油炸食品和膨化食品；③零食最好安排在两次正餐之间，量不宜多，睡觉前 30 min 不要吃零食。指导家长注意食物的食用安全，避免整粒的豆类、坚果类食物呛入气管发生意外，建议坚果和豆类食物磨成粉或打成糊食用。

（四）运动评估与管理

1. 运动评估

患儿家长诉患儿术后活动无耐力，居家卧床休息为主，很少参与活动及户外游戏。6 分钟步行测试中无继发心律失常，经皮氧饱和度下降至 95%。步行距离为 310 m，METs 3.2，Brog 评分 15 分，运动能力较同龄正常儿童下降。

2. 运动管理

（1）教育家长运动康复训练的重要性。指导患儿适量进行活动，减少久坐时间，避免患儿养成久坐的不良生活习惯。并鼓励其陪伴患儿持之以恒地运动。

（2）每周至少完成 3 次每次 30 min 的有氧训练活动。热身阶段走步 5 min；训练阶段慢跑或骑车 20 min；恢复阶段走步 5 min。训练阶段的心率维持在 120～140 次 / 分，Brog 评分在 14～16 分。避免患儿进行跳绳、蹦床等剧烈活动。指导家长协助患儿完成抗阻训练，指导患儿依次进行弹力带单腿单臂肘屈曲、屈膝前臂后伸、蹬踢、半蹲、站姿前后踢等动作训练，每周 2 天，每个动作重复 8～12 次。

（3）指导家长如孩子发生感冒、发烧、腹泻等急性疾病期间需暂停运动，待缓解后再继续。运动中出现胸痛、胸闷、头晕、心悸、异常的呼吸困难和（或）疲劳、关节肌肉明显疼痛等不适感觉，应立即降低运动强度或停止运动，采取对应措施，及时就医。

（4）指导家长根据康复训练的要求监督患儿训练及打卡，告知家长运动前应做热身活动，运动后应做整理恢复活动来预防运动损伤，同时在运动中需要适量补水。

（5）注意事项：以上运动康复训练过程中，家长需全程陪伴并密切观察患儿有无异常，一旦出现心悸、心率过快、胸痛、恶心等表现应立即停止运动，并及时联系医护人员。

（五）心理行为评估与管理

1. 心理行为评估

（1）儿童：家长诉其易怒，害怕医护人员，对去医院就诊有抵触情绪。

（2）家长：采用 GAD-7 量表测得母亲具有广泛性焦虑障碍，得分 12 分。

（3）生活质量评估：采用 PedsQL 3.0 心脏模块量表测得患儿生活质量评分为 52 分，生活质量差。

（4）心脏康复知信行水平评估：采用自设的心脏康复知信行量表测得，知信行得分为 104 分（满分 170 分）。

2. 心理行为管理

（1）安抚家长情绪，表达同理，必要时提供同伴教育，给予心理支持，减少其焦虑情绪。指导家长耐心陪伴患儿，

（2）给足患儿安全感，陪伴孩子转移他们的注意，要懂得从他的角度出发去理解问题，尊重儿童的个人意见和情感表达，必要时联系社工介入，为患儿进行心理疏导。

（3）指导家长教育孩子控制自身的情绪，为患儿提供自由交往和游戏的机会，鼓励自主选择、自由结伴开展活动。

（六）免疫接种管理

指导家长学习儿童预防接种相关知识。指导患儿家长居家期间的预防感染措施，包括定时开窗通风，手卫生，保持生活环境的清洁等。

（七）康复效果评价

见表 11-4-1。

表 11-4-1 康复效果评价

项目	术后 1 个月	术后 3 个月
查体	心率 90 次 / 分，呼吸 23 次 / 分，身高 94 cm，体重 17 kg，BP 82/53 mmHg，SpO_2：98%	心率 92 次 / 分，呼吸 22 次 / 分，身高 95 cm，体重 19 kg，BP 85/55 mmHg，SpO_2：98%
心脏彩超	LVEF：62%，二尖瓣轻度反流	LVEF：63%，二尖瓣轻度反流
NYHA	Ⅱ级	Ⅰ级
营养	身高位于 P3～P10，较同龄人落后。体重位于 P75～P90，偏重	身高位于 P3～P10，较同龄人落后。体重位于 P50～P75，处于正常范围
运动评估	6 分钟步行试验中无继发心律失常，经皮氧饱和度下降至 95%。步行距离为 310 m，METs 3.2，Brog 评分 15 分，运动能力较同龄正常儿童下降	6 分钟步行试验中无继发心律失常，经皮氧饱和度无下降。步行距离为 360 m，METs 3.7，Brog 评分 15 分，运动能力达正常儿童低限水平
心理行为评估	GAD-7：12 分	GAD-7：7 分
生活质量评估	PedsQL 3.0 心脏模块：52 分	PedsQL 3.0 心脏模块：68 分

二、儿童复杂性先天性心脏病患者的心脏康复

（一）病例介绍

基本资料：患儿，女，15 岁，目前服用华法林 2.5 mg/qd。

主诉：平时不参加体育课，运动后费力、头晕，不参加如跑步、跳绳等剧烈活动。

既往史：患儿 3 年前于我院行 MV 置换术，术后规律随访。

专科检查：神清，精神可，无青紫，呼吸平稳，听诊双肺呼吸音对称，无啰音，心音有力，心律齐，肝肋下未及，四肢末梢暖，无水肿，无出血点。

辅助检查：心脏彩超显示：LVEF：66%，二尖瓣轻度反流。

体格检查：心率：95 次 / 分，呼吸：23 次 / 分，身高：166 cm，体重：71.8 kg，BMI：26.1 kg/m^2 血压：125/88 mmHg，SpO_2：97%。

临床诊断：二尖瓣重度反流。

（二）心功能评估与管理

心功能评估及干预：①心脏彩超显示 LVEF：62%，二尖瓣轻度反流。② BNP：500 pg/ml。③ NYHA：Ⅱ级。血压与 SpO_2 处于正常范围，患儿心肺功能可，无特殊处理。

（三）营养评估与管理

1. 营养评估

患儿生长发育可，体重超重，肥胖。

2. 营养管理

（1）患儿体重超重，建议控制每日摄入热量：建议患儿参与轻体力劳动，摄入量控制在 25～

30 kcal/（kg·d），理想体重＝（身高－105）kg，故建议 61×（25～30）＝1525～1830 kcal/d。

（2）合理选择主食，粗细粮搭配：建议每天两份粗粮（50～100 g），三份细粮，每日摄入量 300～350 g，易于消化。

（3）控制脂肪与胆固醇的摄入：适度提取蛋白质，每日 50～70 g 为宜，脂肪每日 40～60 g 为宜，每日烹调用油量控制在 25 g 以内，尽量使用植物油，建议每周吃两次水产品，补充 ω-3 多不饱和脂肪酸，牛奶可选择低脂或脱脂牛奶代替全脂牛奶，每日不超过 250 g。

（4）减少食物中盐的摄入：每天盐的摄入量控制在 3～5 g。

（5）多吃富含维生素、无机盐的食物：最好每天进食新鲜蔬菜 300～500 g，注意增加深色蔬菜比例，适当食用水果 200～350 g，尽量选择橙子、苹果、猕猴桃、樱桃等低糖水果。

（6）保证充分钙的摄入：建议每日钙摄入 800 mg，奶制品是钙的最佳来源。

（四）运动评估与管理

1. 运动评估

心肺运动试验显示：peak$VO_2$1689 ml/min，METs：5.5，运动耐量差。Weber 心功能 B 级。

2. 运动管理

（1）教育家长运动康复训练的重要性。指导患儿适量进行活动，减少久坐时间，避免患儿养成久坐的不良生活习惯。并鼓励其陪伴患儿持之以恒地运动。

（2）每周至少完成 3 次每次 30 min 的有氧训练活动。热身阶段走步 5 min；训练阶段慢跑或骑车 20 min（METs 4.0）；恢复阶段走步 5 min。训练阶段的心率维持在 130～150 次 / 分，Brog 评分在 14～16 分。避免患儿进行跳绳、跑步等剧烈活动。指导家长协助患儿完成抗阻训练，指导患儿依次进行弹力带单腿单臂肘屈曲、屈膝前臂后伸、蹬踢、半蹲、站姿前后踢等动作训练，每周 2 d，每个动作重复 8～12 次。

（3）指导家长如孩子发生感冒、发烧、腹泻等急性疾病期间需暂停运动，待缓解后再继续。运动中出现胸痛、胸闷、头晕、心悸、异常的呼吸困难和（或）疲劳、关节肌肉明显疼痛等不适感觉，应立即降低运动强度或停止运动，采取对应措施，及时就医。

（4）指导家长根据康复训练的要求监督患儿训练及打卡，告知家长运动前应做热身活动，运动后应做整理恢复活动来预防运动损伤，同时在运动中需要适量补水。

（5）注意事项：以上运动康复训练过程中，家长需全程陪伴并密切观察患儿有无异常，一旦出现心悸、心率过快、胸痛、恶心等表现应立即停止运动，并及时联系医护人员。

（五）心理行为评估与管理：

1. 心理行为评估

（1）儿童：Spence 儿童焦虑量表：55 分。

（2）家长：采用儿童过度保护量表，得分 58 分。

（3）生活质量评估：采用 PedsQL 3.0 心脏模块量表测得患儿生活质量评分为 62 分。

（4）心脏康复知信行水平评估：采用自设的心脏康复知信行量表测得，知信行得分为 112 分（满分 170 分）。心脏康复知信行量表包含 3 个知识、信念、行为三个部分，共 34 个条目。总量表 Cronbach's α 系数为 0.731，折半信度为 0.730，内容效度为 0.956，各条目的内容效度为 0.917～1（表 11-4-2）。

2. 心理行为管理

（1）指导家属提升家庭亲子沟通能力，改善家庭亲子沟通状况，增强青少年领悟到的来自家庭外部和家庭内部的社会支持。

（2）通过空椅子技术、角色扮演技术、情景模拟技术等方法引导患者与家属开展亲子沟通实践。

（六）药物管理

（1）指导儿童定期服药，INR 维持在 1.8～2.5 区间范围内。

（2）阿司匹林、布洛芬等药物会影响华法林的药效，不可随意自行服药。

（3）避免进食胡萝卜、菠菜等富含维生素 K 的食物，以免影响药效。

（七）康复效果评价

见表 11-4-3。

表 11-4-2　心脏康复知信行问卷

维度	条目	非常不同意 1	不同意 2	不确定 3	同意 4	非常同意 5
知识 K1	先心病术后 3 个月以上的患儿就需要进行心脏康复治疗。					
知识 K2	心肌病与心脏移植的患儿需要心脏康复治疗。					
知识 K3	心脏康复的内容包括心肺功能检查、生长发育评估、运动耐受能力、心理的评估与指导。					
知识 K4	先心病患儿术后由于免疫力低下、支气管较短，易发生感染。					
知识 K5	先心病患儿需要进行专业评估后才可接种疫苗。					
知识 K6	保持良好的口腔卫生、定期进行牙科检查和预防龋齿能够预防感染性心内膜炎。					
知识 K7	先心病患儿术后早期需要个性化饮食。					
知识 K8	先心病患儿术后需要定期监测身高、体重，保证营养充足。					
知识 K9	父母需要注意患儿的情绪。					
知识 K10	父母需要管理自己的情绪，才能和孩子保持良好的亲子关系。					
知识 K11	运动康复的优点包括促进发育、增强心肺、动作协调、保护视力、增进心理健康、改善人际交往。					
知识 K12	运动可分为有氧运动和无氧运动。					
知识 K13	患儿运动前后身体出现肌肉疼痛、食欲不振、恶心呕吐、头痛头晕、精神压抑要暂停运动。					
知识 K14	先心病患儿术后不能够擅自停药、减药。					
知识 K15	先心病患儿术后服药时不能够将药物与果汁、饮料混合同服。					
知识 K16	服用利尿剂的患儿可食用大豆、花生、香蕉等食物，避免低钾血症。					
态度 A1	您感觉您的孩子在术后有必要进行心脏康复。					
态度 A2	您感觉心脏康复的内容对您的孩子是有益处的。					
态度 A3	您感觉运动康复对您孩子的心肺功能恢复是有帮助的。					
态度 A4	您感觉您的孩子有毅力坚持进行运动康复锻炼。					
态度 A5	您感觉有必要关注您孩子的情绪。					
态度 A6	您感觉有必要管理自身的情绪。					
态度 A7	您感觉有必要定期对孩子的生长发育水平进行评估。					
态度 A8	您感觉需要医务人员对患儿进行用药指导。					
态度 A9	您感觉需要医务人员对患儿的预防接种进行评估。					
行为 P1	您会带您的孩子定期进行心脏康复评估。					
行为 P2	您会定期监测孩子的身高、体重。					
行为 P3	您会监督您的孩子按照运动处方定期运动。					
行为 P4	在运动过程中，您的孩子有头晕、头痛等不适时，您会及时告知医务人员。					
行为 P5	您会督查您的孩子保持良好的口腔卫生，定期进行牙科检查。					
行为 P6	经过医务人员评估后，您才会让您的孩子接种疫苗。					
行为 P7	您会注意自己的情绪，不让负面情绪影响孩子。					
行为 P8	您会主动了解您的孩子的情绪及异常行为表现。					
行为 P9	您会按医嘱让您的孩子按时服药。					

* 知识维度：条目 K1～K16；信念维度：条目 A1～A9；行为维度：条目 P1～P9。

表 11-4-3 康复效果评价

项目	第一次	第二次（居家康复训练 40 次）
查体	心率：95 次 / 分，呼吸：23 次 / 分，身高：166 cm，体重：71.8 kg，BMI：26.1 kg/m^2，血压：125/88 mmHg，SpO_2：97%	心率：85 次 / 分，呼吸：21 次 / 分，身高：166 cm，体重：66.2 kg，BMI：24 kg/m^2，血压：98/65 mmHg，SpO_2：97%
心脏彩超	LVEF：66%，二尖瓣轻度反流	LVEF：62%，二尖瓣轻度反流
NYHA	Ⅱ级	Ⅰ级
营养评估	身高位于 P75～P90，体重＞ P97，肥胖	身高位于 P75～P90，体重位于 P90～P97
peakVO_2	1689 ml/min	1581 ml/min
MET	5.9	5.7
Weber 心功能分级	B 级	A 级
心理行为评估	Spence 儿童焦虑量表：55 父母过度保护量表：58 分	Spence 儿童焦虑量表：31 分 父母过度保护量表：42 分
生活质量评估	生活质量评估：采用 PedsQL 3.0 心脏模块量表测得患儿生活质量评分为 62 分	采用 PedsQL 3.0 心脏模块量表测得患儿生活质量评分为 77 分
心脏康复知信行	112 分	158 分

三、儿童心肌病患者的心脏康复

（一）病例介绍

基本资料：患儿，男，10 岁 1 月 27 天。

主诉：活动耐力下降 2 年余。

既往史：

传染病史：否认麻疹、水痘、流行性腮腺炎、肝炎等病史。

预防接种史：按时接种疫苗。

有无手术外伤史：否认手术外伤史。

输血史：否认输血史。

药物（食物）过敏史：否认药物及食物过敏史。

既往疾病史：无。

专科检查：心音略低钝，未闻及杂音，心律齐，心率 80 次 / 分。

辅助检查 心脏彩超：LVEF：40%，右心房明显增大，右心房 57 mm×68 mm，提示双心房增大，左右心室心肌增厚、心室腔小，左右心室舒张功能受限，左室收缩功能减低。

体格检查：心率：80 次 / 分，呼吸：20 次 / 分，身高：138 cm，体重：26.2 kg，血压：119/78 mmHg，SpO_2：97%。

临床诊断：肥厚型心肌病，心功能Ⅲ级（NYHA 分级）。

（二）心功能评估与管理

心功能评估及干预：①心脏彩超示 LVEF：40%。② BNP：3888 pg/ml。③ NYHA：Ⅲ级。血压与 SpO_2 处于正常范围，6 分钟步行试验结果显示步行距离降低，心肺运动试验结果显示运动耐受性降低。

（三）营养评估与管理

1. 营养评估

身高位于 P25～P50，正常范围内。体重位于 P3～P10，较同龄人落后。

2. 营养管理：

（1）制订合理的饮食制度：一日三餐营养素分配合理。一日三餐饮食热量分配应该是早餐、中餐、晚餐大约各占 1/3，如早餐占 30%，中餐 40%，晚餐 30%。使体内热量供给匀称。

（2）一日三餐按时吃：可少量吃点零食，但注意就餐前 1 h 内不宜吃零食，以免影响食欲。

（3）按所需的热量调整食物结构：增加主食摄入量，动物蛋白质，也就是鱼、肉、禽、蛋的量也应相应增加，并可多选择含淀粉多的食物（如各种主食），另外，可多选择的食物是：毛芋头、土豆、藕、木薯、竹薯、山薯、番薯、荸荠、菱角、慈菇、果汁、果酱、蜂蜜，以及各种新鲜水果，特别是甜味重的南方水果，如龙眼、荔枝、芒果、黄皮果、菠萝蜜、香蕉等。

（4）增加脂肪的摄入量：增加的数量要以自己的胃肠道能正常消化吸收，不至于引起腹泻等消化不良症状为准，可适量选用动物脂肪，如奶油、肥肉等。

（5）食物多样化，粗细搭配，平衡膳食在符合膳食处方治疗原则的基础上要照顾到患儿的饮食习惯，做到食物品种多样化，烹饪手法多样化，食物物理特点以软、烂、细为主，保护消化道黏膜屏障功能。

（四）运动评估与管理

1. 心肺功能评估

患儿主诉活动耐力下降2年余，居家卧床休息为主，几乎不参与活动及户外游戏。在心肺运动试验中，该患儿表现出运动耐受性降低，仅达到预期最大摄氧量的64%。6分钟步行试验中无继发心律失常，SpO_2下降至88%。步行距离为215 m，为Ⅲ度心功能不全，Brog自觉疲劳评分：17分，运动能力较同龄正常儿童明显下降。

2. 运动管理

呼吸肌训练：患儿由于心排血量降低导致外周骨骼肌（包括呼吸肌）的低灌注及血管的收缩，从而产生代谢和结构的异常，导致呼吸肌的萎缩，进一步加重呼吸困难。因此呼吸肌训练对患儿尤为重要。

（1）缩唇呼吸训练：教患儿练习在嘴唇半闭（缩唇）时呼气，类似于吹口哨的嘴形，使气体缓慢均匀地从两唇之间缓缓吹出，吸气时闭嘴用鼻缓慢吸气，稍屏气后行缩唇呼气，吸气与呼气时间比为1∶2。这种方法可以增加呼气时支气管内的阻力，防止小气道过早塌陷，有利于肺泡内气体排出。

（2）腹式呼吸训练：患儿舒适位，站立或坐位，左手置于胸前，右手置于腹部，鼻子慢慢深吸气，尽力将腹部鼓起，然后以口呼气，尽量将腹内收（此时口型为鱼口状），呼吸要深，尽量延长呼气时间，每次训练10 min左右。

（3）人工对抗阻力呼吸训练可借助呼吸训练器气球，患儿先深吸气，然后含住气球吸嘴，收拢嘴唇，使吸嘴将舌体下压，保持口腔及呼吸道通畅，缓慢用力吸气，自我调节吸气流速，直至浮标球全部吸起，要循序渐进，以不疲劳为度，尽量将吸气时间保持较长，使浮标球在相应的高度停留时间长，然后将吸嘴拔出，缓慢缩唇呼气，放松休息2 min后进行下一次锻炼。以上方法强度要循序渐进，注意防止过度换气，出现头晕、目眩、气急。每日2～3次，每次10 min左右。

有研究显示采取吸气肌训练在15%～60%最大吸气压（MIP），平均进行15～30 min/d，持续2～3个月，可以改善呼吸肌的耐力和力量，改善呼吸困难。对于患儿建议长期进行呼吸肌训练。

（4）注意事项：以上运动康复训练过程中，家长需全程陪伴并密切观察患儿有无异常，一旦出现心悸、心率过快、胸痛、恶心等表现应立即停止运动，并及时联系医护人员。

（五）心理行为评估与管理

1. 心理行为评估

（1）儿童：家长诉其焦虑，害怕影响学习，对去医院住院有消极情绪。

（2）家长：采用GAD-7量表测得母亲具有广泛性焦虑障碍，得分14分。

（3）生活质量评估：采用PedsQL 3.0心脏模块量表测得患儿生活质量评分为59分，生活质量较差。

（4）心脏康复知信行水平评估：采用自设的心脏康复知信行量表测得，知信行得分为95分（满分170分）。

2. 心理行为管理

（1）患儿及家长常因对疾病不了解、误解和担忧导致情绪障碍，需要从心理上帮助患儿及家长重新认识疾病，合理解释患者心脏疾病转归和预后，纠正患者不合理的负性认知，恢复患儿的自信心，可使很多患儿的焦虑抑郁情绪得到有效缓解。

（2）给足患儿安全感，陪伴孩子转移他们的注意要懂得从他的角度出发去理解问题，尊重儿童的个人意见和情感表达，必要时联系社工介入，为患儿进行心理疏导。

（3）指导家长教育孩子控制自身的情绪，为患儿提供自由交往和探索学习的机会，鼓励自主选择、自由结伴开展活动。

（六）免疫接种管理

指导家长学习儿童预防接种相关知识。指导患儿家长居家期间的预防感染措施，包括定时开窗通风，手卫生，保持生活环境的清洁等。

（七）药物管理

1. 利尿剂

有液体潴留证据的心力衰竭患者均应使用利尿剂。

2. 地高辛

主要治疗心肌病引起的急性和慢性充血性心力衰竭，尤其适用于伴有快速心室率的心房颤动的心功能不全。

3. ACEI 或 ARB

所有 HFrEF（射血分数降低的心力衰竭）患者均应使用，除非有禁忌证或不能耐受。

4. β 受体阻滞剂

病情相对稳定的 HFrEF 患者均应使用，除非有禁忌证或不能耐受。

5. 醛固酮受体拮抗剂

LVEF ≤ 35%、使用 ACEI/ARB/ 血管紧张素受体-脑啡肽酶抑制剂（ARNI）和 β 受体阻滞剂后仍有症状的慢性 HFrEF 患者；急性心肌梗死后 LVEF ≤ 40%，有心力衰竭症状或合并糖尿病的患者。

6. ARB

不能耐受 ACEI 的 HFrEF 患者推荐用 ARB。

7. ARNI

对于 NYHA 心功能Ⅱ～Ⅲ级、有症状的 HFrEF 患者，若能够耐受 ACEI/ARB，推荐以 ARNI 替代 ACEI/ARB，以进一步降低心力衰竭的发病率及死亡率。

（八）康复效果评价

见表 11-4-4。

表 11-4-4　康复效果评价

项目	出院 1 个月随访	出院 3 个月随访
查体	心率 78 次 / 分，呼吸 21 次 / 分，身高 138 cm，体重 26.5 kg，BP 120/73 mmHg，SpO_2：98%	心率 82 次 / 分，呼吸 22 次 / 分，身高 139 cm，体重 27.7 kg，BP 115/65 mmHg，SpO_2：98%
心脏彩超	LVEF：52%，左右心房增大，左右心室心肌增厚、心室腔小，左右室舒张功能受限	LVEF：58%，左右心房增大，左右心室心肌增厚、心室腔小，左右室舒张功能受限
NYHA	Ⅲ级	Ⅱ级
营养	身高位于 P25～P50，正常范围内。体重位于 P3～P10，较同龄人落后，为低水平	身高位于 P25～P50，正常范围内。体重位于 P10～P25，较同龄人落后，为中等以下水平
运动评估	6 分钟步行试验中无继发心律失常，经皮氧饱和度下降至 90%。步行距离为 250 m，Brog 评分 15 级，疲劳感觉累	6 分钟步行试验中无继发心律失常，经皮氧饱和度下降至 93%。步行距离为 310 m，Brog 评分 13 级，疲劳感觉稍微累
心理行为评估	GAD-7：12 分	GAD-7：9 分
生活质量评估	PedsQL 3.0 心脏模块：62 分	PedsQL 3.0 心脏模块：69 分

四、儿童心律失常患者的心脏康复

（一）病例介绍

基本资料：患儿，男，4 岁 1 月 12 天。

主诉：1 年内反复发作晕厥数次。

既往史：患儿 1 年前在无明显原因下出现突发晕厥，表现为突然倒地，意识丧失，双下肢抖动，持续 10～20 s 后意识转清，无面色苍白、大汗、青紫，无胸痛、胸闷，无呼吸困难，无尿便失禁，未处理。后患儿有反复发作一过性头晕、站立不稳，予动态心电图提示：窦性心律，窦性停搏，拟“病态窦房结综合征”收入院，行永久起搏器植入术。

专科检查：神清，精神可，面色正常，呼吸平稳，口唇无发绀，心音有力，心律不齐，未闻及病理性杂音。

辅助检查：心脏彩超：LVEF：63%。

体格检查：心率：80 次 / 分，呼吸：25 次 / 分，身高：102 cm，体重：15 kg，血压：82/53 mmHg，SpO_2：98%。

临床诊断：病态窦房结综合征，起搏器植入术后。

（二）心功能评估与管理

心功能评估及干预：①心脏彩超示 LVEF：63%。② EKG 示窦性心律＋起搏心律，永久起搏器工作正常。③ BNP：400 pg/ml。④ NYHA：Ⅱ级。血压与 SpO_2 处于正常范围，患儿心肺功能可，无特殊处理。

（三）营养评估与管理

1. 营养评估

身高位于 P25～P50，正常。体重位于 P10～P25，较同龄人偏轻。

2. 营养管理

（1）指导患儿合理饮食，避免食用高盐、高脂、高糖食物，可进食如奶类、禽蛋类的高蛋白、易消化的食物。注意保持营养的均衡，在术后切忌暴饮暴食。

（2）指导家长引导患儿养成不偏食、不挑食，喜欢吃瓜果、蔬菜等新鲜食品，愿意饮用白开水，不贪饮料的良好饮食习惯。

（3）家长最好记录好每餐的进食情况，以及每天的排便情况，出现异常时可及时咨询医生。

（4）指导家长学会看食物标签并正确选择零食：①宜选择新鲜、天然、易消化的食物；②少选油炸食品和含有食品添加剂较多的食品；③零食最好安排在两次正餐之间，量不宜多，睡觉前 30 min 不要吃零食。

（四）运动评估与管理

1. 运动评估

患儿家长诉患儿术后活动无耐力，居家卧床休息为主，很少参与活动及户外游戏。6 分钟步行试验中无继发心律失常，SpO_2 下降至 95%。步行距离为 320 m，Brog 评分 16 分，运动能力较同龄正常儿童下降。

2. 运动管理

（1）教育家长运动康复训练的重要性。指导患儿适量进行活动，减少久坐时间，避免患儿养成久坐的不良生活习惯。并鼓励其陪伴患儿持之以恒地运动。

（2）间歇式有氧运动：包括正常散步→增大步幅→增大摆臂→配合呼吸（调整呼吸频率，深呼吸）→适当负重运动 5 个步骤，以患儿心率维持在 110～130 次 / 分，Brog 评分在 14～16 分为宜，运动时间为每次 30 min，每周 2～3 次。

（3）抗阻训练：借助适合儿童的低强度弹力带进行训练，指导患儿依次进行弹力带单腿单臂肘屈曲、屈膝前臂后伸、蹬踢、半蹲、站姿前后踢等动作训练，每周 2 d，每个动作重复 8～12 次，1～3 组 / 次；借助握力圈进行训练，指导患儿握至极限位置后停顿 3～5 s 后再放松，单手连续 10～20 次 / 组，左右手依次进行，每周 2～3 天，每天 3 组。

（4）注意事项：手术侧肢体要避免高举、大幅度活动，以避免脉冲发生器和导线发生移位。以上运动康复训练过程中，家长需全程陪伴并密切观察患儿有无异常，一旦出现心悸、心率过快、胸痛、恶心等表现应立即停止运动，并及时联系医护人员。

（5）建议患儿在日常生活中使用可穿戴式电子设备，如运动手表，实时监测心率。

（五）心理行为评估与管理：

1. 心理行为评估

（1）儿童：家长诉其易怒，害怕医护人员，对去医院就诊有抵触情绪。

（2）家长：采用 GAD-7 量表测得母亲具有广泛性焦虑障碍，得分 13 分。

（3）生活质量评估：采用 PedsQL 3.0 心脏模块量表测得患儿生活质量评分为 54 分，生活质量差。

（4）心脏康复知信行水平评估：采用自设的心脏康复知信行量表测得，知信行得分为 104 分（满分 170 分）。

2. 心理行为管理

（1）安抚家长情绪，表达同理，必要时提供同伴教育，给予心理支持，减少其焦虑情绪。

（2）给足患儿安全感，陪伴孩子转移他们的注意力，要懂得从他的角度出发去理解问题，尊重儿童的个人意见和情感表达，必要时联系社工介入，为患儿进行心理疏导。

（3）指导家长教育孩子控制自身的情绪，为患儿提供自由交往和游戏的机会，鼓励自主选择、自由结伴开展活动。

（六）免疫接种管理

指导家长学习儿童预防接种相关知识。指导患儿家长居家期间的预防感染措施，包括定时开窗通风，手卫生，保持生活环境的清洁等。

（七）康复效果评价

见表 11-4-5。

表 11-4-5　康复效果评价

项目	术后 1 个月	术后 3 个月
查体	心率 80 次 / 分，呼吸 25 次 / 分，身高 102 cm，体重 15 kg，BP 82/53 mmHg，SpO_2：98%	心率 80 次 / 分，呼吸 24 次 / 分，身高 102 cm，体重 16 kg，BP 87/54 mmHg，SpO_2：98%
心脏彩超	LVEF：63%	LVEF：63%
NYHA	Ⅱ级	Ⅰ级
营养	身高位于 P25～P50，正常。体重位于 P10～P25，偏轻	身高位于 P25～P50，正常。体重位于 P25～P50，正常
运动评估	6 分钟步行试验中无继发心律失常，经皮氧饱和度下降至 95%。步行距离为 320 m，Brog 评分 16 分，运动能力较同龄正常儿童下降	6 分钟步行试验中无继发心律失常，经皮氧饱和度无下降。步行距离为 360 m，Brog 评分 14 分，运动能力达正常儿童低限水平
心理行为评估	GAD-7：13 分	GAD-7：8 分
生活质量评估	PedsQL 3.0 心脏模块：54 分	PedsQL 3.0 心脏模块：69 分

参考文献

[1] Pelliccia A，Sharma S，Gati S，et al. 2020 ESC Guidelines on sports cardiology and exercise in patients with cardiovascular disease [published correction appears in Eur Heart J，2021，42（5）：548-549.

[2] 蔡丞俊 . 广泛性焦虑障碍量表在基层医疗中应用的信度和效度 . 上海：复旦大学，2013.

[3] 官群，姚茹，RICHARD WAGNER，等 . 中国《0～3 岁儿童学习与发展指南》研发报告 . 中国特殊教育，2018（5）：67-73.

[4] 刘然，龚杰，王孟成，等 . 中文 Spence 儿童焦虑量表-简版的心理测量学检验 . 中国临床心理学杂志，2022，30（2）：346-349，323.

[5]《运动处方中国专家共识（2023）》专家组 . 运动处方中国专家共识（2023）. 中国运动医学杂志，2023，42（1）：3-13.

[6] Pedretti RFE，Iliou MC，Israel CW，et al. Comprehensive multicomponent cardiac rehabilitation in cardiac implantable electronic devices recipients：a consensus document from the European Association of Preventive Cardiology（EAPC；Secondary prevention and rehabilitation section）and European Heart Rhythm Association（EHRA）. Eur J Prev Cardiol，2021，28（15）：1736-1752.

[7] 吴健 . 重症心脏康复 . 北京：科学出版社，2021：65-192.

[8] 国家心血管病中心，中国医学科学院护理理论与实践研究中心，中华护理学会重症专业委员会，等 . 冠状动脉旁路移植术后置入主动脉内球囊反搏护理专家共识 . 中华护理杂志，2017，52（12）：8.

[9] 宋为群，张皓 . 重症康复指南 . 北京：人民卫生出版社，2020：60-66.

[10] 杨汀 . 慢性呼吸疾病康复临床操作路径 . 北京：人民卫生出版社，2020：95-96.

[11] 王新颖 . 2016 年成人危重症病人营养支持治疗实施与评价指南解读 . 肠外与肠内营养，2016，23（5）：263-269.

[12] 经导管主动脉瓣置换术后运动康复专家共识 . 中国介入心脏病学杂志，2020，28（7）：361-368.

[13] Jiritano F，Fina D，Lorusso R，et al. Systematic review and meta-analysis of the clinical effectiveness of point-of-care testing for anticoagulation management during ECMO. J Clin Anesth，2021，73：110330.

（高学琴　刘国杰　游桂英　温雅　包芸　刘雪慧　陈忠兰　贺莉　李曦　何娟　杨雪梅　王娇　喻鹏铭　杨梦璇　喻丹　李颖　罗雯懿　施萍）

第十二章　心脏康复护理质量控制

第一节　心脏康复护理质量控制要求

一、心脏康复护理质量控制

从康复护理工作实施的角度来看，心脏康复护理工作模式的要素包括组织结构、工作内容、工作程序、质量控制等方面，其质量指标包括结构指标、过程指标、结果指标（图 12-1-1）。心脏康复护理质量控制应按照康复护理工作的规律，从实际出发，依照康复护理技术和护理实践，对康复护理工作中较稳定的重复性事项建立质量标准，为心脏康复护理的开展提供工作指导，以引导心脏康复护理工作向标准化、制度化的方向发展，提供高质量的心脏康复护理服务，提高患者的健康和功能水平。

二、心脏康复组织结构

（一）成立心脏康复组织

1. 心脏康复科 / 中心准入标准

心脏康复科建设需要医院多专业和技术人员共同协作完成，涉及院内外多部门、多学科的共同参与，需建立相应的协作管理制度和配置模式，应有医院层面的支持和保障。具体准入要求参考如下。

（1）由医院院长或医疗副院长分管心脏康复科，主持心脏康复科 / 中心的建设和重大决策，并

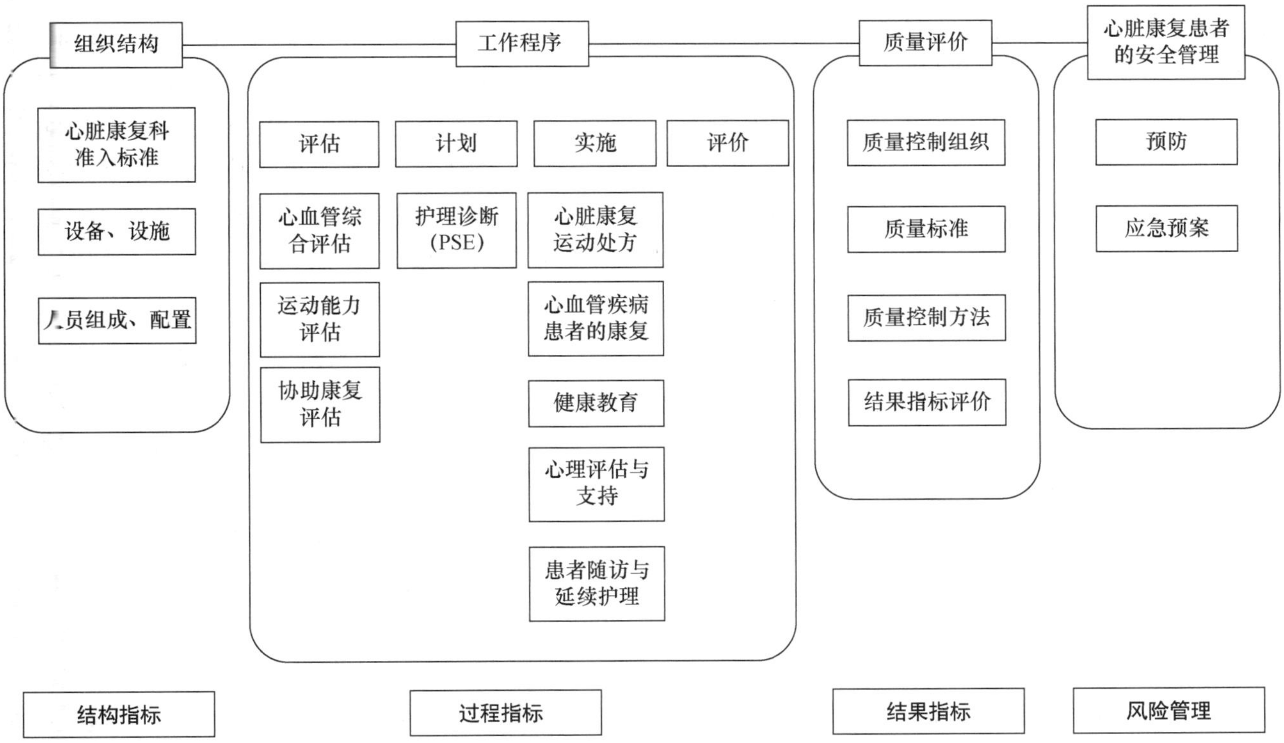

图 12-1-1　心脏康复护理质量要求

有相应的管理小组组织架构及职责分工。

（2）明确管理小组具有调动或协调院内外资源为心脏康复科 / 中心建设和运行提供保障的权力。

（3）明确涉及专业学科，包含心外科、心内科、营养科、心理科、急诊科等学科。

2. 人员组成及配置要求

心脏康复团队是多学科人员的整合团队，团队组织形式可以根据不同医院的实际情况而定，但基本要求和任务是相同的。心脏康复团队人员配置、资质及职责如下。

（1）负责人 1 人，需具有心血管内科或外科专业背景、获得康复专业资质的高级职称医师，具备较强的组织和领导能力，专业技能必须具备对各种心脏病患者进行诊断、鉴别诊断及紧急救治能力，同时能主持心脏康复科的建设和制订重大决策。

（2）心内科医生不少于 1 人，接受过心脏康复规范化学习，中级职称以上心血管专科医师，具备对心脏康复相关报告的诊断和评估的能力，具备处理常见应急事件的能力。负责转诊患者、风险评估、制订个体化心脏康复处方、康复期间急性心血管事件的救治，病情变化患者的实时评估和康复指导。

（3）康复护士不少于 2 人，接受过心脏康复规范化学习，具有相应资格证书，具有心血管急症抢救经验。负责接待患者、制订患者档案，健康教育，康复随访和医疗急救措施的执行。

（4）康复治疗师不少于 1 人，为心脏康复科的专职人员，接受心脏康复规范化学习，获康复治疗专业毕业证书，熟练掌握运动风险评估、运动咨询和运动训练。指导患者具体运动训练，包括制订运动方案。

（5）临床药师、营养师和心理医师可以是与其他学科的协作兼职人员，能确保配合完成对心脏康复需要干预患者进行咨询和治疗，并定期参与患者教育。

（6）数据库填报及管理员 1 人。

（二）人员方面

1. 心脏康复护士资质要求

具有护理大专及以上学历，五年以上临床护理经验，掌握心血管专业基本理论知识，有心血管急危重症救治经验，具备良好的人际交往和沟通能力，注册护士经过专业培训获得心脏康复护理资质者优先，有全局观念和协作、奉献精神，主动参与心脏康复护理管理，协助心脏康复医生和运动治疗师开展相关工作。

2. 心脏康复护士核心工作能力要求

结合心脏康复专科特点将心脏康复护士核心能力整合为理论知识、实践能力、临床决策能力、教学与科研能力及专业发展能力等 5 个方面。为保证心脏康复护士能迅速适应职业变化和胜任工作任务，要求心脏康复护士掌握康复基础理论知识和临床专业实践能力，培养并提升临床决策能力、教学科研能力与专业发展能力，在临床工作中实施生命体征管理、心脏病合并糖尿病管理、心脏病合并血脂代谢异常管理、营养摄入咨询管理、患者全面评估、运动训练效果评价、康复训练活动咨询、心理社会管理、烟草依赖与戒烟管理、体重体脂管理等 10 项基本技能。

3. 心脏康复护士工作职责与内容

目前，我国心脏康复护士在心脏康复中心工作内容包括接待患者、建立患者档案和档案管理，协助康复评估，协助执行运动处方，对患者进行健康教育，对患者进行心理状况评估和心理支持及患者随访管理，家庭心脏康复延续护理 6 个方面。其中，接待患者、建立患者档案需在院内康复期完成，患者随访管理与家庭心脏康复延续护理为院外长期康复期的重要工作内容，其余各项工作贯穿院内、门诊及院外长期康复期始终（表 12-1-1）。心脏康复护士承担着咨询、评估、协调、计划、教育、延续等工作职责，要求：

（1）秉承心脏康复护理小组的服务宗旨和工作目标，体现心脏康复护理专科护士的良好形象。

（2）及时了解心脏康复专科护理知识，积极促进自身的发展。

（3）按时参加心脏康复护理小组例会。

（4）指导和监督临床各护理单元的临床工作，完成每月有关数据的收集、整理和分析，按月上报。

（5）根据相关统计数据进行持续质量改进，提高心脏康复护理的护理质量，促进心脏康复护理的学科发展。

表 12-1-1　心脏康复护理工作内容

康复工作步骤	工作内容	具体要求
接待患者、建立患者档案和档案管理	心脏康复护士在接诊时收集患者信息，建立患者心脏康复档案，康复过程中逐步完善患者信息	1. 档案内容包括：患者一般信息、心脏专科检查、运动能力评估及运动训练方案、二级预防药物、饮食与营养状况评估和干预方案、心理评估和干预方案、烟草依赖评估和干预方案及随访计划等 2. 老年患者等特殊人群需增加衰弱、跌倒风险、功能障碍和日常活动功能评估及认知能力评估 3. 心脏康复护士及时完成资料整理、归档、记录评估参数、评估时间、心脏康复方案内容、方案调整情况
协助康复评估	明确评估职责、评估时间、评估内容及心脏康复各期评估	1. 评估职责：由心脏康复护士协助心脏康复医生完成各项评估，了解患者评估的指标，和心脏康复医生共同完成评估结果的解析 2. 评估时间：推荐每个心脏康复周期进行每月 1 次、共 3～4 次的康复评估，评估时间节点包括初始评估、中期评估和结局评估 3. 评估内容包括临床资料、危险因素、营养状态、精神心理状态、睡眠质量、运动能力
协助执行运动处方	患者的运动处方应在康复师或心脏康复护士的指导下执行	1. Ⅰ期康复：早期离床活动和病房内外活动 2. Ⅱ期康复：以体力活动锻炼为基础的运动方案，包括热身阶段、训练阶段、恢复阶段。运动形式包括有氧、抗阻、柔韧性运动及平衡功能训练 3. Ⅲ期康复：是Ⅱ期康复的延续，定期随访调整运动计划 4. 各期心脏康复中、高危患者运动训练应全程进行医学监护，内容包括观察患者症状、进行 Borg 评分及生命体征监护
对患者开展健康教育	对患者开展多种形式的健康教育，促进患者改变生活方式、增强自我管理、提高依从性	1. 健康教育内容：心血管疾病危险因素管理、心血管疾病、心脏康复知识及五大处方指导、健康生活方式指导、回归工作指导、危险症状识别与自我救治等 2. 健康教育形式：床边宣教、健教宣传手册、科普讲座、电话随访、家庭访视、建立微信群、构建心脏康复健康教育应用程序等
对患者进行心理状况评估和心理支持	进行心理状况评估，给予心理支持	1. 心理评估：通过问诊了解心血管疾病症状、情绪变化、睡眠情况，初步识别是否存在精神、心理障碍，使用心理筛查自评量表筛查 2. 根据心理状况评估情况通过心理干预手段提供心理支持
患者随访管理与家庭心脏康复延续护理	开展随访和家庭心脏康复延续护理	组建随访团队对患者进行随访宣教，做好随访记录。对患者进行家庭心脏康复指导和培训，应用电话、微信、移动应用程序等监督患者家庭康复计划执行情况

（6）跟踪心脏康复护理工作流程，观察心脏康复护理评估及治疗仪器设备的临床应用效果和不良事件，提出建设性建议。

（7）参与制订心脏康复护理相关制度和操作流程。

4. 心脏康复护士培训要求

根据我国的国情和心脏康复的实际情况，参考美国心脏康复医院 / 中心和执业人员培训与考核内容，制订培训和考核内容包括：患者评估；营养管理；体重管理；血压管理；血脂管理；糖尿病管理；戒烟；心理、社会因素管理；体力活动咨询；运动训练（表 12-1-2）。

表 12-1-2　心脏康复执业人员的培训及考核评分权重

培训考核项目	美国评分（分）	中国评分（分）
患者评估	14	10
营养管理	9	10
体重管理	10	6
血压管理	7	6
血脂管理	8	6
糖尿病管理	9	6
戒烟	7	10
心理、社会因素管理	9	15
体力活动咨询	13	15
运动训练	14	16

（1）培训计划（包括预计培训时间、授课人、参加培训人员、课时等内容）。

（2）讲稿。

（3）培训记录。

（4）签到表及照片或视频资料（显示授课人、包括听众在内的授课场景、主题幻灯）。

（5）试卷及成绩表。

（三）场地与设备方面

1. 心脏康复科场地要求

（1）依托心血管专科，具备可以评估、治疗、评价和随访心脏康复患者的场所（门诊、病房），并设置规范、醒目的指引和位置标识。

（2）空间设计具备急救单元。

（3）每位患者的康复运动地面活动空间为 1～1.3 m^2。

（4）必备 6 分钟步行试验场地，直线步行距离大于 25 m，具备距离标志，配备保护措施。

（5）健康教育区：提供休息椅，视听资料、宣教资料等。

（6）心脏康复中心应该明晰并张贴上墙患者和工作人员动线图、科室管理规定、急救设备放置位置、紧急联系方式、火警等情况下的逃生路线图等。

2. 心脏康复科设备要求

（1）心脏康复常用的评估和运动设备，配备至少 1 种有氧运动设备及 1 种上、下肢运动阻抗设备，且具备至少一种心肺评估测试的技术，并指定专人管理，定期校准等。

（2）配备急救设备，除颤仪、吸氧设备、吸引器、配备急救药品的抢救车、听诊器、便携式血压计、心电图机、心电监测、血氧监测仪、快速血糖监测仪等。

（3）其他常规设备：体重秤、张贴清晰的运动强度与主观疲劳感觉量表（Rating of Perceived Exertion，RPE）等。

第二节　心脏康复护理质量控制体系

质量评价是心脏康复护理质量持续改进的前提和基础，而指标的选择是护理质量评价的关键所在。较常用的护理质量评价指标体系是美国医疗质量管理之父多那比第安（Avedis Donabedian）提出的“结构-过程-结果”全方位的质量评价模型。结构指标侧重于组织及成员的内在属性，是实施康复护理工作的基础条件，主要包括科室环境、护理人力资源、设施设备、教育与培训、制度与规范等，反映了医疗机构提供心脏康复护理服务的能力。过程指标侧重于组织内部的活动是否被正确、有效地实施，反映了心脏康复护理工作必备的知识和技能，主要包括护理评估、护理实践、健康教育、随访管理等，是衡量康复护理服务过程质量的关键指标。结果指标是结构和过程衍生所带来的结局表现，是实施心脏康复护理工作后对患者结局和护士结局的评价。主要包括患者健康状况的改善情况，不良事件发生率和患者满意度等。

一、建立心脏康复质量管理组织架构

建立心脏康复质量控制小组，由护理人员和至少 1 名心脏康复医生组成，设组长 1 名，由护士长或相关人员担任，全面负责心脏康复护理实施统筹，协调管理康复质控小组工作；必要时设副组长 1 名，负责康复流程制订、康复活动培训考核等；小组成员主要负责督导患者康复活动执行情况及康复流程方案的落实；医生负责把控患者康复实施前的病情评估及活动目标设定。通过质量管理活动，健全康复科工作制度、工作流程、康复评估及操作规范、应急预案等（图 12-2-1）。

二、心脏康复护理质量指标

（一）结构指标

指标一：具有康复专科护士不少于 2 人

（1）定义：康复专科护士是指接受过康复规范化学习培训，具有康复专科护士资格证书的护士，应具有心血管急症抢救经验。

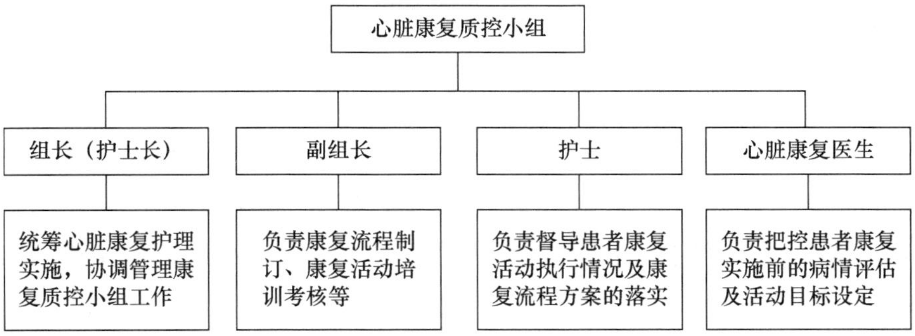

图 12-2-1　心脏康复护理质量管理组织架构

（2）意义：康复护理是康复医学不可分割的组成部分，随着康复医学的发展而发展，康复专科护士可负责接待患者、管理病历档案、健康教育、康复随访和医疗急救措施的执行，参与心脏康复门诊工作。

指标二：参加心脏康复护理培训率

（1）定义：以年度为单位，参加心脏康复护理培训的人数占病区护士总人数的比例。

（2）计算公式：参加心脏康复护理培训率＝参加心脏康复护理培训的护士人数 / 同期病区护士总人数 ×100%。

（3）意义：对在岗护士安排所应具备心脏康复专业知识与技能的院科二级培训活动，以及参加院外机构组织的与心脏康复专业相关的知识与技能培训并获得培训证书。其目的是提高护士的心脏康复业务知识和专业技能。

说明：

（1）心脏康复护理培训是指根据临床心脏康复工作开展的要求，对在岗护士进行康复相关知识与技能的专项培训。包括心脏康复专业相关理论知识、专业技能、康复操作等。

（2）如本年度内同一人参加多次培训并取得多项培训证书，按照 1 人数计入。

指标三：急救设备完备率

（1）定义：急救设备设施检测合格的数量与本年度急救设备总数的比例。

（2）计算公式：急救设备完备率＝急救设备设施检测合格的数量 / 本年度急救设备的总数 ×100%。

（3）意义：生命支持、急救设备的正常运行直接关系到心血管急危重症患者的医疗抢救工作。监测急救设备完备率，以保证危重患者的医疗抢救，确保心脏康复实施过程中的医疗急救和突发事件应急医疗救援工作顺利进行。

说明：

（1）依据《心脏康复中心认证标准》要素一的“基本条件与资质”，心脏康复中心的配套场地及设备要求配备急救设备，包含除颤仪、吸氧设备、吸引器、配备急救药品的抢救车、血压计、心电图机等。

（2）医疗机构各开展心脏康复的科室，均应配备急救设备，并保证急救设备完备。

（3）采用抽检的方式定期抽检急救设备完备性。评价标准包括急救设备物品齐全、性能良好，处于备用状态，完好率到 100%；急救仪器设备设专人管理，定期保养和清洁、检查并有记录；急救药品标签清晰、无过期；急救设备使用后及时清洁并充电维护，确保电池容量充足。

（二）过程指标

1. 心脏康复评估指标

指标一：重症患者 MRC 评估率

（1）定义：单位时间内，重症留观患者 MRC 评估人数与重症留观患者总人数的比例。

（2）计算公式：MRC 评估率＝重症留观患者 MRC 评估的人数 / 重症留观患者总人数 ×100%。

（3）意义：ICU 获得性肌无力（intensive care unit acquired weakness，ICU-AW）是重症患者出现没有明确原因的神经肌肉功能障碍，主要临床表现为脱机困难、轻瘫或四肢瘫、反射减少或肌萎缩，但不包括由于神经系统疾病及神经性肌病导致的肌无力。ICU-AW 与 ICU 住院时间增加、长期功能障碍、1 年病死率增加及 ICU 护理成本增加有关，ICU-AW 的预防、早期诊断和及时治疗至关重要。

说明：适用于重症患者，使用美国医学研究委员会（medical research council，MRC）制订的量表评分，该量表是目前诊断 ICU-AW 的常用标准，通过评估躯体六大肌群的肌力，将总分＜ 48 分者诊断为 ICU-AW。

指标二：住院患者 VTE 风险评估率

（1）定义：单位时间内，住院患者实施 VTE 风险评估的病例数与住院患者总人数的比例。

（2）计算公式：住院患者 VTE 风险评估率＝住院患者实施 VTE 风险评估的总人数 / 同期住院患者总人数 ×100%。

（3）意义：医护早期识别 VTE 风险患者并进行合理预防可有效降低住院患者 VTE 发生。

说明：

（1）静脉血栓栓塞症（VTE）是包括深静脉血栓形成和肺血栓栓塞症在内的一组血栓栓塞性疾病。

（2）每位入院患者均应进行 VTE 风险评估，并在住院期间动态评估。常用的评估量表有外科 Caprini 血栓危险评估量表、内科 Padua 血栓风险评估量表。

指标三：疼痛评估率

（1）定义：单位时间内，住院患者实施疼痛评估病例数与住院患者总人数的比例。

（2）计算公式：疼痛评估率＝住院患者实施疼痛评估的人数 / 同期住院患者总人数 ×100%。

（3）意义：疼痛评估指评估疼痛的发作、治疗效果及转归。包括了解疼痛病史、性质、程度对生活质量的影响，是将患者的主观感受准确量化，以便评估患者的疼痛程度；规范的疼痛管理有利于康复计划实施，改善患者的预后及生活质量，其效果评价是评定医护服务质量的指标之一。

说明：常用疼痛评估量表：数字评分标尺、行为疼痛评估量表、脸谱疼痛评分量表、FLACC 疼痛评分量表。

指标四：日常生活活动能力评估准确率

（1）定义：单位时间内，住院患者实施生活活动能力评估合格人数与住院患者总人数的比例。

（2）计算公式：日常生活活动能力评估准确率＝日常生活活动能力评估合格人数 / 住院患者总人数 ×100%。

（3）意义：日常生活活动能力评估可以确定患者日常生活活动独立的程度，确定哪些日常生活活动需要帮助，需要何种帮助以及帮助的程度，可以为制订康复目标和康复治疗方案提供依据，有利于评定医疗质量。

说明：

（1）护士对患者的自理能力评估（Barthel 指数）为目前临床应用最广，研究最多的一种日常生活活动能力（activities of daily living，ADL）评定方法，包括进食、床与轮椅转移、个人卫生、如厕、洗澡、步行、上下楼、穿衣、大便控制、小便控制等 10 项内容。

（2）日常生活活动能力评估合格：护士能准确理解各项评估内容，评估项目与患者情况相符。

指标五：跌倒风险评估率

（1）定义：单位时间内，住院患者跌倒风险评估病例数与住院患者人数的比例。

（2）计算公式：跌倒风险评估率＝同期住院患者中实施跌倒风险评估的人数 / 统计周期内住院患者人数 ×100%。

（3）意义：住院患者跌倒是医院内患者不良事件之一，跌倒可能导致严重甚至危及生命的后果。在判定跌倒风险等级的同时，应根据评估确定的风险因素，采取针对性的预防措施。在医院管理团队和医务人员的共同努力下，找到有效的预防措施，努力减少跌倒不良事件的发生，提高住院患者的安全性。

说明：

（1）跌倒风险评估是指采用跌倒风险评估量表对患者进行评估，根据评分判定的不同危险度采取相应的干预措施。

（2）常用跌倒风险评估量表有托马斯跌倒风险评估量表、约翰霍普金斯跌倒风险评估量表、Morse 跌倒风险评估量表、Hendrich 跌倒风险评估表；儿童住院患者可使用“住院患儿跌倒坠床高危因子评估表”。

2. 营养支持指标

指标一：营养风险评估率

（1）定义：单位时间内，完成营养风险评估的住院患者占同期住院患者总数的百分比。

（2）计算公式：营养风险评估率＝完成营养风险评估住院患者人数 / 统计周期内住院患者总数 ×100%。

（3）意义：反映医疗机构对住院患者营养状

况的重视程度及营养风险筛查的规范开展情况，营养风险与临床结局密切相关，并可监测患者营养治疗效果。

说明：营养风险评估是指护士采用经过验证的营养风险评估工具进行营养风险评估。常见的评估量表有住院患者营养风险筛查评估表（NRS2002）、患儿营养风险筛查表。

指标二：营养方案执行率

（1）定义：单位时间内，住院患者执行营养方案的人数与同期住院患者制定营养方案人数的百分比。

（2）计算公式：营养方案执行率＝同期执行营养方案住院患者人数/统计周期内制订营养方案住院患者总数×100%。

（3）意义：反映住院患者营养方案执行情况，通过监测了解住院患者营养方案执行情况。

说明：营养方案是营养师利用人体测量、饮食调查、营养评估工具、人体成分分析，或是根据生化指标、炎症指标等进行营养状态评估结果制订的肠内及肠外营养治疗方案，可根据成人和小儿生理特点制订不同的营养方案。

指标三：患者对营养知识知晓率

（1）定义：调查住院患者对营养知识掌握的人数占住院总人数的比例。

（2）计算公式：患者对营养知识掌握率＝同期住院患者知晓营养知识的人数/同期住院患者总人数×100%。

（3）意义：据调查，患者对营养知识知晓率普遍较低，且受年龄、文化程度、地域等影响，入院后了解患者的营养状况，根据营养评估量表对存在营养不良或营养不良风险患者给予营养干预，结合患者的营养情况并依照患者喜好为其制订出个性化饮食方案。因此，对患者的营养状况评估后加强营养知识的宣教，提高患者对营养知识的知晓率，能促进患者康复。

说明：住院患者掌握营养知识：针对评估有营养相关问题的患者实施饮食指导，患者能知晓相关要求，进而提升依从性。

3. 康复运动指标

指标一：住院患者Ⅰ期康复运动执行率

（1）定义：单位时间内，完成Ⅰ期康复运动人次数与同期住院患者总人次数的占比。

（2）计算公式：住院患者Ⅰ期康复运动执行率＝实施Ⅰ期康复运动的住院患者人次/统计周期内住院患者总人次×100%。

（3）意义：Ⅰ期康复（院内康复）通过早期运动，缩短患者住院时间，降低心血管疾病急性期卧床带来的不利影响，恢复患者日常生活自理能力。

说明：根据心血管疾病的不同阶段，通过评估制订院内心脏康复流程，由医师、康复师、康复护士、责任护士共同执行，并有相应记录。

指标二：心脏外科手术患者呼吸功能训练执行率

（1）定义：实施呼吸功能训练人数与实施心脏外科手术患者总人数所占比例。

（2）计算公式：呼吸功能训练执行率＝实施呼吸功能训练的患者人数/统计周期内实施心脏外科手术患者总人数×100%

（3）意义：呼吸功能的实施效果与患者的运动、语言、吞咽、情绪、姿势维持等诸多生理功能密切相关，正确有效的呼吸模式对心脏外科手术患者康复也至关重要。

说明：

（1）呼吸功能训练是指保证呼吸道通畅、提高呼吸肌功能、促进排痰和痰液引流、改善肺和支气管组织代谢、加强气体交接效率的训练方法。

（2）常见的呼吸训练形式有缩唇呼吸训练、腹式呼吸训练、使用呼吸训练器，小儿可以吹气球、吹泡泡等形式训练。

指标三：心脏术后早期康复执行率

（1）定义：心脏术后早期康复执行人数占心脏术后总人数的百分比。

（2）计算公式：心脏术后早期康复执行率＝住院期间心脏术后早期康复执行人数/统计周期内行心脏手术的患者总人数×100%。

（3）意义：心脏术后早期康复有利于缩短机械通气时间和ICU住院时间，降低术后并发症发生率和病死率，改善生理功能和心理功能，提高生活质量。

说明：心脏术后早期康复：是指心脏术后24～72 h康复，包括早期运动、物理干预、指导戒烟、营养支持等，由康复师与医生对患者评估后实施，康复护士、责任护士可配合共同完成。

指标四：全麻术后患者早期吞咽康复训练执行率

（1）定义：单位时间内，全麻术后患者行吞咽康复训练的人数与心脏术后患者吞咽障碍总人数的占比。

（2）计算公式：全麻术后早期吞咽康复训练执行率＝住院期间心脏术后患者行吞咽康复训练的人数/住院期间心脏术后患者吞咽障碍总人数×100%。

（3）意义：医护人员通过洼田饮水试验评估，早期识别吞咽障碍患者，采取合理预防措施可有效降低住院患者术后发生误吸。

说明：

（1）吞咽障碍：又称“吞咽困难”，主要是指由于下颌、双唇、软腭、咽喉和食管括约肌，或是食管结构出现功能性受损，不能安全地将食物送到胃中。

（2）早期吞咽康复训练：术后早期，患者在安静环境下，由康复师进行吞咽康复训练，包括间接吞咽训练和直接摄食训练。间接吞咽训练主要包括舌肌及咀嚼肌训练、喉上抬训练、声门闭锁训练等；直接摄食训练主要包括根据吞咽障碍的程度调整食物形状和黏稠度，进食时改变体位和姿势，选择合适的入口量、食团入口位置及进食速度等。康复护士、责任护士可配合共同完成。

指标五：心脏康复患者运动能力评估率

（1）定义：单位时间内，心脏康复患者运动能力评估人数与心脏康复患者总人数的比例。

（2）计算公式：心脏康复患者运动能力评估率＝心脏康复患者运动能力评估人数/心脏康复患者总人数×100%

（3）意义：

①6分钟步行试验是一种次极量、无创、简单、安全的临床试验，常用于心脏康复中心功能的评价，相较于纽约心功能（NYHA）分级更为客观，更能反映患者日常生活活动能力。6分钟步行试验在心脏康复患者生存率预测、治疗决策制订、评估心脏康复效果、家庭心脏康复等方面发挥着重要作用，用于心脏康复运动强度的设定，据此来制订运动康复的靶目标，有利于保证患者在后续运动方案中的依从性。

②心肺运动试验（cardiopulmonary exercise-testing，CPET），作为一种综合评价心肺等器官系统整体功能和储备能力的检查方法，不仅可阐明运动不耐受和运动状态下发生相关症状的病理生理学机制，而且在疾病的鉴别诊断、预后评估、医疗干预效果评价、运动处方制订等方面也具有重要的临床价值。

说明：

①6分钟步行试验是让患者采用徒步的运动方式，测试患者在6分钟内在平坦、硬地上以能承受的最快速度行走的距离。根据步行距离对6 MWT分级：Level 1：＜300 m；Level 2：300～374.9 m；Level 3：375～449.9 m；Level 4≥450 m，步行距离愈短预后愈差。

②CPET通过测定患者的peakVO_2、AT、峰值心率、峰值负荷等指标，评估有氧运动能力和心肺储备能力，制订运动处方的目标运动量、目标靶心率等；同时CPET还可检测出运动相关不良反应，如缺血、缺氧、心律失常、血压改变等，评估患者的疾病危险分层，是准确、安全制订心脏康复运动处方的重要依据。个体化的适宜的运动强度是确保运动治疗安全性和有效性的关键。危险分层为中至高风险的患者初始运动强度为最大运动能力的40%～50%，危险分层为低风险的患者初始运动强度为最大运动能力的60%～70%，随着体能、病情变化随时调整。运动强度与peakVO_2、HR_{max}及HRR的关系。

指标六：预防深静脉血栓护理措施执行率

（1）定义：单位时间内，采取VTE预防措施的患者数与VTE风险评估为中危和（或）高危的患者总人数的占比。

（2）计算公式：预防深静脉血栓护理措施执行率＝采取VTE预防措施的患者人次/同期住院VTE中高危风险患者人次×100%。

（3）意义：医务人员为患者实施合理的VTE预防措施，有效降低VTE事件发生的概率。

说明：VTE中高危的患者，按要求实施相关的预防措施，主要预防措施包括基础预防、物理预防、药物预防和联合预防；执行的措施在病历或护理记录中有记录。

4. 心理支持指标

指标：心理状态评估率

（1）定义：单位时间内，住院患者实施心理评估的病例数与住院患者总人数的比例。

（2）计算公式：心理状态评估率＝实施心理状态评估的人数 / 同期住院患者总人数 ×100%。

（3）意义：通过对患者心理状态评估率的监测，医护人员能及时了解患者的心理状况，制订有针对性的心理干预措施。

说明：

（1）心理评估指在生物、心理、社会医学模式的共同指导下，对患者各种心理和行为问题的评估，主要评估患者的行为、认知能力、人格特质，帮助做出对患者的判断、预测和决策，为患者住院期间的安全提供必要的前提和保障。

（2）常用心理状态评估量表有：患者健康问卷（PHQ-9）、焦虑自评量表（SAS）、广泛性焦虑量表（GAD-7）等。

排除：新生儿、儿童、昏迷、因各种原因不能配合和实施心理评估的患者。

5. 健康教育指标

指标一：心血管相关危险因素的宣教率

（1）定义：调查护士对住院患者进行心血管相关危险因素宣教的人数占住院总人数的比例。

（2）计算公式：心血管相关危险因素的宣教率＝护士对患者执行心血管相关危险因素宣教指导的人数 / 同期住院患者总人数 ×100%。

（3）意义：入院后医护人员应对患者进行心血管系统相关危险因素的评估，针对患者给予个性化的宣教及指导，帮助患者有效地控制心血管危险因素，防止并发症的发生。

说明：心血管病危险因素评估包括：体质指数（BMI）、收缩压、舒张压、糖化血红蛋白、低密度脂蛋白胆固醇（LDL-C）水平等。

指标二：患者对药物知识掌握率

（1）定义：调查住院患者对药物知识掌握的人数占住院总人数的比例

（2）计算公式：患者对药物知识掌握率＝同期住院患者知晓药物知识的人数 / 同期住院患者总人数 ×100%。

（3）意义：治疗药物是心脏康复的五大处方之一，规范用药并根据患者实施个体化用药，要注意药物剂量、药物的主要作用、药物不良反应；由于心血管疾病多发于老年人群，老年心血管疾病患者的安全药物问题尤为重要，合理应用质量管理方法提高患者药物知识掌握率，能够有效加强患者用药安全意识。

说明：住院患者掌握药物知识：主要针对如抗凝、降压、扩管、降脂、利尿等心血管常用的药品，通过医务人员指导患者能知晓药品名称、主要作用和副作用。

指标三：戒烟指导宣教执行率

（1）定义：调查护士对住院患者对执行戒烟指导宣教的人数占住院总人数的比例。

（2）计算公式：戒烟指导宣教执行率＝同期护士对住院戒烟患者执行宣教指导的人数 / 同期住院患者的总人数 ×100%。

（3）意义：烟草中含有大量的尼古丁、焦油及一氧化碳等有害物质，长期吸烟可诱发并促使心脑血管疾病的发生和发展，加重冠状动脉病变，是危害心脑血管系统的重要危险因素。

说明：医护人员应对患者吸烟情况进行评估，给予戒烟措施的宣教，给予适当的心理和行为支持，必要时给予药物辅助治疗，以便帮助患者有效地戒烟。

指标四：心脏康复出院指导率

（1）定义：调查护士对出院患者进行心脏康复宣教指导的人数占出院总人数的比例。

（2）计算公式：心脏康复出院指导率＝护士对出院患者进行心脏康复宣教指导的人数 / 同期出院患者总人数 ×100%。

（3）意义：心脏康复指导能够提高出院患者的生活质量和机体功能状态，医护人员应给患者普及心脏康复方面的知识技能，提高患者自我监测、自我管理疾病的能力，从而改善生活质量。

说明：出院患者心脏康复宣教的指导，包括饮食、运动、药物、心理、复诊等相关知识，医护人员根据患者的病情制订适宜的康复指导内容。

6. 随访管理与延续护理指标

指标一：一周电话随访落实率

（1）定义：调查护士对出院患者电话随访人

数占出院总人数的比例。

（2）计算公式：一周电话随访落实率＝一周内护士对出院患者电话随访人数 / 同期出院患者总人数 ×100%

（3）意义：电话随访是目前对出院患者采用的一种操作简单、实用而相对低廉的院外延续性护理服务方法。为保证患者的院外安全，减轻患者的忧虑，提高患者的自我护理能力，减少并发症，提升心脏专科的护理品质及内涵，应根据疾病的特殊性制订规范化和个体化的电话随访方案。

说明：患者出院后责任护士对出院患者进行一周电话随访，了解患者回家后恢复的情况，包括患者用药、吸烟、血压、心率、饮食、症状、心理等，同时教育患者如何自我识别心血管病风险，学会自救常识，保证居家康复的安全性，以及对特殊患者进行延续性护理服务；可设置不同疾病出院随访主要内容问卷。

指标二：康复护理门诊接诊率

（1）定义：调查康复护理门诊接诊的人数占心脏术后出院患者人数的比例。

（2）计算公式：康复护理门诊接诊人数＝康复护理门诊接诊的人数 / 心脏术后出院患者总人数 ×100%。

（3）意义：康复护理门诊为患者提供了便捷的服务，促进了患者出院后专业化护理的延续和全程管理。对出院后的患者进行评估、评价、指导等，促进了患者的康复，满足了出院患者对专业护理的需求，是康复护理专科发展的有力保障。

说明：康复护理门诊接诊的人数为就诊并有门诊档案的患者。

指标三：心脏康复居家延续护理实施率

（1）定义：调查心脏康复居家延续护理实施的人数占出院患者人数的比例。

（2）计算公式：心脏康复居家延续护理实施率＝实施心脏康复居家延续护理的患者人数 / 出院患者总人数 ×100%。

（3）意义：居家心脏康复可以让患者延续康复意识，对于患者行为方式的改善、危险因素的控制、有氧运动耐力的提高疗效明显，通过医护药师多元联动的延续性护理干预，及时跟进患者生活方式，控制危险因素，进一步减少心血管事件。

说明：实施心脏康复居家延续护理的患者人数指签约医院居家服务患者，医生、护士、药师实施上门评估及居家指导。

（三）结果指标

指标一：护士心脏康复理论知识考核合格率

（1）定义：以年度为单位，护士心脏康复理论知识考核合格的人数占全院参加心脏康复理论知识考核总人数的比例。

（2）计算公式：护士心脏康复理论知识考核合格率＝护士心脏康复理论知识考核合格的人数 / 全院参加心脏康复理论知识考核总人数 ×100%。

（3）意义：反映护士对心脏康复护理的专业理论知识掌握程度，评价护士是否具备心脏康复护理专业知识与工作能力，也是评价心脏康复培训、教学质量的重要指标之一。

说明：

（1）根据临床心脏康复工作开展的要求，每年应针对医院心脏康复护理团队制订心脏康复护理理论知识培训计划，对护士进行分级培训和考核。

（2）工作人员应当按照所在单位的要求，参加心脏康复护理理论知识专项培训，并通过考核。

（3）心脏康复理论知识考核合格标准依据各单位培训情况制订。

指标二：护士心脏康复技能考核合格率

（1）定义：以年度为单位，护士心脏康复技能考核合格的人数占全院参加心脏康复技能考核总人数的比例。

（2）计算公式：护士心脏康复技能考核合格率＝护士心脏康复技能考核合格的人数 / 全院参加心脏康复理论知识考核总人数 ×100%。

（3）意义：反映护士对心脏康复护理的专业技能掌握程度，评价护士是否具备心脏康复护理专业临床实践能力，也是评价心脏康复培训、教学质量的重要指标之一。

说明：

（1）根据临床心脏康复工作开展的要求，每年制订心脏康复护理技能培训计划，对护士进行分级分类培训和考核。

（2）工作人员应当按照所在单位的要求，参加心脏康复护理技能专项培训，并通过考核。

（3）心脏康复技能考核合格标准依据各单位培训情况制订。

指标三：6 分钟步行试验 MCID 改善率

（1）定义：单位时间内，心脏康复训练后 6 分钟步行试验 MCID 改善人数与同期进行心脏康复训练且完成两次 6 分钟步行试验检查总人数的比例。

（2）计算公式：6 分钟步行试验 MCID 改善率＝心脏康复训练后 6 分钟步行试验 MCID 改善人数 / 同期进行心脏康复训练且完成两次 6 分钟步行试验检查总人数 ×100%。

（3）意义：6 MWD（6 分钟步行试验距离）作为 6 MWT 的功能状态评估，有时很难解读，因为干预前后微小的变化可能具有统计学意义，但其临床意义不大，常用最小临床重要差异值（minimal clinically important difference，MCID）评价医疗干预或康复前后 6 MWD 变化达到多少对患者有临床意义（如影响患者生存、生活质量、因病情加重住院、医保支出等）。

说明：MCID 是描述患者因功能改善或恶化而导致 6 MWD（6 分钟步行试验距离）变化的最小值。一般认为，心力衰竭患者的 6 MWD 提高 30～50 m，可显著提高患者的 NYHA 分级和健康相关的生活质量；ERS/ATS 根据目前已有的研究结果提出，成年慢性呼吸系统疾病患者 6 MWD 的 MCID 在 25～33 m；有研究提出，MCID 改善 25 m 可作为冠心病患者心脏康复的基础治疗目标；接受运动康复治疗的 COPD 患者 6 MWD 的 MCID 值为 35 m；6 MWT 在评价疾病变化、运动康复及其他干预治疗时的 MCID 为 30～50 m。

指标四：峰值摄氧量改善率

（1）定义：单位时间内，心脏康复训练后峰值摄氧量改善人数与同期进行心脏康复训练且完成两次心肺运动试验检查总人数的比例。

（2）计算公式：峰值摄氧量改善率＝心脏康复训练后峰值摄氧量改善人数 / 同期进行心脏康复训练且完成两次心肺运动试验检查总人数 ×100%

（3）意义：峰值摄氧量（peakVO_2）作为心肺耐力的客观测量指标，较高水平的峰值摄氧量可显著减低人体心血管疾病和全因死亡率。

说明：峰值摄氧量是指人体在进行有大量肌肉群参加的长时间剧烈运动中，当心、肺功能和肌肉利用氧的能力达到本人极限水平时，单位时间内（通常以每分钟为计算单位）所能摄取（利用）的氧量。心衰运动训练试验（HF-ACTION）研究以峰值摄氧量作为评估患者运动耐量的指标，发现运动康复可降低心力衰竭（heart failure，HF）患者全因死亡和住院联合终点 7% 的发生风险，可提高 0.5 ml/（min・kg）的 peakVO_2。缺血性心肌病患者经曲美他嗪联合运动训练干预 8 周后，peakVO_2 可提高 25%。另外，峰值摄氧量作为心肺运动试验的重要结果指标，可对心血管疾病的预后和诊断分层（表 12-2-1）。

指标五：心脏康复相关不良事件发生率

（1）定义：心脏康复训练过程中发生不良事件的病例数与心脏康复训练患者总数的比例。

（2）计算公式：心脏康复相关不良事件发生率＝心脏康复训练过程中发生不良事件的病例数 / 心脏康复训练患者总数 ×100%。

（3）意义：反映医疗机构院内心脏康复不良

表 12-2-1　心血管疾病的预后和诊断分层

预后和诊断分层	低风险	中风险	中高风险	高风险
CPET 对疑似心肌缺血患者的诊断分层 CPET 对疑似或确诊肥厚型心肌病患者的预后和诊断分层	peakVO_2 占预计值百分比≥ 100%	peakVO_2 占预计值百分比 75%～99%	peakVO_2 占预计值百分比 50%～74%	peakVO_2 占预计值百分比＜ 50%
CPET 对慢性心力衰竭患者的预后和诊断分层 CPET 对疑似或确诊的肺动脉高压 / 继发性肺动脉高压患者的预后和诊断分层 CPET 对外科手术患者的风险和预后评估	Weber 心功能 A 级：peakVO_2 ＞ 20 ml/（min・kg）	Weber 心功能 B 级：peakVO_2 为 16～20 ml/（min・kg）	Weber 心功能 C 级：peakVO_2 为 10～15 ml/（min・kg）	Weber 心功能 D 级：peakVO_2 ＜ 10 ml/（min・kg）

事件发生的现状，与同级医疗机构进行横向比较，评价医疗机构心脏康复训练过程安全管理的质量。在医院心脏康复中心管理团队和医护人员的共同努力下，找到有效的预防措施，努力减少不良事件的发生，提高开展心脏康复的安全性。

说明：

（1）在实施心脏康复训练前，应对心脏康复患者进行评估及干预，规避心脏运动康复风险，并采取必要的保护措施，一旦发生不良事件及时处置。

（2）心脏康复训练过程中发生不良事件，医护工作人员应在 24 h 内及时上报，并积极处理和救治。

（3）在心脏康复过程中发生的心血管相关不良事件，以及非计划拔管、跌倒 / 坠床、压疮等不良事件。

三、心脏康复护理质量控制

心脏康复专科性强，病种复杂多样且护理任务相对繁重，对护理人员的综合素质和能力要求高，根据质量指标体系进行质量控制是保障康复患者安全及专科护理质量的有效手段，也是促进心脏康复护理质量持续改进，促使心脏康复工作向规范化、标准化、同质化的方向发展，不断提升护理质量和患者安全。

（一）心脏康复护理质量评价标准

结合不同患者病情特点及心脏康复的要求，依据“评估-计划-实施-评价”护理程序开展康复护理工作，制订心脏康复护理质量评价标准的检查项目及内容，从康复评估、康复计划、运动实施、营养实施、康复评价 5 个维度实施评价。①康复评估包括基础评估（如自理能力评估、管道评估等）和专科评估（如肌力评估、平衡功能评估等）两方面。②多学科协作制订心脏康复护理计划并动态调整。③运动实施评价涉及体位训练、肺康复，运动训练三个方面。④根据营养筛查结果，正确指导患者饮食，评价机体能量的摄入，特殊患者申请营养会诊落实情况。⑤评估患者心脏康复活动后的效果，并做好患者与家属的告知及应急处理预案（见参考表 12-2-2）。根据评估内容，可建立康复护理路径，制订心脏康复护理计划，建立心脏康复执行单并实施。

表 12-2-2 心脏康复护理质量评价标准

项目		检查内容
康复评估		基础评估：包括自理能力评估、管道评估、跌倒评估、营养评估、疼痛评估、VTE 评估等 康复专科评估：肌力评估、平衡功能评估、体适能评估、心功能和耐力评估（6 分钟步行试验、心肺运动负荷试验） 康复活动前后，客观评估（HR、BP、SpO_2、Borg 评分）
康复计划		医护人员、康复师根据患者病情共同制订心脏康复计划，建立心脏康复护理执行单，严格落实并做好记录 根据患者病情变化，动态调整心脏康复计划及目标
运动实施	体位训练	指导患者行平卧位及翻身训练，卧床排便训练
	肺康复	呼吸训练：腹式呼吸（呼气：吸气时间比＝2∶1，深呼吸 10 次 / 分，3 次 / 日），有效咳嗽咳痰（3 次 / 日） 呼吸功能锻炼器（3～4 次 / 日）
	运动训练	卧床时：指导患者腹式呼吸、踝泵运动的落实 床边或床旁活动：下床三部曲、安全三分钟、心衰康复操、起搏器康复操等 术后患者早期依据病情及四肢活动能力，给予肢体按摩、主动 / 被动肢体活动，20 下 / 组，2 组 / 次，2 次 / 日 指导术后患者进行床下康复训练，床边坐 15 min 或病区内步行 100 m，2 次 / 日，训练过程中患者穿合适的衣鞋裤袜，清理障碍物，预防跌倒
营养实施		根据营养评估，正确指导患者进食营养丰富的饮食，保证患者机体能量的摄入 特殊患者可申请营养师干预，措施落实到位
康复评价		评估患者康复活动后的指标（活动量控制在心率增加 20 次 / 分左右，且 Borg 评分＜ 12 分） 患者执行康复运动过程中无病情变化和发生意外跌倒 / 坠床 护士知晓患者在康复过程中发生意外伤害的应急处理流程 患者或家属知晓康复训练的重要性及注意事项

（二）心脏康复质量管理评价方式

通过现场查看、访谈护士、患者及家属等方式，检查康复训练的实施情况，运用康复运动及健康教育等指标进行康复过程、效果评价，实现信息化数据自动提取，以达到追踪患者和心脏康复护理工作环节的目的。

（三）心脏康复护理质量控制方法

实施二级或三级质量评价，科室应制订心脏康复护理质量管理计划并组织实施。护士长每月评价，护理部至少每季度评价指导，对评价过程及结果留存记录，持续质量改进。

（四）心脏康复护理质量反馈与跟踪

探索最佳的心脏康复护理质量评价指标，运用质量指标进行工作改善。运用风险评估的方法识别康复过程中的关键环节，对发现的问题及时分析原因，采取有效措施进行干预、控制，并定期评价效果，在实践中不断完善心脏康复护理质量指标体系，最终达到提高整体护理质量的目的。建议有条件的心脏康复中心或病区建立康复护理质量指标信息管理系统，获取心脏康复护理质量监控数据，进行环比、同比数据分析，设定阈值，持续推动质量改进。

（五）心脏康复护理质量持续改进

运用质量管理工具进行改进，如：PDCA、品管圈、专案改进、失效模式与效应分析（Failure Mode and Effect Analysis，FMEA）等，通过数据呈现改进前后的效果，将有效的措施标准化，完善现有的制度、流程或常规，实现心脏康复护理质量和安全的持续改进。

参考文献

[1] 蔡立柏，刘延锦，郭玉茹，等．骨科康复护理质量评价指标的构建．中华护理杂志，2021，56（4）：508-514.
[2] 中国康复医学会心血管病专业委员会．中国心脏康复与二级预防指南．北京：北京大学医学出版社，2018：236-243.
[3] 国家卫生计生委医院管理研究所护理中心，护理质量指标研发小组．护理敏感质量指标实用手册（2016版）．北京：人民卫生出版社，2016：19.
[4] 李平东，陈洁雅，张国龙，等．慢性呼吸系统疾病肺康复护理质量评价体系的构建．护理学杂，2020，35（17）：15-18.
[5] 王洪梅，黄霞，张艳，等．心脏康复护理质量评价指标体系的构建．中华护理杂志，2018，53（11）：1323-1327.
[6] 中华医学会心血管病学分会，中国康复医学会心肺预防与康复专业委员会，中华心血管病杂志编辑委员会．心肺运动试验临床规范应用中国专家共识．中华心血管病杂志，2022，50（10）：973-986.
[7] 中华医学会心血管病学分会，中国康复医学会心肺预防与康复专业委员会，中华心血管病杂志编辑委员会．6 分钟步行试验临床规范应用中国专家共识．中华心血管病杂志，2022，50（5）：432-442.
[8] 周谋望．《国家医疗服务与质量安全报告》康复医学专业指标解读．康复学报，2022，32（1）：1-5.
[9] 周明成，洪怡．美国心肺康复协会．美国心脏康复项目指南．上海：上海科学技术出版社，2021：151-203.
[10] 中国心血管健康联盟．心脏康复中心认证标准（正式版）. 2019-07-11.
[11] Rauch B，Salzwedel A，Bjarnason-Wehrens B，et al. Cardiac re-habilitation in German speaking countries of Europe-evi-dence-based guidelines from Germany, Austria and Switzer land L Kard Reha-DACH-part 1. J Clin Med，2021，10（10）：2192.

（胡柳　刘静　张俊　林芸　耿丽　万苗苗）

附　录

附录 1

危险因素评估表

危险因素	内容
吸烟	（　　）支 / 天，共（　　）年 □住院时戒烟 □既往吸烟（戒烟小于 6 个月） □既往吸烟（戒烟超过 6 个月） □从不吸烟
饮酒	□饮酒（　　）年 白酒（度数）/ 葡萄酒 / 啤酒（　　）g/d □既往饮酒（戒酒小于 6 个月） □既往饮酒（戒酒超过 6 个月） □从不饮酒
超重或肥胖	目前身高（　　）m　体重（　　）kg 体重指数（BMI）（　　）kg/m^2 □正常 18.0～23.9 kg/m^2 □超重 24.0～27.9 kg/m^2 □肥胖≥ 28 kg/m^2
高血压	入院前血压（　　）mmHg 入院后血压（　　）mmHg 是否达标：□是　□否
糖尿病	入院前血糖水平：□正常　□异常 入院后血糖水平 空腹血糖（　　）mmol/L　糖化血红蛋白（　　）% 是否达标：□是　□否
血脂异常	入院前血脂水平：□正常　□异常 入院后血脂水平 总胆固醇（　　）mmol/L 甘油三酯（　　）mmol/L 低密度脂蛋白胆固醇（　　）mmol/L 高密度脂蛋白胆固醇（　　）mmol/L 是否达标：□是　□否
压力及心理相关问题	□高心理压力水平史 □心理或精神治疗史 □表现或行动 　□生气　□抑郁 　□敌意　□孤独 □无
缺乏体力活动	□住院前体育运动：＜ 3 次 / 周、＜ 20 分钟 / 次、连续时间＜ 3 个月 □规律运动
其他	

附录 2

Morisky 用药依从性问卷（MMAS-8）

您好！本问卷主要用来了解您的用药依从情况，请根据最符合您最近两周用药情况勾出答案。

题目	选项
1. 您是否有时忘记服药？	□是 □否
2. 在过去的 2 周内，您是否有一天或几天忘记服药？	□是 □否
3. 治疗期间，当您觉得症状加重或出现其他症状时，您是否未告知医生而自行减少药量或停止服药？	□是 □否
4. 当您外出旅行或长时间离家时，您是否有时忘记随身携带药物？	□是 □否
5. 昨天您服药了吗？	□是 □否
6. 当您觉得自己的病情已经得到控制时，您是否停止过服药？	□是 □否
7. 您是否觉得要坚持治疗计划有困难？	□是 □否
8. 您觉得要记住按时按量服药很难吗？	□从不 □偶尔 □有时 □经常 □总是

附录 3

简易精神状态检查量表（MMSE）

项目		积分					
定向力 （10 分）	1. 今年是哪一年？ 现在是什么季节？ 现在是几月份？ 今天是几号？ 今天是星期几？					1 1 1 1 1	0 0 0 0 0
	2. 你住在哪个省？ 你住在哪个县（区）？ 你住在哪个乡（街道）？ 咱们现在在哪个医院？ 咱们现在在第几层楼？					1 1 1 1 1	0 0 0 0 0
记忆力（3 分）	3. 告诉你三样东西，我说完后，请你重复一遍并记住，待会还会问你“皮球、国旗、树木”（各 1 分，共 3 分）			3	2	1	0
注意力和计算力（5 分）	4. 100－7＝？连续减 5 次（93，86，79，72，65。各 1 分，共 5 分，若错了，但下一个答案正确只记一次错误）	5	4	3	2	1	0
回忆能力（3 分）	5. 现在请你说出我刚才告诉你让你记住的那些东西？			3	2	1	0
语言能力（8 分）	6. 命名能力 出示手表，问这是什么东西 出示钢笔，问这是什么东西					 1 1	 0 0
	7. 复述能力 我现在说一句话请跟我清楚的重复一遍（四十四只石狮子）				1	0	
	8. 阅读理解能力 请你念念这句话，并按照上面的意思去做（“闭上您的眼睛”）				1	0	

续表

项目		积分					
	9. 三步命令 （访问员说下面一段话，并给受试者一张空白纸，不要重复说明，也不要示范）：请用右手拿这张纸，再用双手把纸对折，然后将纸放在你的腿上。		3	2	1	0	
	10. 请你写一句完整的、有意义的句子。记下句子：				1	0	
结构模仿（1 分）	11. 请你按样画图，不要解释图形					1	0
总分	结果评定：27～30 分为正常；小于 27 分为认知功能障碍						

附录 4

广泛性焦虑量表（GAD-7）

在过去两个星期，有多少时候您受到以下任何问题的困扰？请用“√”勾选您的答案	完全没有	几天	一半以上的天数	几乎每天
1. 感觉紧张、焦虑或急切	0	1	2	3
2. 不能够控制或停止担忧	0	1	2	3
3. 对各种各样的事情担忧过多	0	1	2	3
4. 很难放松下来	0	1	2	3
5. 由于不安而无法静坐	0	1	2	3
6. 变得容易烦恼或急躁	0	1	2	3
7. 感到似乎将有可怕的事情发生而害怕	0	1	2	3

注：每个条目的分值设置为 0～3 分，共有 7 个条目总分值 21 分。根据分值评估焦虑程度。0～4 分无焦虑，5～9 分有轻度焦虑，10～14 分中度焦虑，15 分以上重度焦虑。

附录 5

患者健康问卷（PHQ-9）

在过去两个星期，有多少时候您受到以下任何问题的困扰？请用“√”勾选您的答案	完全没有	几天	一半以上的天数	几乎每天
1. 做事时提不起劲或没兴趣	0	1	2	3
2. 感到心情低落、沮丧或绝望	0	1	2	3
3. 入睡困难、睡不安稳或睡眠过多	0	1	2	3
4. 感觉疲乏或没有活力	0	1	2	3
5. 食欲不振或吃太多	0	1	2	3
6. 觉得自己很糟，或觉得自己很失败，或让自己或家人失望	0	1	2	3
7. 对事物专注有困难，例如阅读报纸或看电视时不能集中精力	0	1	2	3
8. 动作或说话速度缓慢到别人已经察觉，或正好相反，烦躁或坐立不安、动来动去的情况更胜于平常	0	1	2	3
9. 有不如死掉或用某种方式伤害自己的念头	0	1	2	3

注：PHQ-9 是基于 DSM-Ⅳ的诊断标准而修订的关于抑郁的一个筛查表。每个条目的分值设置为 0～3 分，共有 9 个条目总分值 27 分。根据分值评估抑郁程度。0～4 分无抑郁，5～9 分有抑郁症状，10～14 分明显抑郁症状，15 分以上重度抑郁。对于以上得分，有抑郁症状及以上的即为阳性样本。

附录 6

匹兹堡睡眠质量指数量表（PSQI）

指导语：下面一些问题是关于您最近一个月的睡眠状况，这仅仅与您的睡眠习惯有关。请选择或填写最符合您近一个月白天和晚上实际情况的选项，并尽可能地做精确回答。其中划有横杠的部分是需要自己填写。

1. 在最近一个月中，您晚上上床睡觉通常是（　　）点钟。	
2. 在最近一个月中，您每晚通常要多长时间才能入睡（从上床到入睡）:（　　）min。	
3. 在最近一个月中，您每天早上通常（　　）点钟起床。	
4. 在最近一个月中，您每晚实际睡眠的时间为（　　）h（注意不等同于卧床时间，可以有小数）。	
5. 在最近一个月中，您是否因下列情况而影响睡眠，从（1）（2）（3）（4）中选择一项并打“√”	
a. 入睡困难（不能在 30 分钟内入睡）	（1）无 （2）不足 1 次 / 周 （3）1～2 次 / 周 （4）3 次或以上 / 周
b. 夜间易醒或早醒	（1）无 （2）不足 1 次 / 周 （3）1～2 次 / 周 （4）3 次或以上 / 周
c. 夜间去厕所	（1）无 （2）不足 1 次 / 周 （3）1～2 次 / 周 （4）3 次或以上 / 周
d. 呼吸不畅	（1）无 （2）不足 1 次 / 周 （3）1～2 次 / 周 （4）3 次或以上 / 周
e. 大声咳嗽或鼾声高	（1）无 （2）不足 1 次 / 周 （3）1～2 次 / 周 （4）3 次或以上 / 周
f. 感觉冷	（1）无 （2）不足 1 次 / 周 （3）1～2 次 / 周 （4）3 次或以上 / 周
g. 感觉热	（1）无 （2）不足 1 次 / 周 （3）1～2 次 / 周 （4）3 次或以上 / 周
h. 做噩梦	（1）无 （2）不足 1 次 / 周 （3）1～2 次 / 周 （4）3 次或以上 / 周
i. 疼痛不适	（1）无 （2）不足 1 次 / 周 （3）1～2 次 / 周 （4）3 次或以上 / 周
j. 其他影响睡眠事情（　　　　　　　　）	（1）无 （2）不足 1 次 / 周 （3）1～2 次 / 周 （4）3 次或以上 / 周
6. 近 1 个月您的睡眠质量	（1）很好 （2）较好 （3）较差 （4）很差
7. 近 1 个月您是否经常使用催眠药物才能入睡	（1）无 （2）不足 1 次 / 周 （3）1～2 次 / 周 （4）3 次或以上 / 周
8. 近 1 个月您是否经常感到困倦	（1）无 （2）不足 1 次 / 周 （3）1～2 次 / 周 （4）3 次或以上 / 周
9. 近 1 个月您是否经常感到做事精力不足	（1）无 （2）不足 1 次 / 周 （3）1～2 次 / 周 （4）3 次或以上 / 周

附录 7

尼古丁依赖检验量表（FTND）

评估内容	0 分	1 分	2 分	3 分
晨起后多长时间吸第一支烟	＞ 60 min	31～60 min	6～30 min	≤ 5 min
在禁烟场所是否很难控制吸烟需求	否	是		
哪一支烟最不愿放弃	其他时间	晨起第一支烟		
每天吸多少支烟	≤ 10 支	11～20 支	21～30 支	＞ 30 支
晨起第一个小时是否比其他时间吸烟多	否	是		
卧病在床时仍吸烟吗	否	是		

分值范围 0～10 分。0～3 分为轻度依赖，4～6 分为中度依赖，≥ 7 分提示高度依赖。